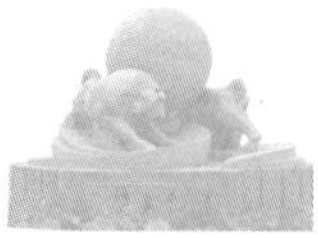

编审委员会

中国科学技术大学精品教材

神经生物学

SHENJING SHENGWUXUE

阮迪云　主编

中国科学技术大学出版社

内 容 简 介

本书是为庆祝中国科学技术大学五十周年校庆而出版的精品教材。全书分为神经信号的产生和传递、神经系统的发育、感觉神经和运动系统、脑的高级功能和行为四大部分，还增加了神经生物学研究技术与方法一章。本书从分子和细胞水平到认知神经科学和行为，比较系统地介绍了神经生物学的基本内容及最新进展，并着重介绍了一些新的研究技术和方法。

本书内容丰富，重点突出。可供高等院校神经生物学和生物物理专业本科生或研究生教材，也可供生物学、医学和药学专业学生或临床医生参考。

图书在版编目(CIP)数据

神经生物学/阮迪云主编．—合肥：中国科学技术大学出版社，2008.10
(中国科学技术大学精品教材)
"十一五"国家重点图书
安徽省高等学校"十一五"省级规划教材
ISBN 978-7-312-02311-8

Ⅰ. 神… Ⅱ. 阮… Ⅲ. 人体生理学：神经生物学—高等学校—教材
Ⅳ. R338

中国版本图书馆 CIP 数据核字(2008)第 1151611 号

中国科学技术大学出版社出版发行
安徽省合肥市金寨路 96 号，230026
网址 http://press.ustc.edu.cn
中国科学技术大学印刷厂印刷
全国新华书店经销

开本：710×960 1/16 印张：30 插页：4 字数：554 千
2008 年 10 月第 1 版 2008 年 10 月第 1 次印刷
印数：1-4 000 册
定价：52.00 元

总　序

2008年是中国科学技术大学建校五十周年。为了反映五十年来办学理念和特色，集中展示教材建设的成果，学校决定组织编写出版代表中国科学技术大学教学水平的精品教材系列。在各方的共同努力下，共组织选题281种，经过多轮、严格的评审，最后确定50种入选精品教材系列。

1958年学校成立之时，教员大部分都来自中国科学院的各个研究所。作为各个研究所的科研人员，他们到学校后保持了教学的同时又作研究的传统。同时，根据“全院办校，所系结合”的原则，科学院各个研究所在科研第一线工作的杰出科学家也参与学校的教学，为本科生授课，将最新的科研成果融入到教学中。五十年来，外界环境和内在条件都发生了很大变化，但学校以教学为主、教学与科研相结合的方针没有变。正因为坚持了科学与技术相结合、理论与实践相结合、教学与科研相结合的方针，并形成了优良的传统，才培养出了一批又一批高质量的人才。

学校非常重视基础课和专业基础课教学的传统，也是她特别成功的原因之一。当今社会，科技发展突飞猛进、科技成果日新月异，没有扎实的基础知识，很难在科学技术研究中作出重大贡献。建校之初，华罗庚、吴有训、严济慈等老一辈科学家、教育家就身体力行，亲自为本科生讲授基础课。他们以渊博的学识、精湛的讲课艺术、高尚的师德，带出一批又一批杰出的年轻教员，培养了一届又一届优秀学生。这次入选校庆精品教材的绝大部分是本科生基础课或专业基础课的教材，其作者大多直接或间接受到过这些老一辈科学家、教育家的教诲和影响，因此在教材中也贯穿着这些先辈的教育教学理念与科学探索精神。

改革开放之初，学校最先选派青年骨干教师赴西方国家交流、学习，他们在带回先进科学技术的同时，也把西方先进的教育理念、教学方法、教学内容等带回到中国科学技术大学，并以极大的热情进行教学实践，使“科学与技术相结合、理论与实践相结合、教学与科研相结合”的方针得到进一步深化，取得了非常好的效果，培养的学生得到全社会的认可。这些教学改革影响深远，直到今天仍然受到学生的欢迎，并辐射到其他高校。在入选的精品教材中，这种理念与尝试也都有充分的体现。

中国科学技术大学自建校以来就形成的又一传统是根据学生的特点，用创新的精神编写教材。五十年来，进入我校学习的都是基础扎实、学业优秀、求知欲强、勇于探索和追求的学生，针对他们的具体情况编写教材，才能更加有利于培养他们的创新精神。教师们坚持教学与科研的结合，根据自己的科研体会，借鉴目前国外相关专业有关课程的经验，注意理论与实际应用的结合，基础知识与最新发展的结合，课堂教学与课外实践的结合，精心组织材料、认真编写教材，使学生在掌握扎实的理论基础的同时，了解最新的研究方法，掌握实际应用的技术。

这次入选的50种精品教材，既是教学一线教师长期教学积累的成果，也是学校五十年教学传统的体现，反映了中国科学技术大学的教学理念、教学特色和教学改革成果。该系列精品教材的出版，既是向学校50周年校庆的献礼，也是对那些在学校发展历史中留下宝贵财富的老一代科学家、教育家的最好纪念。

侯建国

2008年8月

神经生物学编写组

主　编　阮迪云
副主编　周江宁　陈　林

编写组成员
（按姓氏拼音为序）

毕国强　陈　林　陈聚涛
陈向涛　胡　兵　阮迪云
王光辉　汪　铭　汪惠丽
杨煜鹏　张达人　周江宁

前　言

正值中国科学技术大学五十周年大庆之际，我们编写了这本神经生物学教材作为五十周年校庆的献礼。五十年风风雨雨，中国科学技术大学经历了三次大的发展，现已取得了辉煌的成果。作为一门课程，一本教材，也经历了几十年的实践，慢慢成熟起来了。从1981年起，本校在国内较早地为本科生开设了神经生理学（后改为神经生物学）课程，陆续出版了神经生理学讲义（1985）、神经生理学教材（1992，1996）和神经生物学教材（2001）。随着神经生物学本身的发展和教学实践，教材虽经过了几次大的修订，但仍不能满足教学的需要。尤其神经科学在近几年来有了突飞猛进的发展，特别是各种新技术的应用，如膜片钳技术与分子生物学技术的结合，各种影像技术的发展和应用，结构和功能的结合等，在神经生物学基本原理的探索，一些长期困扰人们的重大疾病的发现、早期诊断和治疗等方面，均取得了长足的进步。因此，迫切需要编写一本新的神经生物学教材。

本书的出版是中国科学技术大学生命科学学院生物物理和神经生物学系全体师生共同努力的结果。全书共分四篇18章，第2，3，4，5章由阮迪云编写；第1，6章和第18章第1节由陈聚涛编写；第7章由汪惠丽编写；第8章由王光辉、费尔康编写；第9章由胡兵、杨昱鹏编写；第10，11，12章由陈林编写；第13章由汪铭、毕国强编写；第14章和第18章第3节由张达人编写；第15章由陈向涛编写；第16，17章由周江宁、刘雅静编写；第18章第2节由毕国强、徐程编写。在编辑和绘图过程中，邢泰然、汪惠丽、陈亮、刘雅静、牛磊、陆云刚、张继川等给予了许多帮助，在此，对他们的辛勤劳动表示由衷的感谢。

由于时间短促，水平所限和经验不足，错误和疏漏之处在所难免，恳切希望广大读者予以指正。

阮迪云

2008年5月于中国科学技术大学

目　次

第2篇　神经系统的发育

第3篇　感觉和运动系统

第1篇　神经信号的产生和传递

第1章 神 经 元

1.1 神经元的结构

高等动物和人能通过各种感受器识别环境中各种各样的信息刺激，从这些感受器中产生的持续不断的信息流在大脑中产生意识并指导肢体做出合适的反应。所有这些都是通过大脑运用神经细胞及它们之间的相互联系完成的。单个神经细胞是神经系统最基本的功能单位，在形态上相对简单。虽然人的大脑含有大约 10^{11} 个神经元，至少也可以分为上千种类型，但是他们却具有一些基本共同的特征。人类行为的复杂性很少是依赖于单个神经细胞的特异性，恰恰相反，更多的是依赖于很多的具有相似特征的神经细胞所形成的精细的神经环路。

与体内其他组织和器官相比，神经系统的细胞形状和大小变化比较大。但是他们具有有别于其他组织细胞的一些共同特征，如具有极化性；具有比较简单的功能构筑，这样有利于神经电信号的传播，如树突较多，有利于接收信号；而轴突往往只有一根，被用来长途传播电信号到与其他神经元相联系的轴突末梢。神经元也与其他可兴奋细胞有区别，神经元具有非常迅速的电位翻转能力，主要是依靠其膜上的离子通道开放和关闭。极化和兴奋性并不是只有神经元所具有。

在神经系统中，虽然细胞数目众多，形态多样，但是主要分为两类细胞：神经元和神经胶质细胞。神经元，也叫神经细胞(nerve cell)，是神经组织的结构和功能单位，依靠其特异的结构在神经系统中主要起信息传递作用；神经胶质细胞是神经组织的辅助成分，数量较神经元多 10—50 倍，对神经细胞主要起支持、营养、保护、修复等作用。

19 世纪初细胞学说确立后，细胞被认为是一切生物体中最基本的结构和功能单位。但是到19世纪中期,人们对神经组织的组成仍存在着极大的争议。新鲜的神经组织是那么柔软易脆,难以拿起并且易于损坏。虽然能确定神经纤维是神经元的一部分,但无数的神经纤维和细胞体缠绕在一起,没法分离出单一的细胞组织,也没有办法确立神经纤维和神经元之间的关系。之所以出现这样的问题是因为当时的细胞染色技术只能染细胞质或者细胞核,而大脑皮层中细胞密集,染色之后基本分辨不清。另外当时也只有极少数染色剂可以染有髓鞘的神经纤维,所以问题一直没有解决。

转机出现在1873年,意大利解剖组织学家高尔基(Camilo Golgi,1842—1926)无意间发明了Golgi染色法,才使学者有机会进一步研究神经系统的纤维结构(图1.1)。高尔基将神经组织在重铬酸钾溶液中浸泡,然后在稀的硝酸银溶液中处理,使银离子渗入细胞形成沉淀。这样有银离子沉淀的神经元及其突起被全部显现出来,黄色的背景下被染色的神经元胞体和突起呈棕黑色,纤毫毕现(图1.2)。另外由于这种方法的特殊性,只能染极少数神经元,是随机发生的事件,其具体的染色机理到现在也不是很清楚。高尔基用这种方法对神经组织的结构研究后认为,神经细胞之间是相互连接的,其连接的地方细胞质是相通的。这符合当时流行的神经结构的网状理论(reticular theory),由于对神经元多变的形状以及无穷无尽的分支及其之间的复杂联系感到困惑,这种理论认为神经元是通过神经纤维的相互接触,通过胞质相通而形成网状结构,神经冲动是沿着这些神经纤维在网络结构中传递,大脑就是一个巨大的合胞体。所以该学说认为细胞学说不适应于神经组织。

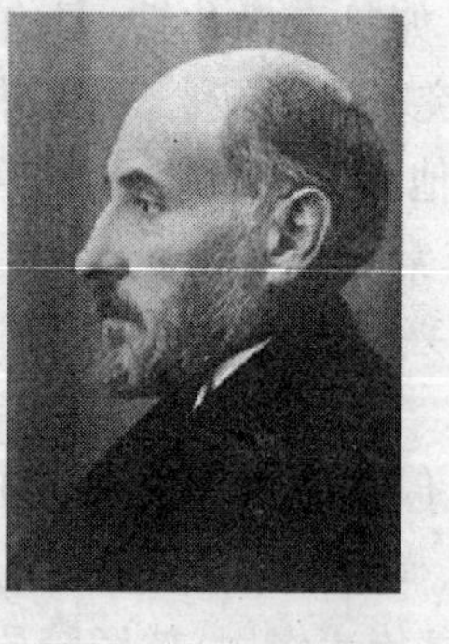

西班牙解剖学家
Santiago Ramóny Cajal(1852—1934)

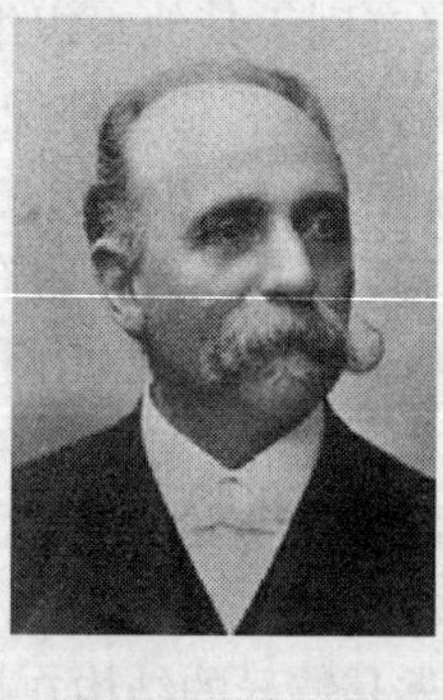

意大利解剖学家
Camilo Golgi(1842—1926)

图1.1 Cajal和Golgi因为对神经元理论的贡献,共同获得1906年诺贝尔医学和生理学奖

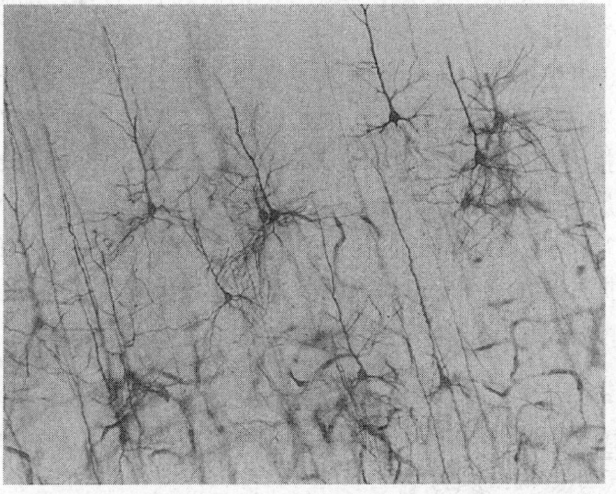

图1.2　高尔基法染色的神经元　(Bear 等,2001)　一小部分神经元被染色,黄色的背景下呈现出黑色的神经元的胞体、轴突和树突。

虽然后来有一些神经科学家提出神经元胞体和突起构成了一个独立的结构单元,但是没有直接的证据。提供最直接证据和解决这个困惑的是来自西班牙神经解剖学家 Santiago Ramóny Cajal(1852—1934)的观察。他发现 Golgi 的染色方法对无髓鞘神经染色最好,于是他通过采用改进的 Glogi 染色法(还原硝酸银染色法),并采用了新生动物的脑组织作为研究材料,因为这时新生动物的神经元密度不高,而且突起的复杂程度也相对较低。他通过观察大量的神经组织样本如大脑、脊髓、海马、丘脑、小脑等,发现神经元是有膜结构包被的分离的细胞,细胞的有些突起是终止在邻近的细胞胞体上,而不是和它们相互连接,二者之间具有明显的不连贯性。因此他发表自己的观察结果,认为神经元之间是通过特化的结构接触的,而不是相互贯通的,证明细胞学说适用于神经系统并进而提出假说:神经元是神经系统中最基本的信号处理单位,神经元之间通过特异结构精确联系,未有实质性连接。Cajal 的神经元学说(neuron doctrine)是对脑的细胞学结构观念的革命性的转变。因为发现了神经元的形态以及他们之间的连接关系,Golgi 和 Cajal 于1906 年共享了诺贝尔医学和生理学奖。两种学说进行了长期的争论,甚至在诺贝尔的领奖台上,两人还在激烈地辩论。而神经元间的这种特殊的结构就是后来被 Sherrington 所称谓的"突触",因为受条件的限制,这种结构直到 20 世纪 50 年代电子显微镜的应用以后才被证实,使神经元学说得到了普遍的承认。但目前已知的神经元连接中的电突触连接(gap junction)的研究表明,神经细胞间的直接互相连通也不能完全被否定。

另外,Cajal 也根据神经元的特异性形状推测神经信号的传导方式。他认为树突是接收信号装置,而轴突是信号输出装置,电信号是从树突经胞体向轴突传导,这是 Cajal 提出的动态极化原理(principle of dynamic polarization),这种推测在一般情况下是正确的(图 1.3)。Cajal 也发现了树突上的特征性的结构,根据形状他称之为"树突棘"(spines)。后来的电镜照片验证了树突棘的存在,其数目和结构可以根据外界的刺激而发生变化,利于形成更多的突触联系。树突棘及其结构的变化也验证了 Cajal 提出的树突棘在学习和记忆中可能具有作用的假设。

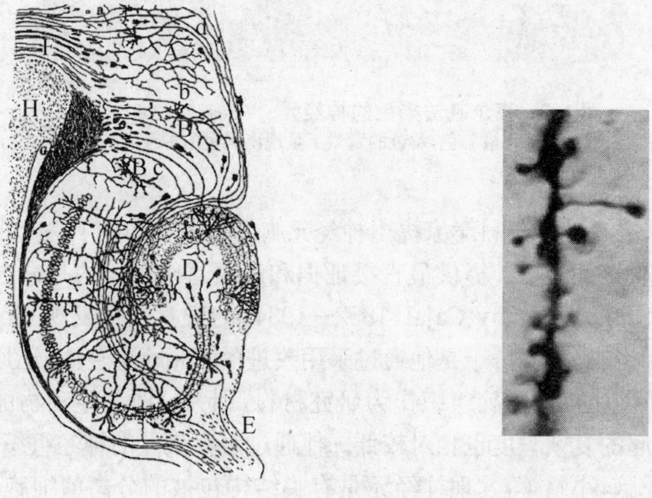

图 1.3　Ramony Cajal 描述的海马中的神经元环路(左图),以及树突棘(右图)　箭头表示信息流动方向,符合动态极化理论。

1.1.1　神经元结构

一个典型的神经元从形态上主要由胞体(cell body)和突起(process)两部分组成,而突起又可以分为树突(dendrite)和轴突(axon)(图 1.4)。树突是在胞体上形成的反复分支并逐渐变细的树状突起,轴突是从胞体上发出的主干粗细均匀且延伸较长的突起。不考虑神经元的大小、形态、神经递质等,单从信号传递功能来看,一个典型的神经元可以分为以下四个功能区域:信号的输入(树突)、整合(胞体)、传导(轴突)和输出(轴突末梢)部分,这种模型神经元符合 Cajal 的动态极化原理。

1. 胞体

神经元的胞体一般位于脑和脊髓的灰质及神经节内,其形态各异,常见的形态为星形、锥体形、篮形和圆球形等。胞体大小不一,直径在5—150 μm之间,如小脑皮层颗粒细胞直径约5—6 μm,而背根神经节、腹角运动神经元胞体较大,直径在100 μm以上。当然如果讨论整个神经元的大小还需要考虑突起,因为有的神经元树突较多,而有的神经元的轴突很长可以达到1 m以上。胞体是神经元的代谢和营养中心,集中了几乎所有的蛋白合成的装置。胞体的结构与一般细胞相似,有核仁、细胞膜、细胞质和细胞核。胞体的细胞质称为核周质(perikarya),含有较发达的粗面内质网、游离核糖体、微丝、神经丝、微管以及Golgi复合体。虽然神经元具有一般的细胞生物学特点,但因为其形态和功能的特点决定它也有特殊之处,如传递电信号决定其要有较高的代谢率以维持细胞膜电位,而具有较长的突起决定其要有一定的运输系统。

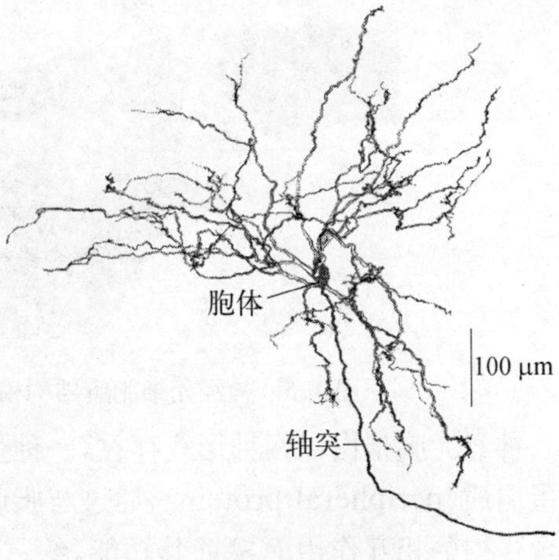

图1.4 典型的神经元
(Gary G Matthews,2000)

(1) 细胞膜

神经细胞的细胞膜是指包被胞体和突起表面的膜,是连续完整的细胞膜。除突触部位的胞膜有特异性结构外,与一般细胞膜相类似,是脂质双分子层中镶嵌有蛋白质的结构。在电镜下观察主要分为三层,中间是低电子密度的透明层,内外两层是电子致密层,称之为单位膜。神经细胞通过神经元膜进行信息传递、神经冲动的发生和传导、物质的跨膜转运和能量转换以及细胞外物质的识别与结合等多种生理功能。

神经元膜的化学组成一般是蛋白质、脂质和糖。1972年Singer和Nicolson提出的脂质双分子层的液态镶嵌模型(fluid mosaic model)被认为是所有膜结构的基础(图1.5)。神经元膜脂质双分子层以磷脂为结构基础,也含有部分胆固醇,每一层包括甘油和磷酸构成的极性头部和两条脂肪烃链形成的非极性尾部。极性头朝向细胞膜的内外表面,而非极性头位于膜的中间。这样,脂质双分子层不仅将神经元内外分隔开,而且使膜具有电容特性。

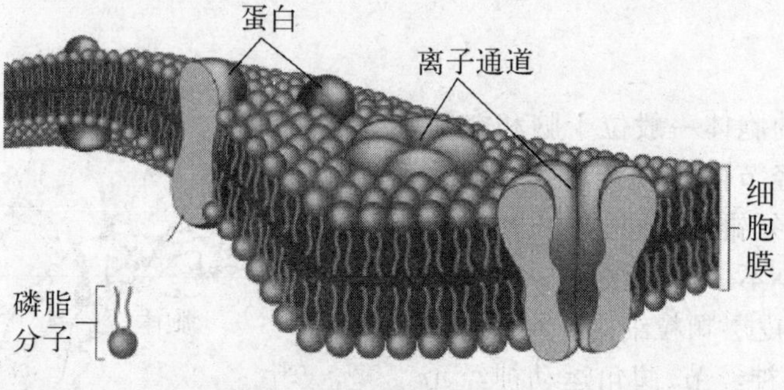

图 1.5　神经元细胞膜结构模型　(Gary G Matthews, 2000)

神经元膜蛋白以两种形式存在，一种蛋白质附着在脂质双层的表面，称之为外周蛋白质(peripheral protein)，通过与脂质分子的极性头相互作用，也可能通过与整合蛋白的相互作用而发挥其功能，约占膜蛋白的 20%—30%；另一种蛋白质分子贯穿整个脂质双分子层，称之为整合蛋白(跨膜蛋白)，可以起受体、离子通道、转运体和离子泵等功能，约占膜蛋白的 70%—80%。由于脂质双层具有的液态性质使蛋白质能在其中迅速扩散，进行垂直旋转和侧向移动。

神经元膜除蛋白质和脂质外，还含有糖类，可以与蛋白质和脂质形成糖蛋白和糖脂。其低聚寡糖链伸向神经元膜的表面，形式多种多样，其中以神经节苷脂为最多。这些糖蛋白或糖脂与膜抗原和受体、化学信息的识别、细胞粘连等密切相关，可以通过免疫标志和膜受体识别来判断细胞种类。

胞膜向突起延伸成为树突和轴突的表面膜称为轴膜，树突膜和胞体膜能接受刺激或信息，轴突膜传导神经信号。在与其他神经元的突起或细胞体接触时，接触处的细胞膜具有特异的连接——突触结构或者缝隙连接。

(2) 细胞核

多数神经元只有一个核，通常位于胞体的中央，大而圆，异染色质少，多位于核膜内侧，常染色质多，散在于核的中部，故碱性染料着色浅。核膜是双层单位膜，内层贴细胞核，外层与粗面内质网相连。核孔是蛋白质进入核和 RNA 出核的通道。核内有一些受体，是激素作用的潜在靶点。

(3) 胞质和细胞器

除细胞核外，细胞膜内所包含的物质统称为细胞质，由于一般都位于核的周围，又称核周体(perikaryon)。其中含有发达的高尔基复合体、内质网，丰富的线粒体、溶酶体等，对神经元来说较为特殊的结构是尼氏体(Nissl body)及神经原纤维(neurofibril)。具有分泌功能的神经元，胞质内还含有分泌颗粒，如位于下丘脑的一些神经元等。

① 尼氏体(Nissl body)

又称嗜染质(chromophil substance),是胞质内的一种嗜碱性物质,在一般染色中被碱性染料所染色,多呈斑块状或颗粒状(图1.6)。它分布在核周体和树突内,而轴突起始段的轴丘和轴突内均无。电镜下,尼氏体由许多平行排列并相互联系的粗面内质网以及其间的游离核糖体所组成,尼氏体是神经元合成蛋白质最活跃的地方,用以补充神经元正常生理活动中不断消耗的蛋白质,以加强神经元的功能并维持细胞质的各种成分。依神经元的类型和不同生理状态,尼氏体的数量、形状和分布也有所差别。大神经元尤其是运动神经元的尼氏体丰富而粗大,呈斑块状,小神经元的尼氏体则小而少。典型的如脊髓前角运动神经元,尼氏体数量最多,呈斑块状,分散于神经原纤维之间,有如虎皮样花斑,故又称虎斑小体(tigroid body)。而在脊神经节神经元的胞质内,尼氏体呈颗粒状。当神经元损伤或中毒时,均能引起尼氏体减少,乃至消失。若损伤恢复除去有害因素后,尼氏体又可恢复。因此,尼氏体的形态结构可作为判定神经元功能状态的一种标志。

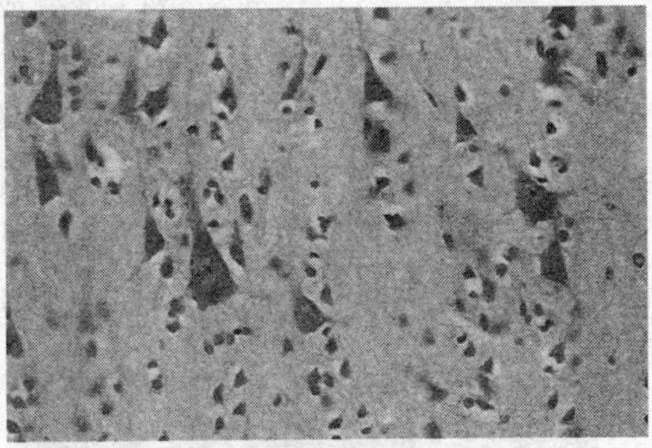

图1.6 神经元的尼氏染色 (Bear等,2001)

② 高尔基复合体(Golgi complex)

电镜下高尔基复合体是5—7层扁平囊及其周围的小泡、大泡共同组成的复合体。高尔基复合体是细胞内部的运输和包装中心,对粗面内质网初步合成的肽链加工、修饰,形成各种具有生物活性的肽链。小泡是由滑面内质网发芽而来,并携带由粗面内质网合成的多肽或蛋白质等,通过扁平囊泡的加工浓缩,脱落成大泡,具有制造多肽激素的神经分泌颗粒的功能。

③ 溶酶体(Lysosome)

溶酶体是由单层膜包裹的圆形或者卵圆形囊状结构,内含多种酸性水解酶,具有消化自身衰老退化的细胞器和吞噬异物的作用。神经元中可见多种形式的溶酶体,一般可以分为初级溶酶体、次级溶酶体和残余体。初级溶酶体以小泡的形式从高尔基复合体出芽。初级溶酶体与含有衰老受损或者异物的吞噬小泡结合形成次级溶酶体。次级溶酶体随着水解活性降低,称之为残余体。随着年龄增长时神经元中积存的棕黄色颗粒状-脂褐素(lipofuscin),经电镜和组织化学证实为次级溶酶体形成的残余体,其内容物为溶酶体消化时残留的物质,多为异物或退变的细胞器。

④ 线粒体(Mitochondria)

线粒体多呈细长的棒状,在胞体、树突和轴突中均可见,特别是在尼氏体区和轴突终末较多,是神经元细胞呼吸为细胞的代谢活动提供能量的细胞器。另外,在神经末梢的钙离子浓度调节中具有作用。

⑤ 核糖体(Ribosome)

核糖体是由核糖核酸和蛋白质组成的非膜性细胞器,是细胞合成蛋白的主要场所。神经元内含有大量的核糖体(图 1.7)。核糖体由大小两个亚基组成,大亚基略成圆锥形,小亚基略成弧形。核糖体或游离于胞浆中或附着于内质网表面,分别是游离核糖体和附着核糖体。一般游离的核糖体合成的蛋白停留在胞质内,包括纤维蛋白、肌动蛋白和各种酶类;而附着在粗面内质网上的核糖体合成的蛋白主要是膜系统相关的蛋白如膜上蛋白,受体、通道和分泌蛋白如神经递质等。

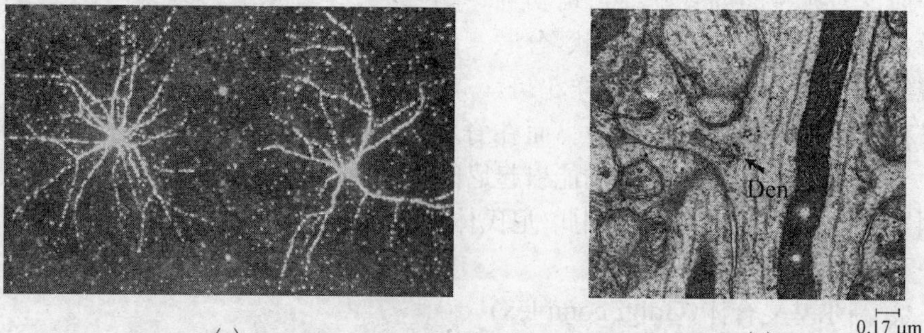

图 1.7 核糖体在神经元中(a)和树突中(b)的分布 (Kandel 等,2000) S: 树突棘头;Den: 树突干

⑥ 滑面内质网

滑面内质网十分发达,是管状或者扁囊状的膜结构,在神经元胞体和突起中存在(图 1.8)。它与运输蛋白、合成脂质和胆固醇有关,参与脂质代谢,特别是亚细胞结构的脂质双分子层膜,是膜发生的主要场所;滑面内质网也是神经细胞的钙库,参与胞内钙离子浓度调节。

⑦ 细胞骨架(Cytoskeleton)

细胞质中含有错综复杂的蛋白质纤维网,它们不仅用来进行神经元的形态维持,而且在神经细胞发育、分化以及轴浆运输等具有重要的作用,在神经元形态以及可塑性变化中也发挥重要作用。这些蛋白统称为细胞骨架,根据其所形成的纤维的大小和组成成分细胞骨架一般分为微管、微丝和神经丝(图 1.9)。

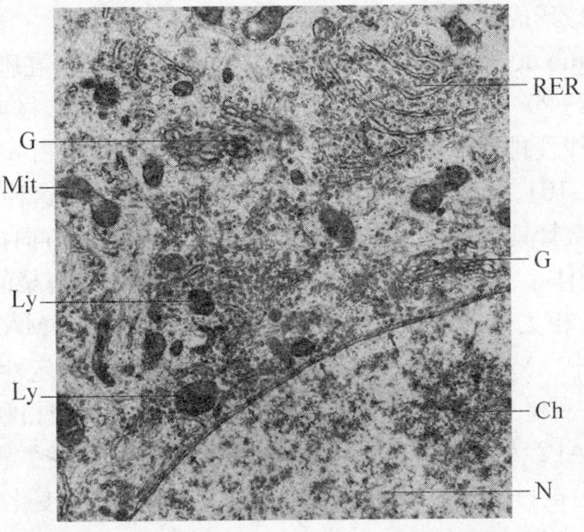

图 1.8 电镜下脊髓神经元照片 图中可见细胞器，核膜，核孔（箭头所示）。G，高尔基复合体；Mit，线粒体；Ly，溶酶体；RER，粗面内质网；N，细胞核；Ch，染色质。（Kandel 等，2000）

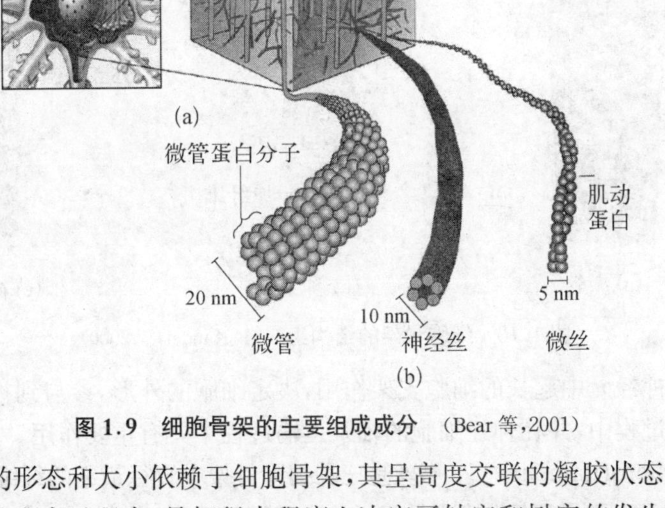

图 1.9 细胞骨架的主要组成成分 （Bear 等，2001）

神经元的形态和大小依赖于细胞骨架，其呈高度交联的凝胶状态填充于整个神经细胞。在发育过程中，骨架很大程度上决定了轴突和树突的发生。细胞骨架还为有关物质运输提供了结构基础。同时细胞骨架还可以和膜蛋白相互作用，对神经元的特定区域形成和保持起主导作用。

微管(Microtubules)　微管是细胞骨架中最粗的纤维，在胞体和突起中都存在。微管是直径约25—28 nm的中空圆柱状结构，管壁由13根直径5 nm的原丝(protofilament)线性排列环围而成，每条原丝都是由微管蛋白α和β的二聚体连接成的长链(图1.10)。α和β微管蛋白(tubulin)线性连接，这种微管二聚体的极性结构就决定了微管具有极性。在轴突中，微管均朝向同一方向排列，即头朝向生长锥，尾端朝向胞体。在正常分裂细胞中，微管处于聚合和解聚的循环中，但在神经元中，由于微管相关蛋白(microtubule associate proteins，MAPs)的存在，微管处于一种稳态当中。MAPs在微管的组装以及维持微管的稳定性方面具有重要的作用，且其在轴突和树突中的存在形式不同。轴突中以tau蛋白和MAP3为主，而在树突中则以MAP2为主。在痴呆患者脑中神经轴突的正常微管数目下降，其主要原因是tau蛋白被过度磷酸化，导致微管不稳定，容易产生变化。

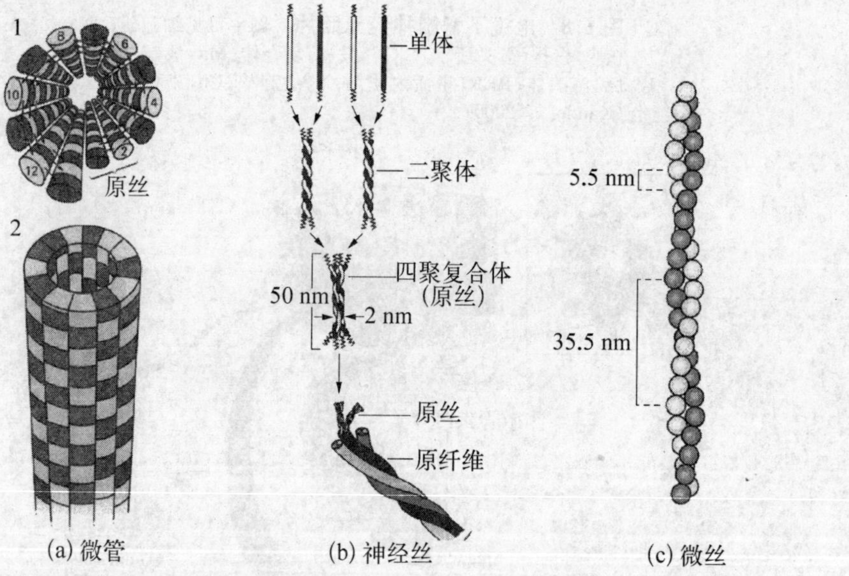

图1.10　细胞骨架的结构组成　(Kandel等，2000)

微管在神经元中起长的细胞支架作用，决定细胞的外形，参与到神经元突起的形成和发育过程中，并在神经细胞的轴浆运输过程中具有重要作用。

微丝(Microfilament)　微丝是三种细胞骨架中直径最细的纤维结构，直径约5—7 nm，长短不等，广泛地分布在神经元的胞质和突起内。类似于肌细胞中的肌丝，微丝是由两条重复的单链相互缠绕形成的双股螺旋结构，单链是由肌动蛋白单体以一定方向连接形成的,故微丝是有极性的结构。神经元中的肌动蛋白主要是β和γ肌动蛋白。微丝主要在细胞的周边,神经元膜下比较丰富,与大量的肌动蛋白结合蛋白相接触,形成致密网络。这种网络主要在细胞的周边动态功能中起作用,如发育过程中的生长锥运动,细胞表面特异化微域的产生,以及突触前、突触后特异化形态的形成等。

神经丝(Neurofilament) 神经丝是直径约为10 nm细长的管状结构,是中间丝的一种。在神经细胞及其突起内存在,胞体内交叉成网,突起内平行排列。神经丝间可通过旁臂相互交联或与微管交联,在光镜下银染发现的神经原纤维主要是神经丝构成。神经丝相对比较稳定,在神经细胞中是完全聚合化的,具有很强的机械强度。在AD病人或者其他神经退行性病人中,神经丝会发生变化形成神经纤维缠绕(neurofibrillary tangles)。神经丝分散在胞质内,在树突和轴丘最多,其主要起支持作用,也可能与细胞内物质运输有关。

2. 树突

树突是从胞体上发出的树枝状突起,其内容物和胞体相近,含有粗面内质网、核糖体、高尔基复合体等(图1.11)。不同种类的神经元的树突形态和大小不同,

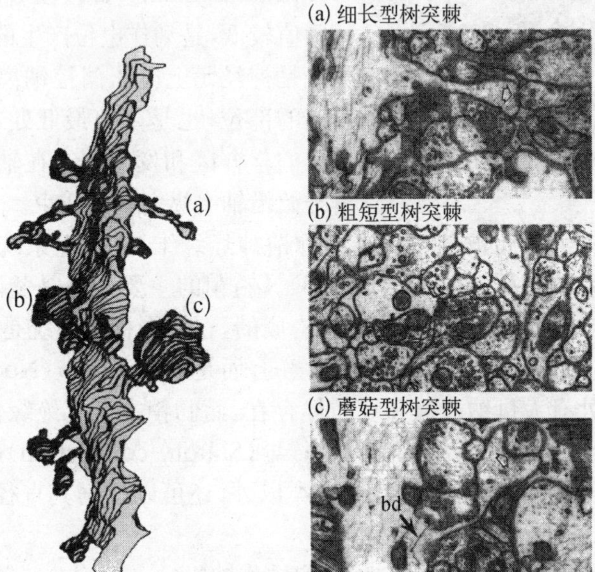

图1.11 树突 (Kandel 等,2004) (左图)电镜下树突棘的三维重建结构,字母对应于右图所示不同形状树突棘电镜照片。(右图)树突棘的电镜照片。

一般树突从胞体的发起部较宽，其后不断分支和变细，长度不等，一般较短。树突是神经元中负责接收信息的部分，其树突膜树突上最突出的特征是带有大小不同的伸出物，称之为树突棘（dendrite spines），可呈细长形（thin）、蘑菇形（mushroom）、粗短形（stubby）等不同形状。树突棘极大地扩展了树突与其他神经元形成接触的机会，且在学习记忆过程中树突棘会有数量和形状上的变化。中枢神经系统中树突棘比较明显的是大脑锥体细胞和小脑的蒲肯野（Purkinje）细胞。

3. 轴突

轴突与树突不同，通常每个细胞只有一个。轴突粗细均匀，表面光滑，不同神经元轴突长短不一。轴突是仅在神经细胞中存在的结构，主要起信息传递的作用。较粗的轴突有髓鞘，而较细的则没有。轴突在胞体的发起部呈锥体隆起状，称之为轴丘（axon hillock），此处没有尼氏体（图 1.12）。从轴丘到轴突髓鞘开始段称之为始段（initial segment），此段没有髓鞘包裹，兴奋阈值较低，是动作电位产生的位置。因为此处是神经元上电压门控钠离子通道密度最高的部位，也是阈值最低处，此处是动作电位的整合区和发起区。在轴丘和始段微管开始沿轴突纵向聚集成束。

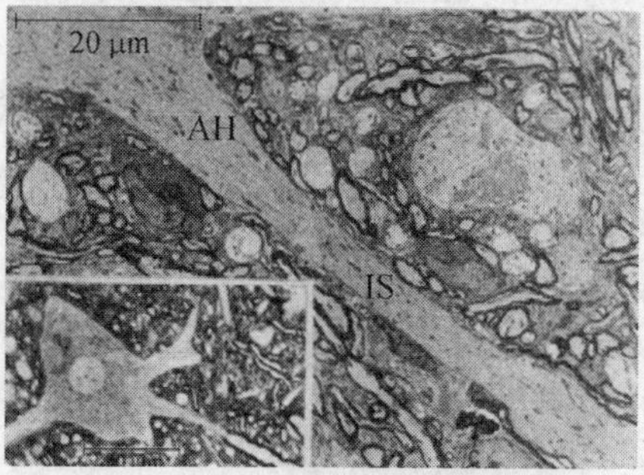

图 1.12　猫运动神经元电镜照片

（Kandel 等，2000）　图中可见胞体，轴丘（AH）和始段（IS）和有髓鞘的轴突。

始段以后，轴突开始被髓鞘包裹而称谓神经纤维，在中枢系统中主要构成白质，在外周神经系统则构成神经（图 1.13）。髓鞘的主要成分是髓磷脂，在中枢神经系统有髓纤维的髓鞘是少突胶质细胞构成的，在周围神经系统是 Schwann 细胞卷绕而形成的。一条轴突的髓鞘不是连续的，而是被朗飞氏节（Node of Ranvier）隔断，朗飞氏节处有大量钠通道和线粒体存在，而髓鞘本身起绝缘作用，所以神经冲动在有髓神经纤维传导时呈“跳跃”式传导（Saltory conduction），在朗飞氏节间传导。神经纤维除可以根据有无髓鞘分类以外，还可以根据其直径（Ⅰ，Ⅱ，Ⅲ，Ⅳ类）和传导速度（A，B，C）分类。

轴突的胞膜称轴膜（axolemma），细胞质称轴浆（axoplasm）。轴突内的细胞器和树突有所不同，如没有核糖体、粗面内质网和高尔基复合体，所以不能合成蛋白质。轴浆内主要有滑面内质网、微管、微丝和神经丝等。所以电镜下可以根据是否有粗面内质网和核糖体来辨别树突和轴突。轴浆中微管和微丝的分布不均匀，近胞体段微丝多于微管，而远侧段则微管多于微丝。

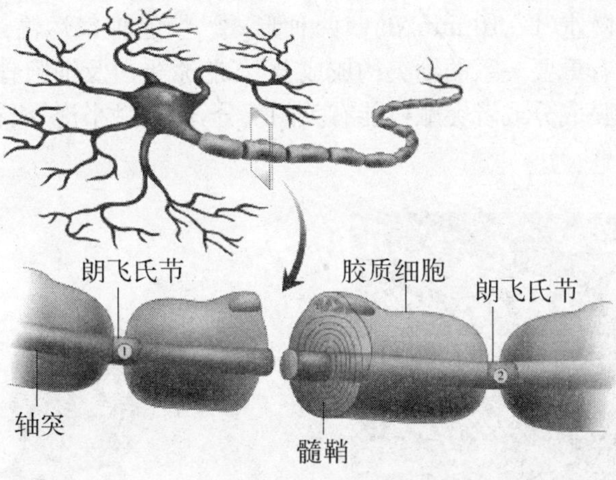

图 1.13 轴突及其髓鞘示意图 (Matthews,2000)

轴突的主干光滑,粗细均匀,在主干上也会有侧支(collateral branch)出现,但一般都与主干呈直角方向。在轴突的末梢部分没有髓鞘,出现若干分支,每一个分支逐渐变细并在末端膨大成球状或者扣状,称之为突触末梢或者突触终扣(synaptic button)。其可以与另外的神经元的胞体或者树突形成突触,进行神经元之间的信息传递。

由于轴浆中不含内质网和核糖体,说明轴突缺乏合成蛋白的能力。轴突的生长发育和代谢所需要的物质(如突触囊泡、神经递质等)都需要由胞体合成后,经轴浆运输到轴突末梢。轴浆运输(axonal transport)包括从胞体到轴突末梢的顺向运输(anterograde transport),也包括从突触末梢到胞体的逆向运输(retrograde transport)。逆向运输的意义在于轴突末梢吸收或者可重新利用的物质被送回胞体再合成利用,如神经营养因子、内质网或者线粒体的组分、破伤风毒素等都可经过逆向运输进入胞体。轴浆运输一般都是以微管为载体,动力则来自与运输相关的蛋白质,前者可以看作是道路,而后者则可以看作是运输工具。顺向运输的驱动蛋白(kinesin)和逆向运输的动力蛋白(dynein)通过利用 ATP 水解释放出来的化学能作为动力进行机械做功(图 1.14)。

1948 年,Paul Weiss 发现轴浆运输,他们采用极细的动脉血管缠绕轴突并使之变细变窄,发现在缠绕处远侧端轴突变细,而缠绕处近侧端则开始淤积膨大。在解开缠绕后,此膨大物开始向轴突末梢移动,说明轴浆内存在运输现象。在 20 世纪 60 年代末期,通过放射性同位素自显影技术,将标记的氨基酸注射到胞体,通过追踪观察确认轴浆运输现象的存在。同时也确认了轴浆运输存在快速(200—400 mm/day)和慢速(1—10 mm/day)两种形式。慢速轴浆运输运送的一般是与轴突生长和再生有重要关系的轴突构成成分,如胞浆蛋白及细胞骨架组分等;快速轴浆运输一般是膜成分或者突触机能有关的部分,如突触小泡、线粒体、分泌颗粒、神经递质等。

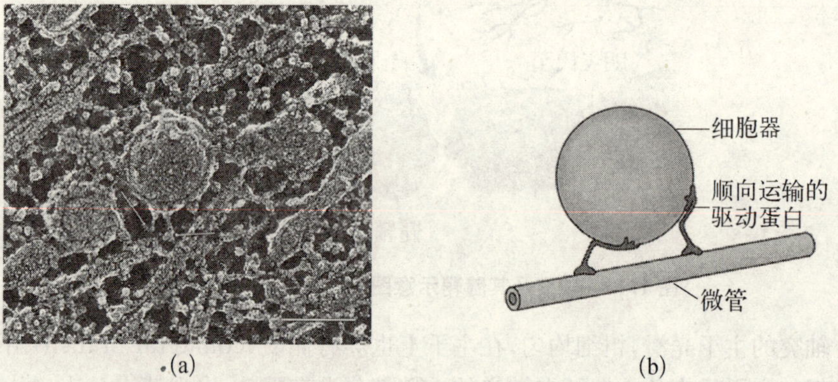

图 1.14 驱动蛋白散连接模式 (Kandel 等,2000) (a) 电镜照片显示在微管和细胞器之间有棒状结构连接,可能是驱动蛋白的链;(b) 驱动蛋白沿微管运输细胞器的模式图。

1.1.2 神经元分类

神经元的数目和形态众多,其分类方法也有多种,通常以神经元突起的数目、轴突的长短、功能以及所释放的递质进行分类。

1. 根据神经元突起的数目,可将其分为以下三类(图 1.15):

(1) 假单极神经元(pseudounipolar neuron):从胞体发出的突起只有一个,但在离胞体不远处呈 T 型分为两支,因此称之为假单极神经元。其中一支突起细长,结构与轴突相同伸向周围,称周围突,其功能相当于树突,可以感受刺激并将冲动传向胞体;另一支伸向中枢,称中枢突,将冲动传给另一个神经元,相当于轴突,如脊神经节内的感觉神经元等。

(2) 双极神经元(bipolar neuron):从胞体两端发起两个突起,一个是树突,一个是轴突。多位于特殊的感觉器官中,如视网膜中的双极细胞。

(3) 多极神经元(multipolar neuron):有多个树突和一个轴突,是神经系统中数量最多的一种神经元,如脊髓前角运动神经元、海马和大脑皮质的锥体细胞等。

2. 根据轴突的长短可以分为以下两类:

(1) 高尔基Ⅰ型神经元:具有一条长的轴突,可以延伸到胞体以外较远区域的

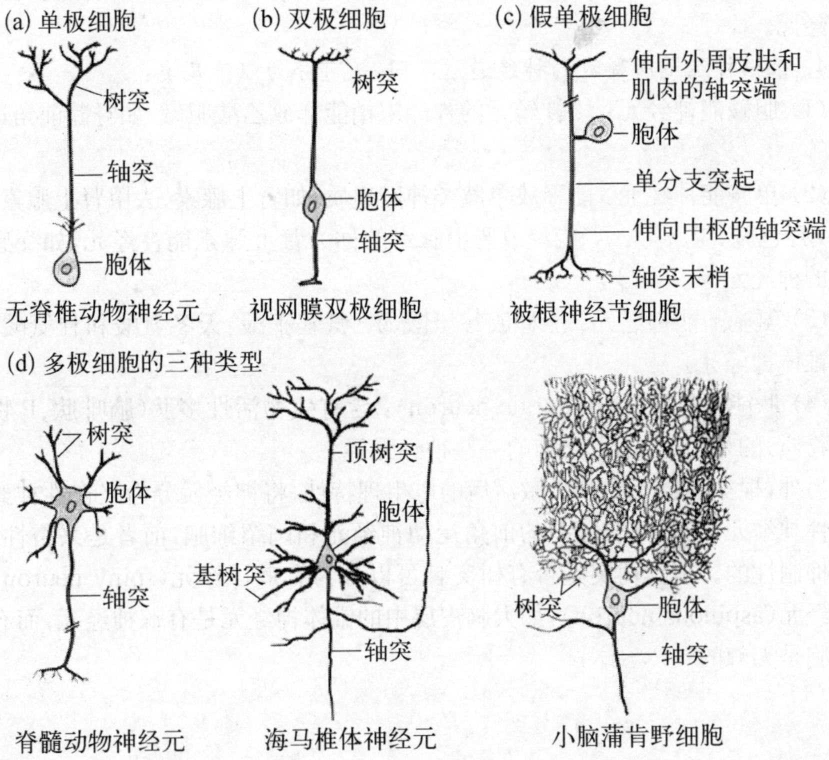

图 1.15 根据神经元的突起数目分类 (Kandel 等,2000)

神经元,也称之为投射神经元,一般胞体较大,如脊髓前角运动神经元。

(2) 高尔基Ⅱ型神经元:具有较短的轴突,仅与附近的神经元发生联系,一般胞体小,如脊髓中的一些中间神经元,大脑中的星形细胞。此外还有一些细胞没有明显的轴突,如视网膜中的无长突细胞。

3. 根据神经元的功能,可将其分为三种:

(1) 感觉神经元(sensory neuron):是感受内外环境变化,传导神经冲动到中枢的,也称为传入神经元(afferent neuron),如胞体在脊神经节和中枢感觉核的神经元。

(2) 运动神经元(motor neuron):是将冲动从中枢传递到外周的神经元,也称传出神经元(efferent neuron),如前角运动神经元等。

(3) 中间神经元(interneuron):位于中枢神经系统的传入和传出神经元之间

起联络作用，是中枢神经系统灰质中广泛存在的小神经元，如丘脑、脊髓后角的一些神经元。

4. 根据神经元所释放的神经递质不同，又可分为以下几类：

(1) 胆碱能神经元：该神经元的神经末梢能释放乙酸胆碱，如脊髓前角运动神经元等。

(2) 单胺能神经元：能释放单胺类神经递质，如肾上腺素、去甲肾上腺素、多巴胺、5-羟色胺、组胺等。如能释放肾上腺素的称为肾上腺素能神经元，如交感神经节内的神经元等。

(3) 氨基酸能神经元：能释放谷氨酸、γ-氨基丁酸、天冬氨酸和甘氨酸等，如海马锥体神经元。

(4) 肽能神经元(peptidergic neuron)：含有生物活性多肽(脑啡肽、P物质等肽类物质)的神经元，如下丘脑的一些神经元等。

另外，根据神经元受刺激激活后的电生理特性，将神经元分为兴奋性神经元和抑制性神经元两类，如脊髓中的前角运动神经元和闰绍细胞，前者是兴奋性的，后者是抑制性的。根据树突是否有树突棘可以分为有棘神经元(spiny neuron)和无棘神经元(aspinous neuron)，如大脑皮层中的锥体神经元是有棘神经元，而有些星形细胞是无棘的。

1.2 神经胶质细胞

1.2.1 简介

神经胶质细胞(neuroglial cell)又称胶质细胞(glial cell)，是神经组织中除神经细胞以外的另一大类细胞，其数量为神经细胞的10—50倍。神经胶质细胞广泛分布于中枢神经系统内。由于胶质细胞比神经元小得多，哺乳类动物大脑中约一半的体积是被神经胶质细胞所占据。过去认为神经胶质细胞对神经元来说仅起支持和填充的作用，研究甚少。随着研究方法的进步和神经科学的发展，发现神经胶质细胞在突触传递、神经发育和多种神经系统疾病的病理机制方面都有十分重要的作用。

神经胶质细胞一般可以分为以下几种类型，中枢神经系统中的星形胶质细胞、少突胶质细胞、小胶质细胞以及周围神经系统的 Schwann 细胞和卫星细胞(图 1.16)。另外,室管膜细胞和视网膜中的 Muller 细胞也属于神经胶质细胞。

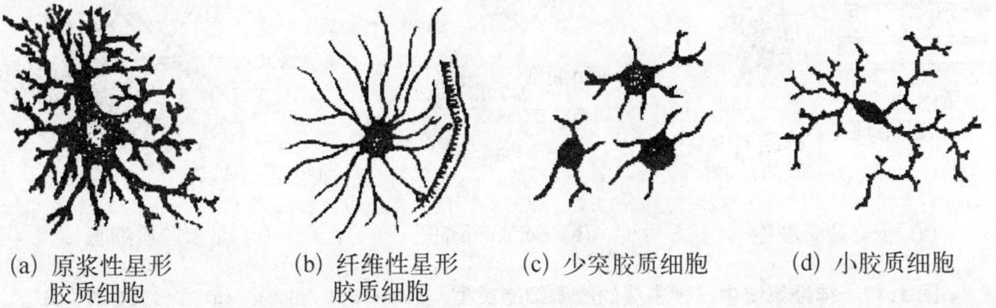

图 1.16 神经系统中主要的胶质细胞模式图 (朱长庚等,2002)

胶质细胞与神经细胞都起源于外胚层神经上皮组织,小胶质细胞可能起源于中胚层。胶质细胞与神经细胞一样也具有细胞突起,但其突起不分树突和轴突,具有分裂增殖的能力。其膜电位绝对值一般较高,变化缓慢,由于其细胞膜仅对 K^+ 有通透性,膜电位完全取决于细胞外液的 K^+ 浓度,不产生"全或无"的动作电位,神经胶质细胞之间存在缝隙连接(gap junction)。

1.2.2 星形胶质细胞(Astrocyte)

星形胶质细胞是哺乳动物脑内分布最广泛的一类细胞,也是胶质细胞中胞体最大的,直径 3—5 微米,核呈圆球形常位于中央,用经典的银染色法显示此类胶质细胞呈星形(图 1.17)。星形胶质细胞从胞体发出许多长而分支的突起,伸展充填在神经细胞的胞体及其突起之间,起支持和分隔神经细胞的作用。细胞突起的末端常膨大形成脚板(footplate)或终足(endfoot),有些脚板贴附在邻近的毛细血管壁上,因此这些脚板又被称为血管足或血管周足;某些星形细胞突起还附着在脑、脊髓软膜和室管膜的下膜上,把软膜、室管膜与神经元分隔开。相邻的星形胶质细胞之间通过缝隙连接相互联系,使细胞形成同步活动。

电镜下星形胶质细胞中游离核糖核蛋白体和粗面内质网均很少,糖原颗粒丰富,有大量的称为胶质丝(glial filament) 的原纤维。胶质丝是中间丝的一种,其蛋白被称作为胶原纤维酸性蛋白(glial fibrillary acid protein,GFAP)。免疫组织化学研究证明 GFAP 仅存在于星形胶质细胞中,因此可利用 GFAP 的特异性抗体来检测星形胶质细胞。根据胶质丝的含量以及胞突的形状可将星形胶质细胞分为两种:

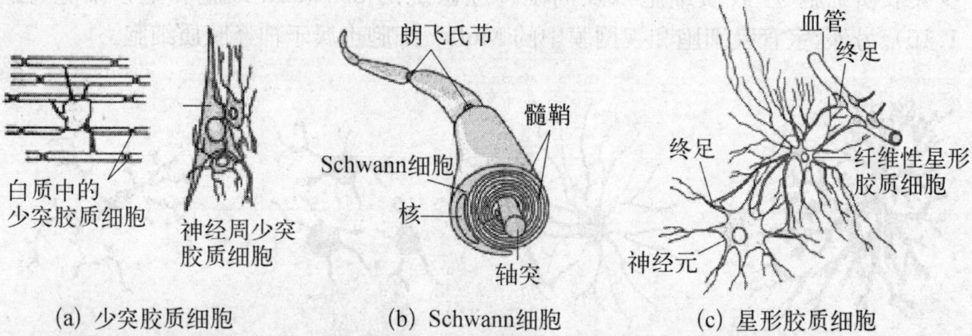

图 1.17 神经系统中三种主要的胶质细胞类型 (Kandel 等,2000) (a) 在白质中的少突胶质细胞主要是形成髓鞘的作用,一个少突胶质细胞可以包绕多根神经纤维形成一段髓鞘;在灰质中的少突胶质细胞主要围绕在神经元周围起支持作用。(b) Schwann 细胞主要是在外周神经系统中起形成髓鞘的作用,与少突胶质细胞不同的是其只能在一根轴突上形成朗飞氏节的一个节间段。(c) 星形胶质细胞是神经系统中最多的胶质细胞,其特征是星状外形以及突起与血管和神经元所形成的大量终足,故星形胶质细胞具有营养细胞和在血脑屏障的形成中具有作用。

(1) 纤维性星形胶质细胞(fibrous astrocyte),多分布在脑脊髓的白质,胞质中含大量胶质丝,细胞突起长而光滑呈长圆柱形,分支较少;

(2) 原浆性星形胶质细胞(protoplasmic astrocyte),多见于灰质,胞质内胶质丝较少,细胞突起粗短而多分支,呈薄板状包围在神经元胞体及树突表面未被突触覆盖的部分,与神经元细胞之间有小的间隙。

除上述典型的星形胶质细胞外,还有几种特殊类型的星形胶质细胞。如视网膜的 Muller 细胞,脑垂体的垂体后叶细胞。在胚胎发育初期引导神经细胞迁移的放射状胶质细胞(radial glial cells),在发育成熟后形成星形胶质细胞。

星形神经胶质细胞的功能主要有:

(1) 钾离子空间缓冲。星形胶质细胞对胞外钾离子具有空间缓冲作用,可以维持神经元周围离子平衡。当神经元产生动作电位时,钾离子从神经元胞内流出,突触间隙内钾离子浓度暂时升高,星形胶质细胞可以通过膜上钾通道摄取部分钾离子,并通过星形胶质细胞间的缝隙连接将钾离子传递到相邻的其他星形胶质细胞,维持了神经元附近的钾离子的合适浓度。

(2) 递质代谢。星形胶质细胞是谷氨酸(Glu)和 γ-氨基丁酸(GABA)代谢的场所,谷氨酸和 GABA 被神经元释放后都可以被星形胶质细胞所摄取,经酶催化后可转变为谷氨酰胺(Gln),Gln 是可以分别被谷氨酸能和 GABA 能神经元利用的前体,分别可以被转变为谷氨酸和 GABA。另外,围绕突触的星形胶质细胞可以构成一道屏障,避免递质从突触间隙扩散出去。

(3) 营养和保护作用。在神经发育中的作用,星形胶质细胞的终足几乎包被脑毛细血管80%以上的面积,而其与脑毛细血管内皮细胞之间的紧密连接可能是形成血脑屏障的基础,并从血液中摄取营养物质供应神经元。在胚胎发育初期放射状胶质细胞可以引导神经细胞迁移。在中枢神经系统受损后,星形胶质细胞进行有丝分裂,容易形成胶质瘢痕。

(4) 星形胶质细胞可能参与了跨突触的信号传递过程。星状胶质细胞可以释放D-丝氨酸对神经元的长时程增强(LTP)的产生起重要作用及释放ATP对神经元活动产生异突触抑制。星形胶质细胞上有某些受体,且是脑中糖原的主要贮存部位,当神经元高度活跃,通过血脑屏障提供的血糖不能满足需要时,在递质的作用下可以将胶质细胞中的糖原分解成葡萄糖为神经元提供能量。

(5) 星形胶质细胞可能参与了多种神经病理过程。如胶质细胞功能异常可导致钾离子缓冲能力下降或者摄取GABA过多,可能会引起癫痫的发作。星形胶质细胞也可能参与了Parkinson病或者Huntington舞蹈病的病理过程。

1.2.3　少突胶质细胞(Oligodendrocyte)

少突胶质细胞比星形胶质细胞小,其突起也较少且小,故被称之为少突胶质细胞(通过免疫化学观察其突起并不算少,而且分支较多,图1.16)。其核小而圆,胞质更致密,主要含有核糖体、线粒体和微管。根据少突胶质细胞的分布和位置可分为两种:

(1) 束间少突胶质细胞(interfasicular oligodendrocyte),分布在中枢神经系统的白质神经纤维束之间成行排列,在胎儿和新生儿时期含量较多,而在髓鞘形成过程中迅速减少。

(2) 神经周少突胶质细胞(perineuronal oligodendrocyte),分布在中枢神经系统的灰质区,常位于神经细胞周围,与神经元胞体和树突密切相邻,一般多出现于成年动物。

中枢神经系统中少突胶质细胞主要参与形成及维持髓鞘。一个少突胶质细胞可以用其不同的突起,同时包绕数条轴突,形成多个神经纤维结间部位的髓鞘。少突胶质细胞所含的胶质丝和糖原较星形胶质细胞少,但有较多的微管,因此在电镜下可根据胶质丝和微管的含量来区别星形胶质细胞和少突胶质细胞。少突胶质细胞表面膜上含有半乳糖脑苷脂(galactocere-broside,GC),也是髓鞘的一种主要类脂,用GC单克隆抗体可鉴别少突胶质细胞。此外用髓鞘碱性蛋白(myelin basic protein,MBP)和髓鞘相关糖蛋白(myelin associated glcoprotein,MAG)等抗体也可显示少突胶质细胞。少突胶质细胞依据其在发育过程中的形态和功能可以分为不同的发育阶段，而每一个发育阶段都可依据其抗原的表达不同而进行标记。

1.2.4 小胶质细胞(Microglia)

小胶质细胞是中枢神经系统中最小的一种胶质细胞，细胞体呈细长或三角，染色深，胞质少，从胞体发出细长而有分支的突起，表面密布许多小棘突。小胶质细胞遍布整个脑区，在灰质中的数量比在白质中的多。它来源于巨噬细胞，属于免疫系统的组成成分。正常情况下小胶质细胞是静止的，在炎症刺激下，其抗原性增强，形态伸展，功能活跃，处于激活状态，细胞形态发生变化。小胶质细胞在帕金森病发病机制中可能有一定的作用。

1.2.5 室管膜细胞(Ependymal cell)

室管膜细胞分布在脑室以及脊髓中央管的内腔，是一单层排列的上皮细胞。细胞质内含有许多糖原颗粒，嗜锇性致密体及发达的滑面内质网等。室管膜细胞表面有许多微绒毛，有些细胞表面有纤毛，可能在脑脊液的吸收和分泌过程中及与神经元之间物质联系具有重要的作用。

1.2.6 施旺细胞(Schwann cell)

施旺细胞是周围神经系统的成髓鞘细胞(图 1.18)。施旺细胞在有髓神经纤维上形成朗飞氏节(Node of Ranvier)间的一个节间段。沿轴突排列，伸出的伪足样结构称为轴系膜(mesaxon)，环绕轴突。对于有髓鞘轴突其轴系膜可以环绕轴突 8—12 次，没有继续环绕的称之为无髓鞘轴突。在形成髓鞘的过程中，施旺细胞的大部分轴浆被挤压在最外面，而其他层则主要是由两层胞膜构成(图 1.18)。

施旺细胞可以合成和分泌多种神经营养因子，如神经营养素(NT)、神经生长因子(NGF)、脑源性神经营养因子(BDNF)等；而且施旺细胞也可以产生多种细胞外基质成分和细胞粘合分子，故在神经生物学和临床神经移植中具有一定的作用。

1.2.7 有髓纤维(myelinated fiber)

在中枢和周围神经系统中，大多数的神经纤维的周围都包绕以磷脂为主要成分的髓鞘，为有髓神经纤维。髓鞘在轴突周围一般呈螺旋状排列，主要是膜性结构，含有蛋白质、磷脂、糖脂和胆固醇，经锇酸处理后髓鞘可以被染成黑

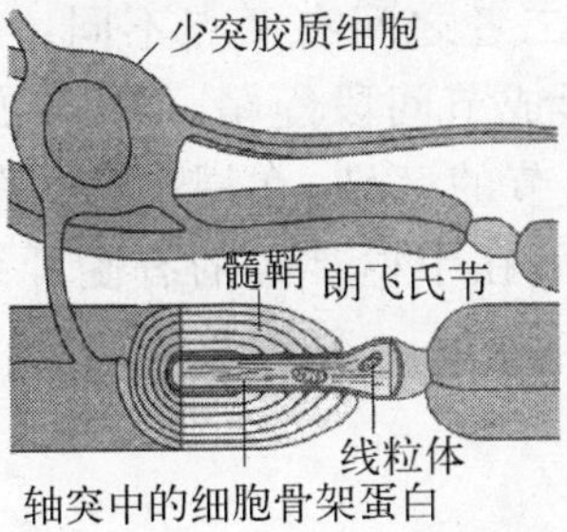

(a) 中枢神经系统中的髓鞘

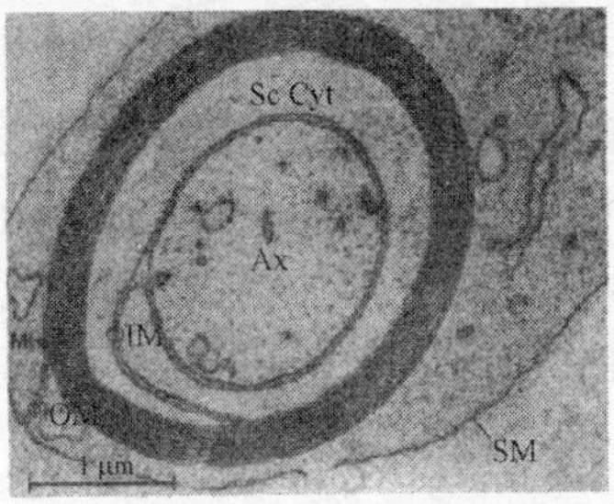

(b) 外周神经系统中的髓鞘

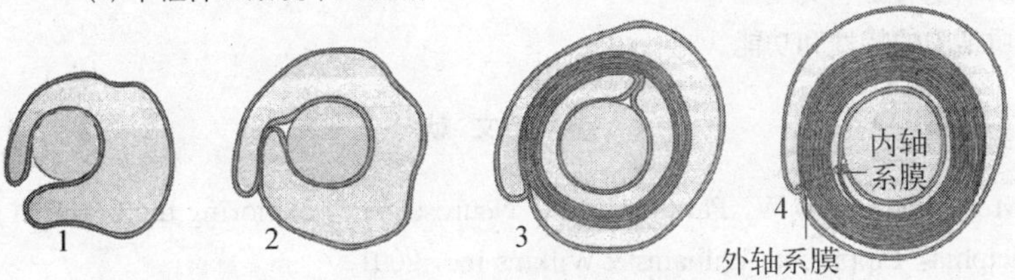

(c) 外周神经系统中髓鞘形成过程

图 1.18　胶质细胞形成髓鞘示意图　(Kandel 等, 2000)

(a) 中枢神经系统中的髓鞘是由少突胶质细胞卷绕而成的,一个少突胶质细胞可以包绕多根轴突形成朗飞氏节节间段;(b) 外周神经系统(小鼠坐骨神经)轴突横切面电镜图,其髓鞘是由施旺细胞形成的,每个施旺细胞只围绕一根轴突形成节间段。图中可以看出包绕是从内轴系膜(inner mesaxon, IM)开始,这段髓鞘正处于形成过程中,其外轴系膜(outer mesaxon, OM)与施旺细胞的表面膜(surface membrane)和胞浆相连,内部仍然可见尚未完全挤压出的施旺细胞胞浆(Schwann cell cytoplasm, Sc Cyt);(c) 外周神经系统形成髓鞘的过程示意图。

色(图1.19)。每条轴突的髓鞘不是连续的,而是在间隔一定距离后被朗飞氏节(Node of Ranvier)所中断。神经轴膜在朗飞氏节处被暴露出来,轴膜上的钠通道被用来传导动作电位。因为两个朗飞氏节间段被髓鞘包裹,所以神经冲动在朗飞氏节间传导,前一个节产生的动作电流是下一个节的刺激电流,称之为动作电位的跳跃式传导(saltatory conduction)。

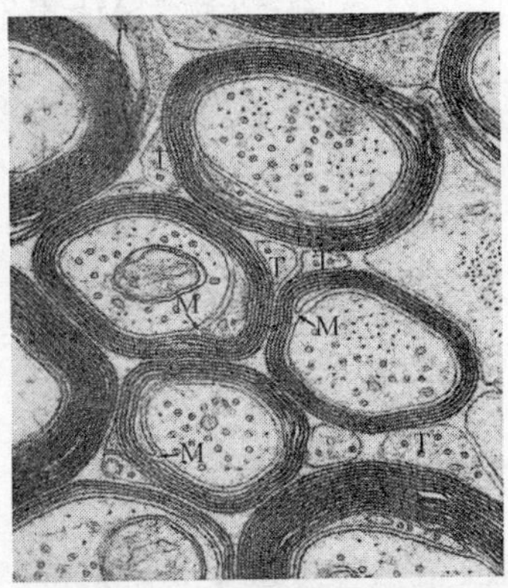

图 1.19　电镜下的视神经髓鞘,轴突内中空斑点状为神经管等细胞骨架结构

(M: 髓鞘)(Kandel 等, 2000)

中枢神经系统中的髓鞘是由少突胶质细胞形成的,在形成髓鞘时,少突胶质细胞的突起连接神经元的轴突,突起的末端形成扁平的薄膜包裹轴突并反复环绕。在外周神经系统的髓鞘主要是由施旺细胞形成，过程与中枢相类似。但二者之间有两点不同：一是一个少突胶质细胞可以为周围邻近的多条轴突形成节间段髓鞘，但一个施旺细胞只能够形成一个节间段髓鞘。二是在朗飞氏节的区别，在周围神经的朗飞氏节区仍然被一层施旺细胞的基膜交叉覆盖，而在中枢神经的有髓纤维的朗飞氏节区则缺乏此层完整的基膜。

复习题

1. 神经胶质细胞有哪些类型?
2. 各类胶质细胞的特性和功能。

参考文献

[1] Bear M F, Connors B W, Paradiso M A. Neuroscience: exploring the brain[M]. 2nd ed. Philadelphia: Lippincott Williams & Wilkins inc, 2001.

[2] Kandel E R, Schwartz J H, Jessell T M. Principles of neural science[M]. 4th ed. New York: McGraw-Hill company, 2000.

[3] Zhang J, Wang H, Ye C, et al. ATP released by astrocytes mediates glutamatergic activity-dependent heterosynaptic suppression[J]. Neuron, 2003, 40: 971 - 982.

[4] Gary G. Matthews: Neurobiology-Moleculars, cellulars, systems [M]. 2nd ed. Wiley-Blackwell, 2000.

[5] 朱长庚.神经解剖学[M].北京：人民卫生出版社，2002.

[6] 寿天德.神经生物学[M].北京：高等教育出版社，2001.

[7] 寿天德.神经生物学[M].第2版.北京：高等教育出版社，2005.

（陈聚涛）

第2章 静息电位

2.1 静息神经纤维的电学性质

神经纤维的电学特性主要表现在膜电阻、膜电容、膜电位三个方面。由于细胞膜是极薄的不良导体,因而具有较高的电阻和电容。这些电学性质静息状态和活动状态有所不同,特别是膜电阻和膜电位在活动状态时发生很大的变化。神经纤维的电学特性对细胞电反应的时间过程和空间扩布有明显的影响。我们先讨论静息状态下神经纤维的膜电阻和膜电容。

2.1.1 膜电阻

神经膜很薄,因而电阻很高。但膜不是绝对的绝缘体,它有孔洞,具有电容特性、离子的通透性及整流特性,因此测量膜电阻不能直接用直流电去测量,而是用交流电桥测阻抗。电阻值表示膜对电流的通导能力。由于测量上的缘故,细胞膜电阻 R 的表示往往用单位面积膜电阻乘以膜面积(即 $R_m \times S$)来表示,单位为 $\Omega \cdot cm^2$。

具体测量膜电阻时,首先测量细胞膜上的面积 S,再测量流过面积 S 上的电流 I,单位面积上的电流量为 I/S,再测量面积 S 上的电压 V,这样测得 V, I, S 三个数值,即可算出膜电阻

$$R_m \times S = \frac{V}{I/S}$$

这样就定义膜电阻为 $R_m \times S$,单位为 $\Omega \cdot cm^2$。以上的方法适于圆形细胞或胞体。如果是细长型的细胞或轴突内轴浆电阻则测量其长度 L,则用 $R_m \times L$ 表示,单位为 $\Omega \cdot cm$。

膜电阻的倒数称膜电导 G,单位为 $\Omega^{-1} \cdot cm^{-2}$

$$G = \frac{1}{R}$$

不同类型的神经细胞膜的电阻值相差很大。神经纤维的粗细和是否有髓鞘是影响膜电阻值的重要因素,如枪乌贼(Squid)轴突,外径约 500 μm,膜电阻为 700 Ω·cm²,蟹(Carcinus)轴突外径约 30 μm,膜电阻为 6 700 Ω·cm²,而青蛙有髓鞘神经,大约轴突外径约 14 μm,电阻高达 16×10^4 Ω·cm²。

Hodgkin 和 Rushton 在 1946 年用微电极加一脉冲方波电流测定了膜电阻。如图 2.1 所示。图中(a)为方波电流通过微电极穿过膜表面;(b)为膜等效电路。膜的总电阻 R 是由膜外电阻 r_o、膜上电阻 r_m 和膜内电阻 r_i 三部分组成的。即

$$R_m = r_o + r_m + r_i$$

式中 r_i 为每单位长度(1 cm)细胞内液的纵向电阻;r_m 为每单位面积(1 cm²)或单位长度(1 cm)膜上的横向电阻;r_o 为膜外溶液的电阻,一般很小,图 2.2(b)中已被忽略。

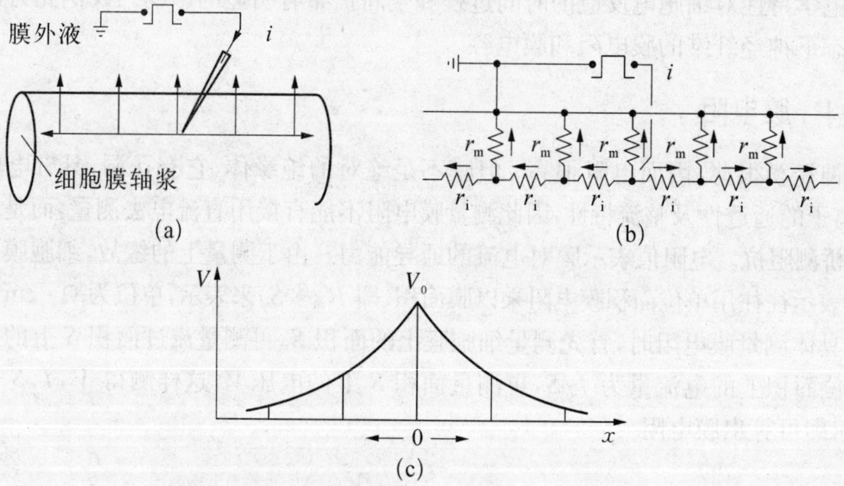

图 2.1　膜的阻抗特性　(Hodgkin & Rushton,1946)

现在可用膜片钳很方便地测定膜电阻的大小,即测定细胞膜的 $I-V$ 曲线:给予神经元膜一系列的超、去极化电流脉冲刺激,记录相应的电紧张电位的稳态变化值,由此做出电流-电压($I-V$)关系曲线(如图 2.2)。一般在静息状况下,膜电流-电压曲线呈直线关系,遵循欧姆定律。这表明在该范围膜电阻保持恒

定，可以使用直线回归法求得斜率，即为膜电阻的大小。通常情况下，膜电阻 r_m 的值主要是用处于静息电位附近对 K^+，Cl^- 的传导来表示。如果接近阈值，则由于膜对 Na^+，K^+ 的通透性大大增加而使得 r_m 大大减小。不同动物、不同细胞的膜电阻是不同的。

2.1.2 空间常数

度量膜电压的空间衰减的系数称空间常数，它标志电压依距离而衰减的程度。图 2.1(c)所示，在阈下电流刺激时，记录到的局部电位大小随距离的增大而减小，衰减程度取决于 r_m，r_i。由于神经膜上的横向电阻 $r_m \gg r_i$，这种情况大大有利于信号的传导。

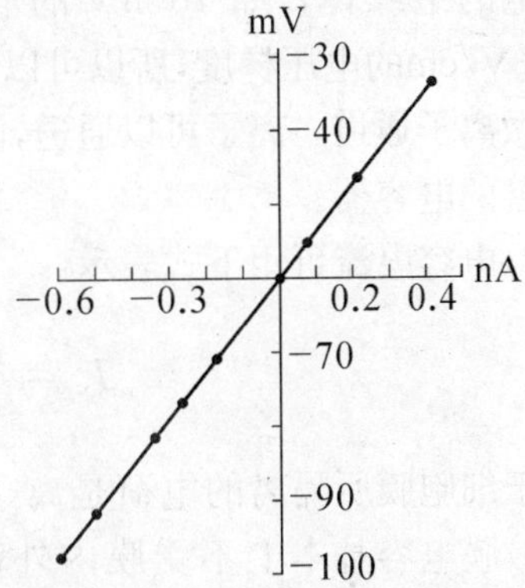

图 2.2 大鼠运动神经元膜的电流-电压(I-V)曲线

稳态下，局部电位 V_0 的衰减与距离 X 呈指数关系：

$$\frac{V_x}{V_0} = e^{x/\lambda}$$

V_0 为膜电位的最大值或初值。如果在某一点上，它的电位变化的高度 V_x 正好等于外加电压点(0 点)上的电压 V_0 的 $1/e$ 倍(约等于 0.37)，那么这点离 0 点的距离就称为空间常数 λ。

$$\lambda = \sqrt{r_m/r_i + r_0}$$

所以空间常数的大小与膜电阻 r_m 是同方向的变化，而与轴浆电阻及膜外电阻呈反方向的变化。但膜外电阻 r_0 相对来说是很小的，可忽略不计，所以

$$\lambda = \sqrt{r_m/r_i}。$$

λ 是以长度为单位，常用 mm 为单位。λ 与神经纤维的直径大小和纤维的性质有关。如枪乌贼(Squid)巨大纤维：$D = 500\ \mu m$，$\lambda \approx 5$ mm，青蛙肌纤维的 $D = 100\ \mu m$，$\lambda \approx 2$ mm。脊椎动物神经系统，D 约为 μm 数量级，则 λ 为 mm 数量级。

2.1.3 膜电容

任何两个导体中间以绝缘体隔开的装置统称为电容器。两块金属平行板之间用绝缘介质隔开，再加上电位差 V，则

$$C = \frac{Q}{V}$$

式中,Q 为导体上总电荷,C 为电容。

动物细胞内液与外液相当于两块金属板(导体),而细胞膜是一个较好的但有漏电的绝缘体。如 70 mv 的静息电位在 7 nm 厚的类脂蛋白膜产生大约有 10^5 V/cm的电压梯度,所以可以说是一个较好的电容器,但细胞膜上有孔洞,或者叫做离子通道。离子可以通透,因此被隔离的电荷会慢慢漏掉,所以它又是一个不完善的电容器。

电容电流可用下式表示:

$$I_c = \frac{dQ}{dt} = \frac{d(CV)}{dt} = C\frac{dV}{dt}$$

由于细胞膜所隔离的电荷是离子,电荷量 Q 往往用每平方厘米的克分子数来表示。膜电容基本上不受膜内外离子浓度的影响,在相当大的范围内,都能保持恒定。

不同细胞膜的膜电容数值不同,如枪乌贼(Squid)巨大纤维的膜电容为 1.5 μF · cm²,青蛙有髓鞘神经的膜电容却为 0.002 5 μF · cm²。

2.1.4 时间常数

所谓时间常数,是指膜电压随时间而改变的过程,用一常数来表示之,它的大小等于 RC 的乘积。

图 2.3 表示膜电容对膜电位时间过程的影响。(a)图在纯电阻电路中,开关时 R 上电压呈方波,没有畸变;(b)图表示在有 R 与 C 并联的电路中,开和关时,V_R、Vc 有充电放电的时间过程;(c)图为膜的等效电路,由于膜电容 C_m 的存在,流过电容器的电流 I_c 有充放电过程。总电流为 I_c 与 I_R 之和,电流流过 C_m 上的电压随时间的变化可用下式表示:

$$\frac{V_t}{V_0} = (1 - e^{-t/\tau})$$

式中 V_t 为 t 时间的电位,V_0 为 $t = 0$ 时的电位。

$$\tau = R_m C_m$$

τ 称时间常数,表示膜电位随时间而变化的过程。若 R_m 单位为欧姆,C_m 单位为法拉,则 τ 的单位为秒。

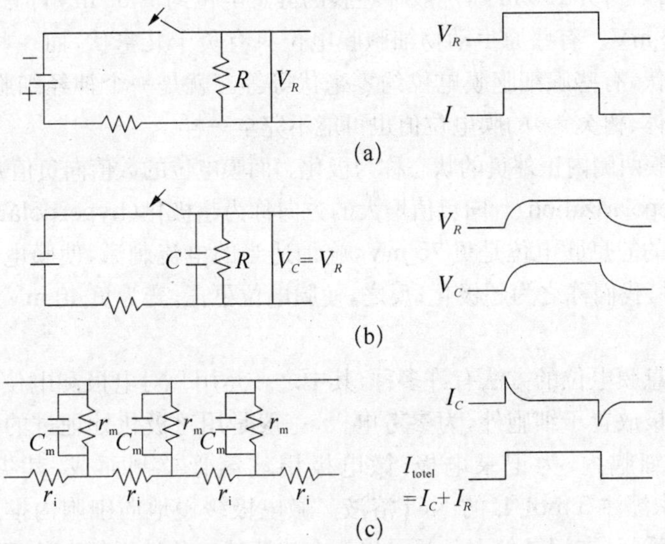

图 2.3　膜电容对膜电位的影响

膜电阻与膜电容的大小与膜的面积有关。但只要是同一性质的膜，时间常数与膜的面积(或长度)无关。例如，1 cm 长的神经纤维的时间常数为 $R_m \cdot C_m$，那么 2 cm 长的纤维的膜电阻为 1 cm 长的纤维的一半(即 $1/2R_m$)。但膜电容与膜面积成正比，所以增加一倍($2\ C_m$)，所以总的时间常数($R_m\ C_m$) 仍然不变。由此，时间常数决定于膜的性质，而与细胞的大小形状无关。

神经纤维中细胞浆电阻 r_i，膜电阻 r_m和膜电容 C_m 的组合对于膜电流和膜电位的影响，起着依距离而衰减及在时间上延续的作用，这种特性称为神经纤维的电缆性质。在一定条件下，如在阈下刺激，这种性质遵循欧姆定律。神经膜的这种电缆特性用时间常数 τ 和空间常数 λ 两个特征量来表征。

2.2 静息电位

在静息状态下，细胞膜内外之间的电位差称为膜的静息电位。

膜静息电位的数值随动物种类和细胞种类而异，一般(大多数)为内负外正，数值从负 30 mV 到负 100 mV，一般神经膜的静息电位约负 65 mV，但蛙肌纤维静息电位为负 95 mV。有些原生动物细胞膜电位只有负十几毫伏，而一些藻类膜电位为正几十毫伏，有些腺细胞膜电位约零毫伏等等。就是一个神经细胞的不同部位（如轴突、胞体、树突等）的膜电位值也可能不完全一样。

我们把膜两侧内正外负的状态称为极化。而膜电位的数值向负值减少的方向称为去极化(depolarization)。向负值增大的方向称为超极化(hyperpolarization)。如某种神经元的静息膜电位是负 75 mV，施加适当的电流刺激，使膜电位更负，变为负 90 mV 时，我们称之为超极化；反之，使膜电位更正，变为负 40 mV 时，则称之为去极化。

测量静息膜电位的方法有许多种，其中之一是用一对电极和电位记录仪相连，一根金属电极放置于细胞外，为参考电极，一般是用乏极化处理过的银片；另一根微电极插入细胞内，为记录电极，微电极用玻璃管拉制而成，其尖端为 0.3—1.0 μm，管中灌注 3 mol/L 的 KCl 溶液。微电极缓慢地向细胞内推进，其尖端刚进入膜内的瞬间，在记录仪上就显示出一个快速的内负外正的电位变化，这就是静息膜电位。

2.2.1 产生膜电位的离子基础

为什么会产生膜电位呢？这是由细胞膜本身的特性所决定的。目前认为静息膜电位的产生有三个基本因素：① 细胞内外离子分布的不平衡，同时在神经细胞内液中含有大量的很难通过神经膜进行扩散的阴离子，主要是蛋白离子、有机磷酸根离子、有机厌酸根离子等；② 膜离子通道开放和关闭对离子通透性的影响；③ 钠泵（Na - K - ATP 酶）的作用。

1. 细胞膜两边（内外）离子分布不均匀

在细胞内液含有大量的 K^+（为细胞外液的 10 倍）、Cl^- 和 A^-（有机负离子）；而细胞外液含有大量的 Na^+（为细胞内液的 10 倍），Cl^- 等。由于细脑膜内外 K^+，Na^+，A^- 等离子存在很大的浓度差（表 2.1），因而膜两边存在很高的浓度梯度。在浓度梯度作用下 K^+ 由膜内向膜外扩散，Na^+ 由膜外向膜内扩散。但是神经膜并不是对各种离子的通透性是一样的，静息状态下的神经膜对 K^+ 的通透性是 Na^+ 的 50 倍（兴奋状态则完全不同），因此静息时 K^+ 很容易通过扩散而达到膜内外平衡，而 Na^+ 扩散速度很慢。这时膜两边存在两种作用力：一种是由于膜两边的离子浓度差而产生的电位差；另一种是由于浓度梯度引起的扩散，而这种扩散又缩小了电位差，如何维持膜稳定的静息电位呢？这将由 Na - K - ATPase 泵所决定。

表 2.1 神经细胞膜内外离子浓度

细胞外液		细胞内液	
离子	浓度	离子	浓度
Na^+	142 mgN/L	Na^+	10 mgN/L
K^+	5 mgN/L	K^+	140 mgN/L
A^-	5 mgN/L	A^-	150 mgN/L

2. Na－K－ATPase 泵

Na－K－ATPase 泵简称钠泵，它是逆浓度梯度的上坡运动，对抗电场使电荷移动而做功，因此要消耗能量。能量来自细胞代谢中的 ATP，即高能磷酸苷。钠泵依靠维持膜内的高 K^+，膜外高 Na^+ 的离子浓度差，从而维持静息电位(图 2.4)。

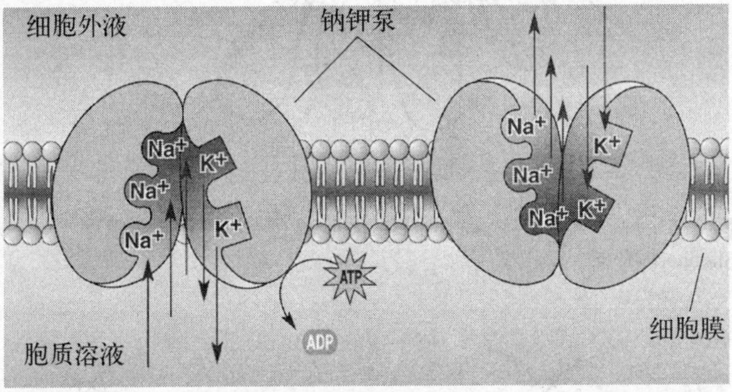

图 2.4 Na－K－ATPase 泵 (M F Bear, B W Connors, M F Paradiso, 2001) 离子泵是一种膜相关蛋白，消耗能量，以逆浓度梯度转运离子。

Na－K－ATPase 的生化结构包含一个 α 催化亚单位，分子量 107 Da，它与一个 β 糖蛋白亚单位(分子量为 45 000 Da)相偶联，结合位点在催化亚单位上(图2.5)。目前 α 亚单位的氨基酸顺序已经清楚，疏水区有 8 个具有三级结构的跨膜区，在跨膜区 4 和 5 之间有一个大的胞液区，它含有 ATP 酶的水解部位。在细胞内 Na^+ 的结合部位在 1 区，而 K^+ 的结合部位在 4 与 5 区之间，靠近 ATP 酶的水解区。

Na－K－ATPase 泵的转运机制有许多模型，但基本过程比较清楚，图 2.6 示出一种模型。钠泵能转运两种不同离子，并以相反的方向通过膜，所以称为反向转运。在图 2.6(a)中，α 亚单位在细胞外与 K^+ 结合后，使 ATP 结合位点上去磷酸化，引起蛋白质的构象改变，从而使 K^+ 跨过膜而转运入细胞内。图 2.6(b)中，

Na^+ 与细胞内的位点结合后，产生磷酸化作用，引起另一种蛋白质的构象改变。这就使得 Na^+ 转移到细胞外，于是蛋白质 α 再次与 K^+ 结合，如此周而复始的进行转运。现已证实，Na－K－ATP 酶泵对 Na^+，K^+ 不是 1∶1，而是 3∶2 的交换，即 3 Na^+ 与2 K^+ 进行交换。排出 3 个 Na^+，吸进 2 个 K^+，总是维持膜内的负电性，膜外的正电性，因而称为“生电泵”（图 2.6）。

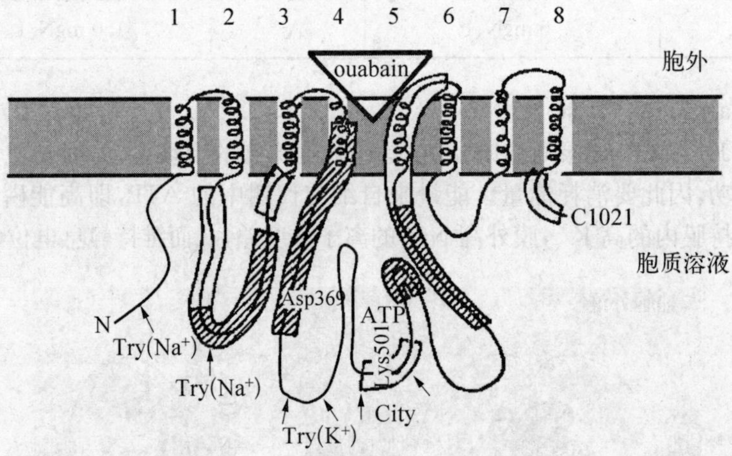

图 2.5　Na－K－ATPase 的 α 催化亚单位的分子结构模型　（G M Shepherd, 1988）

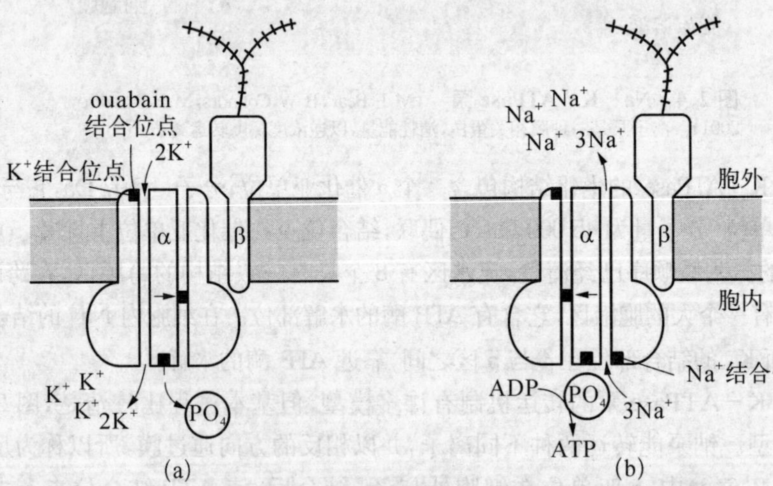

图 2.6　Na－K－ATPase 泵的离子转运机制模型　（G M Shepherd, 1988）

2.2.2 离子运动和驱动力

细胞膜内外的离子在膜的不同状态下,离子运动的方向和速率是不同的。

我们先来讨论稳态和瞬态的概念。所谓稳态是指系统中离子浓度和膜电位都不随时间而变化。但并不处于平衡态。因为稳态时系统并不平衡,需消耗能量。稳态时每一个离子的净通量为零,即内向通量和外向通量相等,但这些通量同时有主动转运和被动运输两种成分;而平衡态时只依靠离子的被动扩散使离子内外通量相等。图 2.7 表示稳态时 Na^+ 和 K^+ 通过膜的主动和被动通量。E_s-E_K(或 E_s-E_{Na})表示 K^+(或 Na^+)的电化学位能,带宽表示某一单向通量的大小。下坡表示被动,上坡表示主动,通量方向用箭头表示,Na^+ 的被动外向通量极少,故未标出。

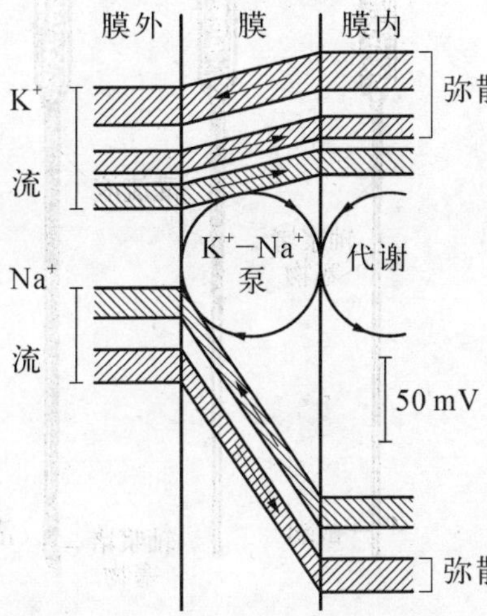

图 2.7 稳态时,Na^+ 和 K^+ 通过膜的主动和被动通量模型

稳态时,由于 Na^+ 的运动方向,向外移动是受到钠泵的作用,向内移动是受到浓度梯度和膜电位电场的吸引两种作用,所以 Na^+ 达到动态平衡时,Na^+ 向外的泵出量等于 Na^+ 由于浓度差向内扩散量加上由于电场梯度向内的吸入量。

同样,稳态时 K^+ 的运动受三种作用驱动:第一是电场梯度,即由于钠泵作用造成膜内很高的负电性,膜内的负电场吸引 K^+ 由膜外向膜内移动;第二是 Na－K－ATPase泵将 K^+ 从膜外泵入膜内,但是钾泵的贡献很小;第三是由于 K^+ 浓度梯度由膜内向膜外扩散。所以 K^+ 到达动态平衡时,K^+ 浓度梯度外扩量等于 K^+ 电场作用内扩量加上钾泵作用的内泵量。由于钾泵的作用很小,所以静息膜电位基本上等于 K^+ 的浓度扩散电位。

离子运动的方向取决于某一状态膜两边各种作用综合作用的结果,即取决于该状态下膜电位与该离子的平衡电位之间的差 V_m-E_s。V_m-E_s 决定了离子运动的方向,称为驱动力(Driving force)。下面我们通过一个具体实验来看 K^+ 是如何运动的。

Baker,Hodgkin,Shaw 于 1962 年做了一个非常著名的实验,他们用橡皮滚轮把枪乌贼(Squid)轴突内的轴浆挤出来,套上套管,另一端为轴浆堵塞物,中间为离子灌注液，如图 2.8 所示。图中右边的上图 2.8(a)为从一个已灌注的轴突中记录到的动作电位，图 2.8(b)为正常的未灌注的轴突中记录到的动作电位。

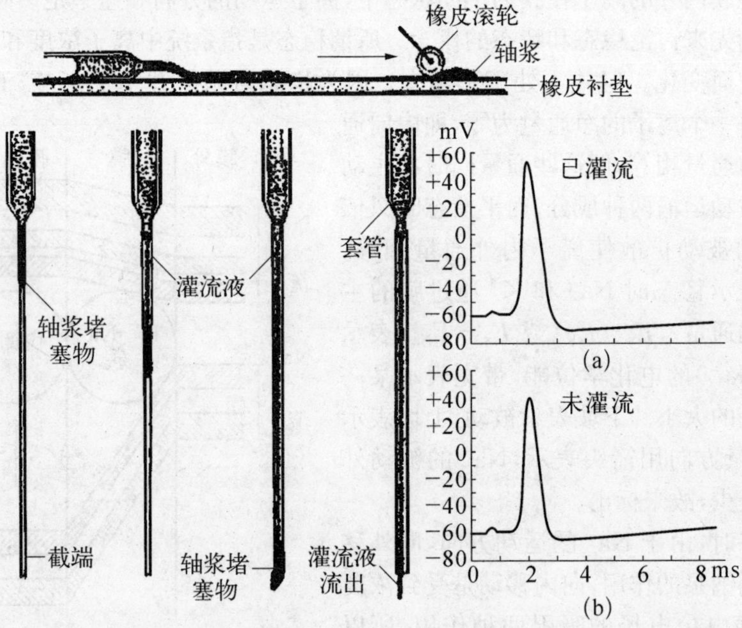

图 2.8　枪乌贼(Squid)轴突灌注实验　(Baker, Hodgkin, Shaw, 1962)

整个实验结果如下(图 2.9)：

(1) 若$[K^+]_i=0$，则 $E_m=0$。

(2) 若$[K^+]_i$ 逐渐增加，且大于正常值时，则膜电位 E_m 也逐渐增加。

(3) 若将膜内外 K^+ 和 Na^+ 对换，内部 K^+ 变成 Na^+，外部的 Na^+ 变成 K^+，即$[K^+]_o \gg [K^+]_i$，则膜内部电位变正。

(4) 当膜内外 K^+ 浓度相等时，$[K^+]_i=[K^+]_o$，则膜电位 $E_m=0$。

(5) 改变 Na^+ 或 Cl^- 浓度的比例，则静息膜电位不产生显著性变化。

关于膜在不同生理状态下，K^+ 在膜两边移动的方向不同，K^+ 的电场梯度和浓度梯度之间的关系如图 2.10 所示。

(1) 静息状态下，膜电位基本等于 K^+ 平衡电位，$V_m=E_K$，这时离子浓度梯度与电场梯度大小相等、方向相反，所以 $I_{K^+}=0$。

(2) 去极化状态，膜电位小于 K^+ 平衡电位，$V_m<E_K$，这时 K^+ 沿浓度梯度从内往外移动，浓度梯度与电位方向相反，产生 $I_{K^+\,out}$。

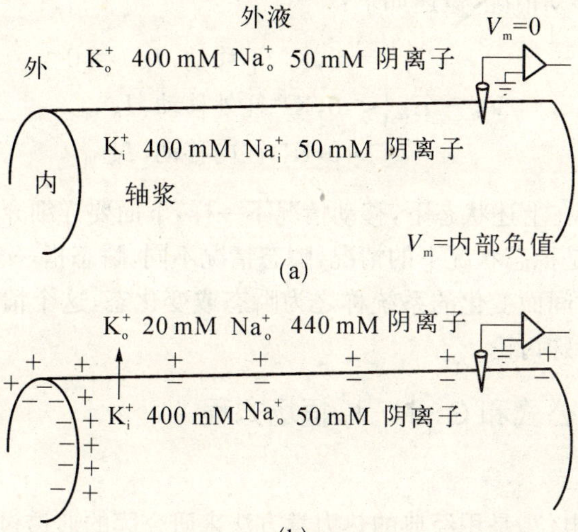

图 2.9 灌流实验模式图

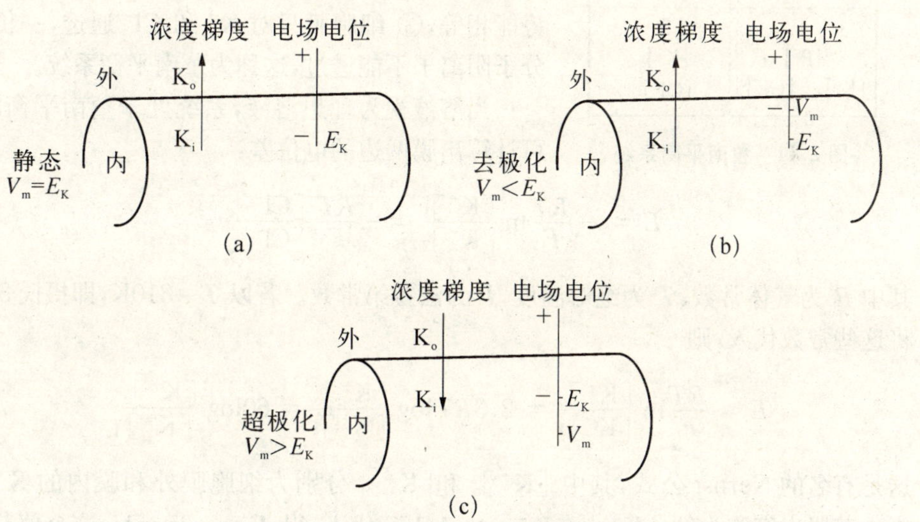

图 2.10 K^+ 电场梯度与浓度梯度的关系

(3) 超极化状态，膜电位大于 K^+ 平衡电位，$V_m > E_K$，这时 K^+ 浓度梯度与电位方向相同，K^+ 从胞外往胞内移动，产生 $I_{K^+ in}$。

从上述分析看，膜电位与离子平衡电位之间的差，$V_m - E_s$决定了离子运动的方向，称为驱动力(Driving force)。

对于 K^+ 的移动情况，概述如下：

$$V_m - E_K \begin{cases} = 0, K^+ \text{不移动}, I_{K^+} = 0 \\ < 0, K^+ \text{往外移动}, I_{K^+ out} \\ > 0, K^+ \text{往内移动}, I_{K^+ in} \end{cases}$$

请注意，Na^+ 在上述状态下，移动情况不一样，下面要详细介绍。

以上讨论的是稳态状况下的情况，瞬态情况不同，瞬态指一个系统不是处于稳态，即一些量随时间而变化的系统称之为瞬态或变化态，这个情况很复杂，是一个复杂过程，需要特殊讨论。

2.2.3 Nernst 公式和 G-H-K 恒场方程

1. Nernst 公式

早期研究膜电位，是用经典的热力学方法来研究膜的通透过程，把这看成一个热力学平衡系统。设一系统 1 和 2 如图 2.11，满足条件① 膜无限薄，② 当 1 和 2 达到平衡时化学势能相等，③ 细胞膜只对 K^+ 和 Cl^- 通透，一价大分子阴离子不能透过，这称为董南平衡系统。

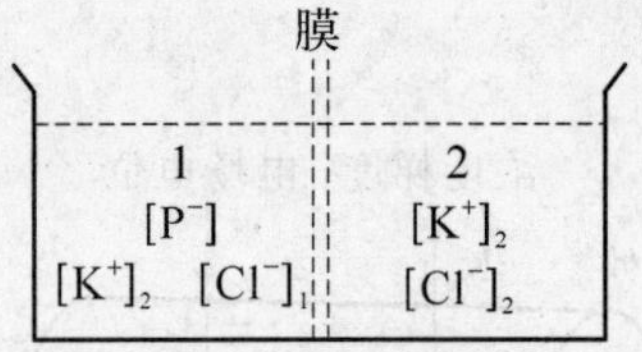

图 2.11 董南平衡系统

当溶液视为理想溶液，系统处于董南平衡时，可计算出膜两边的电位差：

$$E = -\frac{RT}{F}\ln\frac{[K^+]_1}{[K^+]_2} = -\frac{RT}{F}\frac{[Cl^-]_2}{[Cl^-]_1}$$

其中 R 为气体常数，T 为绝对温度，F 为法拉第常数。若以 $T = 310K$，即摄氏 37°，将这些常数代入，则

$$E = \frac{RT}{F}\ln\frac{[K^+]o}{[K^+]i} = 2.3RT\log\frac{[K^+]o}{[K^+]i} = 60\log\frac{[K^+]o}{[K^+]_i}$$

这是有名的 Nernst 公式，其中 $[K^+]_o$ 和 $[K^+]_i$ 分别为细胞膜外和膜内的 K^+ 浓度。若肌肉细胞为例，$[K^+]_o/[K^+]_i \approx 4/155$ 代入，得 $E = -95$ mV，这个值与测得的肌肉细胞膜电位 −90 mV 非常接近。若在室温 18℃ 下，枪乌贼大神经纤维膜，$[K^+]_o/[K^+]_i \approx 10/400$，则 $E_K = -75$ mV。

这里请注意：① Nernst 公式适用于任何热力学平衡系统，只考虑系统中浓度扩散所产生的电位差，原则上任何一张薄滤纸即可满足；② 生物膜有复杂的结构，是一个多离子系统，热平衡条件很难满足。而且静息膜对 Na^+ 的通透性很低，Cl^-

的分布使得董南平衡条件很难满足,因此董南平衡不能解释膜静息电位;③ 生物膜内外的 K^+,Na^+ 并不处于平衡态,而是处于稳态,即动态平衡。既有浓度梯度的扩散作用,又有电场作用,还有泵的主动转运,需要消耗能量,是一个非常复杂的过程。为了解决这个问题,1943 年 Goldman 假定了恒场条件解 Planck 扩散方程。到 1949 年 Hdgkin 和 Katz 利用 Goldman 的假设条件导出了描述膜静息电位的公式,即著名的 G-H-K 方程。

2. G-H-K 方程

G-H-K 方程是 Goldman-Hdgkin-Katz 恒场方程的缩写。

这个公式既考虑了生物膜结构的情况,又考虑了膜内外多离子分布的系统。假定在恒场条件下,即膜两边的电位差保持不变,则各种离子通过膜的移动只受两种作用:浓度梯度的扩散作用和电场的电泳作用。

假定在恒场条件下,生物膜对多种离子 K^+,Na^+,Cl^- 等都通道,而且各离子之间是相互独立的,即离子独立原则。一般地说,这时跨膜电位不同于其中任何一种离子单独起作用的 Nernst 电位,而决定于几种离子同时性的扩散。这时体系处于非平衡的稳态,其各种离子运载的电流总相应等于零,即是恒场电流方程:

$$I_m = I_{Na} + I_K + I_{Cl} = 0$$

恒场电位方程是:

$$E = \frac{RT}{F}\ln\frac{P_K[K]_o + P_{Na}[Na]_o + P_{Cl}[Cl]_i}{P_K[K]_i + P_{Na}[Na]_i + P_{Cl}[Cl]_o}$$

式中 P_K,P_{Na},P_{Cl} 分别为 K^+,Na^+,Cl^- 的通透系数。在静息状态下,若 $T=20℃$,各离子的通透系数比为:

$$P_K : P_{Na} : P_{Cl} = 1.0 : 0.04 : 0.45$$

若考虑钠泵的影响,由于泵的作用离子移动的电流称为泵电流 $I_{泵}$。对于大纤维,泵电流贡献不大,对于小纤维,泵电流影响较大,必须对 G-H-K 方程加以修正,加一项 $I_{泵}$

$$I_m = I_{Na} + I_K + I_{Cl} + I_{泵} = 0$$

$$E = \frac{RT}{F}\ln\frac{P_K[K]_o + P_{Na}[Na]_o + P_{Cl}[Cl]_i + (RTI_{泵}/F^2E)}{P_K[K]_i + P_{Na}[Na]_i + P_{Cl}[Cl]_o + (RTI_{泵}/F^2E)}$$

2.2.4 静息电位的功能

(1) 细胞膜电位是生命细胞的一个重要特征。静息膜电位是生物电信号产生的基础。静息电位及其改变(动作电位),完成了对膜通透性的控制,从而实现了神经系统的信息传递和复杂的加工过程,完成生物体的反射、控制、适应及整体机能。

(2) 腺体细胞的分泌活动伴随着静息膜电位的改变。无论是内分泌活动还是外分泌活动都是由生物电信号来控制和触发的。

(3) 各类激素对靶细胞的作用都包括静息电位的改变。

(4) 细胞受精过程、卵的发育、细胞分裂、生长、创伤的修复、死亡、细胞融合后膜上物质的移动和转运,甚至细胞癌变过程等部件有静息膜电位的改变。因此可以用膜电位作为检验生物机体生命特征和病变的指标。

复习题

1. 静息状态下,神经纤维具有哪些电学性质?
2. 产生膜电位的离子基础是什么?
3. 试述 Nernst 公式和 G-H-K 恒场方程的表达式。
4. 静息电位有哪些功能?

参考文献

[1] 阮迪云,寿天德.神经生理学[M].合肥:中国科学技术大学出版社,2006:10-23.

[2] Bear M F,Connors B W,Paradiso M F.神经科学——探索脑[M].王建军,译.第2版(中文版).北京:高等教育出版社,2004:57-66.

[3] Kandel E R, Schwartz J M H, Jessell T M. Principles of neural science[M]. 3rd ed. Norwalk: Appleton & Lange, 2001: 81-95.

[4] Gordon M, Shepherd. Neurobiology[M]. 2nd ed. New York: Oxford University Press, 1988: 87-99.

(阮迪云)

第3章　动作电位

3.1　动作电位产生的离子机制

3.1.1　局部电位电紧张电位

1. 兴奋和兴奋性

“兴奋”(excitation)是指神经(或其他能兴奋的组织)活动的基本形式之一,而“兴奋性”(excitability)是指各种组织被电刺激后能够引起兴奋的一种能力,是产生兴奋活动的基本条件之一。阈下刺激能引起兴奋性的提高但不能产生兴奋,而在动作电位峰值期间,这时神经处于兴奋状态,但这时的兴奋性等于零,再刺激它也不会使兴奋性提高,这就是处于绝对不应期中。图3.1示出了动作电位发生过程中的电位变化各时相和相应的兴奋性变化。

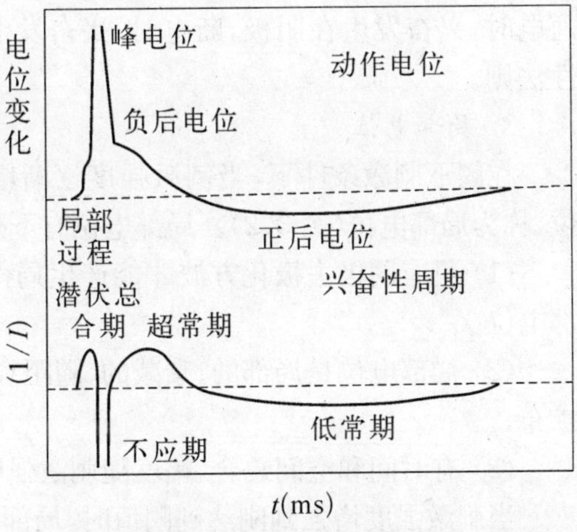

图3.1　动作电位各时相(上)与相应的兴奋性变化(下)　(Brazier,1977)

2. 电紧张电位

当直流电流或去极化方波作用于神经纤维时,在刺激电流强度小于阈强度时,即阈下刺激,则电流的分布如图3.2所示。电流从膜外穿过介质经阳极流向阴极。在阳极,电流从膜外流向膜内。在阴极处则电流是从膜内流向膜外。这样在阳极和阴极附近有一个被动的对称的膜电位变化称电紧张电位。电紧张电位具有以下特点:

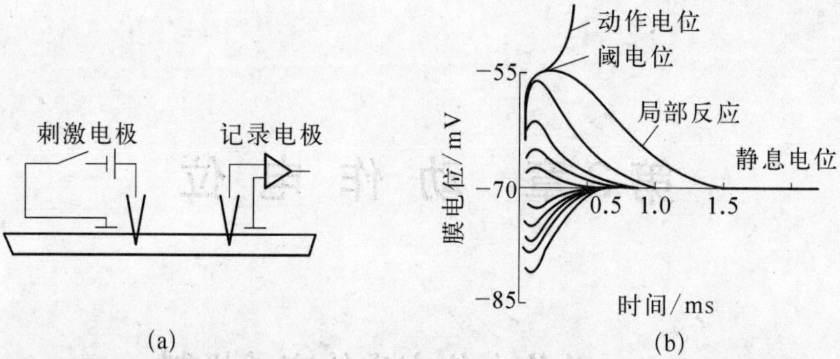

图 3.2 电紧张电位和局部电位 (Hodkin,1938) (a) 刺激和记录位置;(b) 不同刺激强度引起的电位变化。

(1) 阴极和阳极呈对称的分布(阈下刺激)。

(2) 阳极附近引起膜电位升高,产生超极化;阴极附近引起膜电位降低,产生去极化。

(3) 电紧张电位上升和下降均按指数规律衰减。在电流作用点附近变化最大,离作用点愈远,变化愈小,时间也越长,这就是神经的电缆性质。用时间常数 $\tau = R_m C_m$ 和空间常数 $\lambda = \sqrt{r_m / r_i}$ 来表征。

(4) 由于电紧张电位是外加电场在神经纤维膜上被动的分布,其幅度大小与外加电场大小成正比。由于电紧张电位具有局部电位性质,有时间和空间总合。通电时,兴奋发生在阴极,断电时,兴奋发生在阳极,通电作用大于断电作用等极性法则。

3. *局部电位*

在阈下刺激条件下,当刺激强度逐渐增强后,在阴极处产生一个不对称的电位,称为局部电位(图 3.2)。局部电位有下列特点:

(1) 只有阴极去极化方波才能产生局部电位,阳极超极化方波则不会产生局部电位。

(2) 局部电位是局部的、衰减的、随距离按指数规律衰减。电流分布是被动的扩布。

(3) 有时间和空间总合,幅度随刺激强度增加而增加。

当刺激强度增强到刚达到阈值时,局部电位增强,膜电位发生超射而产生动作电位。动作电位只发生在阴极,其大小不随刺激强度而变化,遵循"全或无"定律,动作电位可无衰减地传递。

3.1.2 离子学说及其实验证据

早在1902年，Bernstein根据当时观察到的生物电现象，提出了著名的膜学说，又称先存学说。他认为神经或肌肉细胞膜对K^+有特殊的通透性，而对较大的阳离子或阴离子均无通透性。静息时，由于膜内外K^+的浓度差而形成静息膜电位；兴奋过程的电位变化是由于兴奋部位膜对离子选择通透性的消失，因此动作电位的大小应等于静息电位的绝对值。这一学说不能解释以后发现的动作电位的超射(Overshoot)现象。

1939年微电极发明以后，Curtis和Cole，Hodgkin和Huxley等人分别用毛细管微电极测量了枪乌贼大神经纤维兴奋时的电位变化。结果发现动作电位大于膜静息电位，出现了超射。1949年Hogkin和Katz等进一步做了"钠离子在枪乌贼大纤维中产生动作电位的作用"的实验，如图3.3所示。当改变细胞外液$[Na^+]_o$时，动作电位的时程和大小均发生变化：(1)若将细胞外液中的NaCl部分地被蔗糖或氯化胆碱所代替，$[Na^+]_o$稍微变小，则动作电位上升相变慢，超射减小，传导速度变慢(图3.3(a) 曲线3)；(2) 当$[Na^+]_o$减少50%时，超射几乎减少一半、动作电位上升相变得更慢(图3.3(b) 曲线2)；(3) 当$[Na^+]_o$减少33%时，超射几乎完全消失(图3.3(a) 曲线2)。

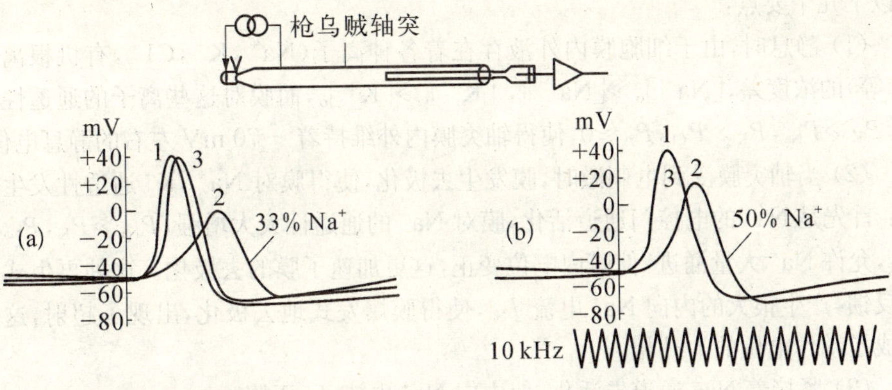

图3.3 改变$[Na^+]_o$对动作电位的影响 (Hodgkin & Huxley, 1949)

根据一系列实验结果，1950—1952年Hodgkin，Huxley和Katz提出了著名的钠学说，即离子学说：他们认为膜静息时，膜对K^+通透性大，即$P_K \gg P_{Na}$，$P_K \gg P_{Cl}$；膜兴奋时，膜对Na^+通透性(P_{Na})急剧增加，Na^+大量内流，使$P_{Na} \gg P_K$，$P_{Na} \gg P_{Cl}$，这时膜电位由静息时的E_K变成为兴奋时的E_{Na}。

$$E_m = \frac{RT}{F}\ln\frac{[Na^+]_o}{[Na^+]_i} = \pm 53\ \text{mV}$$，与实验测得的±55 mV超射相近。

钠学说得到各方面实验验证。1951年Keynes利用同位素^{24}Na，^{42}K标记实验，测量每次动作电位期间每平方厘米膜上Na^+和K^+的通量。以枪乌贼轴突为例，在每一次动作电位期间，Na^+流进膜内10.3 pmol，而流出6.6 pmol，净内流量为3.7 pmol。同时，在一次动作电位期间，K^+内流大约0.4 pmol，外流4.7 pmol，净外流量为4.3 pmol。由此可见，每次冲动产生的Na^+内流量与K^+外流量大致相等。关键是两种离子在动作电位期间流动的时相不同。先是Na^+内流，形成内向的钠电流（I_{Na}），通过再生式正反馈达到E_{Na}后产生超射；很快Na^+通道失活化，K^+大量外流引起外向的钾电流（I_K）。由于Na^+和K^+净通量几乎相等，膜电位逐渐恢复到E_K水平。最后由于钠泵的作用，完成排Na^+摄K^+，完全恢复到静息水平。

$$E_K \xrightarrow[P_m\uparrow\uparrow]{\text{兴奋}} E_{Na} \xrightarrow[P_{Na}\downarrow P_K\uparrow]{} E_K \xrightarrow{\text{泵}} E_m$$

3.1.3 动作电位产生的离子机制

根据Hodgkin，Huxley和Katz的离子学说，动作电位产生的离子机制可概括为以下几个要点：

(1) 静息时，由于细胞膜内外液存在着各种离子（Na^+，K^+，Cl^-，有机根离子A^-等）的浓度差，$[Na^+]_o \gg [Na^+]_i$，$[K^+]_i \gg [K^+]_o$，而膜对这些离子的通透性不同，$P_K \gg P_{Na}$，$P_K \gg P_{Cl}$，$P_A \approx 0$，使得轴突膜内外维持着 −70 mV左右的静息电位。

(2) 当轴突膜受到电刺激时，膜发生去极化，使得膜对Na^+，K^+通透性发生变化：首先是Na^+的电控门通道活化，膜对Na^+的通透性大大增强，$P_{Na} \gg P_K$，$P_{Na} \gg P_{Cl}$，允许Na^+大量涌进，使膜内电位变正，这更加速了膜的去极化。这种再生式的正反馈，产生很大的内向Na^+电流I_{Na}，使得膜爆发式地去极化，出现了超射，这便构成了动作电位的上升相。

(3) 紧接着Na^+通道失活化，使内向Na^+电流I_{Na}下降。

(4) Na^+通道失活化的同时，K^+通道活化，钾电导大大增加，$P_K \gg P_{Na}$，$P_K \gg P_{Cl}$，K^+外流形成很大的外向I_K，这就构成了动作电位的下降相。由于钾电导的变化没有失活化现象，只是在膜电位逐步恢复的过程中逐渐降低，因此延时较长，产生了正后电位。

(5) 依靠膜上的钠泵（Na－K－ATPase泵）来完成排Na^+摄K^+的任务，维持膜内外离子浓度差，从而恢复静息水平。

3.2　离子电流的分离方法

离子学说提出了动作电位产生的离子机制，但如何测量快速兴奋过程中离子电流的变化和分离单个离子电流，需要特殊的技术和方法。电压钳和膜片钳技术便是有力的工具，可以方便地、定量地研究膜通透性的变化。

3.2.1　电压钳原理

根据简化电缆模型，一小片膜的等效电路如图 3.4 所示。

因为
$$I_m = \sum I_{ion} + I_c$$
$$Q = CV$$
$$I_c = \frac{dQ}{dt} = C_m \frac{dV}{dt}$$

所以
$$I_m = \sum I_{ion} + C_m \frac{dV}{dt}$$

令
$$\frac{dV}{dt} = 0$$

得出
$$I_m = \sum I_{ion}$$

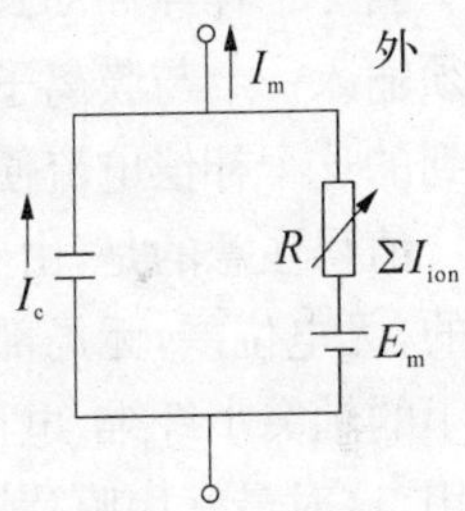

图 3.4　一小片膜的等效电路

式中，I_m 为膜电流，I_{ion} 为离子电流，I_c 为电容电流，Q 为电荷，C 为电容，V 为电压。这就是电压钳(Voltage camp)技术的原理。只要固定膜电位不变，使膜电容电流为零，则膜的总电流等于离子电流。

Cole，Marmont 和 Hodgkin Huxley 于 1947 年、1948 年设计了电压钳装置，如图3.5所示。在枪乌贼大纤维内插入两根细钢丝，一根记录电压 E'，另一根记录电流 I'。记录到的膜电位 E' 输出(如 －70 mV)与调定电压 V(如 －100 mV)。通过比较器进行比较，其差值 30 mV 经放大后进入一个快速电压-电流转换器(FBA)，使 $\Delta V = 30$ mV 的电压转换成电流 I'，把这个反馈电流 I' 打入膜内，使膜电位立即发生变化，比如这时变为 －99 mV，这样膜电位与外加调定电压(－100 mV)之间只相

差 $-1\ \mathrm{mV}$，再通过负反馈回路和转换器打入电流 I''，使膜电位 E'' 与调定电压 $V(-100\ \mathrm{mV})$ 相等为止，这样就能够维持膜电压不变。

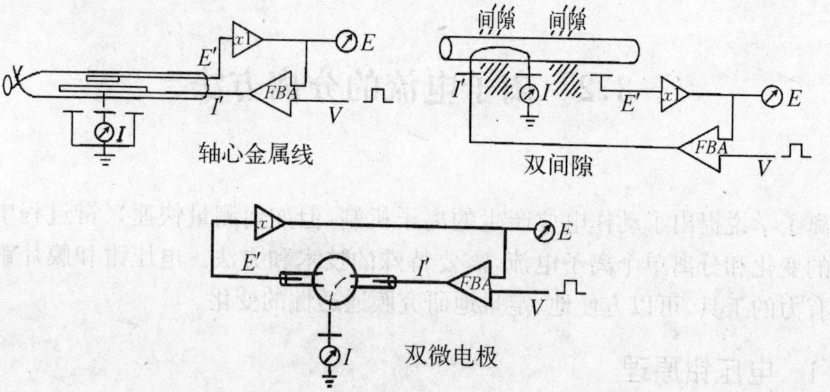

图 3.5 几种常用的电压钳装置 (Hodgkin 等，1949)

当一个神经冲动到达时，出现了膜离子电流 I_{ion}，为了维持膜电位 V 不变，就必须输入一个与膜离子电流 I_{ion} 大小相等、方向相反的补偿电流加以平衡，我们记录到的这个补偿电流便是膜电流 I_{m} 的镜像。

值得注意的是，由于铂丝电极纵向插入轴突内，整个一段轴突纤维内部是等电位的，无电位差，无局部电流，无扩布性兴奋，因此只有大纤维才能插入。对于直径很小的轴突小纤维，电极不能纵向插入，膜内不是等电位，局部处有电压降，故不能使用，这时最好用膜片钳记录。

3.2.2 离子电流钠分离方法

利用电压钳方法可以记录出冲动到来时的离子电流，但这是总的膜电流，是各种离子移动的总电流。如何把动作电位期间各种离子电流分离开是一个非常关键的问题。当然现在最常用膜片钳技术可以很方便地测量单通道电流，这在以后“离子通道”一章中将会详细叙述。作为了解离子电流的研究过程，本节介绍一些除膜片钳以外的离子电流分离方法。

1. 离子置换法

所谓离子置换，就是用别的不可通透的离子在细胞外或细胞内来代替 Na^+ 或 K^+。若要在细胞外去掉 Na^+，则用蔗糖或氯化胆碱溶液代替细胞外液，即可得到消除 Na^+ 影响后的离子电流，主要是钾电流 I_K，尚有一部分漏电流。若用电压钳位下记录到的总离子电流 I_{ion} 减去消除 Na^+ 影响后的离子电流，即得到 Na^+ 单独

运载的离子电流 I_{Na}。这里运用了离子独立原则，即 Na^+ 和 K^+ 移动是相互独立的。同样，若要去掉细胞内液的 K^+，则用灌流方法，把膜内轴浆挤出，灌入胆碱类溶液，即可得到消除 K^+ 影响后的离子电流，基本上是 I_{Na}。尚有一部分漏电流，再用总离子电流减去消除 K^+ 影响后的电流，即可得到 K^+ 单独运载的离子电流 I_K。

图 3.6 表示在去极化作用时通过膜的离子电流。膜去极化 56 mV(从 −65 到 −9 mV)。图中 A 为正常海水中所记录到的总离子电流，B 为用氯化胆碱溶液代替海水中绝大部分 NaCl(90%以上)以后所得到的曲线，主要是 I_K，尚有一部分漏电流；C 为 A 减去 B 以后所得到的曲线，应为 I_{Na}，这里运用了离子独立原则。

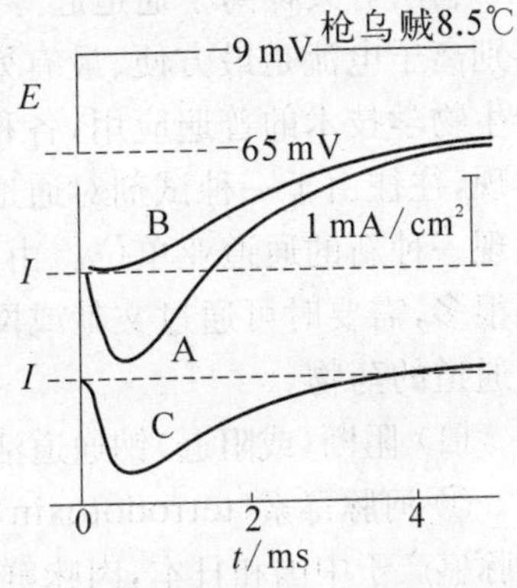

图 3.6 用离子置换法将枪乌贼轴突膜的离子电流分开 (Hodgkin 等,1952)

2. 逆向电位法

离子电流 I_{ion} 是指单位时间内通过膜的净电荷。通透性 P 是指膜对某种物质(包括离子)的通透能力。驱动力是指决定离子跨膜移动方向的力，用膜电位与离子平衡电位之差($V_m - E_{ion}$)来表示。离子电导 g_{ion} 用离子移动时电阻的倒数来表示，即 $g_{ion} = 1/R_{ion}$。以上各量之间的关系可用下式来表示：

$$I_{ion} = g_{ion}(V_m - E_m)$$

离子电流的大小和方向取决于驱动力。在电压钳位实验中，不断改变 V_m，Na^+ 电流的变化有以下三种情况：

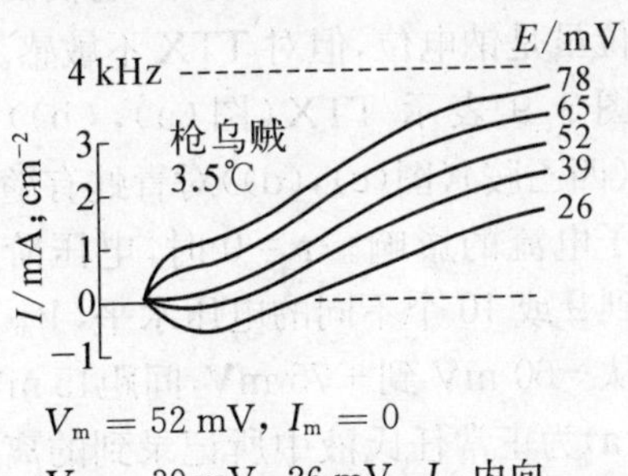

$V_m = 52$ mV, $I_m = 0$

$V_m = 39$ mV, 26 mV, I_m 内向

$V_m = 65$ mV, 78 mV, I_m 外向

图 3.7 大幅度去极化的离子电流，在 Na^+ 平衡点附近时电流反向 (Hodgkin 等,1952)

$V_m < E_{Na}$　　内向 I_{Na}

$V_m = E_{Na}$　　$I_{Na} = 0$

$V_m > E_{Na}$　　外向 I_{Na}

根据这个原理，在钳位条件下，可不断改变 V_m，使得初相电流为零($I = 0$)时的 V_m 值与 E_{Na} 值进行比较，看离子电流移动方向是外向还是内向。图 3.7 是 Hodgkin 等 1952 年的实验结果。

另一种方法是直接将膜电位调到某个离子的平衡电位，如 $V_m = +52$ mV 时，正好

是 Na^+ 的平衡电位，$V_m = E_{Na}$，$I_{Na} = 0$，这样可以消除 Na^+ 的影响。然后用记录到的总离子电流减去消除 Na^+ 影响后得到的离子电流，即为 I_{Na}；同样，可以消除 K^+ 的影响，便可得到 I_K。

3. *药理学方法*

利用对某种离子通道起专一性的阻断或激动作用的药物（或试剂）来分离或鉴别离子电流是最方便、最有效、最常用的方法。近年来，随着膜片钳技术和分子生物学技术的普遍应用，各种通道亚单位的拮抗剂（阻断剂）和激动剂不断被发现，往往由于一种试剂对通道的某种小电流有专一性地阻断或激动作用，从而发现一种新的通道亚单位。由于各种阻断剂和激动剂繁多，各种通道的亚单位也很多，需要时可通过文献或网站查到，本节仅介绍几个经典的作用于钠通道和钾通道的药物。

(1) 阻断（或阻遏）钠通道活化的药物

① 河豚毒素（tetrodotoxin，TTX），分子式 $C_{11}H_{17}O_8N_3$，相对分子质量319.3。河豚盛产于中国和日本，肉味鲜美仅内脏中含有剧毒。早在 20 世纪 40 年代就在河豚的肝脏、卵巢、皮肤、肠管中分离出神经毒素 TTX。TTX 能专一性地阻断钠通道，对别的离子没有影响，作用迅速、可逆，使用方便，用量极微，一般为 5—10 mmol，但价格昂贵。电生理实验表明，TTX 通过阻遏钠通道的活化致使兴奋传导阻滞，它不影响膜静息电位，仅阻遏动作电位的产生和上升相，只阻断早期出现的钠电流，而不影响退出现的钾电流，也不影响突触传递。

图 3.8 示 TTX 对枪乌贼轴突离子电流的影响。TTX 可以作用于许多可兴奋细胞，包括脊椎动物的有髓鞘和无髓鞘轴突，以及骨骼肌纤维。但是有些神经纤维，如河豚和蝾螈的神经，有些肌肉，如脊椎动物去神经后的骨骼肌纤维，它们的动作电位虽是钠电位，但对 TTX 不敏感。

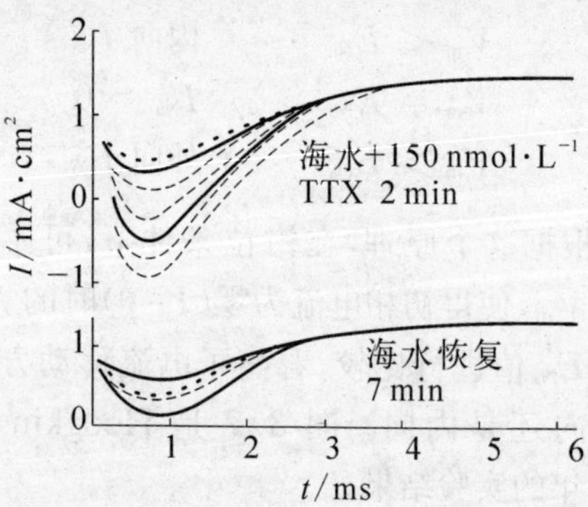

图 3.8 TTX 对枪乌贼轴突离子电流的影响 (Moore 等，1967)

图 3.9 表示 TTX（图 (a)，(b)）和 TEA（四乙胺）（图 (c)，(d)）对青蛙有髓纤维离子电流的影响。$t = 0$ 时，电压阶跃从 0 到 9 或 10 个不同的电压水平，V_m 的范围从 −60 mV 到 +75 mV，间距15 mV。图中(a)为正常任氏液中所记录到的离子电流曲线；(b)为任氏液中加入 300 mmol TTX 以后，初相 I_{Na} 消失，迟相 I_K 不受影响；(c)为正常任氏液中记录到的离子电流曲线；(d)为蛙有髓纤维朗飞氏节处加

TEA 后，迟相电流 I_K 消失，而初相电流 I_{Na} 不受影响。

② 石房坩(石房蛤)毒素(*S*axtoxin,STX)。STX 来源于海中造成“红潮”的双鞭藻类的旋沟藻。与 TTX 相同，STX 也是专一性地阻断钠通道。对那些 TTX 不敏感的钠动作电位，如河豚、蝾螈等神经的动作电位，都能被 STX 所阻断。

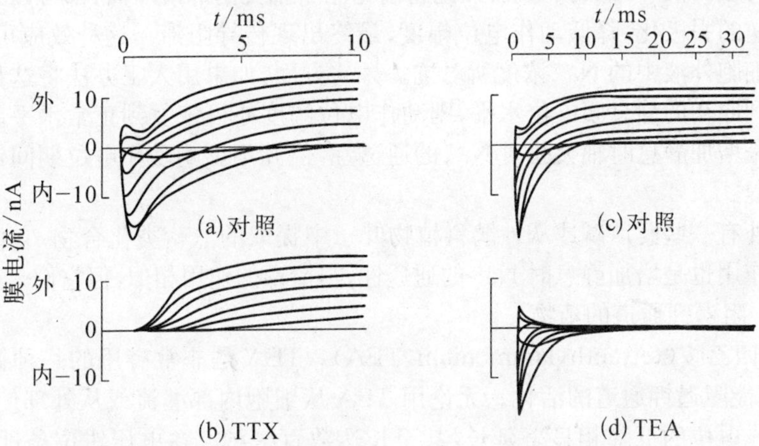

图 3.9 TTX 和 TEA 对青蛙有髓纤维离子电流的影响 (Hill,1970)

(2) 阻遏钠通道失活化的药物

① 海葵毒素(sea anemone venom)。分离的一种海葵毒素 ATX_{II} 是相对分子质量为 5 000 的毒蛋白。对螯虾巨大纤维或青蛙朗飞氏节，ATX_{II} 的作用都是使其动作电位下降相延长，形成平台。实验表明，形成平台的原因是 ATX_{II} 既不影响钠通道的开放，也不影响钾通道的开放，而是使已经开放了的钠通道不能立即关闭。继续开放下去，从而使 Na^+ 继续大量内进，动作电位超射的下降相变慢，峰值时间延长，形成平台。若用 ATX_{II} 与 TTX 相互作用，实验结果显示，虾神经纤维的正常动作电位加 ATX_{II} 后形成平台，再加 TTX 后则形成平台的动作电位消失；若洗掉药物，则再次出现有平台的动作电位，这证明了 TTX 可逆，而 ATX_{II} 作用不可逆。ATX_{II} 只能在钠通道能自由开放的条件下才能发挥其阻遏钠通道失活化作用。

② 蝎毒素(scorpion toxin)。一些非洲、美洲产的蝎子毒液中含有神经毒素，它是一种相对分子质量为 6 000 左右的毒蛋白，其作用也是阻遏钠通道失活化，使动作电位下降相延长，形成平台。当平台上升到阈值附近时，便再次产生动作电位。如此反复，膜电位最后停留在去极化状态。蝎毒素与 ATX_{II} 对钠通道的作用位点可能相同，但不完全重合。

(3) 激活钠通道的药物

箭毒(batrachotoxin)是从哥伦比亚产的小蛙皮肤分泌物中提取出来的一种甾体类毒素。细胞膜处于静息时,膜电位接近于钾平衡电位 E_K,假如有某种物质能增加轴突膜对 Na^+ 的通透性,则膜电位从 E_K 向钠平衡电位 E_{Na} 移动,即出现去极化。枪乌贼巨大纤维实验表明,无论将箭毒用于轴突内部或外面,都可以引起轴突膜不可逆的去极化,降低动作电位幅度,最终出现传导阻滞。这种效应可被 TTX 或减少细胞外液中的 Na^+ 浓度所对抗。另一方面,如果用人工办法将这种去极化重新拉到原初的静息膜电位水平,则动作电位幅度亦可恢复到正常水平。箭毒的作用只是增加静息时轴突膜对 Na^+ 的通透性,但并不影响动作电位期间钠通道的活化过程。

另外有一些藜芦碱或从杜鹃科植物叶子中提取的二萜类化合物,它们对神经纤维的作用也是增加静息时 Na^+ 的通透性,与箭毒的作用相似,但它们是可逆的。

(4) 阻遏钾通道的药物

① 四乙胺(tetraethylammonium,TEA)。TEA 是非常有用的一种钾通道阻断剂,它能阻遏钾通道的活化。无论用 TEA 从细胞内部灌流或从外部使用,都可以使动作电位的下降相显著延长,甚至长达数百毫秒。在电压钳位条件下,TEA 使钾电流消失,但不影响钠电流(图 3.9(c),(d))。由剂量-作用曲线可看出,TEA 与钾通道的结合是 1∶1,即一个 TEA 分子可堵塞一个钾离子通道。如果用适当浓度的 TTX 或 TEA,使它们只阻遏部分钠通道或钾通道,而余下来的钠通道或钾通道的时程是不变的,这说明钠通道和钾通道在轴突膜中是彼此独立的。TEA 的专一性不如 TTX 那么好,除了作用于钾通道外,对其他离子的电导特性也稍有影响。

② 4-氨基吡啶(4-aminopyridine,4-AP)。4-AP 也能阻遏钾通道活化,无论从轴突膜内部或膜外作用,均能使钾电流变小甚至消失,而钠电流不受影响。如果已经与钾通道结合的 4-AP,由于长时间或反复的去极化,可以从通道中解离下来。

3.3 离子电导和 Hodgkin-Huxley 模型

3.3.1 离子电导

在分离离子电流以后,需要进一步定量地测量离子通透性或离子通道开放的数目。一般情况下,离子电流 I_{ion} 的大小并不能代表膜通透性 P_s 的大小,I_{ion} 与 P_s 呈正比例关系,比例因子 k 是膜电位、温度和离子浓度的函数。

$$I_{ion} = kP_s \qquad k = f(E,T,[S])$$

膜通透性 P_s 与离子电流 I_{ion} 的大小变化也不一定一致,例如,在 $E = E_{Na}$ 时,Na^+ 通透性最大,但 I_{Na} 为零。因此需要测定,当通透性恒定不变时离子电流与膜电位的关系。Hodgkin 和 Huxley 用实验测量了瞬间电流与电压的关系。他们首先用一个去极化方波使枪乌贼巨大纤维长时间去极化,使一些离子通道开放,然后让电压跃迁到第二个数值。这第二个跃迁时间很短(约 10—30 μs),从而使新的通道来不及打开和已开放的通道来不及关闭,即膜通透性来不及变化时测量电流-电压关系。

第一次测量的是钠通道处于开放状态,第二次测量则是钾通道处于开放状态,这时的电流—电压曲线近似于线性,遵循欧姆定律。定义离子电导为:

$$g_{Na} = I_{Na}/(E - E_{Na})$$
$$g_k = I_K/(E - E_K)$$

这样定义的电导称弦电导,只在线性状态下成立。

$$G = \partial I/\partial E$$

定义为斜率电导,它不论电压与电流呈什么关系均成立。

3.3.2 钾电导

钾离子电导 g_K 是时间 t 和膜电位 V_m 的函数:

$$g_K = f(t, V_m)$$

在动作电位期间,实验结果得到的 $g_K - t$ 曲线,在一定的 V_m 下,去极化时 $g_K(t)$ 沿 S 形曲线上升,复极化时呈指数曲线下降。上升相随时间增大而增大,但增量逐渐减小,趋向渐近线。图 3.10 示 g_K 随 t 的变化,图中(a)为去极化 25 mV。持续 4.9 ms,湿度 18℃时 g_K 的变化,图中(b)为复极化时 g_K 的变化。

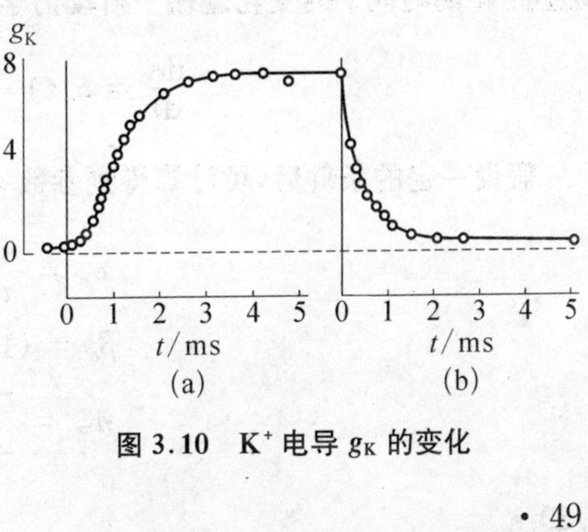

图 3.10 K^+ 电导 g_K 的变化

如何用数学方程来模拟去极化时 g_K 的变化曲线呢？Hdgkin 等作了一些假设，然后用一组方程来拟合这条实验曲线。

$$g_K = \overline{g_K} n^4$$

$$\frac{dn}{dt} = \alpha_n(1-n) - \beta_n n$$

假定 g_K 与某一服从一阶方程的变数的四次方成正比，式中 $\overline{g_K}$ 为一常数，是钾电导的最大值；n 是一无量纲的变数，在闭区间[0,1]内取值；α_n 和 β_n 为速度常数，是温度、膜电位及其他一些因素(如[Ca^{2+}])的函数。

关于 n 的物理意义，Hodgkin 等认为 n 代表了某种粒子或过程处于正确位置时才能打开钾通道的概率。根据曲线推测有 4 个基本粒子在膜电场作用下移动到其一特定位置时(如通道位置)，才能打开一个钾通道，它的概率为 n^4。以后有人从膜通道结构上解析 n^4 的意义，认为钾离子通道蛋白上有 4 个"门闩"，打开一个"门闩"的概率为 n，4 个"门闩"同时打开的概率为 n^4，这时钾通道才能完全打开。近年来钾通道的分子结构已经清楚，通道周围是由四个亚单位构成，四个亚单位同时移开，通道才能打开，可见几十年前 Hodgkin 的预见完全正确。

关于 α_n 和 β_n 的意义，假设通道有两种状态：

关闭⟷开放

$$n_1 \underset{\beta}{\overset{\alpha}{\Leftrightarrow}} n_2$$

n_1 为关状态，n_2 为开状态，α 为钾通道从关闭状态到开启状态的速度常数，β 表示从开启状态到关闭状态的速度常数。假设钾通道内一个亚单位从开到关的移动过程 n 随时间 t 的变化遵循一阶动力学方程：

$$\frac{dn}{dt} = \alpha_n(1-n) - \beta_n n$$

假设一定的条件后，可计算得到参数 α_n 和 β_n

$$\alpha_n = \frac{n_\infty}{\tau_n}$$

$$\beta_n = (1-n_\infty)/\tau_n$$

$$n_\infty = \left[\frac{g_{K\infty}}{g_K}\right]^{1/4}$$

对于枪乌贼在6.3℃时,可得到如下的经验公式:

$$\alpha_n = \frac{0.01(E+55)}{1-\exp[-(E+55)/10]}$$

$$\beta_n = 0.0555\exp(-E/80)$$

式中 E 为以mV为单位的绝对电位值。

3.3.3 钠电导

钠离子电导 g_{Na} 在膜静息状态时近似等于零。在动作电位期间,钠通道有一个快速的激活和慢速的失活化过程,用药物TTX和ATX,可以证实钠通道的快速激活和慢速失活化是两个独立的过程。

Hodgkin和Huxley用一套数学方程来描述 g_{Na} 的变化过程。既然钠通道的激活和失活化是两个彼此独立的过程,那么可以认为由两种不同的粒子移动来决定,用两个参数 m 和 h 来分别描述钠电导 g_{Na} 的增加和减少过程。根据实验曲线得到的拟合方程为:

$$g_{Na} = \overline{g_{Na}}m^3h$$

$$\frac{dm}{dt} = \alpha_m(1-m) - \beta_m m$$

$$\frac{dh}{dt} = \alpha_h(1-h) - \beta_h h$$

$\overline{g_{Na}}$ 为钠电导的最大值,饱和时的电导。

m 为钠通道活化过程参数,表示激活过程中某一特性粒子处于钠通道中的正确位置时的概率为 m,即打开通道中一个"门闩"的概率。需要三个粒子同时处于钠通道中正确位置的概念为 m^3。即三个"门闩"同时被打开才能开启一个钠离子通道。所以 m 又称开门参数,取使在[0, 1]中变化。

h 为钠通道失活化过程参数,表示某一特性粒子或集团移动的结果关闭钠通道的概率为 h,取值在[1, 0]中变化。$h=0$ 时,钠通道完全失活化,$h=1$ 时,钠通道不失活。只有当 m^3 很大,h 变小时才有 g_{Na},所以钠通道开放的时间很短。

$\alpha_m, \alpha_h, \beta_m, \beta_h$ 均为状态变化的速度常数,其值在[0, 1]之间,是膜电位 V 的函数,而不是时间 t 的函数。根据Hodgkin-Huxley模型,对于枪乌贼在6.3℃时可得到如下的经验常数:

$$\alpha_m = \frac{0.1(E+40)}{1-\exp[-(E+40)/10]}$$

$$\beta_m = 0.018\exp(-E/18)$$

$$\alpha_h = 0.0027\exp(-E/20)$$

$$\beta_h = \frac{1}{1+\exp[-(E+35)/10]}$$

式中 E 为以 mV 为单位的绝对电位值。

图 3.11 表示动作电位在去极化和复极化期间参数 m, h, n 之间的关系和它们的乘积。上图为 n 参数，下图为 m, h 参数；左侧为去极化期间的变化，右侧为复极化期间各参数之间的关系。显然，去极化期间（左侧）曲线 n, m 和复极化期间（右侧）的曲线 h 遵循 $1-\exp(-t/\tau)$ 的变化，即按指数规律上升到 1.0；而图右侧的曲线 n 和 m 及左侧的曲线 h 为 $\exp(-t/\tau)$，即按指数规律下降到 0。左侧的曲线 m^3h 模拟 g_{Na}。

图 3.12 表示动作电位期间膜电导的变化，表明动作电位 V 与 g_K 及 g_{Na} 的关系。

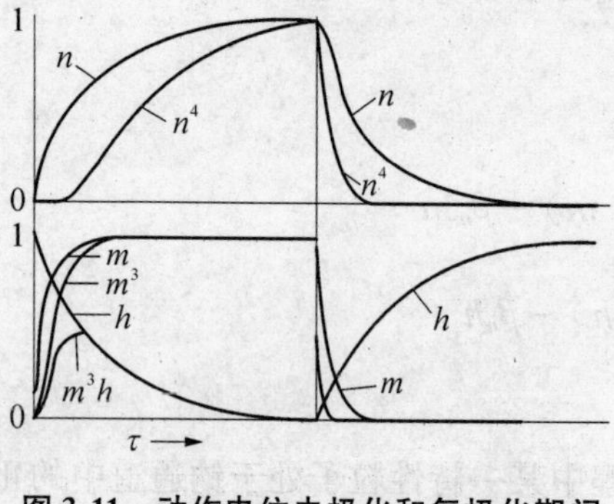

图 3.11　动作电位去极化和复极化期间 m, n, h 参数之间的关系及它们的乘积

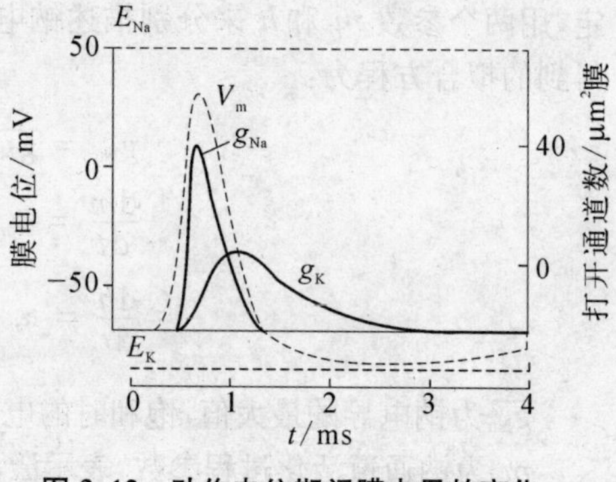

图 3.12　动作电位期间膜电导的变化

3.3.4 Hodgkin - Huxley 方程

根据钠离子和钾离子的电导方程，Hodgkin - Huxley 对动作电位的产生机制提出了双通道模型，用两组数学方程来表达：

$$\begin{cases} g_{Na} = \overline{g_{Na}} m^3 h \\ \dfrac{dm}{dt} = \alpha_m(1-m) - \beta_m m \\ \dfrac{dh}{dt} = \alpha_h(1-h) - \beta_h h \end{cases}$$

$$\begin{cases} g_{\mathrm{K}} = \overline{g_{\mathrm{K}}} n^4 \\ \dfrac{\mathrm{d}n}{\mathrm{d}t} = \alpha_n(1-n) - \beta_n n \end{cases}$$

根据每种离子的电导方程,在枪乌贼大纤维和电压钳位实验条件下,每种离子的电流方程为:

$$\begin{cases} I_{\mathrm{Na}} = g_{\mathrm{Na}}(V - E_{\mathrm{Na}}) \\ I_{\mathrm{K}} = g_{\mathrm{K}}(V - E_{\mathrm{K}}) \\ I_{\mathrm{L}} = g_{\mathrm{L}}(V - E_{\mathrm{L}}) \end{cases}$$

其中 I_{L} 为漏电流。根据膜的电缆模型等效电路,可得出膜总电流:

$$I_{\mathrm{m}} = I_{\mathrm{Na}} + I_{\mathrm{K}} + I_{\mathrm{L}} + I_{\mathrm{c}}$$

$$I_{\mathrm{m}} = \bar{g}_{\mathrm{Na}} \cdot m^3 h(V - E_{\mathrm{Na}}) + \bar{g}_{\mathrm{K}}(V - E_{\mathrm{K}}) + g_{\mathrm{L}}(V - E_{\mathrm{L}}) + C_{\mathrm{m}} \frac{\partial E}{\partial t}$$

在这里电流与电压是非线性关系。为了简化,假定在 $t=0$ 时,经无穷小时间膜电位由静息电位上升到 V,同时结合空间钳位,在大纤维内插一金属丝,沿纤维纵向处于等电位状态,这样若维持一电压阶跃,膜电流只能横向穿膜,纵向电流为零。由于这时径向电流存在漏电流等于离子电流($I_{\mathrm{L}} = I_{\mathrm{ion}}$),因此这时净膜电流 $I_{\mathrm{m}}=0$。这样可以得出 V 与 t 的关系,计算所得动作电位的形状和实验测得的曲线几乎完全一致。利用这样的经验方程可以计算出刺激与反应中许多现象,如阈下局部反应、阈值、强度-时间曲线、动作电位、不应期、离子净通量及阻抗变化等。

在动作电位传导过程中,因有局部电流存在而不能使用电压钳位和空间钳位。Hodgkin 假设电缆性质在空间上是均一的,动作电位以恒速传播。则可导出下列普遍的电流方程:

$$I_{\mathrm{m}} = \frac{a}{2R\theta} \cdot \frac{\partial^2 E}{\partial t^2} = C_{\mathrm{m}} \frac{\partial E}{\partial t} + I_{\mathrm{Na}} + I_{\mathrm{K}} + I_{\mathrm{L}}$$

式中 R 为轴浆电阻,a 为纤维半径,θ 为传导速度。

这就是著名的 H-H 方程。利用这个方程可以计算扩布性动作电位过程中的膜电流 I_{m},膜电位,膜电导及参数 m,n 和 h 等在动作电位不同时相中的变化。

图 3.13 是根据 H-H 方程计算的在 18.5℃下枪乌贼大纤维扩布性动作电位过程中膜电流 I_{m},膜电位,膜电导及参数 m,n 和 h 的变化。整个动作电位分 4 个时相:

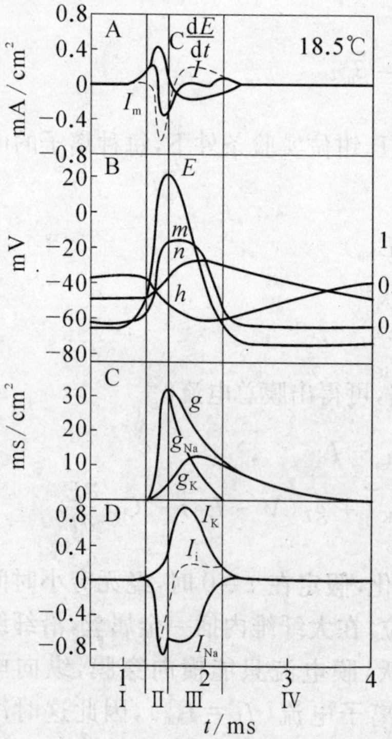

图 3.13 枪乌贼巨大轴突在动作电位传播期间电流及膜变化的总结
(Cooley & Dodge, 1965)

(1) 时相Ⅰ：局部电流使膜电容放电，膜去极化，膜电流 I_m 和电容电流 I_c 都呈正向，且几乎相等，离子电导很小。

(2) 时相Ⅱ：时程很短，小于 0.5 ms。能被去极化的膜兴奋，钠电导 g_{Na} 和内向钠电流 I_{Na} 增大，m 参数迅速增加，再生式的正反馈过程使得膜电位很快趋向钠离子平衡电位 E_{Na}，产生超射。整个膜电流 I_m 内向。已兴奋了的那一部分膜所产生的额外内向电流经过局部回路，足以使相邻的膜去极化。

(3) 时相Ⅲ：时程较短，大约小于 1 ms。从动作电位峰值开始，g_{Na} 失活和 g_K 激活使得膜复极化。外向钾电流 I_K 逐渐增加，内向钠电流 I_{Na} 减小，使得 K^+ 外向通量大于 Na^+ 内向通量，从而使总的离子电流 I_{ion} 外向。

(4) 时相Ⅳ：时程较长，约 2 ms。动作电位完全复极化。由于 g_{Na} 完全失活，钾通道没有失活过程，g_K 仍很高，所以膜电位暂时出现超极化后电位，膜电位比静息状态时更接近钾平衡电位。然后随着 g_K 的恢复，加上 Na－K－ATP 酶泵的作用，使得膜电位恢复到静息水平。

3.3.5 钙依赖性动作电位

钙依赖性动作电位往往发生在神经元树突末梢，是由于细胞内钙离子浓度的增加，从而产生主要由钙离子介导的神经活动。它的特点是：① 由于内钙离子浓度的增加的量有限，因此动作电位的幅度较低；② 由于内钙增加的速度较慢，因此动作电位持续时间较长，波形呈现一个较长的平台；③ 钙依赖性动作电位的上升相是由于激活了高阈值钙离子通道，引起钙离子内流而使得膜去极化，下降相是由于延迟外向整流钾通道和钙依赖性钾通道开放时引起的钾离子外流而产生复极化。

另一类动作电位是由钠离子和钙离子共同作用产生的动作电位称作钠/钙依

赖性动作电位，它发生在神经元轴突末梢。它的上升相主要是由于激活了电压依赖性钠离子通道，引起钠离子迅速内流而使得膜快速去极化。而下降相是由于延迟外向整流钾通道和电压依赖性钙通道开放，引起钾离子外流和钙离子内流二者共同作用而产生复极化。因此，它的上升相很快，幅度较大，而下降相较慢，且有平台。

复 习 题

1. 什么是膜电位和钠离子平衡电位？在动作电位产生过程中它们如何变化？
2. 叙述动作电位产生的离子机制？
3. 将离子电流分开的方法有哪些？详细叙述药物分离方法。
4. Hodgkin－Huxley 双通道模型的数学表达式是什么？说明各参数的意义。
5. 为什么动作电位是“全或无”的？

参 考 文 献

[1] 阮迪云，寿天德. 神经生物学[M]. 第2版. 合肥：中国科学技术大学出版社，1996：23－42.
[2] 寿天德. 神经生物学[M]. 北京：高等教育出版社，2001：14－25.
[3] Kandel E R, Schwantg J H, Jessel T M. Principles of neural science[M]. 3rd ed, Norwalk: Appleton & Lange, 1991: 88－110.
[4] Bear M F, Connors B W, Paradiso M F. 神经科学——探索脑[M]. 王建军，译. 第2版(中文版). 北京：高等教育出版社，2004：69－87.
[5] Gordon M, Shepherd. Neurobiology[M]. 2nd ed. New York: Oxford University Press, 1988: 101－119.
[6] Hogkin A L, Huxley A F. Currents corried by sodium and potassium ions through the membrane of the giant axion of logigo[J]. Physiol, 1952, 116: 449－472.
[7] Hogkin A L, Huxley A F. The Components of membrane conductance in the giant axion of logigo[J]. Physiol, 1952, 116: 473－496.
[8] Hogkin A L, Huxley A F. The dual effect of membrane potential on sodium in the giant axion of logigo[J]. Physiol, 1952, 116: 497－506.

（阮迪云）

第4章 离子通道

离子通道是神经系统中信号转导的基本元件，是神经细胞兴奋性的基础。它与神经电信号的产生、神经递质的释放、信息传递、信号转导（如将细胞外的电刺激、化学刺激及细胞内产生的化学信号转变成电反应）、腺体分泌、细胞分裂、生殖、学习记忆等功能有关，也对维持细胞稳态和内环境稳定有关。离子通道的特性与神经系统可塑性的变化也密切相关。离子通道具有两个基本特性，即对某种离子的特异性和对调节的易感性。正因为有离子的特异性，才能使不同的离子通过不同的通道实现其跨膜流动，如钠离子，钾离子通过不同的离子通道实现跨膜流动，从而产生动作电位。离子通道可以被各种不同的刺激调节，从而使神经信号的传送具有很大的灵活性。

近年来，由于膜片钳及分子生物学技术的发展，使离子通道的研究发生了革命性的变化。在1970年，我们仅知道少数电压依赖性的离子通道和神经递质受体通道。而现在，已克隆的离子通道数目超过百余种，而同一种离子通道家族又有许多通道亚型。种类如此繁多的离子通道意味着神经系统中的信号传导和信号转导比早先想象的要复杂得多。对离子通道的电生理和药理学特性、分子结构、细胞定位以及生理功能的确定将有助于我们了解这些复杂信号及其功能作用的基础。尽管离子通道具有多样性，但其作用的分子机制基本上是相同的。许多离子通道的构成有共同的模式，即由同源多肽或蛋白质域形成一个水性孔道。由于多肽链的分子结构仅有几种形式，因此多数离子通道属于几种大家族中的一个。

4.1 离子通道的基本特性

4.1.1 不同的离子通道是互相独立的

许多实验证明,各种离子有各自独立的通道,互不影响。证据有:

(1) 钠电流和钾电流可以用 TTX 和 TEA 等药物将它们分离出来,而且互不影响;

(2) 钠电流和钾电流有各自不同的动力学;

(3) 用链霉蛋白酶处理神经后,对钠通道的失活化产生影响,甚至失活化效应消失,而对钾电流无影响。

4.1.2 通道是孔洞而不是载体

离子跨膜运动是通过孔洞还是载体运输,是一个非常重要的问题。现在大家都认为离子通道是孔洞,其证据有:

(1) 通道具有很高的电导,每个通道开放时电导高达 10—30 pS,电阻率很低。显然,载体没有这么高的电导;

(2) 孔洞与载体最大的差别在于它们允许离子流动的最大速度。离子通过孔洞穿过细胞膜比通过载体要快得多,像汽车过河经隧道要比摆渡快许多一样。离子与载体结合转运的最大速率大约为每秒 10^5 个离子,而离子通过孔洞转运的速率一般为每秒 10^7 个离子,最高达每秒 10^8 个离子,比钠泵运转速度快 10^5 倍;

(3) 温度效应,Q_{10} 定义为温度每升高 10℃时引起电导变化的倍数。钠电导和钾电导随温度变化的 Q_{10} 约 1.2,与离子在水中自由扩散的 Q_{10} 相近,相应所需能量小于 12 558 J/mol,而离子通过人工双层脂膜的载体(直径 0.5 nm)所需能量为 66 976 J/mol,相应的 Q_{10} 约 2.4,可见通道是孔洞而不是载体;

(4) 通道专一性,如果通道是载体,比如是钠离子载体,那么它只能专一性地结合 Na^+,通过膜再卸下。如果通道是孔洞,比如钠离子通道,它主要通过 Na^+,但别的一些离子也能通过,只是通过的量少一些而已。另外,对于某些实验现象,用孔洞比载体更容易解释,如长隧道效应、离子通透选择性、通道阻抑作用等等。

4.1.3 离子通道的化学本质是蛋白质

对膜结构的研究表明，神经膜内有5种内在蛋白质(结构蛋白、泵蛋白、受体白、酶和通道蛋白)。通道蛋白的主要成分是镶嵌在脂质双分子层中的α型蛋白质。尽管不同离子通道的结构不完全相同，但α型蛋白是通道的主要功能单位。现在人们对离子通道的化学本质是蛋白质的说法没有异议，但多少年来，科学家们经过多少次实验才证实了这个结论。为了更好地了解它的发展过程，在此罗列了以下的实验证据：

(1) 用蛋白酶处理后，通道的性质发生改变，如链霉蛋白酶可使钠通道失活化效应消失；

(2) 一些与羧基结合的试剂能影响钠通道对TTX的结合，一些与蛋白质中巯基作用的交联剂(如重金属离子)或别的蛋白质改变剂作用于神经，使神经丧失兴奋能力，这说明通道中可能由含有功能性巯基和羧基侧链的蛋白质构成的；

(3) 钠通道中有氨基酸残基；

(4) 发育过程中通道功能的产生可以用蛋白质抑制剂所阻止。在胚胎发育早期神经膜上无钠通道，只有钙通道。若早期用药物阻断蛋白质合成，则有许多离子通道不能产生；

(5) 简单的肽类可形成特异性离子通道，如短杆菌肽可形成简单的通道。短杆菌肽是由D-型和L-型交替的15个疏水氨基酸组成的多肽。N—和C—端被封闭，易溶解于磷脂膜中。在双层脂质中，肽链形成了中央为水性孔道的特殊的螺旋结构，疏水氨基酸残基位于螺旋的外侧，相对有极性的肽主链的酰胺氮和碳基氧作孔道的衬里。两个螺旋头对头对接形成足够的跨膜长度(3 nm)的二聚体。单个跨膜α螺旋本身不能形成孔道，几个螺旋相连就可形成中央孔道。一个简单的离子孔道可由21个氨基酸合成的肽构成，这种肽仅由丝氰酸和亮氨酸以2∶1的比例构成，其α螺旋中极性较强的丝氨酸残基沿着一侧排列。当这种肽链参入双脂层时，6个螺旋自发地组装成以丝氨酸羟基为衬里的水性孔道，直径约0.8 nm，对阳离子有通透性。

4.1.4 孔洞大小、形成氢键的能力及通道内位点相互作用的强度与通道的通透性有关

通道对离子通透性的强弱不一定与离子半径大小绝对相关。如Na^+直径大约0.19 nm，K^+直径约0.266 nm，K^+可通过钠通道，而Na^+不能通过钾通道。直径最小的H^+也不能通过钠通道。Ca^{2+}很难通过钠通道，直径大小差不多的—OH基

和—NH_2 基化合物可以通过钠通道，而—CH_3 基化合物则都能通过钠通道。其原因是：

(1) Na^+ 通常以水合离子存在，完全脱水需要很大的能量(1 mol 需 377 J)，而且不能与通道管壁契合。因此在通道中的 Na^+ 能量要比在水中的大得多。这样，Na^+，Li^+ 就很难进入钾通道；

(2) 一些含有—OH 基、—NO 基、—NH_2 基等基团的化合物能够提供质子与钠通道内壁上带负电的氧原子形成氢键，这样就降低了这类化合物的直径，如 O—N，O—O之间的原子间距降低到 0.28 nm，这等于将化合物的大小缩小了。而—CH_3基类化合物不能提供质子形成氢键和水合分子，脱水需要 377 J/mol 的能量，因此很难通过钠通道；

(3) 由于钠通道内壁上的负性基因在酸性时($pH<5.2$)可能丧失活性，从而降低其对阳离子的引力，因而 H^+ 不但本身不能通透，还会抑制其他阳离子通透。

4.2 离子通道的分类

4.2.1 按通道门控的方式可分为三类

1. 电压门控通道(voltage gated ion channel)。这类离子通道的闸门是由电压的变化来控制的，主要有 Na^+，K^+，Ca^{2+} 和 Cl^- 等离子通道，每一种通道包含许多亚单位，下一节将作详细介绍。

2. 配体门控通道(ligand gated ion channel)，也称化学门控通道(chemically gated ion channel)，一般有神经递质、调质、激素、细胞因子等内源性配体。配体门控性通道在精神病学领域被研究得很多，因为心理治疗和心理活动药物多直接影响这类通道，此类通道又分为两类：

(1) 直接门控离子通道，往往是离子通道型受体，主要是神经递质受体，如烟碱型乙酰胆碱受体(N-ACh 受体)，γ-氨基丁酸受体($GABA_A$ 受体)等，当神经递质与相应受体结合后，离子通道开放，引起离子跨膜移动，达到神经信号传递的目的。此类离子通道型受体将在以后的章节中详细叙述。

(2) 间接门控离子通道，又可分为两种：

① G 蛋白偶联受体通道系统。与 G 蛋白偶联的受体数目已达 200 余种，其中

40余种已分离并克隆成功，包括许多激素、体液因子、细胞因子以及光、味等受体，如肾上腺素能受体、多巴胺受体、M型胆碱受体、嘌呤受体、5-羟色胺受体、组胺受体、$GABA_B$受体、阿片受体、升压素受体、血管紧张素B受体、缓激肽受体、生长抑素受体、钙调蛋白受体、视紫红质受体和嗅觉感受器等。这类受体结构相似，均具有7个跨膜功能区，当细胞外信号与这类受体结合后，受体与G蛋白偶联，通过G蛋白的信号转导作用，调节效应器酶的活性，引起生物学效应。

② 第二信使偶联受体通道系统，在这个间接途径中，受体与通道既不像直接偶联那样是同一个单个大分子复合物的一部分，也不是在受体与通道之间的膜平面上发生相互作用，而是受体通过激活与G蛋白偶联的膜酶，催化生成胞内第二信使，再作用于膜上的离子通道，调制通道活动。这种调节的时程较长，并可调制多个离子通道，乃至非通道细胞的反应。

3. 机械门控通道(mechanically gated ion channel)。当膜的局部受牵拉变形时被激活，如触觉神经末梢，听觉毛细胞等。

4.2.2 按编码基因分三个家族

随着分子生物学克隆技术的发展，各类离子通道的结构也已清楚，现在已经克隆了各种离子通道基因家族，按编码基因可分为三类：

(1) 编码电压门控的Na^+，K^+，Ca^{2+}和Cl^-等离子通道基因家族；

(2) 编码配基门控的离子通道基因家族；

(3) 编码缝隙连接的通道基因家族。详细情况将在以后有关章节叙述。

4.3 门控电流

4.3.1 门控电流原理

电压依赖性离子通道在电场的作用下有开启和关闭的机构，像闸门一样。这种开关特性决定了离子的通透性。一般认为膜离子通道的开闭是一种完全受制于膜内的内在过程，是膜上通道蛋白的带电基团或偶极子在膜电位改变时，在电场作用下发生位移或转动，或重新分布，从而导致通道的开闭。通道的开闭伴随有电荷移动，称为门控电流或闸门电流。

打开一个通道所移动的电荷数可以认为它与最大电导随膜电位变化的陡度有关。设 g_{Na} 为某时刻开放的钠通道电导，$\overline{g}_{Na}$ 为全部 Na^+ 通道都开放的最大电导，$(\overline{g}_{Na}-g_{Na})$ 为关闭的钠通道电导，η 为钠通道开与关的通道电导比：

$$\eta=\frac{g_{Na}}{\overline{g}_{Na}-g_{Na}}$$

令 $\frac{d(\ln\eta)}{dV}$ 为对数电位敏感度，式中 V 为膜电位，根据 Boltzman 分布，可得下式：

$$\frac{d(\ln\eta)}{dV}=\frac{q}{KT}=\frac{Ze}{RT}$$

式中 q 为总电荷，Z 为电子数，e 为电子电荷，K、R 为常数。由此可以计算出打开一次离子通道大约需要移动 6 个电子电荷的电流。

4.3.2 门控电流的记录

1. 记录原理

设膜电位变化为 ΔV，膜上电荷移动由两部分组成：

$$Q=Q_L+Q_g$$

Q 为总电荷，Q_L 为膜电容电荷，系线性成分；Q_g 为门控电流，为非线性部分。

总电容电流 I_c 为

$$I_c=\frac{dQ_L}{dt}+\frac{dQ_g}{dt}=\left(\frac{dQ_L}{dV_m}+\frac{dQ_g}{dV_m}\right)\frac{dV_m}{dt}$$

膜电容 C_m 为

$$C_m=\frac{dQ_L}{dV_m}$$

代入

$$I_c=\left(C_m+\frac{dQ_g}{dV_m}\right)\frac{dV_m}{dt}=C_m\frac{dV_m}{dt}+\frac{dQ_g}{dV_m}\cdot\frac{dV_m}{dt}=I_{C_m}+I_g$$

总膜电流

$$I_m=I_{C_m}+I_g+I_{Na}+I_K+I_L$$

式中 I_L 为漏电流。

门控电流为

$$I_g=\frac{dQ_g}{dV_m}\cdot\frac{dV_m}{dt}$$

为了记录门控电流 I_g，就必须消除总的膜电流中除 I_g 以外的各项，这一点完全可以做到。因 I_{C_m} 是线性成分，可在电压钳位下用方波加以消除，I_{Na}，I_K 等用药理学方法消除，剩下的便是 I_g。

2. 记录方法

Armstrong 和 Beznilla 于 1974 年第一次记录到了钠通道的门控电流。他们采用的记录方法是用内部灌流和电压钳位技术。在低钠(200 g/L 的正常质量浓度下)及含 TTX 的胞外溶液中，即可消除钠电流，然后先用一个去极化方波，后用一个超极化方波，二者大小相等、方向相反，使它们相加，其线性成分的膜电容电流等于零，剩下的便是非线性的门控电流 I_g(图 4.1)。在这个方法中，由于大部分膜电容电流表现为被动的，所以一个去极化方波和一个超极化方波产生大小相等、方向相反的电流脉冲，如同充电电流从一边到另一边，而后再反过来一样。

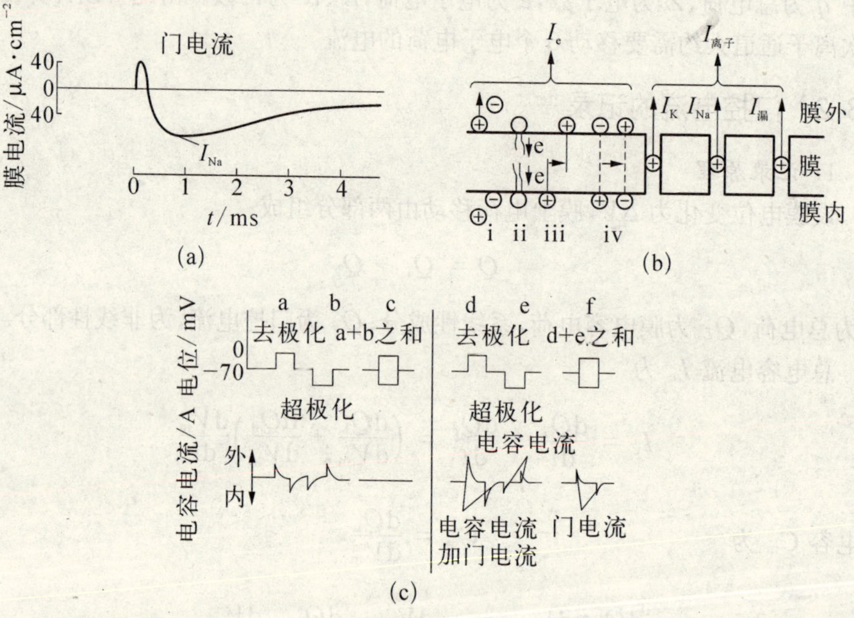

图 4.1 门控电流的记录方法 (Armstrong & Bezanilla, 1974)

门控电流是由于打开钠通道而产生的，那么这种去极化方波产生的电流应该比由超极化产生的电流大，因为这种超极化不能关闭已经处于关闭状态的通道，这样门控电流将被突出出来，特别是在进行多次叠加之后。

近年来，由于膜片钳技术和光成像技术的发展，门控电流的记录更加方便，而且只限于电压依赖性的离子通道。化学配基离子通道和机械门控离子通道则由化学物质或机械牵拉作用来控制通道闸门。

4.4　膜片钳技术

膜片钳(patch clamp)技术是用于研究细胞膜,特别是在神经纤维处于电活动状态时通过膜通道的离子电流的一种现代电生理技术。像电压钳(voltage clamp)一样,膜片钳通常包括固定细胞膜两边的电压和测量所产生的通道电流两部分装置。不同的是,电压钳位技术只能记录含有大量离子通道的膜的电活动,膜片钳技术可以用于记录一小片膜中一个或几个通道分子的活动,可以直接观察一个通道的开与关状态之间的随机通透情况,因为它的电流灵敏度为 1 pA,空间分辨率为 1 μm,时间分辨率为 10 μs,因而可以了解通道蛋白的许多新的信息。

膜片钳技术是在 20 世纪 70 年代中至 80 年代初由 Neher 和 Sakmann 及其同事发展起来的,由此他们获得了 1991 年诺贝尔生理学/医学奖。

4.4.1　膜片钳技术的记录模式

膜片钳技术的记录方法是,将经过热抛光尖端的微玻璃管(内径 0.5—3.0 μm)置于细胞膜表面,在负压下与细胞膜表面紧密接触,与细胞膜形成一个低阻密封。在适宜条件下,轻吸微管,使之与膜密封更紧,构成千兆欧(GΩ 级)的连接。微管内部与溶液之间的阻抗高达 GΩ 或更高,这样就有可能记录到通过被钳住的膜片上的电流;或者在低钙溶液里轻拉,使细胞的大部分膜脱离而得到一种内-外膜片;如果微管轻吸致使管内的一小片膜破裂,则可得到全细胞记录,这种方式等效于细胞内记录;最后一种方式,是将微管内的一小片膜破碎,然后再将电极往细胞下方拉,得到一种外-外膜片。所以膜片钳技术一共有 4 种记录形式(图 4.2):

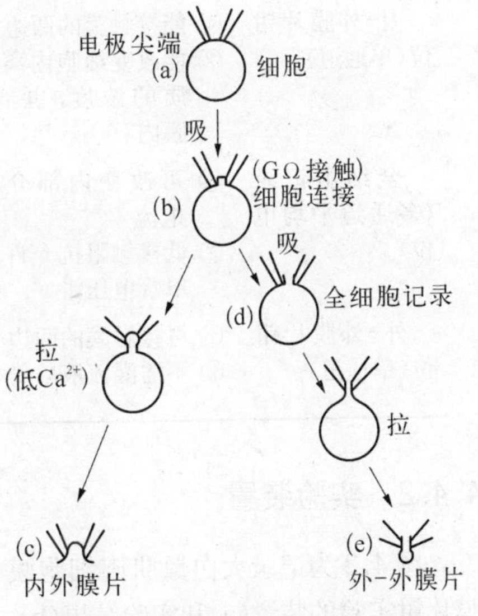

图 4.2　膜片钳记录模式示意图
(Hamill, Marty, Neher, Sakmann and Sigworth,1981)

(1) 细胞膜上的膜片记录,又称细胞贴附式(cell attached patch),如图 4.2 中(b)所示。

(2) 内-外膜片记录(inside-out patch),如图 4.2 中(c)所示。

(3) 全细胞记录(whole-cell recording),本质上是细胞内记录,如图 4.2 中(d)所示。全细胞膜片钳记录的是整个细胞膜面积,而不是小片膜的离子电流。虽然电极内膜片被吸破,但记录电极与细胞的封接具有极高的阻抗,这是保证能钳住的重要条件。全细胞膜片钳记录模式适合于直径为 5—20 μm 的小细胞,因为直径太小的细胞,细胞内记录很困难。

(4) 外-外膜片记录(outside-out patch),如图 4.2 中(e)所示。

膜片钳技术的 4 种主要记录形式各有优缺点,其具体比较见表 4.1。实验中具体采用哪种记录方式,取决于实验目的和实验材料。

表 4.1 膜片钳技术 4 种记录形式的优缺点比较

形　式	优　点	缺　点
细胞膜上钳位(单通道)	① 不需要灌流 ② 不影响细胞质 ③ 调制系统完整	① 不能改变细胞内物质 ② 必须用另一电极测量膜电位
内-外膜片钳位(单通道)	① 能接触膜的两边 ② 能改变细胞内离子或正常物质的浓度,也能将酶施于膜内	① 实验中不能改变外部介质 ② 必须浸溶于低钙溶液中,以防止囊泡化
全细胞记录(多通道平均电位)	① 可改变内部介质,以分离电流 ② 低接触阻抗允许具有快速的单管电压钳	① 需要取代内部介质 ② 对直径大于 30—40 μm 的细胞很难钳住
外-外膜片钳位(单通道)	① 可接触膜的两边 ② 不需灌流液培养	① 实验中不能改变膜内部介质 ② 微电极内必须充有低钙溶液

4.4.2 实验装置

图 4.3 为记录大白鼠肌肉细胞膜上的钠通道电流的细胞贴附式(cell-attached)膜片钳实验的装置(a)和实验结果(b)。记录膜电流的放大器(电压-电流转换器)具有两个特点:① 输出必须是流过膜片的电流 I_p 的直接测量值;② 膜片内部的电位必须要与所调定的电位 V_c 相等。这样 $V_c = V_m$,当 V_c 调到一定值时,比如 −40 mV,膜

片上的电位就经过多次反馈调节到这一数值(-40 mV),膜片被去极化。

这一实验结果见图 4.3(b)。若电极置于被调定的电压 +30 mV,则膜片从正常的静息电位-70 mV 超极化到-100 mV,然后将-40 mV 的去极化方波施加于电极,并持续 23 ms,这期间可以观察到幅度为 1—2 pA,具有不同间隔宽度的内向电流的小脉冲(图 4.3(b))。这种小脉冲常发生于冲动开始附近,是单个钠通道开放和关闭的结果。图中实验结果的平均通道电流为 1.6 pA,平均通道开放时间是 0.7 ms。假设 Na^+ 平衡电位为 +30 mV,驱动电压为 90 mV,那么单个通道电导约为 18 pS(S 为电导单位西门子,$p=10^{-12}$)。若将 300 个记录波形叠加,总电流在 1—2 ms 内达到极大值,然后随着失活化的产生而下降。这一结果反映了通道行为的一个重要特性,即钠电流的持续时程并不反映通过单个通道电流的时程;相反,单个通道电流是"全或无"的,然而任一时刻的总电流幅度均由该时刻开启的钠通道的数目决定的。换句话说,总电流是由离子流动的数量决定的,开启的通道越多,通过膜的离子流量就越大。当然,开启通道的数目反映了单个通道开启的几率,去极化使单个通道开启的几率增加,失活化使这一几率下降。

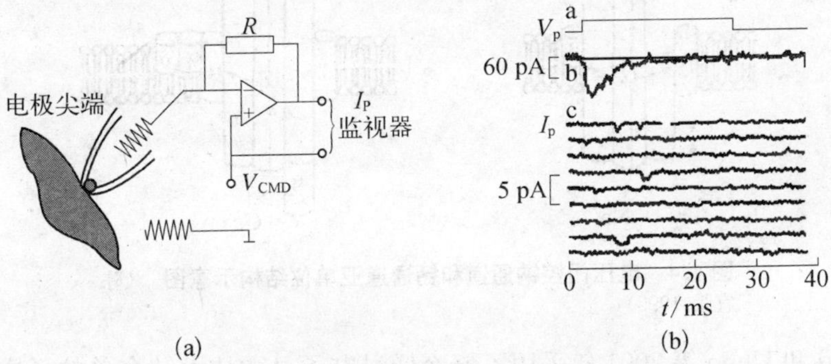

图 4.3 用膜片钳记录钠通道电流 (Sigworth & Neher,1980)

4.5 几种重要的离子通道

4.5.1 钠通道、钙通道和钾通道的分子结构

1. 钠通道分子结构

一个完整的钠通道基因由一条 7 230 个核苷酸的长链组成,相当于 1 820 个氨

基酸肽链的三联体密码。这一肽链的相对分子质量约208 000,它的N端缺少信号肽,这也是内质网核蛋白体翻译的膜蛋白所具有的特征。

Noda等(1984)从电鳗的电器官mRNA中分离出编码通道蛋白的cDNA,从而为确定钠通道的一级结构奠定基础。钠通道内同源域和电压依赖钙通道与钾通道,以及一大类相关离子通道,包括环核苷酸门控通道、钙激活钾通道、类trp钙通道等,都具有同源性。钠通道蛋白是一个寡聚体,由一个分子质量约2.6×10^5的α亚单位和两个约3.5×10^4的小单位(β_1和β_2)组成。α和β_1亚单位横跨细胞膜,而与α以二硫键相连的β_2则暴露于膜的外表面(图4.4)。每一个α亚单位由4个重复的同源域(Ⅰ—Ⅳ)组成(图4.5),每一个域内有6个跨膜区(S_1—S_6),其中4个区(S_1,S_2,S_3,S_4)具有高度的疏水性,而S_4区则具有双亲性结构,带正电荷,S_4中两个氨基酸就有一个精氨酸或赖氨酸。6个区都有足够的长度形成跨膜的α螺旋。除了这些跨膜区以外,S_5—S_6之间的区域可能形成作为孔道衬里的非螺旋发夹结构。

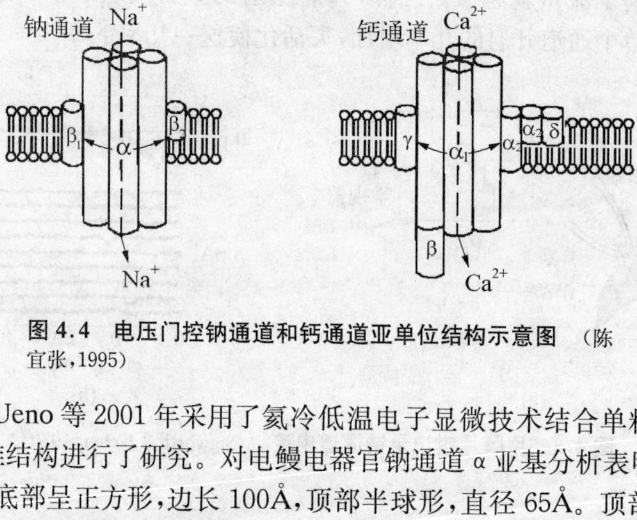

图4.4 电压门控钠通道和钙通道亚单位结构示意图 (陈宜张,1995)

Sato和Ueno等2001年采用了氦冷低温电子显微技术结合单粒子成像分析对α亚基三维结构进行了研究。对电鳗电器官钠通道α亚基分析表明其为钟形结构,高135Å,底部呈正方形,边长100Å,顶部半球形,直径65Å。顶部的半球形区域表面有四个小孔,可能是作为胞外的钠离子的入口。这些小的入口通向通透离子的中央孔道。中央孔道在穿膜区变窄而在底部分为四支,并在底部形成四个较大的孔,可能是作为钠离子进入胞浆的出口。

在爪蟾卵母细胞中只表达α亚基就可以产生钠电流的功能性表达,但是β亚基对于通道正常的动力学和电压依赖性门控是有重要作用的。钠通道的β_1和β_2亚基具有相似的整体结构,但在氨基酸序列上并不密切相关。两种β亚基都有一个大的糖基化的胞外域,一个单跨膜片段和一个小的胞内段。β亚基胞外域有两个β折叠通过疏水作用叠在一起,形成一个类免疫球蛋白折叠结构,这在离子通道亚基中是仅有的。

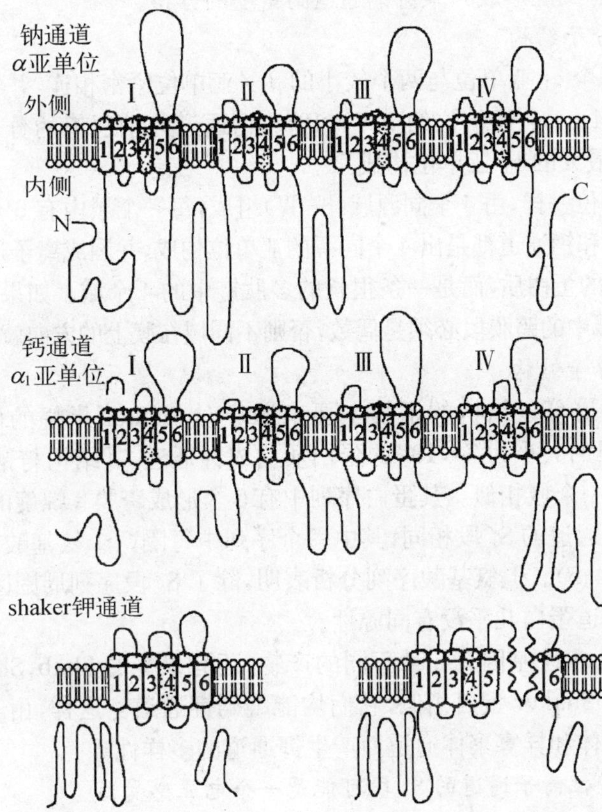

图 4.5 电压依赖性钠、钙、钾通道的跨膜定向模型 (陈宜张,1995)

钠通道的 β_1 与 β_2 亚基具有双重的功能:即对通道门控起调节作用和调节细胞与细胞之间的相互作用。在爪蟾卵母细胞单一表达脑或骨骼肌钠通道的 α 亚基可以产生钠电流,但是其激活与失活要比正常的慢;当 β_1 和 β_2 亚基与 α 亚基共表达时,可以加速通道的门控,使之恢复正常水平。β_1 亚基的作用是由其胞外的类免疫球蛋白折叠结构所介导的。分析表明 α 亚基ⅣS6 跨膜区的胞外 loop 是 β_1 亚基的作用位点,这一作用被认为可以调节通道激活及与快速失活的偶联。

对 β_1 和 β_2 亚基一级结构的分析,发现它们与在神经系统及其他组织中介导细胞和细胞间相互作用的细胞粘附分子在结构上有相近的关系。这种相似性提示 β 亚基具有和细胞粘附分子相似的功能。含 β_2 亚基的钠通道可以与细胞外蛋白 tenascin－C 和 tenascin－R 结合。这种作用可能参与在某些特殊部位,如朗飞氏节及轴突起始段，支配形成并维持钠通道高密度的分布。

2. 钙通道分子结构

钙通道由一个 α_1 亚单位与两个较小的 β,γ 亚单位紧密相连，并与 α_2,δ 亚单位疏松连接(图 4.4)。α_1 亚单位约 1.7×10^5。钙通道与钠通道的分子结构基本相同，钙通道仅由最大的 α_1 亚单位构成。

α_1 与 α 亚单位一样，由 4 个同源域(Ⅰ—Ⅳ)组成，每一个域内有 6 个跨膜区(S_1—S_6)(图 4.5)。钠和钙通道都是出 4 个同源的亚单位构成，并围成离子通道，只是这些亚单位不是独立的蛋白质，而是一条很长的多肽链中的 4 个域。如果这些域是同源结构，那么每个域中的跨膜段必须是偶数，否则不同域在膜上的方向就会相反。

3. 钾通道分子结构

我们对钾通道分子结构的了解主要来源于对 Shaker 果蝇的研究。由果蝇 Shaker 基因编码的大小为 7×10^4 的蛋白质构成钾通道，其结构与钠、钙通道中的 4 个亚单位中的一个域相似。其蛋白序列中有 6 个形成跨膜 α 螺旋的相对疏水段，而且第 4 段与钠通道的 S_4 段相同，其中一个序列中每隔两个氨基酸就有一个赖氨酸或精氨酸(图 4.5)。但氨基酸序列分析表明，除了 S_4 段序列周围区以外，Shaker 蛋白与钠或钙通道蛋白几乎没有同源性。

由于果蝇 Shaker 基因有 5 种不同的产物，还有果蝇的 Shab，Shaw，Shal 3 种基因的产物也与 Shaker 蛋白相似，它们均能编码钾通道。这样，由于多样的转录通过形成同寡聚体和异寡聚体通道而产生钾通道的多样性。

4. 电压依赖性离子通道的 S_4 段可能是一个电压感受器

根据 Hodgkin - Huxley 的双通道模型，通道的门控过程必然伴有膜内电荷的移动。对于电压激活的钠通道，其门控电流需要 $6e^-$ 的移动才能打开通道闸门。但是钠通道开放时数个电荷跨膜移动这一观点的疑点在于能量问题。如果将单个离子移入脂质双分子层所需能量很大，将蛋白的一个带电区段进行跨膜移动则更为困难。因此，有人根据 S_4 段的结构提出了一种新的解释：在 S_4 段，每隔两个氨基酸残基就有一个带正电荷的碱性氨基酸赖氨酸或精氨酸在 α 螺旋段的外侧形成了螺旋状排列的正电荷(α 螺旋中的一圈有 3.6 个氨基酸构成)(图 4.6)。在 S_4 段，每个正电荷都与邻近螺旋的负电荷配对排列。在正常静息电位时，细胞外侧的正电位维持了 S_4 螺旋稳定的构型。当细胞外的正电荷减少时(去极化)，维持膜内螺旋的力减少，螺旋发生旋转，其结果是每个电荷向外移动至邻近的电荷位置，重新处于稳定态。这种族转的净效应是将 S_4 螺旋在膜内侧的一个电荷移至膜外侧。因此，一个电荷的移动不需要蛋白质的跨膜移动，由螺旋旋转 60° 所产生，蛋白净移动只有 0.6 nm。

钠通道(Ⅲ域S_4段) GAIKSLRTLRALRPLRALSRFE
钙通道(Ⅲ域S_4段) SLVKILRVLRALRPLRAINRAK
shaker钾通道 RVIRLVRVFRIFKLSRHSKGLQ

(a)

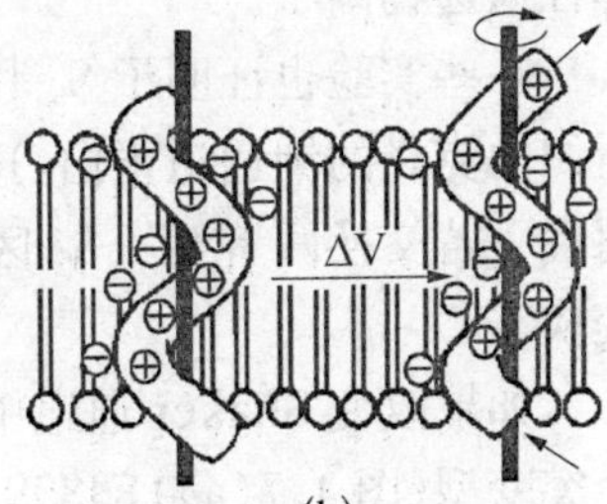

(b)

图 4.6 S_4 区可能是电压感受器 (a) 钠通道和钙通道Ⅲ域 S_4 段序列与 Shaker 钾通道 S_4 段序列比较;(b) S_4区作为电压感受器的模式图

经过推算,大约需要 6 个电子电荷的移动才能打开钠通道或钾通道的门,也就是说,钠和钾通道内部衬里的 4 个亚单位都有 S_4 段,需要 4 个亚单位同时移动才能打开通道。这使我们联想到 Hodgkin - Huxley 双通道模型的钾电导和钠电导方程中,其参数 n^4 和 m^3h 均意味着需要 4 个粒子同时移动才能打开钾通道和钠通道的门,这种吻合是多么的一致,证实了 Hodgkin 等的预计是正确的。

5. S_5 和 S_6 段之间的非螺旋区形成了钾通道的衬里

实验表明,钾通道中的 S_5 和 S_6 段之间的区域形成非螺旋的发夹结构,此结构构成了钾通道孔洞中的衬里。该发夹结构有两个特性:① 以疏水性图为基础的多数蛋白质模型中(如图 4.5),把这一结构定位于细胞外,不在膜内;② 这一结构不形成 α 螺旋,而形成更为伸展的 β 折叠(图 4.6(b))。

在钾通道的 TEA 药理学实验中表明,TEA^+ 只能从细胞膜内给药,与钾通道内部位点结合,通过阻塞作用才能阻断钾通道。在 Shaker 钾通道中,TEA^+ 与通道中 S_5 和 S_6 段之间区域有特异结合位点,431 位的天门冬氨酸和 449 位的苏氨酸两个位点的突变能够选择性地减弱细胞外 TEA^+ 的抑制作用。而 441 位苏氨酸的突变可特异性地减弱通道对细胞内 TEA^+ 的敏感性。这些实验结果提示,从第 431 位到 449 位的多肽序列以发夹样结构的形式两次横跨细胞膜。由于这个只有 17 个氨基酸组成的 α 螺旋太短,不能跨膜两次,因此推测这一多肽序列形成一个反向平行的 β 折叠结构,因为 β 折叠结构可伸展更长。

突变实验分析表明,Ⅰ域膜内环上第 387 位谷氨酸残基是 TTX 和 STX 结合的关键位点,在四个域 S_5—S_6 loop 的膜内片段的相似位置,都有两个重要的氨基酸残基,大部分带有负电荷。这些氨基酸残基被认为是构成了钠通道外部孔道的选择性过滤器,而且是 TTX 和 STX 的受体位点。如果把Ⅰ—Ⅳ域中这个膜内片段的几个氨基酸残基由 DEKA 换为钙通道相应位点的 EEEE,则钠通道就变成选择性通透钙离子。

一些实验也证明了 S_5 和 S_6 区段构成了通道的衬里。如用两种从哺乳动物脑组织中克隆的钾通道蛋白，这两种钾通道具有不同的单通道电导和对 TEA^+ 的敏感性。若交换两者 S_5—S_6 区含 21 个氨基酸的肽段时，它们的通道特性也进行了交换。

如果改变 Shaker 通道中 S_5—S_6 区的氨基酸残基也能改变其离子特异性。三个突变型（图 4.7(a)）F433S（丝氨酸替换第 433 位的苯内氨酸）、T441S 和 T442S 都改变了通道对 Rb^+ 和 NH_4^+ 的通透性。比 K^+ 直径小的 Na^+ 和比 K^+ 大的那些离子均不易通过 Shaker 通道，但是其突变型增加了通道对 Rb^+ 和 NH_4^+ 的通透性，却不改变其对 Na^+ 通透性。这些实验表明了 Shaker 通道的 S_5—S_6 区不仅决定了通道的离子选择性，而且表明通道对离子的选择性并不完全决定离子直径的大小，某些较小的离子也不能通过。由于这些突变型都是以较小的氨基酸替换较大的氨基酸，增加了通道对大离子的通透性，这说明主要是空间效应。

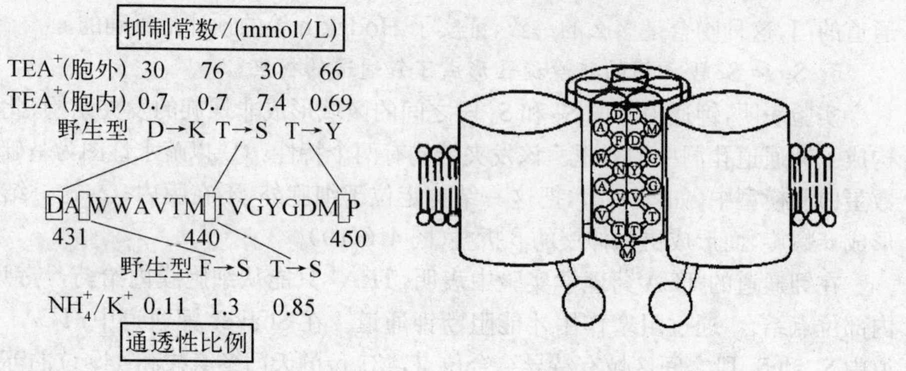

图 4.7　Shaker 钾通道　（陈宜张，1995）（a）钾通道的通道衬里氨基酸序列及其突变效应；（b）构成跨膜孔道衬里的序列模型

由于 Shaker 通道和钠通道、钙通道在分子结构上的相似性，推测钠通道和钙通道的 S_5—S_6 之间的区域也可能形成通道的衬里，同样可以用离体突变实验来确定哪些氨基酸决定其离子选择性。

4.5.2　钠通道(sodium channel)

1. 钠通道特性

电压门控钠离子通道是可兴奋细胞中动作电位的发生和传播的重要基础。最早对钠通道电流的记录是 Hodgkin 和 Huxley 使用电压钳方法证明了钠通道的三个特性：电压依赖性激活、快速失活和离子选择通透性。在 20 世纪 60—70 年代，通过使用电压钳手段在无脊椎动物巨轴突和脊椎动物的有髓神经纤维上的研究，确定了钠通道的功能机制模型。20 世纪 70 年代，生化方法加入研究钠通道的队伍，利用神经毒物对钠通道的高亲和力标记并纯化了通道蛋白，开始了对电压门控钠通道的分子特性的探索。20 世纪 80 年代初，多种组织中的钠通道蛋白得到分离纯化，如哺乳动物脑钠通道是一个含 α 亚基(260 kDa)，β_1 亚基(36 kDa)和 β_2 亚基(33 kDa)的复合物。骨骼肌钠通道则只含 α 和 β_1 亚基，而电鳗的电器官中钠通道 α 亚基为 270 kDa。某些神经毒物对钠通道的作用显示其具有一个功能性孔道，并且具有电压依赖性激活特性。这些研究都为以后对钠通道的分子结构与功能特性的研究奠定了基础。

(1) 激活特性

钠通道在膜静息状态时是关闭的，在去极化状态时开放，最长开放时间只能维持几个毫秒，因为它有失活化过程。当膜恢复到静息状态时，钠通道也恢复到静息态，以迎接新的激活周期。激活使通道开放，但失活的概念不仅仅指通道关闭，它还包含了处于失活状态的钠通道即使受到了适当刺激也不能再开放的概念。钠通道的单一电导很小，约 10 pS。

钠通道的电压依赖性激活是由于门控电荷受膜电场力改变的作用而产生外移所造成的。钠通道 α 亚基一级结构是研究钠通道电压依赖性门控的分子基础。钠通道 α 亚基 S_4 跨膜区包含有重复结构，即一个正电荷氨基酸残基和两个疏水氨基酸残基相间排列，形成一个带正电荷的圆柱状 α 螺旋结构。在静息状态下，细胞膜内侧的负电荷对这一带正电荷的结构产生很强的吸引力，从而将其拉向细胞膜内侧，并使分子产生扭曲。细胞膜的去极化减弱了电荷的吸引力，释放了 S_4 片段使其产生螺旋形外移，从而引起通道分子构像的变化，打开离子通道。突变技术为 S_4 电压感受器假说提供了依据。对 S_4 中正电荷氨基酸残基进行突变引起了通道电压依赖性的改变，因此证实了 S_4 中的正电荷就是门控电荷，正是由于 S_4 的外移而启动了通道的开放。

(2) 钠通道的失活

钠通道在开放几毫秒后即迅速失活。在乌贼巨轴突内灌流蛋白酶，可以使钠通道无法失活，因此快速失活被认为是通道蛋白上的胞内闸门阻塞了孔道出口，即球链模型。用对Ⅲ—Ⅳ域之间的胞内保守序列专一的抗体可以阻断钠通道的快速失活，而且切断连接Ⅲ—Ⅳ域的胞内环可以大大延缓钠通道的失活。

突变研究表明Ⅲ—Ⅳ域之间胞内环上的三个疏水氨基酸残基异亮氨酸

(I1488)、苯丙氨酸(F1490)和甲硫氨酸(M1491)(IFM)对于钠通道的快速失活是关键的。已经证实了甲硫氨酸作为钠通道失活闸门的电压依赖性运动。从侧面连接甲硫氨酸结构的甘氨酸和脯氨酸则是连接失活闸门的铰链结构。构成甲硫氨酸失活闸门受体则需要处于不同域中的多个氨基酸残基,包括ⅣS_6 跨膜区的胞内端的疏水残基,ⅢS_4—S_5 胞内环和ⅣS_4—S_5 胞内环的一些氨基酸残基。

(3) 激活与失活的耦联

钠通道失活的电压依赖性很大程度上是与 S_4 电压感受器跨膜移动所驱动的激活过程相耦联的。越来越多的事实证明了Ⅳ域中的 S_4 跨膜片段在其中起的作用。对ⅣS_4 胞外端带电荷的氨基酸残基进行的突变,对于钠通道的失活有很强的选择性的作用。α-蝎毒(α-scorpion toxins)和海葵毒素(sea anemone toxins)结合于ⅣS_4 胞外端的受体位点,阻断ⅣS_4 的正常的闸门运动,而使其处于一个只能激活不能快速失活的位置,从而使激活与失活分离。用荧光探针结合ⅣS_4 也指示在通道失活时,ⅣS_4 位于向胞外的位置,这也论证了ⅣS_4 的运动是与通道失活耦联的。所以,ⅣS_4 的外移是启动快速失活的信号,从而引起胞内失活闸门的关闭。

(4) 钠通道和钾通道的离子选择性是相对的

它们除分别通透 Na^+ 和 K^+ 以外,还可以通透其他的无机离子和有机离子。钠通道可以通透5种无机离子和7种有机离子,它能通过的最大有机离子是氨基胍(大小为 0.37 nm×0.59 nm×0.76 nm),它能通透的一价无机离子的顺序是 $Na^+ \approx Li^+ > K^+ > Rb^+ > Cs^+ > Ti^+$;钾通道可以通透3种无机离子,其顺序为 $Ti^+ > K^+ > Rb^+ > NH_4{}^+$,对一些有机离子的通透性很小。

(5) 影响阳离子通过钠通道的难易程度的因素

影响阳离子通过钠通道的难易程度,第一是与离子大小有关,这是空间效应;第二是与能不能与离子形成氢键的能力有关;第三是与通道内部微环境中的 pH 等因素有关。

2. 钠通道的药理学特性

很多种毒素与药物都可以结合并作用于钠通道。从作用机制上可以分为以下几大类:

(1) 结合于 SS_1—SS_2 阻塞外部孔道,以 TTX 和 STX 为代表;

(2) 结合于ⅠS_6 和ⅣS_6,持续激活通道,以 veratridine 和 batrachotoxin 为代表;

(3) 结合于ⅣS_3—ⅣS_4 环,阻止ⅣS_4 电压感受器外移,以 scorpion toxin 和 sea anaemone toxin 为代表;

(4) 结合于ⅡS_3,ⅡS_4 胞外环,捕获ⅡS_4 电压感受器,以 scorpion toxins 为

代表；

(5) 结合于ⅠS_6—ⅣS_5，持续激活通道，以 ciguatoxins 和 brevetoxins 为代表；

(6) 结合于ⅣS_6，使用依赖性阻断通道，以局麻药物类为代表。

TTX 和 STX 可以专一性地阻断钠通道的话化，海葵毒素和某些蝎毒素可以阻遏钠通道的失活化，箭毒等可以激活钠通道。

More 等人首先利用 TTX 与神经纤维的结合对钠通道的数目进行计数。实验包括测定神经所结合的毒素分子数目，并经过对任何未结合及非特异性结合的分子的数目进行校正。最后假定每一个专一性结合的毒素分子数对应于一个通道。更精确的实验是利用放射性标记的毒素，测定每平方微米神经轴突膜上结合点的平均数目，如测出兔的迷走神经为 27，龙虾行走腿神经为 16，长咀鱼嗅神经为 2.5。假如钠通道的排列是按规则的方格排列（仅仅是假设，实际上并不是规则的方格排列），则每平方微米 16 个钠通道的密度就意味着每个钠通道的间距为 250 nm。此外还可以测定神经膜上每平方微米的 Na^+ 泵的位点数目及受体蛋白分子的数目。

3. 钠通道的胞内调控

研究表明，在脑的突触小体中，钠通道可以快速地被 cAMP 依赖的蛋白激酶磷酸化，降低通道的离子通透活性。在完整的神经元中，钠通道的Ⅰ、Ⅱ域之间的胞内连接环(loop)上有四个位点被 PKA 磷酸化。对这些位点的磷酸化减小了钠通道的峰电流，但是并不改变通道激活与失活的电压依赖性。多巴胺作用于 D1 受体激活 cAMP 信号转道通路也使得钠电流的峰值减小，这是因为 PKA 对通道蛋白上一个 Ser 残基的磷酸化引起的，对这个残基的磷酸化需要 PKA 结合于钠通道附近的 A 基酶锚定蛋白(A kinase anchoring protein，AKAP - 15)。这在脑内多巴胺能系统调节神经元发放特性及输入输出性质有重要作用，也参与了可卡因对多巴胺能神经系统的作用。

钠通道也可以被 PKC 磷酸化，使钠通道的失活变慢，钠电流峰值减小。钠通道失活变慢是因为 PKC 对位于失活闸门上的一个位点的磷酸化，而减小峰电流则是 PKC 磷酸化Ⅰ—Ⅱ间胞内连接环上的位点。PKC 对钠通道的磷酸化和稳态去极化都会增强 PKA 的磷酸化效应，从而对钠通道的功能进行综合的调控。这些磷酸化过程对于神经元在接受突触活动后的兴奋性的调制和输入输出关系是很重要的。

钠通道还可以被酪氨酸磷酸化调节。在 PC12 细胞中，酪氨酸激酶活化使钠通道失活的电压依赖性产生超极化方向的移动。钠通道的 α 和 β_1 亚基通过胞外和胞内的相互作用可以结合于跨膜受体酪氨酸磷酸酶 RPTPβ，使得钠通道上被磷酸化的酪氨酸残基脱磷酸化，而引起通道失活的电压依赖性向去极化方向移动，逆转酪氨酸基酶的作用。因此，钠通道的功能可能通过细胞接受细胞之间相互作用信息而受到调控。

4. 钠通道的类型

钠通道存在多种亚型，现至少克隆出 9 种不同类型的钠通道，多数对 TTX 敏感，但也有不敏感的，如 Na－Ⅰ，Na－Ⅱ，Na－Ⅲ和 Na－G 等亚型均对 TTX 敏感，主要分布于中枢神经系统。这 9 种钠通道亚型中，除了 Na－Ⅸ在人胚肾（human embryonic kidney，HEK）293 细胞中的表达被认为是内源性的表达之外，其余几种都已经成功地在外源系统中表达。

虽然钠通道亚型的功能主要是在可兴奋细胞中形成动作电位的上升期，但它们也可以通过持续的或复活的钠电流影响神经元的阈下电活动，说明钠通道本身可以整合整个神经元的发放特性。

另外一种亚型在一些关键的功能结构上，如 S_4 电压感受器或Ⅲ—Ⅳ linker。这种亚型可能通过感受跨膜 Na^+ 浓度梯度而与 Na^+ 离子的转运或吸收相关。这种“浓度敏感”而非“电压敏感”的钠通道可能有重要的细胞学效应，并且为钠通道的功能添加了新的机制。

按照通道的分布和对阻断剂的敏感性不同，钠通道可分为典型的和非典型的钠通道，典型钠通道又可分为三类：神经类、骨骼肌类和心肌类。其中神经类又可分为四种：

(1) 中枢神经细胞型，对 TTX 敏感，主要分布于脑和脊髓等部位；

(2) 周围神经细胞型，对 TTX 敏感，主要分布于脊髓背根感觉神经元；

(3) 神经内分泌细胞型，对 TTX 敏感，主要分布于肾上腺髓质的嗜铬细胞；

(4) 神经胶质细胞型，对 TTX 不敏感，主要分布于星型胶质细胞和雪旺氏细胞。

4.5.3 钾通道(potassium channel)

1. 钾通道电导

用膜片钳技术研究钾通道的电导发现，单个钾通道的电导为 10 pS，通道密度为 60 个/μm^2。钾通道电导要比钠通道电导高一些，它的分布不均匀，而且与钠通道的分布不相关。在研究兔的朗飞氏节时发现，有髓鞘神经元去极化时不产生迟相的外向电流，故认为没有钾通道，它是靠大的漏电流复极化。

2. 钾通道生理功能

钾通道参与了可兴奋细胞的电活动，在动作电位的产生和恢复过程中起着非常重要的作用，如早期钾电流与动作电位编码有关，复极化钾电流在动作电位恢复过程中起关键作用。

3. 钾通道的分类

钾通道是目前亚型最多,作用最复杂的一类离子通道。根据电压敏感性、生理功能和药理特性,可将钾通道分为电压门控类、受体偶联类、内向整流类、钙敏感类和双孔道类等五大类。

(1) I_K 型

I_K 型是一种最普遍的钾通道,可被很小的去极化作用缓慢激活,适于维持静息状态膜电位。它影响动作电位的复极相、动作电位频率编码和阈下突触整合。它也能通过蛋白质磷酸化和 Ca^{2+} 的作用把细胞内代谢与膜兴奋性连接起来。其单一电导为 20 pS,它可以被四乙胺(TEA)、4-氨基吡啶(4-AP)、Ba^{2+} 和 Co^{2+} 所阻断。

(2) 延迟整流器

延迟整流器(I_{DR}),又称电压依赖性钾通道,为枪乌贼轴突上经典的钾通道。它在强去极化作用下经历一个简单的延迟后被激活,而失活非常缓慢。其单一电导约 10 pS,阻断剂类似于 I_K,可以被四乙胺(TEA)、4-氨基吡啶(4-AP)、Ba^{2+} 和 Co^{2+} 所阻断。主要功能是与动作电位的恢复功能有关,又称复极化电流。在神经纤维的某些部位(如朗飞氏节)缺乏这种钾通道,其膜的复极化靠 Na^+ 失活。

(3) 钙依赖性钾电流

钙依赖性钾电流[$I_{K(Ca)}$]主要依赖于电压依赖性的钙通道的激活,与胞内钙离子浓度有关,因为 Ca^{2+} 的内流和在胞质内的聚集导致这种钾通道开放。由此引起的缓慢超极化作用对于神经元胞体上动作电位的形成是非常重要的。它可以对抗因 Ca^{2+} 浓度增加而引起的兴奋性升高作用,以调控冲动发放的缓慢速率。在蜗牛神经元上,其单一电导为 10—20 pS,它被 apamin 和 charybdotoxin(CTX)所阻断。

(4) 早期钾电流

早期钾电流(I_A)也称早期外相钾电流,快速瞬变钾通道。它在动作电位的早期被很小的去极化作用迅速激活和失活,特别是在一次动作电位之后,被超极化作用"去失活"而接通。因此它很适合于对抗冲动之间的去极化作用,从而减慢冲动发放频率,对于调控动作电位的编码很有意义。其单一电导为 10 pS,可被 4-AP 所阻断。

(5) 反常整流器

一般情况下,大部分的钾通道都有因去极化而被激活接通,以促进膜电位恢复到它的静息水平。但有一种钾通道却因去极化作用而关闭,只有在膜处于超极化作用并大于静息电位时才开放。此时开放的钾电流是内向的,驱使膜电位趋向 K^+

平衡电位(E_K)。因此这种钾通道称为内向整流器或反常整流器(I_{AK})。由于这种钾通道在去极化作用时被关闭,因此它有助于维持去极化作用的延长,如出现动作电位平台。这种钾电流对于心肌动作电位,许多卵细胞受精而产生的持久动作电位,以及电器官电板上增强钠动作电位产生最大电流都是十分有益的。

(6) M电流

钾通道的M电流(I_M)可以被去极化作用激活,但不同于延迟整流器(I_{DR}),它不会失活。I_M的生理意义在于调整神经元对突触输入的敏感性。在交感神经节细胞中可以证实,细胞处于静息时,去极化能引起一个较大的M电流,但在晚的和缓慢的EPSP期,I_M将被抑制。这种钾通道的抑制可以增加膜的电阻,因而使邻近其他突触的反应幅度增大。但同时也使膜的时间常数增加,从而减慢了任何邻近的反应。

4.5.4 钙通道(calcium channel)

细胞内钙浓度的稳定是维持机体正常生理功能的重要保证。细胞内钙浓度的过高会引起细胞结构和功能的损伤,从而导致许多疾病的发生,所以维持胞内钙浓度平衡对机体是至关重要的,而胞内钙浓度平衡的维持是依靠细胞膜内外的钙流和内质网钙库的调控。钙通道是细胞膜内外钙流的主要通道,了解它的特性和各种亚单位是非常重要的。

1. 钙通道的特性

(1) 钙通道在静息膜电位时是关闭的,在较强的去极化作用时才呈现可逆性开放。钙通道在延长去极化过程时也失活化,有一些钙通道失活是由于细胞内Ca^{2+}的聚集引起的,另一些则是膜去极化作用的直接影响。

(2) 钙通道与钠通道的动力学有相似之处,都是随去极化出现活化与失活化过程,呈现S形的活化与指数式的失活化过程。但在同样的温度下,g_{Ca}的活化与失活化的时间常数比g_{Na}要慢10—20倍。内向钙通道电流峰值的电流密度约为0.1—0.2 mA/cm^2,而枪乌贼巨轴突钠电流的相应值为1—5 mA/cm^2。通透性变化缓慢及电流密度较低都使得钙载流动作电位比典型的钠动作电位要慢得多。

(3) 钙通道可通透Ca^{2+},Ba^{2+},Sr^{2+}。钙通道的阻断剂有:无机离子Cd^{2+},Co^{2+},Mn^{2+},Ni^{2+}和La^{2+};有机阻断剂异搏定(verapamil)及其甲氧衍生物D600、类硫氮卓酮(diltiazen)和双氢吡啶类(如硝苯吡啶,nifedipine,nitredpine,nisodipine等)。近来发现一些来自软体动物和蜘蛛的蛋白质毒素也能阻断某些钙通道。某些双氢吡啶类,如Bay-K8644可促使某些钙通道开放。

(4) 神经轴突纤维在传播冲动时,除了伴有大量Na^{2+}内流以外,还有少量

Ca^{2+}内流。在含有11 mmol/L Ca^{2+}的海水中,20次时每次冲动额外内流的Ca^{2+}约0.006 $\mu m/cm^2$。Ca^{2+}额外内流有两条途径:① 经过钠通道,Ca^{2+}与Na^+的通透比($P_{Ca}:P_{Na}$)为0.01—0.1,通过钠通道的钙电流可被TTX所阻断;② 钙通道,它的开放时程几乎与g_K的增加时程相同,它能被Mn^{2+}和D600所阻断,但不能被TTX和TEA所阻断。因此,神经纤维的钙通道,并不影响正常的钠动作电位。

(5) 神经轴突上的钠通道和钙通道各有不同的功能。所有快速反应的细胞都有钠通道,其反应迅速,具有明显的阈值,对刺激产生短的锋电位,膜静息阻抗很低。而具有钙通道的细胞反应缓慢,常为分级反应,上升缓慢,锋电位持续时程较长,静息阻抗较高。钙冲动在传导系统中的传播速度很慢。有些细胞兼有钠通道和钙通道,如心肌细胞,其动作电位上升迅速但持续时间长。

(6) 钙离子流的功用有:① 运载电流;② 作为细胞内信使;③ 神经细胞内的钙可以激活代谢变化,如同肌肉纤维内的钙作用一样;④ 在突触终末,Ca^{2+}内进可以诱导突触小泡的释放。在肌肉细胞,Ca^{2+}内进一方面直接刺激收缩蛋白和代谢活动,另一方面可用来补充胞内贮备的起刺激作用的钙。

2. 钙通道的分类

根据激活电压阈值、失活特性、单通道电导和药理学敏感性等已分辨出许多种钙通道亚型,主要有以下几大类。

1) 细胞膜钙通道

(1) 电压依赖性钙通道(voltage dependent calcium channel)。通道的开关状态是由电压来控制的。又分为六种亚单位(李国彰,2006):

① L型钙通道。L型是一种新型的钙通道。L型钙通道表现为失活化时程很长和持久,有很高的阈值,需要很强的去极化作用才能开放,但不失活。它可被双氢吡啶和来自蜗牛的ω毒素所阻断。它存在于各种神经细胞,参与细胞的兴奋-收缩耦联的调控。

② T型钙通道。T型钙通道的显著特点是电导很小,约9 pS;阈值很低,低电压激活,约-70 mV;持续时间很短,很快失活。这种低阈值的Ca^{2+}锋电位,对提高树突中的弱信号有重要意义,从而显著影响了阈下突触整合。它还参与神经细胞的节律活动,与细胞的生长增殖、激素的分泌有关。

③ N型钙通道。N型钙通道的阈值很高,需要很强的去极化作用(约-30 mV)才能激活,对连续的去极化作用失活很慢,单一电导为13 pS,可被ω毒素所阻断。它能调节突触前终末递质的释放。

④ P型钙通道。P型钙通道分布于中枢神经系统,特别是小脑蒲肯野氏细胞含量最高。它需要中等电压激活,失活缓慢,参与中枢神经递质释放的调控。

⑤ Q 型钙通道。Q 型钙通道分布于小脑颗粒细胞、海马锥体细胞和脊髓中间神经元。它需要高电压激活，中等速度失活，参与中枢神经递质释放的调控。

⑥ I_B 型钙通道。I_B 型钙电流是冲动过程以外发生的一种独立的、非常缓慢的钙电流。它提供了一种缓慢的去极化作用，这是某些起搏神经元和神经内分泌细胞分泌神经激素时爆发性冲动的发生基础。

(2) 受体活化钙通道(receptor operated calcium channel)。钙通道的开关状态是由受体活化来控制的，又称配体门控通道。

① NMDA 受体，NMDA 受体是广泛分布在神经细胞的一类谷氨酸受体，它激活后可以开启钙通道，间接电压激活，属于配体门控。它可介导慢时程的 EPSP，在细胞信号传道中起重要作用，下面的章节中将作详细介绍。

② ATP 受体。ATP 受体激活后也可以开启钙通道，无间接电压激活，完全属于配体门控钙通道。它参与痛觉信息的调控。

2) 细胞内钙释放通道

钙释放通道(calcium release channel)主要存在于细胞器内的内质网膜和线粒体膜上，是钙库内的 Ca^{2+} 释放进入胞内胞浆的主要途径，对维持胞内钙平衡起重要作用。它包括 ryanodine 受体钙释放通道和 IP_3 受体通道。

(1) ryanodine 受体钙释放通道。ryanodine 受体(ryanodine receptor，RyR)可以与植物生物碱 ryanodine 特异性结合，但高浓度的 ryanodine(如 100 μmol/L)可使该通道完全关闭。ryanodine 受体有三个亚型($RyR_{1\text{-}3}$)：骨骼肌为 RyR_1，平滑肌为 RyR_2，脑组织为 RyR_3。ryanodine 受体的结构是由 4 个足状型的亚单位组成，每个亚单位构成一个跨膜孔道，或 4 个亚单位构成一个大的孔道。ryanodine 受体存在于脑、内分泌细胞、骨骼肌、平滑肌、肝和成纤维细胞等。RyR_1 和 RyR_2 位于肌浆网终池靠近横管，在肌肉细胞的兴奋-收缩偶联功能中起重要的作用。ryanodine 受体通道的激动剂是咖啡因(caffeine)，其作用是将内质网里的 Ca^{2+} 释放进入胞内，使胞内钙浓度升高，调控胞内钙浓度，使其维持正常水平，胞内钙浓度过高也会引起各种疾病。

(2) 三磷酸肌醇(IP_3)受体通道。内质网膜上存在 IP_3 受体，IP_3 可以激活 IP_3 受体通道，使内质网内钙池里的 Ca^{2+} 释放进入胞内，调控胞内钙浓度，维持平衡。IP_3 受体通道有 IP_3RⅠ，IP_3RⅡ，IP_3RⅢ，IP_3RⅣ等亚型，IP_3 受体上有 IP_3 结合位点和酪氨酸磷酸化作用位点。

4.5.5 氯离子通道(chloride ion channel)

氯离子通道(chloride ion channel，CIC)是选择性地通透氯离子的通道，它往往与阳离子转运系统共存，对阳离子的转运起一定的平衡作用。另外，对细胞兴奋性的调节、细胞容积调节等起一定的作用。

1. 氯离子通道的分类

目前知道氯离子通道可分为电压门控氯通道、γ-氨基丁酸受体氯离子通道、钙激活氯离子通道、体积调节氯离子通道、最大氯离子通道、囊性纤维跨膜电导调节体等。

(1) 电压门控氯通道(voltage gated chioride ion channel，CIC)。电压门控氯通道共由12个跨膜片段组成，通道蛋白的氨基末端(N端)和羧基末端(C端)都位于细胞内。电压门控氯通道分为三类：

① CIC_0，CIC_1，CIC_2，CIC_K 是属于第一类。CIC_0 分布于脑与骨骼肌，超极化作用能打开慢通道，而去极化作用则打开快通道，对脑与骨骼肌细胞膜电位起一定的稳定作用。CIC_1 分布于骨骼肌细胞，去极化作用可以激活该通道，产生内向的整流电流，对动作电位的复极化及膜电位的稳定起重要作用。CIC_2 广泛存在于各类细胞，去极化作用激活，产生内向的整流电流，失活非常缓慢，参与细胞容积的调节和细胞内氯离子浓度的调节，对神经细胞内氯离子浓度的调控起重要作用。CIC_K 分布于肾脏细胞，分为 CIC_{Ka} 和 CIC_{Kb} 等多种亚型，其中 CIC_{Kb} 参与肾小管和集合管的重吸收功能。

② 第二类氯通道包括对 CIC_3，CIC_4 和 CIC_5，对这一类的氯通道的特性了解得还很少。

③ 第三类氯通道包括对 CIC_6 和 CIC_7，对这一类的氯通道的特性同样了解得还很少。

(2) γ-氨基丁酸(GABA)受体氯离子通道。GABA受体氯离子通道属于配体门控氯离子通道。GABA是广泛存在于中枢神经系统内的一种抑制性递质，传递抑制性信号，在突触后产生抑制性突触后电位(IPSP)，在神经信号的突触传递中起着至关重要的作用。

GABA受体分为 $GABA_A$，$GABA_B$ 和 $GABA_C$ 三种，其中 $GABA_A$ 和 $GABA_C$ 属于氯离子通道受体，而 $GABA_B$ 属于G-蛋白偶联受体。$GABA_A$ 受体的结构由 α，β，γ 和 δ 等亚单位构成，在 β 亚单位上有GABA位点，当GABA与受体上该位点结合后，受体被激活，氯通道开放，Cl^- 内流，使神经细胞产生抑制性突触后电位(IPSP)，引起突触后抑制。$GABA_A$ 受体的激动剂有GABA，蝇荤醇(muscimol)等，它的拮抗剂是荷苞牡丹碱。$GABA_C$ 受体的结构由 ρ_1 和 ρ_2 亚单位构成，存在于中枢神经系统和视网膜细胞，无特异性激动剂和拮抗剂，相对而言，对GABA的敏感性较高，对蝇荤醇的敏感性较低。

2. 氯离子通道的功能

(1) 对细胞膜电位起稳定作用。对兴奋性细胞,氯通道可抑制动作电位的产生和稳定膜电位;对非兴奋性细胞,氯通道可维持细胞负的膜电位,为膜外钙离子进入胞内提供一定的驱动力。

(2) 参与信号的突触传递过程。如 $GABA_A$ 受体被激活后,氯通道开放,Cl^- 内流,使神经细胞产生抑制性突触后电位(IPSP),传递抑制性的神经信号至突触后。

(3) 调节细胞渗透性,使细胞维持正常的体积。在高渗状况下,大量渗出水分而导致细胞皱缩,依靠细胞转运系统使 Na^+,Cl^-,有机溶液和水进入细胞内调节细胞体积;若在低渗状况下,水分进入胞内而导致细胞肿胀,通过离子通道和转运系统使 Na^+,Cl^-,有机溶液和水大量外出使细胞维持正常。

4.5.6 酸敏感性离子通道(ASICs)

酸感受离子通道(ASICs)为 H^+ 门控的阳离子通道,是一类新的配体门控性离子通道,属于钠通道超家族的新成员。构成酸离子通道的亚基具有 2 个跨膜片段,并在细胞膜表面形成 2 个环,而其 N 端和 C 端都位于胞浆内,ASICs 对 Na^+ 的电导与电压依赖性钠离子通道相近,约为 18—23 pS,但 ASICs 不具有电压依赖性,它与 H^+ 浓度有关,当 pH 值小于 7.0 时被激活,pH 值 5.6—6.8 为最宜刺激。SICs 存在于外周神经、中枢神经及某些特殊组织中,在神经元缺血保护、镇痛、促进学习记忆功能和抗癫痫等方面起着重要的作用。

1. 酸敏感性离子通道的分类和生理特性

(1) ASICs 分类

ASICs 已经被克隆,已发现有 4 种基因编码,共有 ASIC1a,ASIC1b,ASIC2a,ASC2b,ASIC3 和 ASIC4 等 6 种类型的亚基,它们又被称为 ASIC - α/BNC2,ASIC - β,MDEG1/BNC1,MDEG2,DRASIC 和 SPASIC。神经组织中的 ASICs 通常由这些亚基组成四聚体,以同聚体或者异聚体的组合形式出现。如在海马神经元,发现有 2 种药理学性质完全不同的 ASICs 电流,它们可能由同源的 ASIC1a 或 ASIC2a 亚基构成,或者由相同或不同比例的 ASIC1a + 2a 亚基构成,ASIC2b 也参与了该电流的构成。不同 ASICs 亚基构成的同聚体和异聚体,往往具有不同的动力学特征和对 pH 值的敏感性的不同,因此在组织中很可能起着不同的生理功能。

(2) ASICs 在神经系统中的分布

ASICs 主要分布于哺乳动物的外周和中枢神经系统中,ASICs 的 4 种基因在脊髓背根神经节和坐骨神经中均有表达，但不同区域表达程度不同：如 ASIC1a 和 ASIC2b 存在于脑和感觉传入神经元，而 ASIC1b 只在感觉神经元中表达；不同大小的神经细胞中表达也不同：ASIC1 在小、中和大细胞中都有表达，而 ASIC2 和 ASIC3 主要分布于大的神经细胞中。ASICs 作为一种通道蛋白，主要分布于胞体和轴突周围的细胞膜上，而不在细胞内或是细胞器上。

另外，在味觉细胞中也发现有 ASICs 亚基的表达，该通道电流可以被柠檬酸(pH=5)所激活，也可被特异性阻断剂氨氯吡咪(amiloride)所阻断。但奇怪的是，尽管在味蕾的乳头细胞中有 ASIC2a 表达，它并不介导酸的味觉。在骨组织和前庭感觉神经元和神经节中也发现了 ASICs 的存在，但功能不清楚。

(3) ASICs 的生理学特性

研究表明，ASIC1，ASIC2a 和 ASIC3 的同聚体生理学特性不同：① 电导状态：ASIC1 有 3 种，ASIC2a 有 1 种，ASIC3 没有；② ASIC1 与 ASIC2a 激活后，不同的电导模式会发生改变，动力学特性和通道的开放几率不同，而 ASIC3 激活后，动力学特性和开放几率恒定；③ 激活 ASIC1，ASIC2a 与 ASIC3 的 pH50 分别为 5.9，5.0 和 5.4；④ 存在外部酸离子的情况下，ASIC1 和 ASIC3 快速完全失活(频率分别为 2.0/S 和 4.5/S)，ASIC2a 缓慢部分失活(频率为 0.045/S)，而亚基 ASIC4 单独表达时不能随 pH 的降低而激活，在 HEK293 细胞的研究中证实了这一生理学特性；⑤ 研究表明，同聚体 ASIC1a 对 Ca^{2+} 离子有很高的通透性，但其他 ASICs，包括同聚体 ASIC1b，ASIC2a 及异聚体 ASIC1a/ASIC2a，对 Ca^{2+} 通透性较低。

2. 酸敏感性离子通道的生理功能

由于只有蜘蛛毒素 PcTX1 能特异性地阻断 ASIC1a 亚基，ASICs 其他亚基目前尚无特异性阻断剂，这给研究 ASICs 的功能和作用机制带来一些困难，但仍然取得了许多进展。

(1) 在外周神经系统中，ASICs 被认为是一种伤害性感觉的受体，在炎症、缺血和组织酸中毒等病理变化中起作用。其病理机制可能是由于在风湿性关节炎、心肌缺血、肌肉劳累等病患中，因局部组织的酸增高或酸中毒，引起 ASICs 通道开放并可能激发各种病理生理效应，因此，酸传感器被认为是伤害性感觉的受体。

(2) 在中枢神经系统中，H^+ 被认为是一个神经信号分子或是调质，参与调节 ASICs 通道的功能。ASICs 通道参与神经信号的突触传递，ASICs 的不同亚基，其具体功能也不同：

① ASIC1a 对 Ca^{2+} 有很高的通透性，因此，ASIC1a 的很多功能与它对钙离子的通透性相关，如 敲除 ASIC1a 基因的动物对恐惧刺激的没有条件反射，其基本的

恐惧感觉消失；ASIC1a 对突触可塑性有重要的作用，它可能与学习记忆功能有关；ASICs 可以单独介导细胞缺血后损伤，还可以作为谷氨酸受体下游信号通路的一部分，被谷氨酸受体激活的钙调素依赖蛋白激酶Ⅱ所磷酸化，并可以进一步放大 ASICs 的细胞毒效应。

② ASIC1b 在感觉神经元中有大量表达，被认为在酸中毒引起的疼痛的传导中有重要作用。

③ ASIC2a 在哺乳动物中枢神经系统有表达。在外周神经系统，它可能作为伤害性感觉受体，在炎症、缺血和组织酸中毒等病理变化中起作用；在中枢，ASIC2a 主要在海马和皮质区内表达，与脑缺血等病理过程有关。

④ ASIC2b 在中枢神经系统中的功能尚不清楚，可能在癫痫和保护神经元损伤等病理过程中有一定的作用。

⑤ ASIC3 主要在感觉神经元和对酸敏感的疼痛神经元中表达，可能与痛觉信息传递有关。在心肌感觉传入神经中，ASIC3 可能介导了 H^+ 诱导的电流，在心绞痛、胸痛中有一定的作用。

⑥ ASIC4 不能单独构成酸敏感性离子通道，本身容易失活，必须和其他亚基共同构成通道。

3. 影响 ASICs 的因素

① ASICs 通道电流受细胞内环境温度的影响，温度会影响通道的特性。

② 阿司匹林等非甾体类抗炎药可以抑制 ASICs 电流和 ASICs 在伤害性感受器中的表达，ASIC 有可能是非甾体类抗炎药作用的一个新靶点。

③ 肽类物质与蛋白激酶 PKC 的激活剂。

神经肽 FF 和 FMRF 肽可以对 ASICs 进行调控。这些肽类物质可以减慢同聚体 ASICs 通道的失活，上调异聚体 ASIC 基因的表达。PKC 调节剂的寡肽片 CFTR 可以上调 ASIC1a/2a 共表达的 ASIC 通道，还能使 ASIC1a/2a 通道细胞外液 Na^+ 的平衡解离常数增加，CFTR 可通过改变胞外 Na^+ 作用增大 ASIC1a/2a 效应。

PKC 的激活剂 OAG 可以增强 ASIC2a 电流，PICK－1 调节 ASIC3 等亚基的过程，同时也需要 ASIC2b 亚基的调节和参与。

④ 金属阳离子的影响。

细胞外液中的 Ca^{2+}，Zn^{2+}，Mg^{2+} 和一些多价离子能使 ASIC1a 和 ASIC1b 的失活阈值的 pH 值更低，这样可以使 ASICs 在静息状态下更稳定。Ni^{2+} 的结合位点可能是 ASICs 的孔道开口处，阻碍通道开放，Pb^{2+} 对 ASIC1a 也有明显的阻断作用。

⑤ ASICs各亚单位之间的相互作用。ASICs通道不同亚基形成杂合后，会引起亚单位动力学特征的改变，一个亚单位表达的上调或下调，均可能影响到ASICs通道电流的大小。

复习题

1. 离子通道的基本特性是什么？有何实验证据？
2. 钠通道、钙通道和钾通道的分子结构是什么？
3. 目前知道的有哪些钾通道和钙通道亚型？
4. 氯通道和酸离子通道的特性是什么？

参考文献

[1] 阮迪云，寿天德. 神经生理学[M]. 合肥：中国科学技术大学出版社，1996.

[2] 寿天德. 神经生物学[M]. 北京：高等教育出版社，2001：40－52.

[3] Kandel E R，Schwantg J H，Jessel T M. Principles of neural science[M]. 3nd ed，Norwalk：Appleton & Lange，1991：66－79.

[4] M F Bear，B W Connors，M F Paradiso. 神经科学——探索脑[M]. 王建军，译. 第2版(中文版). 北京：高等教育出版社，2004：76－80.

[5] Gordon M，Shepherd. Neurobiology[M]. 2nd ed. New York：Oxford University Press，1988：109－113.

[6] 陈宜张. 分子神经生物学[M]. 北京：人民军医出版社，1995：103－125.

[7] 李国彰. 神经生理学[M]. 北京：人民卫生出版社，2006：25－33.

[8] 翁谢川，郑建全，彭双清，等. 酸感受性离子通道生物学特性及其调控[J]. 生物化学与生物物理进展，2007，34(1)：13－17.

(阮迪云)

第5章 受体和细胞信号转导

细胞信号转导是指外界刺激因素与胞间通讯信号分子作用后，信息由受体接受，跨膜转换成胞内第二信使，再经过后面的各级信号传递途径进行级联传递，最后引起相应的生理反应或基因表达的整个过程。

细胞信号或信息有许多种：有生物大分子结构（蛋白质、多糖、核酸等）信息；电、光、声、机械等物理信号，是产生机体的生物电、视觉反应、听觉反应、触觉反应的外界信号；化学信号包括神经递质、调质、激素、生长因子等细胞间通讯信号分子，G-蛋白、第二信使、效应酶、蛋白激酶等细胞内通讯的信号分子。

细胞信号转导通路的特征有：① 级联放大作用。信号转导是以多种蛋白的信号分子完成的级联反应，胞外信号经胞内信号分子依序逐级传递，并将信号放大。胞外信号分子称第一信使，与膜上受体结合后，将信号跨膜转导到胞内，然后一级一级地激活或改变下游信号分子的活性，胞内这些信号分子称第二信使，然后激活效应器，产生各种生物学效应。② 细胞信号转导通路是一个复杂的网络系统，某种信号分子往往可以同时激活几种不同的下游通路中的信号分子，某些下游分子又可互相激活，这样，在细胞信号转导通路就形成一个复杂的网络。

5.1 受 体

5.1.1 受体的基本概念

1. 受体的基本特性

受体（receptor）是指能与配体结合并能传递信息、引起效应的细胞成分。它是存在细胞膜上或胞质内的蛋白质大分子。受体由两部分组成：① 接受部分(receptor)，其功能是与递质、激素、药物等配体特异性地结合；② 效应成分(effector)，它起换能作用：配体跟受体结合后，二者的相互作用改变了受体蛋白的空间构型，开始了一系列的反应过程，其结果引起神经元兴奋或抑制、肌内收缩或腺体分泌激素、酶的激活或灭活、蛋白质的合成、道质或激素的释放等等。在各种情况下，受体都将配体分子结构编码的信息翻译成特殊的生理反应，其中有快速反应，如肌肉收缩，也有慢速反应，如激素分泌。

受体有三条基本特性：

(1) 饱和性。由于受体的数量有限，所以受体与配体的结合在剂量-反应曲线上有饱和现象。一般来说，受体结合亲和力高，则容量低，而非受体则相反，不出现饱和现象。

(2) 特异性或专一性。专一性是受体最重要的特性。受体分子能准确地识别配体及化学结构类似的物质，它具有高度的立体特异性。

(3) 可逆性。配体与受体位点的结合，多数是通过离子键、氢键或分子间引力作用而结合的，因此这种结合是可逆的。

2. 受体的分类

根据其结构的不同，受体可分为以下几类：

(1) 配体门控性离子通道受体。这类受体本身就是离子通道。它的基本结构由 5 个亚基组成，在递质与受体结合后，离子通道很快打开，产生快速的生理反应，故称快速非酶受体，如 ACh 受体、$GABA_A$ 受体、谷氨酸受体（NMDA 和 KA/AMPA 受体）、甘氨酸受体、胆碱能 N_2 受体、5 - HT_3 受体等。

(2) G 蛋白偶联型受体。这类受体与膜外侧配体结合后转化为内侧 G 蛋白的活化，然后再通过其他第二信使和效应蛋白的磷酸化起作用，传递速度很慢。如肾上腺素能受体、5 - HT 受体（除去 5 - HT_3 受体）、胆碱能 M 型受体、阿片受体、$GABA_B$ 受体、缓激肽受体、组胺受体、生长抑素受体、钙调蛋白受体等。

(3) 催化型受体。这种受体的细胞内成分具有酶活性，所以又称酶活性受体。这类受体激活不需要通过 G 蛋白偶联，如心钠肽、脑钠肽，它们的细胞内部具有鸟苷酸环化酶区域，受体激活后可直接增加 cGMP 含量，再激活 cGMP 依赖性蛋白激酶，从而引起底物蛋白磷酸化。还有一种是酪氨酸激酶受体，如胰岛素受体、表皮生长因子受体、血小板生长因子受体、成纤维生长因子受体等。

(4) 核内受体，即甾体激素受体和神经甾体受体。甾体激素和神经甾体可进入核内与甾体受体结合，调节细胞内信号转导和基因转录。这类受体有肾上腺皮质激素受体、性激素受体、甲状腺激素受体、维生素 D_3 受体等。

此外，还有一些气体型神经递质，如NO，CO等，它们不贮存于突触小泡内，释放后不作用于膜受体，可自由穿过细胞膜，细胞质内的乌苷酸环化酶是其受体之一。

5.1.2 ACh受体

1. ACh受体的分子结构

ACh受体蛋白由5个亚基组成，即2个α，一个β，一个γ和一个δ亚基，相对分子质量为2.7×10^5，Ach与受体的α基结合。

图5.1示出膜上ACh受体的三维结构。图中(a)是1983年Claudio等提出来的γ亚基的结构模型。①至④是嵌入膜的部分，—CHO基团可能是糖基化作用的位置。图中(b)为ACh受体中所包含的5个亚基排列顺序的三维结构图。2个α亚基，一个β亚基，一个γ亚基和一个δ亚基围绕一个中心通道，α亚基被1个β亚基或γ亚基分离开，每1个α亚基都有一个ACh结合位点。5个亚基沿顺时针方向的排列顺序是α-β-α-γ-δ或者是α-γ-α-β-δ。中央通道呈漏斗状，大的圆锥形部分面向膜外，狭长的部分位于膜内。圆锥形部分由各个亚基位于膜外空间的部分构成，狭长部分由各个亚基的M_5部分构成。M_5中的一些氨基酸带有电荷，氨基酸中带电荷的部分排列在α螺旋面对通道的一侧，氨基酸的疏水部分排列在α螺旋的另一侧，这样的α螺旋称为两性α螺旋。

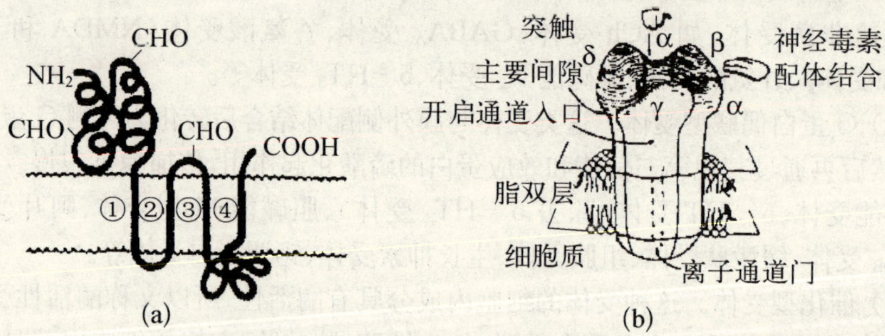

图5.1 膜上ACh受体各种亚型的分子结构 (Kistler等，1982) (a)示Claudio等1983提出的γ亚基的结构模型；(b)示ACh受体中α,β,γ和δ亚基排列的立体图

ACh的结合位点位于α亚单位N末端段的二硫键附近。实验证实，ACh结合位点附近的二硫键特别容易被还原，用放射性的烷化剂可确定它们是α亚单位第192位和193位的半胱氨酸残基。在天然ACh受体中，这种由两个邻位半胱氨酸残基形成二硫键的独特情形仅出现在ACh受体的α亚单位，在其他三种亚单位中

没有发现。由于受体有两个α亚单位,因而有两个ACh结合位点,这与生理学证据相一致,证明必须有两个ACh分子与受体结合才能完全开放通道。这两个结合位点的药理学特性稍有差异,可能因为内环境的不同引起的。用α银环蛇毒素与ACh受体结合可被ACh竞争性阻断剂所阻断,表明ACh结合位点的一部分靠近第192位半胱氨酸。

2. ACh受体的分类

ACh受体可分为毒蕈碱受体(muscarinic receptor,M型受体)和烟碱受体(nicotinic receptor,N型受体)。它们又可以分为若干亚型,广泛地分布于外周和中枢神经系统。

(1) M型受体

① M型受体可分为M_1,M_2,M_3,M_4,M_5等五种亚型。外周M型受体主要是M_1,M_2,M_3亚型。它们分布在外周ACh能节后纤维支配的效应器上,如M_2受体主要分布于心脏,M_1和M_3受体主要分布在外分泌腺体,如腮腺、泪腺等,M_2和M_3受体主要在各种平滑肌。

② M型受体的信号转导作用是通过G蛋白的偶联。在ACh作用下,M型受体与G蛋白结合,然后通过第二信使或直接作用在效应器上,引起各种生理学效应。

(2) N型受体

① N型受体又分外周和中枢N型受体。中枢N型受体按照对α-银环蛇毒(α-bungarotoxin,α-BGT)的敏感性分为α-BGT不敏感N型受体和α-BGT敏感N型受体两类,拮抗剂有五羟季铵、六羟季铵和美加明等。中枢N型受体主要分布于大脑层浅层、丘脑、下丘脑、海马、脑干、小脑等。突触前N型受体主要功能是调节神经末梢递质的释放,突触后N型受体主要功能是快速传递兴奋性神经信号,产生兴奋性突触后电位。

② 外周N型受体又分为神经节N型受体(N_1受体)和骨骼肌-电器官N型受体(N_2受体)。N_1受体主要分布于自主神经节的突触后膜,是由α、β亚单位组成的五聚体蛋白。当自主神经节前纤维兴奋时,释放ACh,与突触后膜N_1受体结合,导致后膜钠、钾、钙通道开放,后膜去极化,产生兴奋性突触后电位。N_2受体主要分布于神经-骨骼肌接头终板膜和电鱼的电器官上。N_2受体是由$(\alpha_1)_2\beta_1\varepsilon\delta$或$(\alpha_1)_2\beta_1\gamma\delta$四种亚单位组成的五聚体蛋白。

5.1.3 谷氨酸受体

谷氨酸是哺乳动物中枢神经系统最广泛的兴奋性递质。谷氨酸受体分为两大类：一类是离子型受体：包括 N-甲基-D-天冬氨酸(NMDA)受体和 α-氨基-3-羟基-5-甲基-4-异噁唑丙酸(α-amino-3-hydroxy-5-methl-4-isoxazole-propionate, AMPA)受体；第二类属于G蛋白偶联的谷氨酸受体：包括非 NMDA 受体(包括使君子氨酸(QA)受体和海人藻酸(KA)受体)、代谢型谷氨酸受体(mGluR)和 *L*-2-氨基-4-磷酸丁酸型受体(*L*-2-amino-4-Phosphonobutanoic acid, *L*-AP_4)。它与膜内G蛋白偶联，这些受体被激活后通过G蛋白效应酶、脑内第二信使等组成的信号转导系统起作用，产生较缓慢的生理反应。

1. 离子型受体

(1) NMDA 受体。NMDA 受体是配体门控离子通道，主要通透 Ca^{2+}。它有独特的电压依赖性，静息状态时，其受体通道被 Mg^{2+} 堵塞，去极化将通道中的 Mg^{2+} 逐出而打开 NMDA 受体通道，Ca^{2+} 内流，同时也可增加 Na^{+}、K^{+} 通透性，产生兴奋性突触后电位。NMDA 受体存在多个作用位点，如谷氨酸位点、甘氨酸位点、H^{+} 作用位点、Mg^{2+} 位点、Zn^{2+} 作用位点、非竞争性作用位点等。

NMDA 受体有 NR_1, NR_2(包括 NR_{2A}, NR_{2B}, NR_{2C}, NR_{2D})和 NR_3 等多种亚单位，并且它们的基因在神经元发育过程中的不同时期表达。NMDA 受体是通过 NR_1 和 NR_2 的复合体行使生理功能，NR_1 是基本结构单位，NR_2 的不同亚单位与 NR_1 结合发挥不同的生物学效应，如 NMDA 受体的各种亚单位均参与了突触可塑性和学习记忆功能，而 NR_{2B} 是不可缺少的。

(2) KA/AMPA 受体。它们也是受配基调控的离子通道，对 Na^{+}, K^{+} 有通透性，研究证明，一些受体亚型对 Ca^{2+} 也有通透性。AMPA 家族包括 4 个结构极为相似的亚基 GLUR1—4，各亚基的氨基酸序列的同源性高达 70%。由于氨基酸残基的疏水性分布，在靠近羧基端的部分构成 4 个跨膜区。AMPA、*L*-谷氨酸及 KA 均可激活这类离子通道，并有 AMPA 的高亲和力结合位点。天然的 AMPA 受体是由这 4 种亚基形成的五聚体。每个单位的分子量为 108 kD。AMP 受体的 4 种亚基在第 4 个跨膜区上游均含有 1 个由 38 个氨基酸残基组成的特殊区段，该区存在 2 个结构相似区，分别由受体基因上的 2 个相邻的外显子编码。但各亚基的 DNA 编码在翻译后要经过一些如：磷酸化、糖基化等修饰，这些修饰是通道功能的重要调节方式。离子型谷氨酸受体功能的多样性是通过不同亚基组装、选择性基因结合和转录后 mRNA 的编辑等方式来实现的。

在大鼠中通过分子克隆技术，已发现 5 种 KA 受体亚型(GLUR5-7, KA-1, KA-2)，利用逆转录 PCR 及膜片钳技术揭示：KA 受体是由同类的不同亚基组成的异质组合体。亚基的组成对受体的功能和特性影响特别大，因为异质的 KA 复合物中出现的GLUR5或GLUR6会阻碍Ca^{2+}的通透性。细胞可能通过RNA编辑改变结构,达到调控通道的Ca^{2+}流量。

2. 代谢型谷氨酸受体(mGLURs)

是通过G蛋白偶联来调节细胞内第二信使的产生而导致代谢改变的谷氨酸受体,其可分为不同的8个亚型mGLUR1—8,根据氨基酸序列的同源性及其药理学特征和信号转导机制的不同,可将其分为3组:① mGLUR1,mGLUR5;② mGLUR, mGLUR2—3;③ mGLUR4,mGLUR 6—8。

5.1.4 甘氨酸受体

士的宁敏感的甘氨酸受体(strychnine-sensitive glycine receptor,GlyR),属于五聚体配体门控离子通道超家族的一员,是中枢神经系统中一种重要的抑制性受体。它与激动剂结合后开启与之偶联的氯离子通道,起抑制作用。

1. 甘氨酸受体在中枢神经系统中的分布

甘氨酸受体分布在脊髓、海马、小脑等绝大部分脑区的神经元上,甘氨酸能诱导经其受体介导的氯电流。GlyR的α_1亚基分布在脊髓和脑干,在间脑和中脑也有存在;α_2亚基分布在海马、大脑皮层和丘脑,在脊髓有微量α_2亚基mRNA表达;少量的α_3亚基分布在小脑、嗅球和海马。β亚基的分布范围则远大于α亚基,在整个脑区和脊髓都有分布。α_1和α_2亚基的分布还受不同发育阶段的调节。出生后α_1亚基激增,α_2亚基骤减,出生后α_3亚基也呈增长趋势。新生型甘氨酸受体是同聚α_2亚基组成的五聚体,而成年型中,主要的是$\alpha_1\beta$亚基,少部分是$\alpha_3\beta$亚基。目前对于α亚基在发育过程中变化的机制还不清楚。

甘氨酸能神经元的突触结构以前被认为主要存在于脊髓和脑干,主要功能是参与中枢神经系统的反射活动、随意运动调节和感觉信号的处理。实际上,甘氨酸受体广泛分布于整个中枢神经系统。甘氨酸受体在这些脑区的功能还不十分清楚,它们可能在非突触部位介导抑制作用,并在一些病理调节下提供抑制性神经保护功能。另外,非突触甘氨酸受体可能会被周围胶质细胞所分泌的牛磺酸所激活,对皮层神经元胚胎期的发育有重要作用。在海马CA3区的神经元的甘氨酸受体也可以被局部分泌的牛磺酸或者β-丙氨酸所激活,调制海马神经环路的兴奋-抑制平衡功能,如有报道,通过激活突触后的甘氨酸受体可抑制海马CA1区神经元的发放和兴奋性突触传递,从而影响整个海马神经环路的信息处理。

2. 甘氨酸受体的分子结构

甘氨酸受体具有两种亚基,即α(48 kD)亚基和β(58 kD)亚基。甘氨酸受体可单独由α亚基构成同聚体或和β亚基共同形成异聚体。突触异聚甘氨酸受体是由3个α亚基和2个β亚基组成的五聚体(图5.2)。甘氨酸受体的α和β亚单位各由420个和470个氨基酸残基组成。甘氨酸受体亚单位含有一个高度保守的长N端,一个短的C端及四个跨膜结构域(M1—M4)。在跨膜区M3和M4之间有大的胞内环,这是各亚基间变异度最大的区域,在胞内环起始部有一些带正电荷的残基并包含蛋白激酶磷酸化序列。甘氨酸受体的N末端含有至少一个潜在的N-糖基化位点(例如α_1的第38位残基N),此区域很可能存在两个双硫链环。第一个环是由Cys-138和Cys-152通过二硫键形成的。第二个环靠近M1区,是由Cys-198和Cys-209形成的。与甘氨酸受体共存的还有一种胞浆蛋白,即gephyrin。它一方面在胞内面修饰甘氨酸受体,另一方面能高亲和力地与胞浆中的微管蛋白(tublin)相结合,从而将甘氨酸受体锚定在细胞骨架上。在甘氨酸受体的β亚基上,在M3和M4间有一段18个氨基酸的序列,即胞浆蛋白与甘氨酸受体的结合位点。在这些氨基酸序列上有蛋白激酶C(PKC)和酪氨酸激酶磷酸化的位点,提示可以调节甘氨酸受体和胞浆蛋白的相互作用。甘氨酸受体的α和β亚基与nACh受体、$GABA_A$受体的亚基同源性也很高。在人类,已鉴定出由3个不同基因编码的甘氨酸受体的α亚基(α1—3),在大鼠和小鼠中已鉴定出4种。这些α亚基之间的同源性高达80%以上,而同一亚基的不同剪接变异体之间的同源性则更高。这种剪接变异的方式进一步丰富了甘氨酸受体α亚基的多样性。

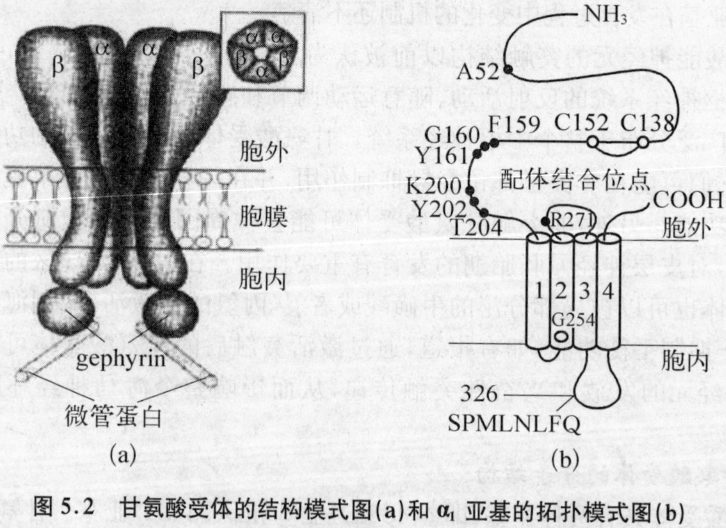

图5.2 甘氨酸受体的结构模式图(a)和α_1亚基的拓扑模式图(b)

3. 甘氨酸受体的配体结合及门控特性

甘氨酸受体的配体结合位点在α亚基上，而不在β亚基上。牛磺酸和β-丙氨酸是通道的激动剂，但在低浓度时却抑制甘氨酸受体的反应，提示它们在甘氨酸受体上有两个功能性结合位点。目前已知的甘氨酸受体 α_1 亚基上两个片段对配体识别尤为重要，一个在 α_1 亚基 198—209 位点的 2 个半胱氨酸残基之间形成二硫键的区域。198 和 209 位半胱氨酸的突变会使受体失去配体结合的能力，这可能是因为破坏了配体结合环的三级结构。

另一个影响配体高亲和力结合的关键区域是 159—161 残基，可能形成β折叠。其中 160 位是甘氨酸高亲和力结合的关键，相邻的残基决定激动剂的特异性。用酪氨酸置换 F159，能增强通道对甘氨酸的亲和力，并对γ-氨基丁酸(GABA)敏感(野生型甘氨酸受体对 GABA 不敏感)。值得一提的是，决定甘氨酸受体配体结合的有关位点与决定 nAChR 和 $GABA_A$ 受体的位点同源，提示这三种受体的配体结合位点具有共同的分子结构。

甘氨酸受体的跨膜区 M2 与阳离子选择性配体门控通道有显著的序列同源性，因而被认为组成了离子通道壁。利用印防己毒素作为通道阻断剂，表明 M2 区特定残基的突变会影响它对受体的阻遏。若将位于 M2 区域胞内的 G221 进行点突变，置换成丙氨酸，会改变甘氨酸受体的单通道电导。甘氨酸受体的特征之一是其单通道不是处于单一的电导状态，而是表现为多态性，即有一个主电导及若干个次要电导。主电导由 M2 区残基 G254 决定。由 α_1 亚基同聚而成的甘氨酸受体的单通道主电导值约 86 pS，若与β亚基共表达，则电导值为 44 pS。所有α同工型的 M2 序列基本上都是相同的，但 254 位点(在 α_2 中的是 261)的残基例外。该位点在 α_1 亚单位中为 Gly，在 α_2 和 α_3 中则是 Ala。β亚单位的 M2 区与α亚单位的有很大的不同。然而，所有亚单位的 M2 区均被认为是以α螺旋的形式参与通道孔区的构成，螺旋每 3 到 4 个残基中即有一个直接面对通道孔。

Zn^{2+} 是一种重要的内源性神经调质。Zn^{2+} 和神经递质共存于突触囊泡内，与递质共释放，这使 Zn^{2+} 的调节作用有显著生理意义。低浓度的 Zn^{2+} (1—10 μM/L)具有上调甘氨酸受体的功能，增大甘氨酸诱导的电流(约 3 倍)。单通道记录表明，Zn^{2+} 可显著增加了甘氨酸受体的开放频率和时间，这可能是 Zn^{2+} 延缓了甘氨酸从受体结合部位上的解离。Zn^{2+} 对受体的变构作用增强了甘氨酸和受体结合部位的相互作用。高浓度的 Zn^{2+} 则抑制甘氨酸受体，甚至可以完全阻断。单通道记录表明 Zn^{2+} 可降低甘氨酸受体开放的概率。α_1 亚单位 N 端胞外结构域中位于 95—105 之间或/和 148—151 之间的残基。Zn^{2+} 对甘氨酸电流的双向调节作用可能是由于高亲和力和低亲和力 Zn^{2+} 结合位点分别介导的结果。

5.2 神经信号传导中的 G 蛋白

能与 GTP 结合的蛋白称为 G 蛋白(G protein)。与信号转导有关的 G 蛋白有两类:一是与膜受体偶联的异三聚体 G 蛋白,本节讨论的这一类;二是以 Ras 蛋白为代表的具有酶活性的小分子 G 蛋白。

G 蛋白的生物学功能有两方面:一是跨膜信号转导中的枢纽作用;二是信号放大作用;三是通过 α 亚单位上 GDP—GTP—GDP 的循环变化,启动信号转导通路。G 蛋白能介导神经递质、光、味、激素和其他细胞外信使的作用。G 蛋白偶联受体所引发的反应较轻,而且具有多样性。它不仅调节离子通道,还可引起生长、代谢、细胞骨架结构、基因表达等方面的变化。

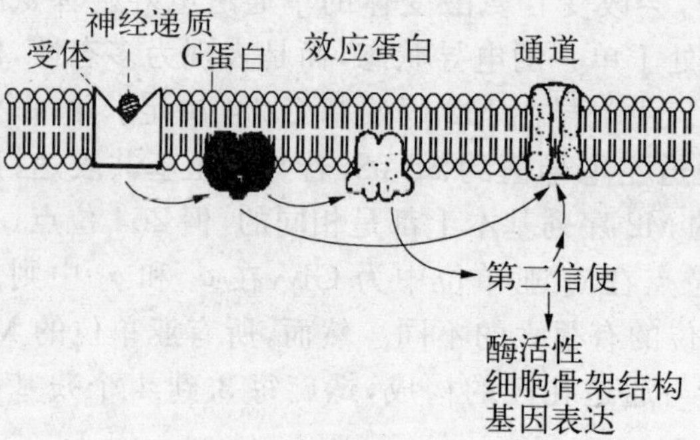

图 5.3 G 蛋白介导的信号转导系统示意图
(陈宜张,1995)

G 蛋白介导的信号转导途径如图 5.3 所示。受体与细胞外某特异的信使结合后,激活 G 蛋白,G 蛋白再激活一种或多种效应蛋白。效应蛋白可以是离子通道,也可以是酶,效应蛋白也可以通过作用其他第二信使再作用于通道。与 G 蛋白作用的受体多达 100 多种,包括胺类、肽类、花生酸类、光、味等受体。G 蛋白参与调节神经递质的合成与释放、突触受体敏感性、细胞代谢、细胞分化和生长等。

G 蛋白由 α,β,γ 三个亚基组成的三聚体。α 亚单位是 G 蛋白的主要活性亚单位,当 β 受体激活时,α 亚基与 βγ 亚基复合体解聚,α 亚基激活腺苷酸环化酶(AC)引起 cAMP 增加。现已克隆出多种 G 蛋白。根据 α 亚基结构分为 G_s,G_i/G_o,G_q,G_t,G_g,G_{12} 等 6 类。

5.2.1 受体通过GTP催化激活G蛋白

1. 受体通过促进GTP的结合而激活G蛋白

G蛋白有两种构象，即与GTP结合时呈活化态，与GDP结合时呈失活化态。两种状态的相互转换就构成了GTP酶循环，控制GTP酶的循环便是调节G蛋白活性的关键。在循环中将GDP转换成GTP便激活了G蛋白。结合激动剂的受体使GTP/GDP转换速率加快，增加了结合GTP的活性G蛋白的数量。在受体受到最大刺激的情况下，60%的G蛋白被激活。

2. 每个受体分子可以激活多个G蛋白分子

活化态的G蛋白寿命相对较长，而且受体可以迅速地促进GTP/GDP的转换，每个结合激动剂的受体可催化激活多个G蛋白分子，这种放大作用非常大。如在暗适应的蛙视网膜上，只需一个光子的作用就能形成单个漂白的视紫红质分子，可以激活大约37 000个G蛋白分子。由于效应蛋白是其自身的催化剂，所以引发一个细胞反应仅需要很少的神经递质分子。

3. 信号传递与受体和G蛋白的相对数目及受体的催化活性有关

由于单个受体分子可以激活许多G蛋白分子，因此当受体总数中只有一部分受体与激动剂结合，就能达到对效应蛋白的最大激活作用。受体总数和产生最大效应所需的受体数量与激动剂结合的受体数量有很大的差异，使得激动剂的浓度-效应曲线与其平衡结合曲线不同，这种差异据认为是由于受体的数目似乎多出很多的"空余受体"的存在所致。对于G蛋白偶联系统来说，空余受体的存在有其动力学基础，通常G蛋白的数量远远多于受体。

信号传递也与受体的催化活性有关。当受体的催化作用增强时，对激动剂的敏感性也增强。如果细胞受体总量增多，产生最大效应所需的激动剂占据的受体比例就会减少，相应地细胞对激动剂的敏感性也会增高，细胞可以通过控制其表面的受体数量来调节对信使分子的敏感性。

5.2.2 G蛋白偶联受体

G蛋白偶联受体是一个膜蛋白家族。它们有单一的分子结构，将质膜外配体结合的刺激转变为细胞质质面G蛋白的活化。受体是球状糖蛋白，其结构基础是由亲水环连接在一起的7条跨膜全长的疏水螺旋组成的束。糖基化的N末端位于膜的外表面，C末端位于细胞质面(图5.4)。跨膜的螺旋区域是保守程度最高的，N末端、C末端及细胞质面连接5和6跨膜段的环结构变异最大，应用定点突变技术和生化分析方法可以确定受体结构的不同区域和它执行的不同功能。

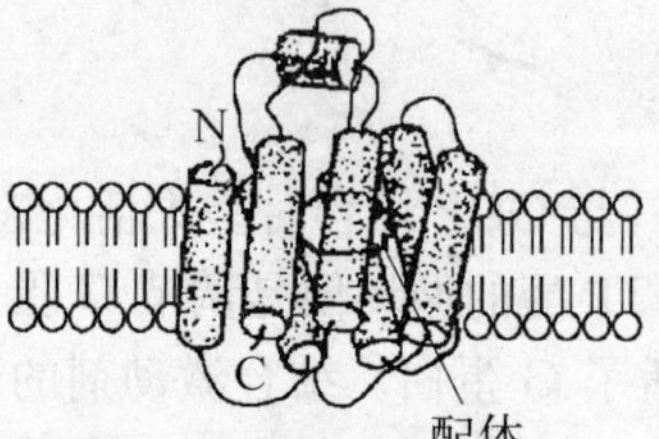

图 5.4　G 蛋白偶联受体的结构　(陈宜张,1995)

G 蛋白偶联受体与配体结合有两种模式：① 小的疏水性正离子型的配体,如肾上腺素能受体、毒蕈碱型胆碱能受体、视蛋白等。受体结合位点位于跨膜螺旋束内,它使激动剂分子或多或少地平行于质膜平面。激动剂结合以后,受体结合位点处的结构受到配体的扭转、撬动或摇动,胞质面 G 蛋白结合域的构象就会发生改变;② 大的糖蛋白类型配体,如黄体激素、促甲状腺激素等,其受体都含有结合所需的及伸展很长的 N 末端,结合位点位于细胞外 N 末端区域内。

受体与 G 蛋白的结合部位由细胞质面的几个正离子区域所组成,它包括连接跨膜段 3 和 4 的短第 2 环,5 和 6 的大环两个柄上的 5—20 个氨基酸,还有近跨膜段 7 末端的胞质面区域。这些区域的每一个都为 G 蛋白的活化所必需。受体的这个关键区域正电荷的浓度对调节 G 蛋白的 GTP/GDP 的转换很重要。细胞质面的第 2 和第 3 环两个区域可能决定某种受体调节哪一种 G 蛋白,它们是与选择性有关的 G 蛋白结合位点的一部分。它们有各自独立的功能,都能被异源受体激动剂结合核心所调节,这证实了受体通过跨膜螺旋结构将信息传递到胞质面的机制。

每一种 G 蛋白偶联受体都有多种形式、多种异构体,它们是在不同组织、不同分化阶段表达。受体分化出不同的亚型,其优点是可在不同的细胞和组织中,单一的激动剂可以激活不同的 G 蛋白,进而引发出不同的第二信使反应。如毒蕈碱型胆碱能受体 M_1,M_3 和 M_5 型受体直接作用于两种 G_p 活化磷脂酶 C(PLC),而M_2 和 M_4 型受体则通过 G_i 抑制腺苷酸环化酶(AC),激活钾通道,进而通过这些或其他 G 蛋白对 PLC 有弱激活作用。再如肾上腺素能受体 α_1 和 α_2,多巴胺受体 D_1 和 D_2,组织胺受体 H_I 和 H_2,以及多种 5 - HT 受体,等等,均对 G 蛋白有不同的选择性。

5.2.3　G 蛋白参与的调节功能

调节 G 蛋白的效应物有许多种。在功能方面,包括合成或降解第二信使的酶,改变膜电位或能够调节 Ca^{2+} 内流的离子通道,以及膜转运蛋白等;在结构方面,效应物可能是整合的膜蛋白,或是与膜表面呈现弱作用的外周蛋白。G 蛋白通过不同的作用机制调节效应蛋白,因此,存在许许多多的调节类型,就有可能一些新的 G 蛋白-效应物偶联类型会不断地被发现。

(1) G蛋白可以调节腺苷酸环化酶(AC)。G蛋白可以激活或抑制AC。AC是细胞内产生cAMP的酶,几乎每一种动物细胞中都含有AC,它是相对分子质量为110 $\times 10^3$ 的膜整合蛋白,由两条6次跨膜肽链和两个大的以假二聚体形式排列的细胞质面的区域所组成,类似于几种膜转运蛋白或膜离子通道的一部分。许多受体都是通过G蛋白激活或抑制AC的第二信使通路。在 Mg^{2+} 的作用下,AC促使ATP生成cAMP,由cAMP调节PKA的通路。如β肾上腺素能受体、D1多巴胺受体、VIP受体等可使 G_s 激活AC,形成环化酶- G_s - GTP复合物,其活性大大提高,是环化酶的20倍。另一些受体(如 M_2,M_4 毒蕈碱型胆碱受体,α_2 肾上腺素能受体等)通过 G_i 抑制AC。这类受体中的 G_i 被激活后,随着 α_i 的解离,释放出β和γ亚单位,与活化的 α_s 结合,从而产生抑制作用。

(2) 视觉的光信息转导系统也是由G蛋白介导的。光感受细胞中有高浓度的信号传递蛋白,特化了的磷酸二酯酶系统使视觉系统中的明视和暗视系统具有快速检测和快速恢复能力,因为它具有惊人的放大作用,一个视紫红质分子可以催化激活30 000个以上的 G_i 分子,再通过共价修饰机制又使视紫红质失活。

(3) PLC是两类G蛋白通过不同的途径来调节的。血栓素、M_2、M_4 毒蕈碱型胆碱能受体受体等是通过PT(百日咳毒素)敏感的G蛋白(G_i)起作用的;M_1 和 M_3 毒蕈碱型胆碱能受体、α_1 肾上腺素能受体等是通过PT不够感的G蛋白(G_p)起作用的。通过 G_p 途径激活PLC的作用要强于通过 G_i 的作用。

(4) G蛋白调节离子通道有两种不同的机制。一种是G蛋白直接作用于离子通道,如钾通道、钙通道、钠通道等;另一种是G蛋白通过调节其他第二信使的作用,再通过磷酸化来影响通道的功能。G蛋白直接作用的离子通道例如,调节交感神经终末递质释放的钙通道的机制,可能是α肾上腺素能被受体激活的G蛋白所抑制。

5.3 钙作为第二信使系统

Ca^{2+} 是神经细胞内一种重要的第二信使,参与多种细胞生理生化过程。细胞内游离钙的浓度一般为0.1—0.2 μmol/L,细胞外的 Ca^{2+} 浓度一般为1.8 mmol/

L。通过调节细脑内游离 Ca^{2+} 浓度来实现 Ca^{2+} 作为第二信使的功能，细胞内游离 Ca^{2+} 浓度是由电压依赖性和受体依赖性 Ca^{2+} 通道、Na^+/Ca^{2+} 交换机制和 Ca^{2+} 泵活动的调控的。

细胞内 Ca^{2+} 有许多功能：① Ca^{2+} 内流触发神经递质释放。Ca^{2+} 与钙/钙调素依赖性蛋白激酶Ⅱ的结合被认为是递质包装入小泡的关键步骤，Ca^{2+} 能触发突触小泡与突触前膜的融合，从而将递质从前膜释放到突触间隙；② Ca^{2+} 通过与其他第二信使、蛋白磷酸化、递质合成和代谢作用相联系发挥作用；③ Ca^{2+} 在生长发育、突触可塑性和学习记忆等神经系统功能方面起着重要作用。

5.3.1 细胞内钙浓度的测定

准确地测定细胞内 Ca^{2+} 浓度比较困难，原因是胞质 Ca^{2+} 浓度很低，而且变化迅速，加上干扰离子 Mg^{2+}，Na^+，K^+ 等的浓度比胞质 Ca^{2+} 浓度要高出 10^4—10^6 倍，因此一个好的 Ca^{2+} 指示剂必须要有高度选择性、高灵敏度和高时间分辨率。早期应用的指示剂是化学发光蛋白水母荧光素和金属色指示剂 arsemayoⅡ，这两种指示剂可以用微电极注入大神经元。近来用双光子激光显微图像分析和灵敏的指示剂较好地测定了胞内 Ca^{2+} 浓度。指示剂如 Fura-2，Fura-3 等螯合剂。当 Fura-2 在生理浓度范围内变化时，Fura-2 的荧光发射波长发生改变，在无 Ca^{2+} 存在时，Fura-2 发射荧光最强波长在 385 nm 处；当 Ca^{2+} 与 Fura-2 结合时发射荧光最强波长转移到 345 nm。利用这两种波长的紫外光去激活细胞，Ca^{2+} 浓度可以从两种波长所激发的强度之比来测定，这样可以消除因细胞厚度不同或染料负荷多少不同所造成的误差。Fura-2 的另一个优点是它的带电羟基可以改造成酯，而酯是不带电的，且脂溶性，它可以自由通过细胞膜。进入细胞后被酯酶所分解，转变为多羧基分子，而羧基恰巧螯合 Ca^{2+}，这样又恢复了它的指示剂功能。

5.3.2 胞内 Ca^{2+} 的稳定和胞质 Ca^{2+} 的调控

胞质 Ca^{2+} 可以从两个方面流入：一是细胞外钙内流；二是来自细胞内内质网的钙库。调控神经细胞质膜内外 Ca^{2+} 浓度是通过三条途径实现的（图 5.5(a)）：

1. 细胞膜上的钙通道

电压依赖性钙通道广泛存在于神经元膜，尤其是突触前膜。去极化打开钙通道，使胞外 Ca^{2+} 沿着钙通道内流，触发突触小泡与突触前膜融合，将递质释放到突触间隙。在突触后膜上有一些配体门控钙通道，如烟碱 ACh 受体通道、NMDA型谷氨酸受体通道，这些通道可以通过 Na^+ 和 K^+ 通过，也允许 Ca^{2+} 流入。

2. Na^+/Ca^{2+} 交换器

在神经细胞膜上有一种 Na^+/Ca^{2+} 交换器，其作用是将顺浓度梯度流入细胞内的 Na^+ 和逆浓度梯度流出的 Ca^{2+} 两种运动耦合起来，其本质是 Na^+/K^+ ATP酶或称钠泵。3个 Na^+ 流入可以交换1个 Ca^{2+} 泵出，这种交换器是生电的。

3. Ca^{2+} 依赖ATP酶

神经细胞膜上有 Ca^{2+} 依赖ATP酶或称钙泵，其作用是应用ATP水解的能量把胞内 Ca^{2+} 逆浓度梯度泵出细胞外。这种ATP酶是一个相对分子质量为 140×10^3 的蛋白，其结构是跨膜10次，4个跨膜域靠近N端，6个域靠近C端，两者中间为一长的胞质域。

5.3.3　内质网钙库与胞质钙浓度调控

调节细胞内内质网钙库与细胞质之间 Ca^{2+} 浓度是通过两条途径实现的（图5.5(b)）：

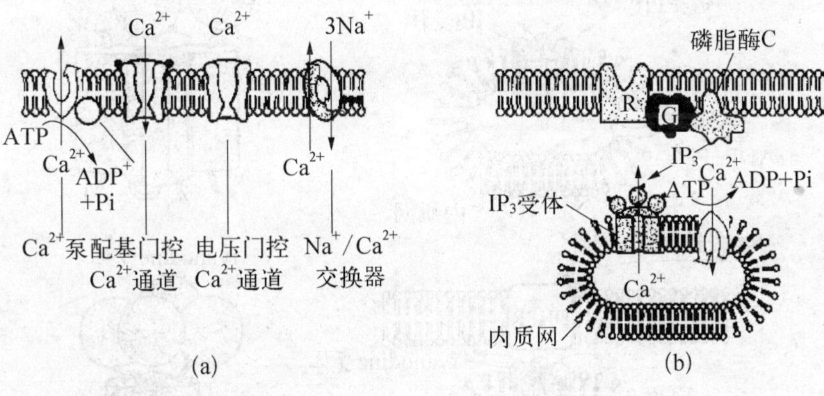

图5.5　胞质 Ca^{2+} 浓度的调控　（陈宜张，1995）(a) 神经细胞膜上 Na^{2+}/Ca^{2+} 交换器和 Ca^{2+} 依赖ATP酶；(b) 胞内内质网膜上 Ca^{2+} 依赖的ATP酶。

1. 内质网膜上 Ca^{2+} 依赖的ATP酶（钙泵）。它的作用是浓缩内质网钙库内的 Ca^{2+}，逆浓度梯度将胞液内的 Ca^{2+} 泵入内质网钙库。它与细胞质膜上 Ca^{2+} 依赖的ATP酶不同：它是相对分子质量为 1.05×10^5 的蛋白，每个ATP分子水解可以泵出2个 Ca^{2+}，它对钙调蛋白不敏感；与质膜ATP酶相同的是：内质网ATP酶对

Ca^{2+}也有高亲和力。K_d为0.2—0.3 μmol/L。

2. 从内质网钙库释放Ca^{2+}到胞质依靠两个通道，即IP_3(1,4,5-三磷酸肌醇)受体通道和利若丁(ryanodine)受体通道。

(1) IP_3受体介导的Ca^{2+}释放。当胞质IP_3浓度升高时，IP_3打开内质网钙通道的门，将钙库内的Ca^{2+}流入胞质。胞内IP_3浓度的升高起源于不同配基与质膜G蛋白偶联受体结合，然后激活磷脂酶C，从而使PIP_2水解，生成DAG和IP_3。IP_3受体调控内质网钙库中的Ca^{2+}，它是一种相对分子质量为3.13×10^5的蛋白，成簇状集中于C端的7个潜在跨膜域，当IP_3与IP_3受体结合时此区域作为Ca^{2+}通道而开放。IP_3结合位点向胞质延伸，当受体为活性状态时，可能是一个4聚体。钙通道和IP_3受体可能由4个受体亚单位交叉形成。非肌肉组织中IP_3受体与肌肉组织中ryanodine受体结构上很相似(图5.6)，它们的C端的一段长134个氨基酸的顺序内，有46%的氨基酸是完全相同的，这提示两种受体可能有进化上的同源性。

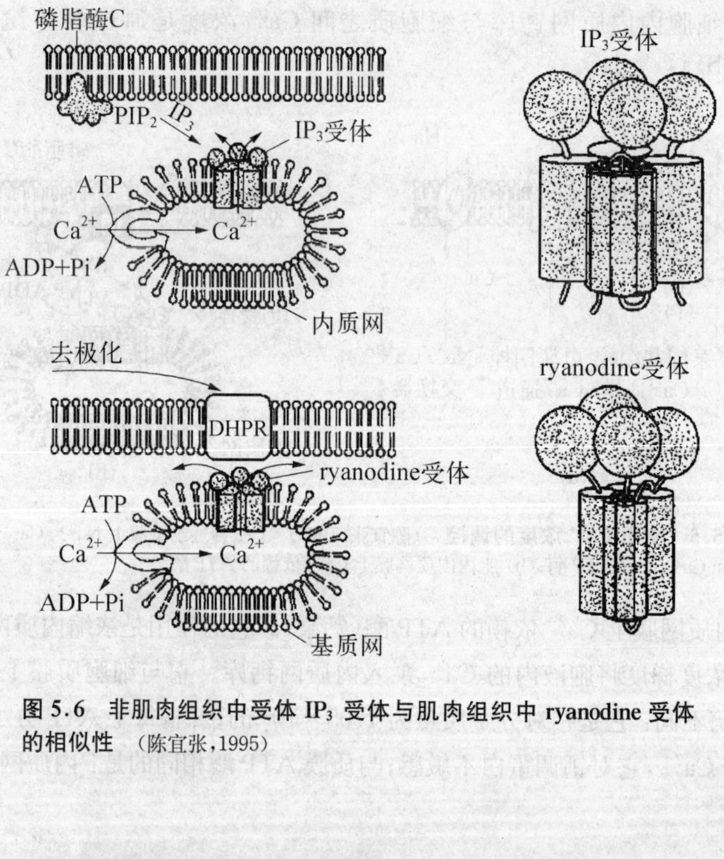

图5.6 非肌肉组织中受体IP_3受体与肌肉组织中ryanodine受体的相似性 (陈宜张,1995)

(2) Ryanodine 受体介导的 Ca^{2+} 释放。Ryanodine 受体因对植物碱 Ryanodine 敏感而得名。它主要调节那些对 IP_3 受体不敏感的钙库内 Ca^{2+} 释放。激活 Ryanodine 受体通道活性的物质有咖啡因、腺嘌呤、核苷酸、低浓度 Ca^{2+} 等，它的抑制剂有普鲁卡因、CaM、高浓度 Ca^{2+} 等。微量的 ryanodine 可以激活 ryanodine 受体通道，但内源性的激活物可能是 cADP 核糖。当细胞内 Ca^{2+} 浓度增高时，IP_3 或 ryanodine 浓度增高，相应受体通道开放，将内质网钙库 Ca^{2+} 释放到胞质，以维持胞内钙的平衡。

5.3.4 CaM 激酶Ⅱ-Ca^{2+}/钙调蛋白

钙调蛋白(calmodulin，CaM)是一种分布广泛，作用复杂的钙结合蛋白。激活的 CaM 可进一步激活蛋白激酶，参与信号转导，调控细胞活动。CaM 由 19 个氨基酸、148 个氨基酸组成的单链分子，分子量为 16.8 kD，具有 4 个 Ca^{2+} 结合位点，它是耐热的酸性小分子可溶性球蛋白。CaM 受胞内 Ca^{2+} 的调控。Ca^{2+}/钙调蛋白参与蛋白磷酸化、蛋白甲基化、磷酸甲基化等。

CaM 激酶Ⅱ是多功能激酶，它的功能非常广泛：

(1) CaM 激酶Ⅱ与学习记忆功能有关。CaM 激酶Ⅱ在前脑神经元浓度很高，占海马蛋白含量的 2%。在前脑有半数 CaM 激酶Ⅱ位于神经元的胞质内，它占突触后致密部组分蛋白总量的 20%— 30%。当 NMDA 受体被激活而使 Ca^{2+} 进入胞内以后，CaM 激酶Ⅱ是一个主要的作用靶点，CaM 激酶Ⅱ被 Ca^{2+} 激活后，会自身磷酸化，因此，与形成突触后长时程增强有关。

(2) CaM 激酶Ⅱ可使突触素蛋白磷酸化，调节囊泡循环和递质释放。但其磷酸化的作用位点与 CaM 激酶Ⅰ及 PKA 不同，此作用位点的磷酸化调节突触素与突触小泡的亲和力及其与肌动蛋白细丝的亲和力，最终调节递质的释放。

(3) CaM 激酶Ⅱ可能起一个分子开关的作用。当 CaM 激酶的全酶在 Ca^{2+}/钙调蛋白存在的条件下被激活时，它的每个亚单位均可被自家磷酸化，从而显著改变 CaM 激酶的特性，这一调节机制可能使 CaM 激酶Ⅱ起一个分子开关的作用。

(4) Ca^{2+}/钙调蛋白可以调节许多第二信使相关酶。不同第二信使所调控的调节通路之间的相互作用对于神经元功能的协调是非常重要的。许多与钙通道的相互作用是由钙调蛋白来实现的。例如，脑内含有钙调蛋白敏感的及不敏感的腺苷酸环化酶和 cAMP 磷酸二酯酶的同功酶，在不同神经元或同一神经元的不同部位，它们的比例不同。因此，神经元某一特定部位的 Ca^{2+} 浓度的升高可以增强或拮抗 cAMP 的生成量，它可分别影响局部的环化酶及磷酸二酯酶。

(5) Ca^{2+} 与通道蛋白直接结合后，可以调节一些膜离子通道的活动。如 Ca^{2+} 沿电压门控通道进入细胞内后，它可激活钾通道，引起一个迟相钾电流，有利于膜复极化。

5.4 环核苷酸系统

5.4.1 cAMP 系统

环腺苷酸(cAMP)是 Sutherland 和 Rall 于 1957 年发现的，他们最早提出了第二信使的概念。cAMP 广泛地分布于神经系统。1971 年，Bloom 等证实了 cAMP 能影响神经元电信号的发放。后来，Greengard 等认为 cAMP 与许多脑递质有关，他提出了统一的 cAMP 假说：cAMP 激活靶细胞中专一性的蛋白激酶，这些酶催化磷酸基团掺入神经元膜上的专一性蛋白，改变膜对离子的通道性，进而改变了靶细胞的兴奋水平，达到传递动作电位的目的。另一方面，活性的蛋白激酶作用于核蛋白上，使核蛋白磷酸化，这可能与长期记忆有关。概括起来，cAMP 作为第二信使的作用机制有下列 4 个步骤：

(1) A-环化酶(腺苷酸环化酶)在递质与受体结合时被激活，成为活化的 A-环化酶；

(2) 在活化了的 A-环化酶的催化下，ATP 变为 cAMP；

(3) 在 cAMP 作用下，蛋白激酶被激活，即

$$\text{cAMP} + (\text{非活性})\text{蛋白激酶} \rightarrow \text{cAMP} \sim \text{R} + \text{活性蛋白激酶}$$

(4) 活性蛋白激酶一方面使膜蛋白磷酸化，改变膜对离子的通透性，传递动作电位；另一方面使核蛋白磷酸化，产生长期记忆。

cAMP 作用的兴奋性受体有：NE 的 β 受体、DA 的 D_1 受体、5-HT 受体、APV 受体、胰高血糖素受体等；抑制性受体有：NE 的 α_2 受体、ACh 的 M_1 受体、DA 的 D_2 受体、血管紧张素Ⅱ受体和阿片样物质受体等。

cAMP 是经典的第二信使，它的转导系统中，其上游信号转导分子有 G 蛋白偶联受体、G 蛋白、腺苷酸环化酶；它的下游信号转导分子主要是蛋白激酶 A (PKA)和蛋白质磷酸酶。

图5.7示出了AC－cAMP－PKA信号转导途经：首先第一信使(神经递质)与膜受体结合，接着有G蛋白介导AC的激活或抑制，然后生成cAMP，由cAMP通过PKA介导蛋白磷酸化和脱磷酸化。

cAMP在大多数细胞内都存在，它可进一步特异性地激活PKA，在嗅觉上皮细胞可以调控离子通道。PKA可促成底物蛋白磷酸化，还可以催化亚基解离，进入核内，激活cAMP反应元件结合蛋白(CREB)等转录调节因子，最后产生各种生物学效应，如长期学习记忆的形成机制就是其中的效应之一。中枢神经系统的许多功能都与cAMP信号转导通路有关，如突触递质释放、离子通道的通透性、神经细胞的兴奋性等。

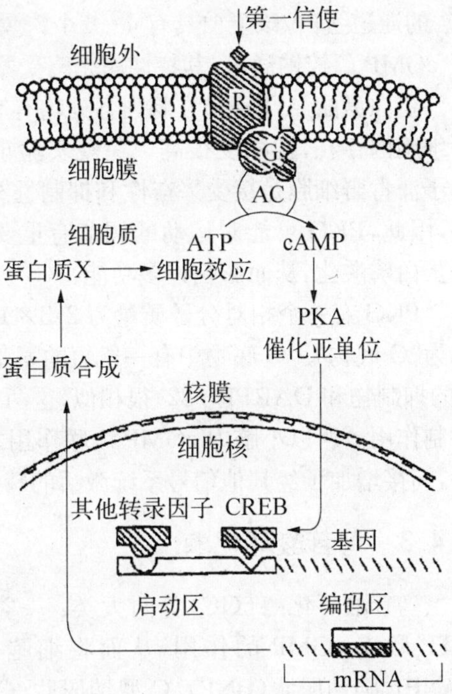

图5.7 AC－cAMP－PKA信号转导系统示意图

5.4.2 cGMP系统

环鸟甘酸(cGMP)在细胞内的水平要比cAMP低得多，在可兴奋组织中起某种特异的调节作用。cGMP可调节cGMP门控离子通道，调节脊椎动物视网膜光电转换机制，是小脑浦肯野细胞内的第二信使，参与海马神经元的长时程增强(LTP)，调节神经递质的释放和摄取，参与神经元的分化、基因表达、学习记忆、脑神经毒性等。

把光信息从视紫红质传到钠通道的是第二信使是cGMP。其传道过程如下：在黑暗中，cGMP保持较高的水平，它通过鸟苷环化酶(GC)合成，经磷酸二酯酶水解。cGMP直接与外段上的钠通道结合，使之开放，Na^+，Ca^{2+}和Mg^{2+}持续地进入外段，形成暗电流。对光敏感的视紫红质是G蛋白偶联受体，活化的视紫红质激活G蛋白的G_t，G_t又激活cGMP磷酸二酯酶，该酶则能迅速水解cGMP，降低cGMP浓度，使钠通道关闭，视杆细胞超极化。这种超极化电流便是光感受器电流。

从羊的光感受器提纯cGMP门控钠通道，得到了一个相对分子质量为7.9×

10^4 的通道蛋白，该蛋白具有 4—6 个跨膜螺旋。若将此在爪蟾卵母细胞表达，则出现 cGMP 门控钠通道，其特性属光感受器通道。

蛋白激酶 A(PKA)在脑内各处均有表达，但蛋白激酶 G(PKG)仅在小脑浦肯野细胞内存在，且浓度很高。免疫实验证明，PKG 位于浦肯野细胞体和致密体。由于浦肯野细胞是接受兴奋性和抑制性神经元传入通路，又是小脑唯一的传出通路，因此，PKG 可能对运动的调节有重要的意义。PKG 可使 NOS，$GABA_A$ 受体等蛋白磷酸化，从而影响许多功能。

PKG 有一个相对分子质量为 2.3×10^4 的蛋白底物，仅在浦肯野细胞内表达，称为“G 底物”。G 底物中有一段短的氨基酸顺序与其他两个蛋白抑制物(磷酸酶-1 的抑制物和 DARPP-32)很相似，这两个蛋白只有在被 PKA 磷酸化之后才具有抑制作用。所以小脑内 cGMP 级联作用之一可能是经过 G 底物抑制磷酸酶的活性，间接增加了经其他信号系统激活的磷酸化作用。

5.4.3 鸟苷酸环化酶

鸟苷酸环化酶(GC)分两大类：一类是膜结合型 GC，称 pGC，它具有催化 GTP 形成 cGMP 的作用，从而将细胞外信号转化为胞内信号。心房钠尿肽(ANP)、脑钠尿肽(BNP)、C 型钠尿肽(CNP)、ACTH 等与位于细胞膜上的 pGC 偶联，便可以激活 pGC；第二类是胞浆可溶性 GC(sGC)。它可在多种组织中表达，调节不同的生理功能。ACh、P 物质等作用于神经细胞，在 Ca^{2+} 的参与下，精氨酸转变为瓜氨酸产生 NO，从而可激活 sGC。

小血管平滑肌细胞内的鸟苷酸环化酶是通过 cGMP 起作用的。副交感神经终末释放 ACh，先与内皮细胞上的 mAChR 结合，然后内皮细胞再影响邻近平滑肌细胞，使小血管舒张。ACh 作用于 M 受体使内皮细胞内 IP_3 浓度升高，Ca^{2+} 从内质网流入胞质，激活了一氧化氮(NO)合成酶，生成 NO。在有氧的条件下，NO 扩散到平滑肌细胞，结合到原卟啉血色素而激活细胞内的可溶性鸟苷酸环化酶。cGMP 浓度升高，刺激了 PKG，PKG 使肌肉蛋白磷酸化，导致平滑肌收缩。

心房钠尿肽的受体是跨膜蛋白，它的胞质域显示鸟苷酸环化酶的活力。心房钠尿肽是心房肌产生的一类循环激素，当心房内压力升高时合成增多。这一类激素在维持电解质平衡及心血管内环境稳定中起重要作用。心房钠尿肽受体为相对分子质量 1.2×10^5—1.4×10^5 的蛋白，跨膜一次，细胞膜外配基结合位点经跨膜一次螺旋与鸟苷酸环化酶域直接相连。在脑内也有特有的心房钠尿肽受体，跨膜一次的鸟苷酸环化酶在脑内也有作用。

5.5　其他第二信使

5.5.1　膜脂系统

膜脂系统也是一个重要的第二信使系统。目前认为在信号转导通路中起重要作用的磷脂酶有磷脂酶 C(PLC)、磷脂酶 D(PLD)、磷脂酶 A_2(PL A_2)及鞘磷脂酶。其代谢产物起第二信使作用的有三磷酸肌醇(IP_3)、二酰甘油(DG)、二脂酰甘油酯(DAG)及花生四烯酸(AA)等。

1. 三磷酸肌醇(IP_3)。磷脂酰肌醇(PI)经二步磷酸化生成 4,5-二磷酸磷脂酰肌醇(PIP_2)。当第一信使与受体蛋白结合后,可激活 GTP 结合蛋白刺激磷脂酶 C(PLC)水解 PIP_2。水解 PIP_2 可得到两种第二信使分子,即三磷酸肌醇(IP_3)和二脂酰甘油酯(DAG)。IP_3 可溶于水,IP_3 本身就是 Ca^{2+} 通道的一部分,因此,当 IP_3 浓度升高时,Ca^{2+} 通道打开,使钙库内 Ca^{2+} 流向细胞内,维持胞内钙平衡。

2. 二脂酰甘油酯(DAG)。DAG 由甘油和两个脂肪酸(硬脂酸和花生四烯酸)连接而成,它很快就被降解为不饱和的甘油二酯(DG)和花生四烯酸。花生四烯酸可用于合成前列腺素,DG 可激活蛋白激酶 C(PKC),使靶蛋白磷酸化,也有部分 DAG 直接加入新合成的 PI 中。

3. 蛋白激酶 C(PKC)。PKC 广泛地存在于各种细胞中,它可被 IP_3 调控的 Ca^{2+} 所激活,也可与 cAMP 和钙/钙调素依赖性激酶Ⅱ作用。PKC 的激活包括形成一个含有膜脂质、Ca^{2+},DAG 及 PKC 蛋白的复合物,必然伴有 PKC 与膜的结合。这便可以解释为什么许多被 PKC 磷酸化的蛋白都是膜蛋白。PKC 参与调节一系列广泛的生理功能,包括海马锋电位放电的适应、门控离子通道、受体脱敏及海马长时程增强的诱导等,与细胞发育与分化也有关。某些疏水性酯类促肿瘤物质,如佛波醇酯可以模拟 DAG 的作用,作为探测 PKC 功能的工具。

4. 花生四烯酸(AA)。AA 是通过磷脂酶水解膜磷脂释放的不饱和脂肪酸。体内绝大多数 AA 无生物活性,只少量游离状态存在胞浆和细胞外液的 AA 才有活性。花生四烯酸及其代谢产物(如前列腺素)在体内有广泛的作用:① 第一信使作用。细胞受刺激后,胞内形成的 AA 及代谢产物可释放至细胞外,作为第一信使影响临近细胞,再通过第二信使产生生物效应,AA 起到局部激素或调质的作用。

如降钙素、血管紧张素、缓激肽、乙酰胆碱等的某些生理功能都与AA及其代谢物有关。② 作为第二信使参与胞内信号传递。AA能直接激活PKC,也能激活PLC。AA的某些代谢产物,如PGF_{α},LT_S,TXA_2等能激活胞内钙通道,增加胞内Ca^{2+}浓度,而且不依赖IP_3。

5.5.2 蛋白磷酸酶

蛋白质的功能水平取决于磷酸化过程,磷酸化程度是磷酸化与脱磷酸化两个过程的结果。蛋白激酶可催化磷酸化过程,也可催化脱磷酸化过程。磷酸酶分两大类:一类是使磷酸丝氨酸或磷酸苏氨酸脱磷酸化;另一类是使磷酸酪氨酸脱磷酸化。

丝/苏氨酸特异磷酸酶又分为蛋白磷酸酶1,蛋白磷酸酶2A,2B和2C。其中催化亚单位决定了蛋白丝氨酸/苏氨酸磷酸酶的活力。蛋白磷酸酶1,2A和2B的催化亚单位约有40%的氨基酸完全相同,它们是同一个基因族的成员;磷酸酶2C与其他三种酶无顺序同源性,是另一基因族编码。

细胞内的磷酸酶1的催化亚单位与一个大分子靶亚单位形成复合物,该靶亚单位把磷酸酶结合到某一亚细胞结构并抑制它的活性。在胞质中,磷酸酶以非活性状态与抑制素-2的复合物形式存在。当靶亚单位或抑制素-2经不同的第二信使调节的蛋白激酶磷酸化时,就把磷酸酶1的催化亚单位活性释放出来,这实际上是cAMP经PKA对磷酸化酶的间接抑制。

磷酸酶2B又称钙神经素,它受Ca^{2+}/钙调蛋白的调节,约占脑总蛋白量的1%,它的底物特异性很强。许多被钙神经素脱磷酸的蛋白常常被PKA所磷酸化,如抑制素-1。钙激活钙神经素后、间接地激活磷酸酶1,从而减少PKA及其他蛋白激酶的功能效应。cAMP与钙神经素相互拮抗,如L-钙通道蛋白受PKA磷酸化后可以增强去极化对通道的激活。在这些神经元中,经钙依赖磷酸酶的脱磷酸化可以逆转cAMP的作用,这一脱磷酸化被认为与钙神经素有关。

5.5.3 一氧化氮(NO)和一氧化氮合成酶(NOS)

1. NO

NO是结构简单的气体,易扩散,反应性强。可合成NO的细胞广泛存在,如神经细胞、血管内皮细胞、巨噬细胞、中性粒细胞、内分泌腺、心、肺、胃肠导细胞等。

一氧化氮(NO)具有多种生理功能,可激活GC,是第一和第二信使双重特征的信号分子。如免疫系统通过NO消灭病原体,血管内皮细胞通过释放NO使血管扩张,NO在神经系统中可起神经递质或调质的作用,以及逆行信使的作用,等等。

1977年Miki等报道了NO可激活小鼠大脑皮质匀浆可溶性鸟苷酸环化酶。1982年Deguchi等报道了在成神经细胞瘤中发现一种能激活鸟苷酸环化酶的小分子物质是L-精氨酸(L-Arg)。1988年Garthwaite等报道了兴奋性氨基酸NMDA可使大鼠小脑细胞cGMP水平升高,并伴有一种血管内皮舒张因子样物质的释放。以后发现NMDA引起的cGMP水平的升高可被L-Arg加强,可被L-NMMA(N^G-甲基-L-精氨酸)拮抗。NO可激活细胞内可溶性鸟苷酸环化酶,是可溶性鸟苷酸环化酶的受体。可溶性鸟苷酸环化酶是一种异二聚体,二聚体的两个亚单位必须同时表达才能被NO激活并具催化活性。可溶性鸟苷酸环化酶的全酶还包括血红素,NO与血红素卟啉环中的Fe^{2+}结合,将铁拉出平面,改变酶构型,使酶转为激活状态。

NO可很快扩散,生物半衰期比一些经典递质长。它作为一种慢突触传导的传递物质,在学习记忆产生过程中的突触可塑性起重要作用。在突触后长时程增强(LTP)的产生机制中,LTP的产生和维持既有突触后作用,也有突触前作用。NO作为一种逆行信使物质从突触后释放出来,扩散到突触前终末,促使突触前递质的释放,这样反复多次的进行,便产生突触后长时程增强(LTP)。一氧化氮合成酶抑制剂L-NMMA可阻断LTP的形成,而L-Arg可对抗该抑制剂的作用。硝普钠可增加LTP的幅度,与高频刺激引起的LTP增强作用在形成机制上有共同之处。若同时刺激小脑攀缘纤维和水平纤维,可导致水平纤维与浦肯野细胞间突触将形成突触后抑制(LTD)。这种LTD可被一氧化氮合成酶抑制剂L-NMMA所阻断。由于一氧化氮合成酶存在于筐状细胞,鸟苷酸环化酶存在于浦肯野细胞,可能是筐状细胞激活后产生NO,NO扩散到浦肯野细胞,进而激活鸟苷酸环化酶,导致浦肯野细胞中某些依赖于Ca^{2+}的过程激活,若同时水平纤维被激活就会产生LTD。

NO可以与过氧化自由基反应生成过氧亚硝酸或羟基自由基,从而直接导致蛋白质、核酸及脂质膜损伤;还可以通过激活鸟苷酸环化酶生成cGMP,最终释放多巴胺来起作用。

NO在神经系统中的作用有两个方面:一方面NO作为逆行信使在递质突触传递中起作用,它与经典递质不同,NO不贮存于突触小泡内,不以胞吐方式释放,而以扩散的方式到达邻近细胞或突触前终末;另一方面,NO通过与过氧化自由基作用,对神经细胞有一定毒性作用。

2. NOS

NO的前体是L-精氨酸(L-Arg)。L-Arg的分子氧在NO合成酶(NOS)

催化下生成 NO。由于体内 NO 不稳定，半衰期很短，只能用免疫组化及原位杂交技术，确定 NOS 的部位，通过 NOS 的定位来反映 NO 的分布。

NOS 有多种异构体，按照酶的理化特性和对钙离子浓度的调节及亚细胞定位，可将 NOS 分为三类：① 神经细胞型 NOS(nNOS)，即 NOS - Ⅰ型。主要存在于脑细胞；② 诱导型 NOS(iNOS)，即 NOS - Ⅱ型。主要存在于巨噬细胞；③ 内皮细胞型(eNOS)，即 NOS - Ⅲ型。主要存在血管内皮细胞。三种类型的 NOS 噬不同基因的表达产物，具有不同的特性，其组织分布、调节机制、催化活性和抑制敏感性均不同。

根据 NOS 基因表达和功能的不同，及精氨酸类似物对它抑制的差异又可分为两类：① 原生型 NOS(cNOS)。主要存在于内皮细胞、神经细胞、血小板等。cNOS 的活性依赖于 Ca^{2+}/CaM，在正常条件下表达，产生 NO，发挥生理效应。② 诱生型 NOS(iNOS)。存在于巨噬细胞和中性粒细胞中，它的活性不依赖于 Ca^{2+}，只在细胞受刺激时表达，产生大量的 NO，引起毒性效应。

中枢神经系统内小脑和嗅球 NOS 含量高，海马、脑皮层和纹状体中 1%—2% 的神经元含 NOS，锥体细胞不含 NOS。中脑的上、下丘脑都含有 NOS，小脑颗粒细胞和兰状细胞含有 NOS，而浦肯野细胞却没有 NOS。中枢神经内，NOS 往往与其他递质或调质共存，如大脑皮层神经元 NOS 与 GABA、生长抑素(SS)、神经肽 Y(NPY)共存；纹状体 NOS 神经元与 SS 和 NPY 共存；胃肠道 NOS 神经元与血管活性肠肽共存等。

5.6 细胞核内信号转导和基因转录调控

5.6.1 转录因子

在细胞核内起信号转导作用的物质又称第三信使。转录因子是通过识别并结合于 DNA 特定序列，从而启动基因表达过程。转录因子作用于细胞内，但激活不一定在细胞内。激活转录因子信号传递通路可分为三类：① 核内激活。在细胞核内直接发生转录激活作用，如 MAPK、CREB 通路和配体激活的转录因子等；② 质膜激活。转录因子在细胞膜上激活，然后穿过胞浆进入细胞核，如 JAK/STAT 信号传递通路等；③ 胞浆激活。转录因子在细胞浆中激活，再到核内，如 NF - κB 信号通路。原癌基因中即早基因的 *Fos*,*Jun* 等属于这类。

5.6.2　转录激活蛋白(AP－1)

AP－1 是即早基因编码的核转录因子,由 Fos 家族和 Jun 家族组成。AP－1 是即早基因 *c-fos*,*c-jun* 表达产物 Fos 蛋白、Jun 蛋白的二聚体,在基因表达调控中起作用。

Fos 和 Jun 是第三信使。Fos 家族包括 FosA,FosB,Fos 相关蛋白 Fra－1 和 Fra－2;Jun 家族包括 JunA,JunB 和 JunD。

Fos 和 Jun 都属于碱性亮氨酸拉链蛋白,结构上都含有一个碱性区和与之相邻的亮氨酸拉链区。细胞受到刺激后,核内的 *c-fos* 被激活,转录生成 mRNA,进入胞浆,翻译成 Fos 蛋白。Fos 经磷酸化修饰后返回胞核,与 *c-jun* 编码的 Jun 蛋白形成二聚体。形成二聚体(AP－1)是它们与 DNA 结合并发挥转录激活作用的前提。DNA 启动子区 AP－1 位点的活性可受磷酸化修饰,磷酸化后的位点与 AP－1的结合能力增强。

5.6.3　即早基因 *c-fos* 和 *c-jun*

当外界刺激信号,如神经冲动或递质刺激后数分钟就会有 *c-fos* 和 *c-jun* 的表达。不同的刺激信号通过不同的信号转导通路,作用于不同的调节序列来诱导 *c-fos* 的表达:① 第二信使通路,如 cAMP,Ca^{2+},DG－PKC 等激活引起 *c-fos* 的表达。胞内 cAMP 水平增高,激活 PKA,使 CREB 磷酸化,CREB 是 *c-fos* 的一种转录因子;去极化和激活 NMDA 受体引起的 Ca^{2+} 内流,将会引起 *c-fos* 的表达。内钙增高,可激活 CAMKⅡ,或 AC,或 Ras 通路,均可引起 *c-fos* 表达;PKC 通过激活 Raf－1 或 AC,提高 cAMP 水平,也可引起 *c-fos* 表达。② 有丝分裂通路。通过 Ras 介导,激活 MAPK,使得 SRE 磷酸化,进而引起 *c-fos* 表达。③ 干扰素反应通路。转录因子 STATs 介导干扰素信号,通过激活酪氨酸激酶,使信号转导子形成同源二聚体,经基因调节序列而诱导 *c-fos* 表达。各种刺激,如缺氧,光、机械或疼痛刺激,可以通过不同的通路,诱导 *c-fos* 基因的表达。

5.6.4　丝裂原激活蛋白激酶(MAPK)

MAPK 是一个蛋白激酶家族。在哺乳动物有 ERK,SAPK,p38 三种 MAPK。主要调节通路有以下几个方面:

(1) Ras－MAPK/ERK 通路。Ras－ERK 是生长因子激活 *c-fos* 基因转录的信号传递途径之一。生长因子先激活受体酪氨酸激酶(RTK),然后引起 Ras－

GTP 生成和 MAPK，MAPK 激酶和 ERK 的活化。ERK 进入核内激活转录因子。

(2) MARK 对转录因子有重要的调节功能。ERK 是 MAPK 在核内的靶物质，主要通过 TCF 蛋白激活转录。MAPK 对转录抑制也有调节作用。它同时有促进磷酸化酶的转录，如 MAPK 和核糖体 S6 激酶 $p90^{rsk}$ 的协同作用使 c-fos 蛋白 C 端转录表达控制区的两个位点高度磷酸化，从而阻止进一步转录。

(3) JNK/SAPK MAPK 通路。Jun N 端应力激活的蛋白激酶(JNK/SAPK)是与 Ras/ERK 并行的另一条通路。SAPK 是 MAPK 的另一成员，也是细胞外信号调节的，核内靶转录因子为 Jun。细胞受强烈电离辐射，紫外线照射，或热刺激等会发生凋亡，JNK 在诱导细胞凋亡中起重要作用。AKT 能通过凋亡信号调节激酶(ASPK1)调控 SAPK 信号通路来抑制细胞凋亡，AKT 是通过使凋亡信号调节激酶(ASPK1)磷酸化失活来抑制细胞凋亡。

5.6.5 cAMP 反应元件结合蛋白(CREB)

cAMP 反应元件结合蛋白(cAMP response element-binding protein，CREB)是重要的核转录因子，可促进多种基因的转录，对长时程学习记忆功能的产生和维持，细胞胚胎发育等有重要的作用。磷酸化的 CREB 通过激活相关基因转录表达一些重要的蛋白分子，如 c-fos，JunB，JunD，Bcl-2，神经生长因子，脑源性促神经营养因子等。这些基因产物参与调节细胞增殖、生长、分化和成活等。

人类 CREB 基因位于第二号染色体长臂，属于转录因子 bZIP 家族中 CREB/ATF 亚族。按结构可分为 8 种亚型，其中最重要的是 CREBα 和 CREBΔα。CREBα 分子含有 341 氨基酸残基，转录活性很高；CREBΔα 分子含 327 个氨基酸残基，转录活性低。

可以通过 AC-cAMP-PKA 转导通路激活 PKA，进入核内使 CREB 在 N 端转录活性区的 Ser133 磷酸化，从而使其激活。另外，神经生长因子(NGF)可通过 RTK 产生的 MAPK 使 Ser133 磷酸化，激活 CREB。PKC，PKG 也能通过磷酸化激活 CREB。

CREB 转录活性受多种信号转导通路调控。如 cAMP 通路和钙离子通道的调节，丝裂原激活的蛋白激酶(Ras-Raf-MAPK)通路、钙-钙调蛋白激酶(Ca^{2+}-CaMK)通路相关的 p38 信号通路等的调节。

复 习 题

1. 受体有哪些特性？可分几类？
2. 试述 G 蛋白在神经信号转导中的作用。

3. 试述 Ca^{2+} 在神经信号转导中的调控作用。

4. cAMP(cGMP)作为第二信使的作用机制是什么?

5. 细胞核内有哪些信号转导作用?

参考文献

[1] 阮迪云,寿天德.神经生理学[M].第2版.合肥:中国科学技术大学出版社,1996:82-104.

[2] 寿天德.神经生物学[M].北京:高等教育出版社,2001:53-63.

[3] Kandel E R,Schwantg J H,Jessel T M. Principles of neural science[M]. 3rd ed. Norwalk: Appleton & Lange,1991.

[4] Gordon M, Shepherd. Neurobiology [M]. 2nd ed. New York: Oxford University Press,1988.

[5] 陈宜张.分子神经生物学[M].北京:人民军医出版社,1995:171-216.

[6] 李国彰.神经生理学[M].北京:人民卫生出版社,2006:95-107.

[7] Bear M F, Connors B W, Paradiso M F.神经科学——探索脑[M].王建军,译.第2版(中文版).北京:高等教育出版社,2004:144-145.

(阮迪云)

第6章 突触和突触传递

6.1 突触结构

在单个神经细胞的信息传递中，树突接受信息后在胞体整合产生动作电位，动作电位沿轴突传导到轴突末梢。在神经末梢处，神经元是通过突触(synapse)结构将信息传递到与之相邻的细胞，而突触传递(synaptic transmission)是神经系统中感觉、自主运动和学习记忆等的基础。

6.1.1 突触分类

1. 突触的定义

突触(synapse)一词是由 Charles Sherrington 在 1897 年首先提出来的，是指神经元间相互联系并进行信息传递的特异性功能接触部位，而在组织学上通过光镜观察第一次描述此结构的则是 Ramon Y Cajal。限于当时的技术手段，虽然提出了这样的一个概念，但 Sherrington 并没有真正的观察到突触结构，所以开始人们认为所有的突触都是通过电传递。在 20 世纪 20 年代，Otto Loewi 发现迷走神经到心脏的传递是通过一种化学物质(ACh)传递信号的，这一发现激起神经科学家对化学信号怎么能在神经系统上产生电信号的热烈讨论。后来就出现两派观点：一派是以 John Eccles 为主的生理学家，认为所有的突触是电传递，在突触前神经元的动作电位产生电流被动流到突触后细胞上；另一派是以 Henry Dale 为主的药理学家，认为突触传递是化学性的，突触前的动作电位导致化学物质的释放并反过来在突触后细胞上产生电流。后来在 50—60 年代随着生理技术的发展进一步表明这两种形式的突触传递都存在，虽然其中大部分信息传递是通过化学突触，但也有相当一部分是电突触。特别是在电子显微镜出现以后，人们才真正观察到突触的结构，并认识到二者形态上的不同。电镜下化学突触是由三部分组成：突触前膜、突触后膜和突触间隙，前后膜分别来自不同的神经元，且前后膜之间有约20—30 nm的突触间隙(synaptic cleft)。相反，在电突触中负责信息传递的是突触前和突触后组成的缝隙连接(gap junction)，类似于两个细胞间的导管一样。

突触是神经系统内部神经元之间以及神经元与感受器或者效应器之间信息传递的重要基础，是神经冲动特异传导得以实现的转化装置。随着电生理学和分子生物学的应用，突触的超微观结构和神经兴奋传递的研究也有了突飞猛进的发展，从而在神经科学中开辟了“突触学”这一新的领域。

2. 突触的分类

通常一个神经元可以形成许多突触，可接受多个神经元传来的信息，如脊髓前角运动神经元有千个以上的突触，小脑浦肯野细胞可多达十万个以上的突触，但也有一些神经元形成的突触数目较少，如小脑颗粒细胞的突触大约只有几个。突触一般在神经元的胞体和基树突部分布最密，树突尖部较少。

根据突触传递的信息机制，突触一般可以分为两类，化学突触(chemical synapse)和电突触(electrical synapse)。前者是以化学物质(神经递质)作为传递的媒介，后者亦即缝隙连接(gap junction)是以电流(电讯号)传递信息。通常所说的突触是指化学突触。

根据突触前后接触的部位分类(图6.1)：在神经元之间的连接中，最常见是一个神经元的轴突终末与另一个神经元的树突、胞体和轴突连接，分别构成轴-树(axodendritic)、轴-体(axosomatic)和轴-轴(axoaxonal)突触。另外还有树-体、体-体、体-轴和树-轴等突触，其中轴-轴突触被认为是突触前抑制的解剖学基础。

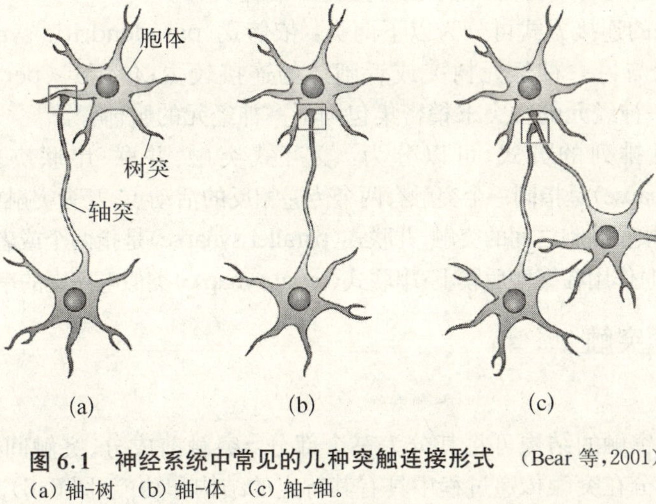

图6.1　神经系统中常见的几种突触连接形式　(Bear等，2001)
(a) 轴-树　(b) 轴-体　(c) 轴-轴。

根据突触前后膜的厚度不同，可将突触分为Ⅰ和Ⅱ两型（图 6.2）：Ⅰ型突触（Gray type Ⅰ），突触后膜致密物比前膜厚，活性带大（1—2 μm^2），突触间隙较宽（30 nm），内有较多的致密基底膜类物质，突触囊泡一般是圆形。Ⅱ型突触（Gray type Ⅱ）前后膜的致密物较薄，活性带较小（<1 μm^2），厚度近似，突触间隙较窄（20 nm），突触囊泡一般是扁形。Gray type Ⅰ因膜的厚度不一样故又称为不对称突触（asymmetrical synapse），Ⅱ 型为对称性突触（symmetrical synapse）。一般认为Ⅰ型突触是兴奋性突触，主要分布在树突干上的轴-树突触，Ⅱ型突触是一种抑制性突触，多分布在胞体上的轴-体突触。

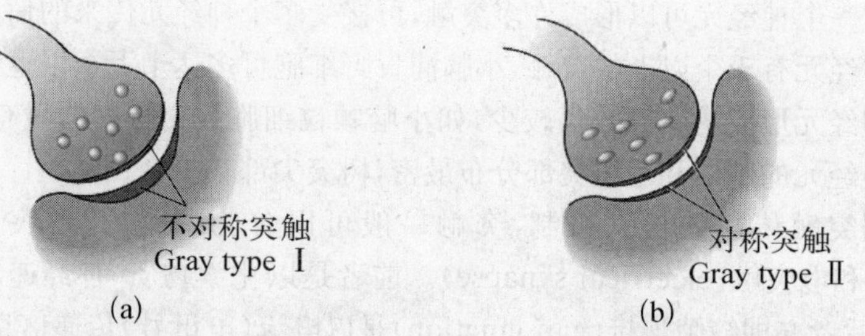

图 6.2　根据突触的前后厚度可以分为(a) Gray type Ⅰ，不对称突触 (b) Gray type Ⅱ，对称突触　(Bear 等，2001)

根据突触的功能特性，可将突触分为兴奋性突触和抑制性突触。若前膜中释放的是兴奋性神经递质，引起突触后膜呈现兴奋性（膜的去极化）变化，称兴奋性突触（excitatory synapse）。反之使后膜发生抑制性变化的称抑制性突触（inhibitory synapse）。如Ⅰ型是兴奋性突触，而Ⅱ型是抑制性突触。

根据突触的连接方式可分为以下两类：依傍式（paradendritic synapse），一般是前一神经元与另一神经元树突或者胞体的连接较少；包围式（pericorpuscular synapse），前一神经元的轴突末梢密集包围下一神经元的胞体。

根据突触排列的方式，可以分为：交互式突触、并联、串联突触。交互式（reciprocal synapse）是指同一个突触有两个传递相反的活动点，互为突触前后膜，如嗅球僧帽细胞与颗粒细胞之间的突触；并联式（parallel synapse）是指两个或者两个以上的突触前成分同时作用在突触后膜上；串联式（serial synapse）类似电路中的串联一样。

6.1.2　化学突触

突触结构

根据化学突触的结构可将其分为三个部分：突触前成分、突触间隙和突触后成分。每一部分在突触传递过程中具有其特定的结构和功能（图 6.6）。

(1) 突触前成分

突触前成分主要由突触前膜(presynaptic membrane)和突触囊泡等组成。突触前膜通常是神经元的轴突终末,呈球状膨大,它们在银染色标本中呈现为棕黑色的环扣状,附着在另一神经元的胞体、树突或者轴突上,也称突触终扣(synaptic button)。突触前膜上有致密突起朝向胞浆,使突触前膜较其他部分神经元膜稍厚,约7 nm(图6.3,6.4)。电镜下,突触前膜的胞浆内含有许多突触囊泡(synapse vesicle)以及一些线粒体和少量滑面内质网等。电镜下突触囊泡是辨别突触前膜的特征性结构,突触囊泡内含有的化学物质称为神经递质(neurotransmitter)。其中在突触前膜中突触囊泡聚集并准备释放神经递质的特化膜区称之为活性带(active zone)。当神经冲动到来时,Ca^{2+}通过活性带的电压敏感性钙通道进入突触前膜,钙离子浓度的增加引起突触囊泡与突触前膜的融合并释放其中的神经递质到突触间隙,这个过程称之为胞吐(exocytosis)。

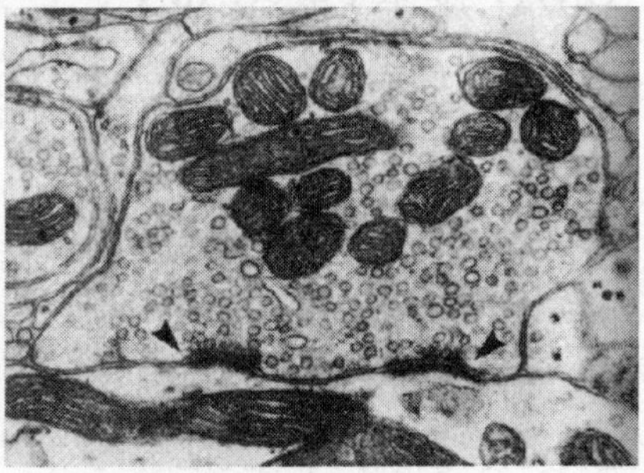

图6.3　电镜下小脑突触前成分的精细结构　图中可见粗大的线粒体结构,最明显的是含神经递质的圆形突触小泡,箭头所指为活性带,是突触小泡释放的区域。(Kandel 等,2000)

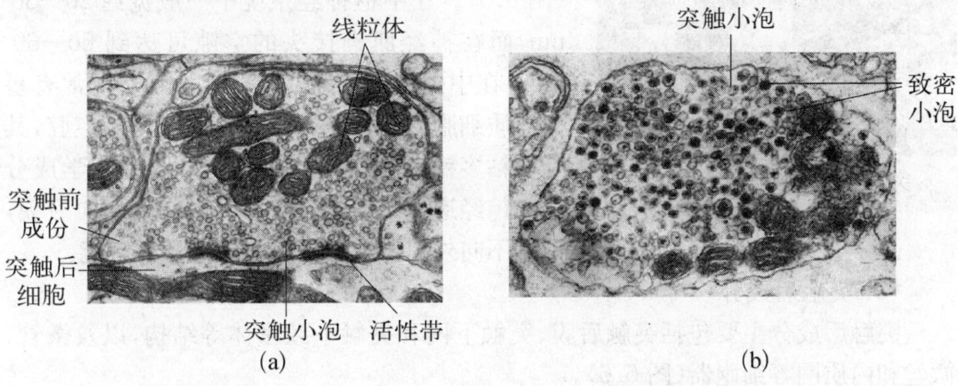

图6.4　化学突触中,突触间隙将突触前膜和突触后膜分开　(Kandel 等,2000)　图(a)显示的是小脑中突触前膜的电镜照片,其中的小泡主要是清亮型小泡为主;图(b)中的突触小泡还含有致密颗粒。

突触囊泡在突触前膜的大小和形状不一,主要与其所含的神经递质有关。常见突触囊泡一般有球形或者扁平形,但在电镜下观察到的囊泡形状可能受标本制作过程中固定剂的作用而表现出不同的形态。一般按照突触囊泡中所含有神经递质的电子密度分为以下两种(图 6.4):① 清亮型囊泡,直径约 20—60 nm,小泡清亮,一般含有乙酰胆碱(Ach)或者氨基酸类神经递质。其中球形的一般含有兴奋性神经递质,如乙酰胆碱、谷氨酸等;扁平形的一般含有抑制性神经递质,如甘氨酸(Gly)、γ-氨基丁酸(GABA)。② 致密囊泡,小泡内含有电子密度高的致密颗粒(中心),按其颗粒大小又可分为两种:小颗粒囊泡直径约 30—60 nm,通常含儿茶酚胺类神经递质如肾上腺素、去甲肾上腺素、多巴胺等;大颗粒囊泡直径可达 80—200 nm,一般含有多肽类等神经递质,如脑啡肽、P 物质等,这类神经递质一般不聚集在活性带,所以释放时需要从神经元的各个部分动员,一般在慢突触活动中有作用。

不同的神经递质合成的部位不同,一般经典小分子递质在轴突末梢内合成,通过转运体储存在突触囊泡中;多肽类递质主要在神经元胞体内合成,通过轴浆运输运输到轴突末端。在神经系统中,常常有两种或两种以上的神经递质存在于一个轴突末梢中,一般为胆碱类、单胺类和氨基酸类与多肽类神经递质的共存。神经递质共存能更协调、精确地完成神经生理活动。

(2) 突触间隙

突触间隙是位于突触前、后膜之间的细胞外间隙,其宽度在不同的突触类型中不完全相同(图 6.5)。在中枢神经系统中一般宽约 20—30 nm,而在神经肌肉接头的空隙可达到 50—60 nm。在中枢神经系统中,突触间隙外常常有星形胶质细胞的存在。突触间隙不完全是空腔,其中含粘多糖、糖蛋白和唾液酸等,这些化学成分能和神经递质结合,促进递质由前膜移向后膜,使其不向外扩散或消除多余的递质等功能。

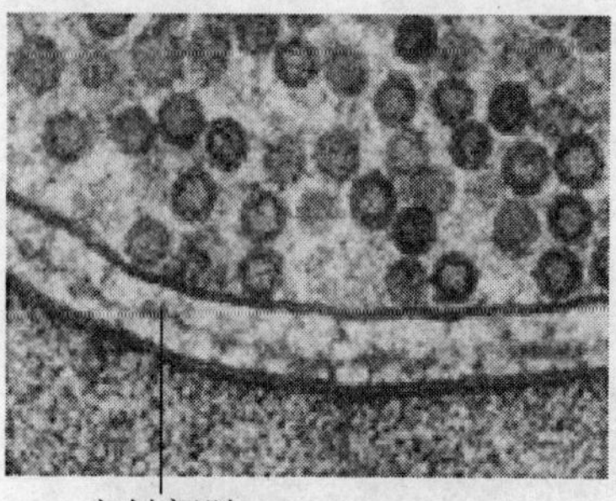

图 6.5 突触间隙

(3) 突触后成分

突触后成分主要包括突触后膜、突触下网和突触下致密体等结构,以及微管、微丝和内质网等细胞器(图 6.6)。

突触后膜(postsynaptic membrane)多为突触后神经元的胞体膜或树突膜,后膜上一般有与神经递质相互作用的受体和离子通道等。突触后膜的胞浆面有一层均匀的电子密度很高的致密物质层,称之为突触后致密物(postsynaptic density,PSD)。一般比突触前膜厚,约为 6—50 nm,但也有与突触前膜的厚度几乎相等的,据此可分为Ⅰ型和Ⅱ型突触。PSD 是突触传递过程中重要的结构基础,其中含有细胞骨架成分(微丝、神经丝、肌动蛋白等）和钙调蛋白、蛋白激酶等。PSD与突触后膜上的受体蛋白相连，可参与调节突触活动，如敲除PSD可导致突触可塑性的改变。

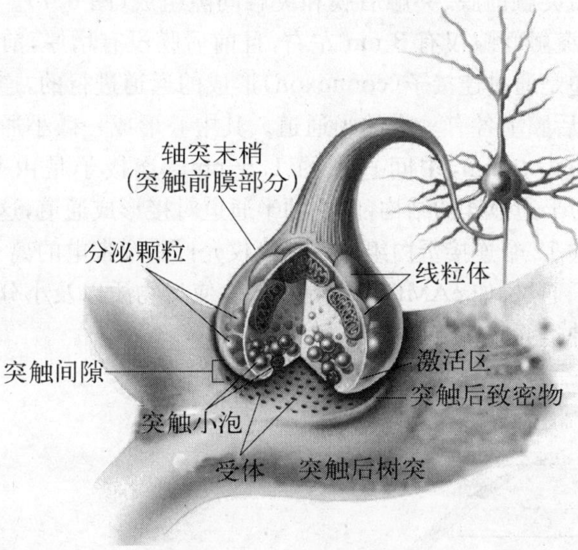

图6.6　突触的结构　（Bear等，2001）　图中示轴-树突触

突触下网是突触后膜深面出现的由微管和微丝所形成的网状结构，近端在突触后膜内，远端游离在突触后膜胞浆内。突触下致密体是指突触后膜下方的一些球形成行排列的致密小体，借助于微丝与突触后膜相连接。这二者的具体功能意义尚不是很清楚，可能与受体功能有关。

6.1.3　电突触

1. 电突触结构

除了化学突触以外，在神经系统中也存在电突触，也称缝隙连接（gap junction）。电突触构成细胞之间的低电阻通路，是一种快速和简单的信号传递，允许离子电流直接通过神经元之间传递，实现细胞间的快速通讯。电突触传递具有双向传导性，可以通透带电离子和有机小分子。传统观点认为，电突触多见于低等动物的神经系统，对于动物的逃避行为等具有重要作用，但近来的研究发现，哺乳动物的神经系统内也有电突触存在，对于细胞的同步发放具有作用。20世纪50年代在小龙虾上发现神经元间具有电突触，70年代在哺乳动物前庭核和下橄榄核中发现电突触的存在。目前常研究的电突触在下橄榄核间神经元的兴奋性投射以及新皮层、海马和丘脑间的抑制性中间神经元。

通过冰冻蚀刻技术(freeze-fracture technique)在电镜下可以观察电突触的结构。电突触也是由突触前膜、突触后膜和突触间隙组成(图 6.7)。不同于化学突触的突触间隙,电突触间隙仅有 3 nm 左右,且前后膜没有增厚,前膜没有突触囊泡。电信号的传递是通过连接子(connexon)形成的通道进行的,连接子是呈六角形的结构单位,前后膜上各有一个的半通道。其中心形成一微小通道与膜表面相垂直,开口直径约为 2 nm,中间直径约 1.5 nm。连接子是由 6 个连接蛋白(connexin)形成的半通道样的结构,两侧的半通道对接形成通道,这样一个连接子是由前膜和后膜共 12 个连接蛋白组成。其不仅允许水及带电的离子通过,而且小分子量的有机分子通过,如 cAMP,IP3 等第二信使类物质以及小分子肽均可以通过该通道在两个神经元间交流。

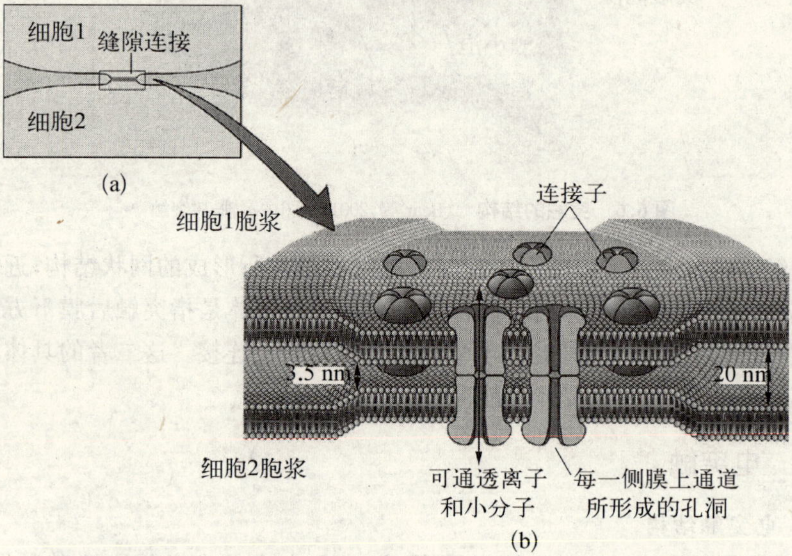

图 6.7 缝隙连接(电突触)结构示意图 (Bear 等,2001) 图 a 示两个细胞之间形成了缝隙连接,且缝隙连接之间的宽度较普通细胞间距离要小。图 b 示图 a 缝隙连接的放大(剖面),每一个缝隙连接都是由两个连接子所构成,其所组成的通道可以使两个细胞的胞浆相通。在形成缝隙连接的地方,两个细胞之间的距离(3.5 nm)也较正常细胞间距离(20 nm)要小的多。

2. 电突触特点和传递意义

由于电突触的传递方式是电紧张扩布,神经细胞间电阻小,通透性好,局部电流极易通过,几乎没有突触延搁。因此信息传递迅速是电突触传递的主要优点,且具有高保真性(传递信号但是不改变信号);且神经冲动一般均为双向传递。这两个特点容易使具有缝隙连接的神经元间通过电传递形成快速同步发放活动。细胞间的缝隙连接可以关闭，在对化学信号做出反应时，如胞内钙离子浓度的升高，连接蛋白将向侧方旋转以关闭中心通道。另外，还可以通过缝隙连接部位的物质交流传送神经元之间的代谢信号，由于其相对较大的没有选择性的通道，使其易于通过无机离子和小分子有机物，如第二信使 IP3，cAMP 或者小分子肽类。除了神经元之间的缝隙连接可以进行信息传递外，胶质细胞间的缝隙连接更加普遍，如钾离子在星形胶质细胞中的空间缓冲作用就是通过电突触形成的；另外 Schwann 细胞所卷绕形成的多层髓鞘间也存在缝隙连接，除了具有连接作用外，可能还具有代谢性物质和离子传递作用。缝隙连接不仅存在于神经系统中，在上皮细胞间以及肌细胞间也普遍存在。

3. 电突触研究方法

研究电突触的方法一般有以下几种：

(1) 染料耦合(dye coupling)，一般常用的是荧光黄，在相互联系的一侧神经元注射，如果存在电突触，荧光染料会通过缝隙连接进入到另一侧神经元，则可以表明有电突触的存在；

(2) 通过双电极细胞内记录的方法，看看是否有突触延迟，以及兴奋是否同步传播；

(3) 通过冰冻蚀刻和电镜技术观察其微观结构；

(4) 通过免疫细胞组织化学方法鉴定是否存在连接蛋白(connexin)。

4. 电突触与化学突触的对比

电突触传递快速，形式单一，一般用来传递比较简单的去极化信号，很少用来传递抑制性或者作用时间较长的信号(表 6.1)。相反，化学信号可以用来传递更多可变的信号以用来形成复杂的行为，可以在突触后细胞产生兴奋或者抑制性的信号，作用时间可以从几毫秒到数分钟，同时具有将突触前信号放大等作用。

表 6.1　电突触与化学突触的对比

突触类型	电突触	化学突触
突触间隙	3.5 nm	20—40 nm
突触前后胞浆连续性	具有	不具有
精细结构	缝隙连接	突触前囊泡、活性带、突触后受体
信息传递物	离子电流	化学神经递质
突触延时	几乎没有	延时明显，至少 0.3 ms，一般在 1—5 ms 或更长
传递方向	双向	单向
传递条件	突触前膜去极化即可	突触前膜需要动作电位

6.2 突触传递机理

神经元的一个重要功能是产生和传递电信号。电信号通过两种形式在神经网络中传播,一种是在同一神经元内的传导,另外一种是在神经元之间或者神经元与效应器间的传递。神经细胞间的信号传递根据其结构和相互关系可以分为突触传递和非突触传递。突触传递(synaptic transmission)是指神经元之间主要是通过突触结构进行快速、准确的信息传递,细胞间具有明确和紧凑的对应关系,根据其突触结构和传递机制不同,又可以分为化学突触和电突触两类。非突触性传递(non-synaptic transmission)属于化学性传递,也是由神经递质作为媒介的。但是这种化学性传递没有典型的突触结构,没有明确的细胞间对应关系,实现化学传递的结构基础是轴突末梢串珠状的曲张体(varicosity)。每一个曲张体可以支配多个效应细胞,且与效应细胞之间距离大,故传递时间长。非突触性化学传递主要见于自主神经系统节后纤维与他们所支配的效应器细胞之间。

大量事实表明,化学性突触传递是神经元之间进行信息传递的主要形式。化学性突触传递过程可简单概括为电—化学—电传递的过程,到达突触前膜的动作电位转变为化学物质的释放,释放的化学物质作用于突触后膜受体,导致突触后膜的离子通透性发生变化,引起突触后膜的电变化,完成信息的跨细胞传递。

6.2.1 突触传递机理

化学突触传递的基本过程为(图 6.8):当突触前神经元产生的动作电位传导到神经末梢的突触前膜,动作电位的到来引起突触前膜去极化,激活突触前膜的电压门控 Ca^{2+} 通道,细胞外 Ca^{2+} 进入轴突末梢,导致突触前膜内 Ca^{2+} 浓度升高。钙离子进入突触前膜可促使突触囊泡与突触前膜融合,通过出胞作用将囊泡内的神经递质释放到突触间隙,神经递质通过扩散作用到达突触后膜,与突触后膜上的特异性受体或通道结合,导致突触后膜的离子通透性发生改变,出现离子跨膜移动,即可改变突触后膜的膜电位,产生去极化或者超极化的突触后电位。根据这个基本过程,化学突触传递可以分为递质释放的突触前过程和受体通道开放的突触后过程。

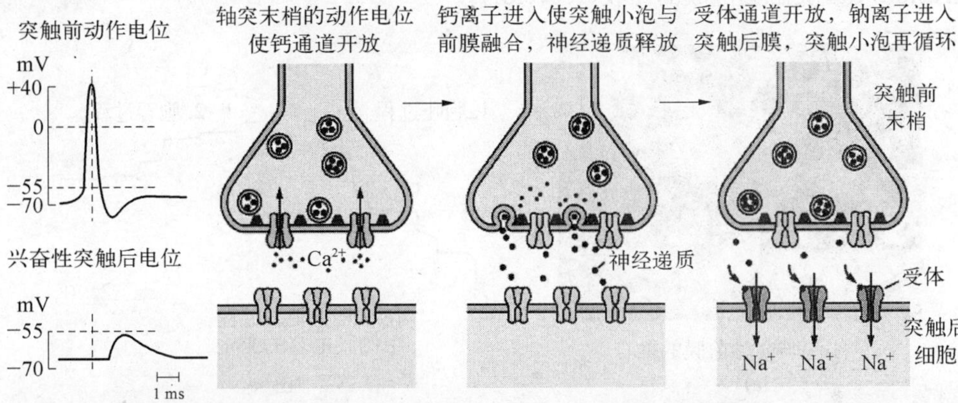

图 6.8　化学突触传递的基本过程　(Kandel,2000)　化学突触传递需要多步才能完成。到达突触前膜的动作电位引起在激活区的钙通道的开放，钙离子的流入使激活区附近钙浓度升高，钙离子又进一步引起突触小泡与突触前膜融合，释放神经递质到突触间隙(胞吐过程)。神经递质通过扩散作用穿过突触间隙与突触后膜上的特异性受体相互结合，受体通过激活(关闭)自身或者其他离子通道，使突触后膜上的电位发生变化。(图左侧)因为突触传递中间涉及多个步骤，所以突触前动作电位发放和突触后电位产生之间有一定的延时；虽然具有一定的延时作用，但因为每个突触小泡都可以释放几千个递质分子，而每一个受体只需要结合一个或者两个分子就可以激活，所以化学突触本身具有一定的放大作用。(图中突触前膜上灰色锥体代表活性带)

1. 突触前过程

1952 年，Fatt 和 Katz 在蛙的神经–肌肉接头处记录微终板电位时证实递质的释放是以大小一致的量子进行的，提出了量子释放假说。随着电镜的发展，1954 年 Bennet 和 De Robertis 发现神经终末内含有大小一致并储存递质的突触囊泡，为量子学说提供了解剖学证据。当神经兴奋使 Ca^{2+} 进入终板内，突触囊泡与突触前膜融合，并以胞吐的形式将神经递质释放于突触间隙中，这是囊泡学说。量子学说和囊泡学说已得到广泛证实。

胞吐(exocytosis)是突触囊泡与突触前膜融合并将其内容物排放到细胞间隙的过程，此时囊泡膜与突触前膜融合处的开口呈现“Ω”形，囊泡中的神经递质被排放到突触间隙(图 6.9)。已经通过电镜和冰冻蚀刻技术观察到了囊泡膜和突触前膜融合成的“Ω”形，并且通过电生理技术测得膜电容的增加(膜电容与膜表面积相关)也进一步支持胞吐学说。近年来有关囊泡被转运到突触前膜活性带(active zone)并与突触前膜结合释放神经递质的分子机制已经了解很多，与此相关的突触囊泡蛋白和膜蛋白已经被识别出来。突触囊泡在突触前膜的释放过程主要包括以下过程：① 突触囊泡的动员(mobilization)；② 突触囊泡的运输(trafficking)；③ 突触囊泡锚定(docking)与启动(priming)；④ 突触囊泡与突触前膜的融合

(fusion);⑤ 突触囊泡膜的回收(recycle)。

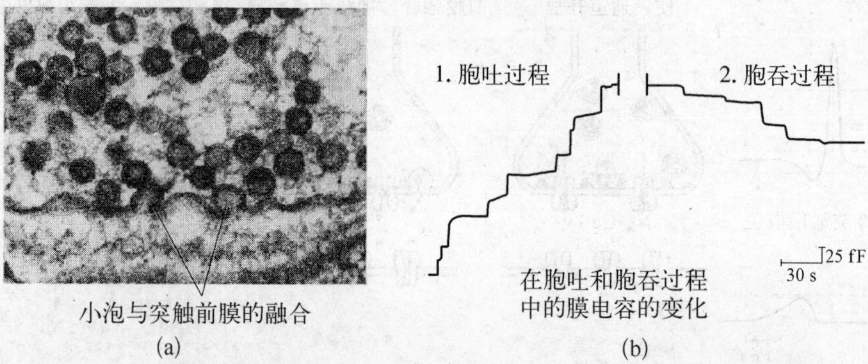

图 6.9 突触小泡的释放 (a) 突触小泡的释放过程中,首先与突触前膜融合形成"Ω"形后,将所包含的神经递质释放到突触间隙。(b) 在胞吐过程中,可以利用电生理技术测定膜电容稳定增加,而在释放完神经递质后,突触小泡通过胞吞方式被回收再利用。

首先活性带(active zone)以外的突触囊泡是不能自由移动的,他们通过突触蛋白(synapsins)与肌动蛋白丝或者其他细胞骨架相连,被锚定或者限制在细胞骨架网络中。突触蛋白是 Ca^{2+}/CaM 依赖蛋白激酶的底物,当神经轴突末梢被去极化导致 Ca^{2+} 进入突触前膜,突触蛋白就可以被 Ca^{2+}/CaM 激酶磷酸化,使突触囊泡解除细胞骨架的束缚,可以被移动到活性带。运输突触囊泡到活性带的是两个通过共价键与突触囊泡相结合 Rab3A 和 Rab3C 蛋白,这两个蛋白属于与 GTP 结合的 *Ras* 家族小蛋白成员。一旦 GTP 被水解成 GDP,突触囊泡就可以被 Rab 蛋白快速有效地运输到突触前膜的活性带,并在突触囊泡胞吐时从囊泡上脱离下来。

当囊泡到达活性带时,在突触囊泡膜和突触前膜的蛋白之间发生了一系列复杂的相互作用,通过蛋白的相互作用突触囊泡完成在前膜的锚定,并在钙离子作用下启动与突触前膜的融合作用(这种相互作用对胞吐在所有细胞上是一样的,并不仅仅局限在神经细胞轴突末梢)。关于囊泡胞吐过程最重要的机制是 SNARE 假说(图 6.10),这个假说内容是在突触囊泡膜上的特定整合蛋白-囊泡 SNARE(vesicle-SNARES,v-SNARES)与目标膜上的特定受体蛋白(target membrane,t-SNARES)相互结合,使囊泡锚定在突触前膜并启动胞吐过程。SNARES 是 SNAP 受体(SNAP receptors)的缩写,SNAP 是可溶性 NSF 贴附蛋白(soluble NSF attachment protein)的缩写,而 NSF 是 N-乙基马来酰亚胺敏感融合(N-ethylmaleimide-sensitive fusion)蛋白,与 SNAP 一样是可溶性的胞浆蛋白。

在脑中，t-SNARES 主要有突触融合蛋白（syntaxin）和 SNAP－25（此 SNAP－25 与前面所说的 SNAP 蛋白无关），v-SNARES 主要有小突触囊泡蛋白（synaptobrevin 或 VAMP）和突触结合蛋白（synaptotagmin）。脂质囊泡纯化蛋白重构研究表明 VAMP，SNAP－25 和突触融合蛋白可以组成最小的功能单位在调节膜融合过程中起作用。突触小泡上的 v-SNARE 与突触后膜上 t-SNARE 结合后形成 SNARE 复合体，可以调节突触小泡的锚定和与突触前膜的融合，以利于神经递质的释放。

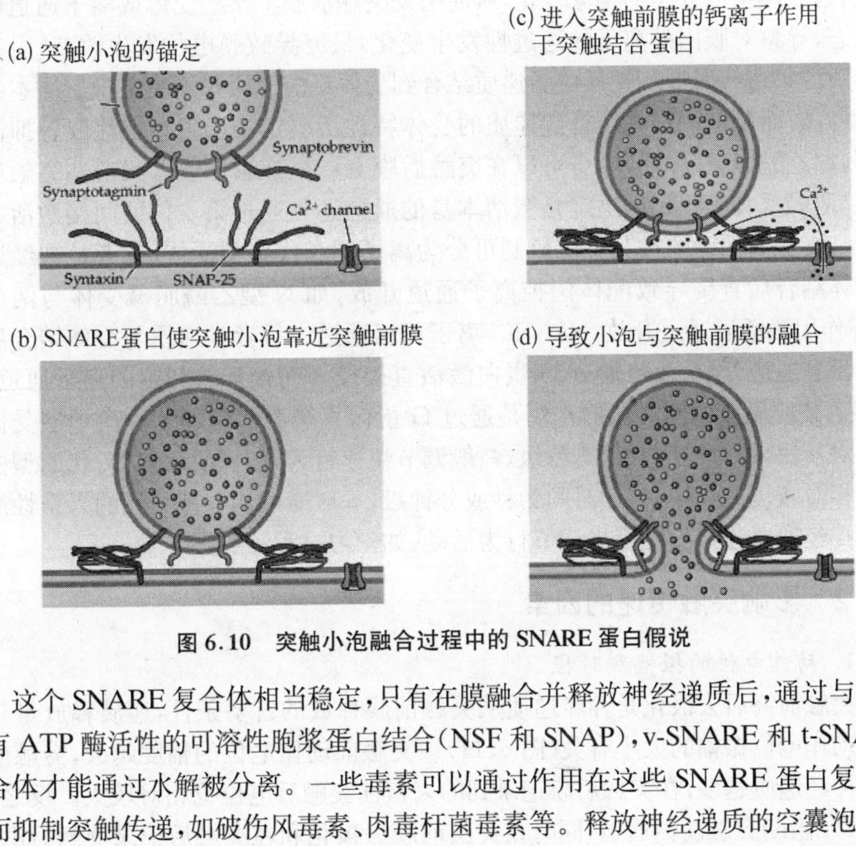

图 6.10　突触小泡融合过程中的 SNARE 蛋白假说

这个 SNARE 复合体相当稳定，只有在膜融合并释放神经递质后，通过与两个具有 ATP 酶活性的可溶性胞浆蛋白结合（NSF 和 SNAP），v-SNARE 和 t-SNARE 复合体才能通过水解被分离。一些毒素可以通过作用在这些 SNARE 蛋白复合体上而抑制突触传递，如破伤风毒素、肉毒杆菌毒素等。释放神经递质的空囊泡膜在一些分子的作用下，通过胞吞（endocytosis）作用而回收（recycle）到轴突末梢胞浆，以用来装载新的递质囊泡。如果囊泡膜不被回收，则突触前膜的表面积就会由于囊泡膜的不断进入而扩大，影响突触前膜的电生理特性。发生胞吐后的囊泡膜与突触前膜融合并被转移到非活性带，通过胞吞凹陷形成有包被囊泡进入突触前膜胞浆，通过脱落包被而形成新的突触囊泡，并在神经递质转运体的作用下，重新装载新的神经递质。

包含有大致密颗粒(肽类神经递质)的胞吐过程一般不发生在活性带,在动作电位到来时,其囊泡一般分布在轴膜四周,其递质的释放也是钙离子依赖的。由于其释放点远离活性带的钙离子通道,所以其释放过程较慢,时程较长,并且需要较高频的动作电位诱导较多的钙离子进入突触前膜。

2. 突触后过程

释放到突触间隙的神经递质通过扩散作用与突触后膜上的相应受体相互结合,引起受体蛋白分子的构象变化,从而引发突触后膜上某些受体或离子通道的开关状态,导致对膜内外离子的通透性发生变化,最终导致膜电位发生改变,引起突触后膜的兴奋或者抑制性反应。递质结合到受体后的作用并不决定于递质本身的化学性质,而是由识别并结合此递质的受体特性所决定是产生兴奋性或者抑制性作用,如乙酰胆碱(ACh)本身可以在突触后膜上产生抑制性或者兴奋性突触后电位,是胆碱受体(AChR)决定是激活本身的通道还是通过第二信使间接激活其他通道。突触后的受体按其反应机制可分为离子型和代谢型受体,前者是神经递质与配体结合后直接导致配体门控离子通道开放,如N型乙酰胆碱受体与两分子ACh作用激活后通道开放,Na^+,K^+离子可以通透。后者是递质与受体结合后本身并没有通道开放,而是通过G蛋白激活直接或者间接开放特定的离子通道,如M型乙酰胆碱受体对心肌的作用是通过G蛋白直接激活钾通道。离子型受体作用相对较快,持续时间只是毫秒级,一般调节快速行为,如屈肌反射等;代谢型受体产生相对较慢的作用,持续时间为秒或分钟级,一般通过调节神经元的兴奋性或者调节神经通路连接的强度来调节行为活动,如学习过程。

6.2.2 影响突触传递的因素

1. 动作电位的振幅和时程

突触前终后去极化是神经递质从突触前膜释放的首要条件,递质释放量与突触前动作电位振幅的大小有关(图6.11)。突触前动作电位的幅度越大,突触前释放的神经递质越多,在突触后膜记录到的兴奋性突触后电位也相对较大。反之,采用TTX阻断突触前钠通道,同时在突出前膜去极化和在突触后记录突触后电位。随着TTX作用时间的变化,突触前所得到的动作电位幅度将会逐渐变小,在这期间所记录到的突触后电位幅度将会降低甚至消失。

动作电位的时程也是影响神经递质释放量的因素之一,去极化将导致钙离子通道开放,Ca^{2+}内流。动作电位时程的延长将会导致Ca^{2+}内流增加,进而引起递质释放量相应增加。

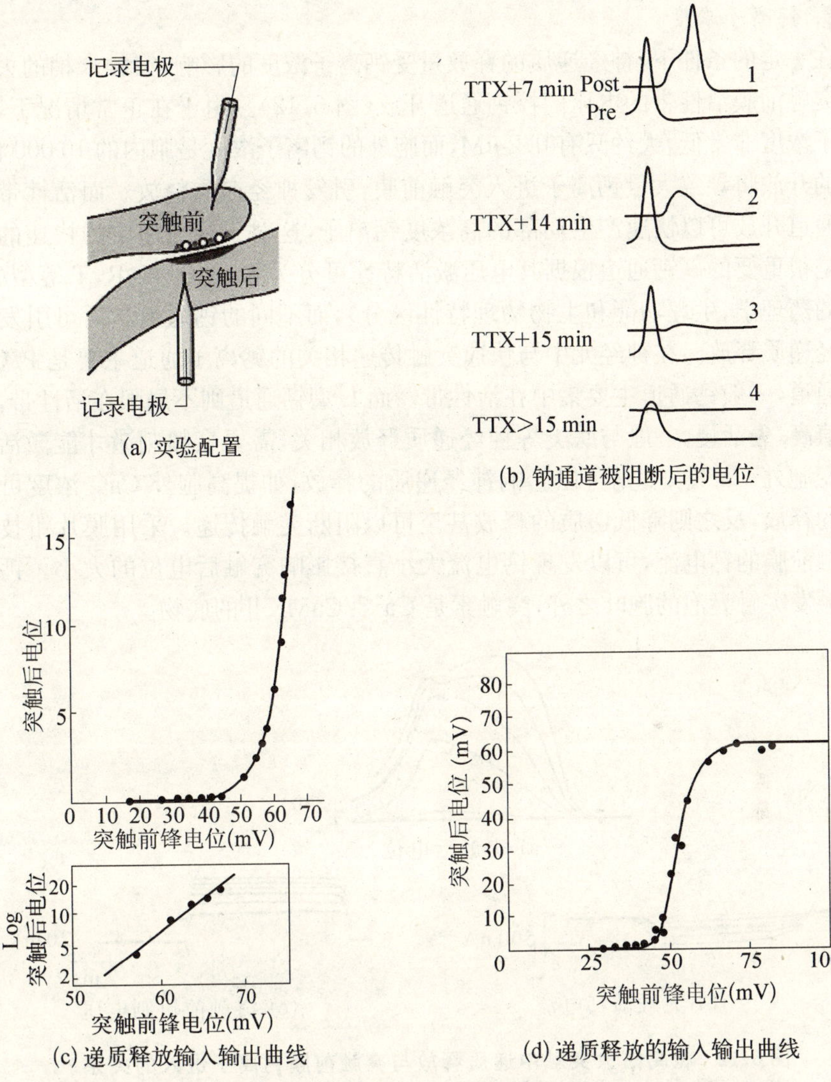

图 6.11　动作电位对突触传递的影响　(Kandel 等,2000)　采用 TTX 阻断钠离子通道所记录到的突触后电位。(a) 实验配置,在枪乌贼大突触中,记录电极分别放置在突触前和突触后纤维中。(b) TTX 加入到溶液中以阻断电压依赖钠通道,所记录到的突触前和突触后电位都逐渐减小了。图(b)1,加 TTX7 分钟后,突触前可以产生动作电位,并在突触后可以触发动作电位。图(b)3,15 分钟后,突触前的电位逐渐降低,突触后几乎没有产生突触后电位了。(c) 从突触前动作电位的幅度与突触后电位幅度的关系推测神经递质的释放。图(c)1 中可见低于 40 mV 的去极化不能诱导突触后电位,随着去极化增加,突触后电位越来越高,推测递质释放量增加。图(c)2 是(c)1 的对数图。图(d)随着去极化的增加,突触后电位并不是无限增加,而是达到一个平台最大值。

2. 钙离子浓度

在一定的条件下，神经递质的释放量受钙离子浓度的影响，突触末梢的去极化导致突触前膜活性带的电压门控钙通道开放（图 6.12）。由于在正常情况下，胞内钙离子浓度非常低，大约只有 0.2 μM，而胞外的钙离子浓度是胞内的 10 000 倍，钙通道的开放将导致大量钙离子进入突触前膜，引发神经递质释放。而活性带附近的钙通道开放可以快速产生局部的高浓度钙离子，这对于神经递质的快速的同步释放是很重要的。钙通道根据其电压激活特性可分为 L，P/Q，N，R，T 等型（根据通道的药理学、生理功能和生物物理特性区分），而不同的钙通道激活可引发不同的神经递质释放。在神经元中与快速突触传递相关的钙离子通道主要是 P/Q，N，R 等通道，一般钙通道主要集中在活性带。而 L 型钙通道则不局限在活性带，其激活阈值高，失活慢，一般与肽类等神经递质释放相关，需要高频刺激才能激活。通过改变胞外 Ca^{2+} 浓度则可以影响神经递质的释放，如提高胞外 Ca^{2+} 浓度可增加递质的释放，反之则降低递质的释放甚至可以阻断突触传递。采用膜片钳技术记录突触前膜的钙电流，可以发现钙电流大小直接影响突触后电位的大小。钙离子除了触发突触囊泡的胞吐之外，突触素是 Ca^{2+}/CaMKⅡ的底物。

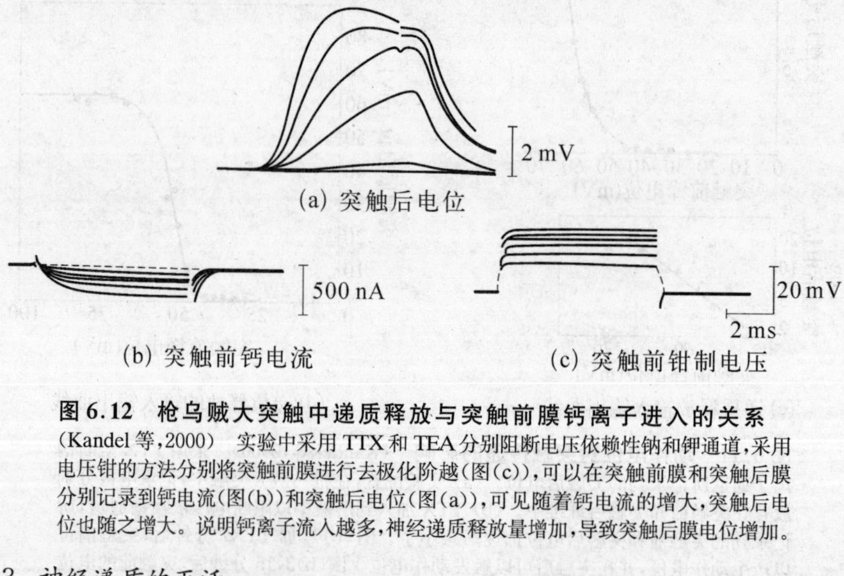

图 6.12　枪乌贼大突触中递质释放与突触前膜钙离子进入的关系

（Kandel 等，2000）　实验中采用 TTX 和 TEA 分别阻断电压依赖性钠和钾通道，采用电压钳的方法分别将突触前膜进行去极化阶越（图(c)），可以在突触前膜和突触后膜分别记录到钙电流（图(b)）和突触后电位（图(a)），可见随着钙电流的增大，突触后电位也随之增大。说明钙离子流入越多，神经递质释放量增加，导致突触后膜电位增加。

3. 神经递质的灭活

神经递质与突触后受体相互作用后，需要从突触间隙被迅速清除，以利于再一次的突触传递过程。如果不及时将神经递质从突触间隙清除，持续作用的神经递质可能使受体发生脱敏作用，导致突触传递出现不应期，将会阻碍信号的传递。一般的神经递质清除过程主要有以下三种：① 扩散作用，通过这种作用神经递质离开突触间隙，被神经胶质细胞等清除，几乎所有的神经递质都适用；② 酶降解，在突触间隙中存在一些特定神经递质的降解酶，递质通过被降解后迅速失去激活突触后受体的作用，如乙酰胆碱酯酶(AChE)通过将 ACh 降解为胆碱和乙酸，胆碱可以被突触前膜重吸收利用；③ 重摄取，通过突触前膜的特异性转运体，将神经递质或者被降解的某些可利用分子吸收回突触前膜，重新利用。对于不同的神经递质，所采取的灭活方式不同，ACh、肽类等主要是通过酶降解，儿茶酚胺、氨基酸类则通过重摄取方式。

6.2.3　神经递质的量子释放

没有突触前刺激的情况下，可以在神经肌肉接头处记录到一些小的自发放幅度约 0.5 mV 的突触后电位，这些电位具有电紧张性，随距离变化而逐渐减小。因为是自发的且较终板电位小，故称之为微终板电位(miniature endplate potential, mepp)。在缺乏动作电位的情况下，这些突触前的自发释放率很低，大约是每秒钟一个。而单个 nAChR 受体开放(需要 2 个 ACh 分子)能引起的突触后电位大约为 0.3 μV，所以这些电位大约是接近 2 000 个受体同时开放所导致的，需要大约 5 000个 ACh 分子，这和一个突触囊泡的内容物接近，多个 mepp 的总和效应产生终板电位(endplate potential)。

在囊泡中，递质释放是以固定包装或者量子化进行的，每个量子代表单个囊泡内容物的总量，大约有几千个递质分子，即每个囊泡可以被称为一个量子(quantum, quanta)。而每一个量子释放所诱导的突触后电位大小与自发放所记录到的微终板电位大小相同。由于每个突触末梢囊泡中所含的神经递质数目基本是相同的，所以在一次动作电位作用下可诱导一批类似的囊泡释放，将这种释放方式称之为量子释放(quantum release)，每个动作电位引发释放的囊泡数目为量子容量(quantum content)，而每个动作触发的突触后终板电位就是微终板电位与量子容量之积，终板电位是单量子突触电位的整数倍(图 6.13)。量子大小(quanta size)是指单量子所引起的突触后反应的大小，其依赖于突触后膜对神经递质的敏感性以及膜本身的特性，也就是突触后受体反应的大小。在神经肌肉接头，后膜上受体是过量的，所以量子大小就是由突触前单个囊泡释放的 ACh 的数量所决定。在中枢神经的突触，受体数目相对较少，单个量子释放的递质可以使活性带下的受体饱和，所以其大小取决于突触后对释放神经递质反应的受体数目，故在中枢突触中量子大小可以提供突触后受体的数量和效率的信息。由于突触后电位分为兴奋性或者抑制性的，观察到的类似于 mepp 分别称之为微兴奋性突触后电位(mEPSP)或微抑制性突触后电位(mIPSP)。

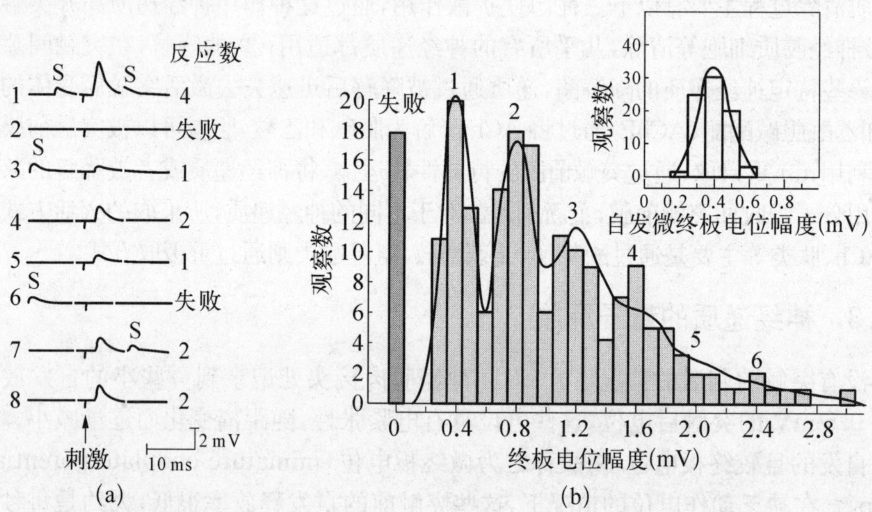

图 6.13 神经递质的量子释放 (Kandel 等,2000) 突触后电位的幅度等于单量子释放触发的突触后电位幅度与释放量子数目的乘积。(a) 在终板处用胞内电极记录到的同样大小的八次刺激所诱发的突触后电位的变化(无钙高镁溶液),其中两次刺激没有突触后电位产生(失败),两次产生单个量子突触电位,其余的分别产生两到四倍的单量子突触电位,S 为自发量子释放所诱发的突触后电位,可以发现其无论是幅度还是形状都与单量子释放诱发的突触电位相同。(b) 终板电位幅度与记录个数关系的直方图。图中小图为量子自发释放所产生的微终板电位(miniature EPP),其分布符合正态分布,平均幅度约为 0.4 mV。大图分别表示终板电位的幅度与出现频次之间的关系,图中曲线为根据泊松分布所计算的终板电位幅度的理论分布。而每一幅度出现次数除以总次数所得到的百分比就是所对应的量子数目在突触前释放的可能性。

通过实验表明,钙离子不影响单个量子所引起的 mEPSP 或 mIPSP,但是却影响单个动作电位所引起的量子释放数目:在钙离子增加的情况下,单个量子所引起的突触后电位并没有发生变化,但是却增加了量子释放的可能性,即失败的概率降低,而大幅度多量子释放的可能性增加,进入的钙离子数目越多,量子释放的数目越多。

6.2.4 突触后电位

化学突触的信息传递,由于突触前神经元释放不同的神经递质,突触后膜上分布着不同的受体,因此突触的信息传递就不同。在 Sherrington 提出突触概念后,Eccles 通过微电极技术在脊髓 α 运动神经元上记录到两种极性相反的突触后电位。突触前神经递质引起突触后膜去极化,这种局部的去极化电位就称为兴奋性突触后电位(excitatory postsynaptic potential,EPSP);反之突触前神经递质引起突触后膜超极化的称为抑制性突触后电位(inhibitory postsynaptic potential,IPSP)。同一递质作用于不同的受体亚型,也可以引起两种不同的电位变化。

1. 兴奋性突触后电位

兴奋性突触后电位(EPSP)的形成主要是递质与受体结合后引起突触后膜对部分阳离子(K^+,Na^+ 和 Ca^{2+})的通透性增大,在电化学梯度的作用下形成(Na^+ 和 Ca^{2+})离子内流从而使突触后膜去极化。EPSP 是局部的电紧张电位,不具有全或者无的特性,所以其可以总和(图 6.14)。EPSP 一般在动作电位到达突触前膜后 0.5—1.0 ms产生,其幅度一般小于 1 mV,又称为快兴奋性突触后电位(fast EPSP)。因为其主要是由内向电流形成,所以可以通过测量反转电位(reversal potential)来测定这一内向电流是什么离子活动引起的。由于突触后受体的性质不同,受体通道不同于单纯性电压依赖性通道,通道开放可能不止通透一种离子。如在大鼠海马神经元谷氨酸受体开放,其反转电位为零,与 Na^+,K^+,Ca^{2+} 等平衡电位都不相同,说明其可能是几种离子共同作用的结果。单通道水平的研究表明,其既通透 Na^+,也通透 K^+。产生 EPSP 的神经递质称为兴奋性递质,但由于同一种递质可因为结合的受体不同而产生不同的生理效应,所以,一般将主要是产生 EPSP 的神经递质才称为兴奋性递质。中枢神经系统内最主要的兴奋性神经递质是谷氨酸,谷氨酸可以作用于突触后膜上的离子型谷氨酸受体,如 AMPA 受体、NMDA 受体、Kainate 受体等产生兴奋性突触后电位,其中 AMPA 和 kainate 受体通道开放后主要通透 Na^+ 和 K^+,又称之为非 NMDA 受体。NMDA 受体既是配体门控,又是电压门控受体,通道开放后既可以通透 Na^+ 和 K^+,又可以通透 Ca^{2+}(图 6.15)。

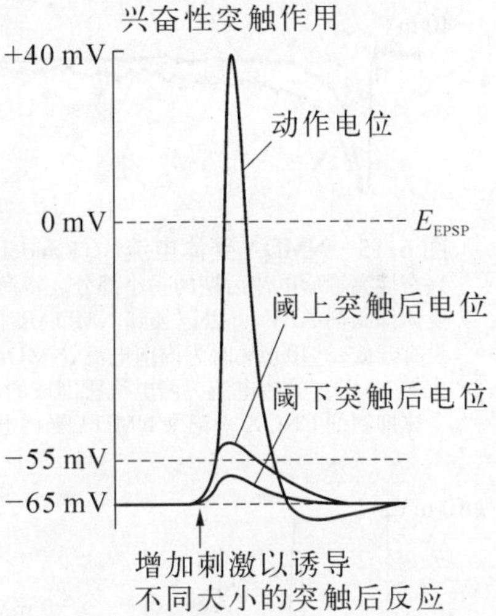

图 6.14　中枢部位所记录到的兴奋性突触后电位　(Kandel 等,2000)
随着刺激强度的不同,可以在突触后诱导出不同的大小的兴奋性突触后电位(EPSP),一旦突触后电位超过动作电位发放阈值(−55 mV),就可以在突触后细胞轴丘处诱导出动作电位。

2. 抑制性突触后电位

抑制性突触后电位(IPSP)的形成主要是突触前膜释放的神经递质与后膜的受体结合后,引起突触后膜对 Cl^- 或者 K^+ 通道的开放,引起 Cl^- 的内流或者 K^+ 的外流等外向电流,突触后膜出现超极化电位(图 6.16)。IPSP 使膜电位远离阈电位,不容易兴奋,具有局部电位的特征。一般将产生 IPSP 的神经递质称为抑制性递质,释放抑制性递质的神经元称为抑制性神经元。中枢神经系统内重要的抑制性

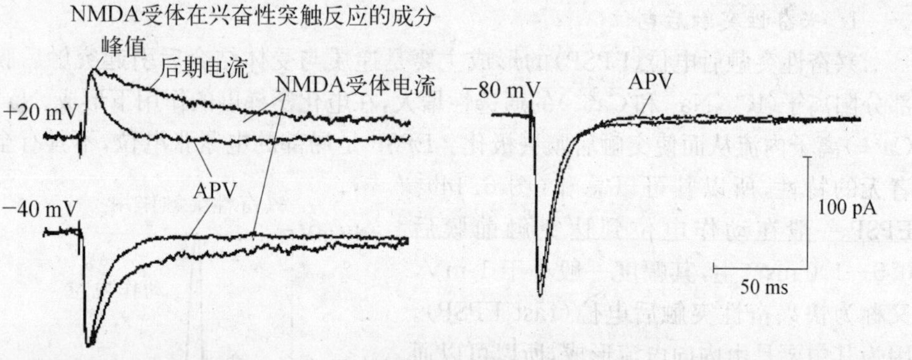

图 6.15　NMDA 受体电流　(Kandel 等,2000)　NMDA 受体在正常的突触反应中仅负责兴奋性突触后电流后期的一小部分。将海马神经元分别钳位在不同的电位,通过施加 NMDA 受体抑制剂 APV,可以记录到 NMDAR 和非 NMDA 受体电流。在 −80 mV 时,NMDA 受体没有开放;−40 mV 时为内向电流,NMDA 受体开放一部分;20 mV 时为外向电流,可记录到较大的 NMDA 受体电流。两电流所围成的部分为 NMDA 受体电流成分,也可以施加非 NMDA 受体抑制剂 CNQX 来记录 NMDA 受体电流。

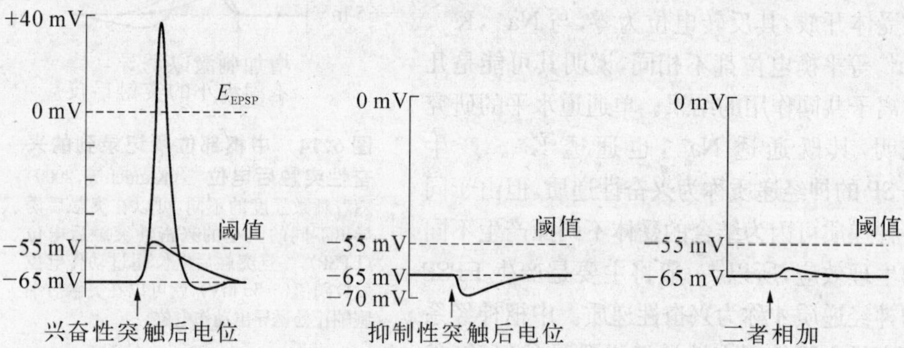

图 6.16　抑制性突触后电位　(Kandel 等,2000)　抑制性作用可以拮抗兴奋性作用,大的兴奋性突触后电位可以超过阈值诱导产生动作电位,抑制性突触后电位则可以使其朝向超极化方向发展,当兴奋性和抑制性同时发生,则可以阻止兴奋性突触后电位超过阈值而不能产生动作电位。

递质是 γ-氨基丁酸(GABA)和甘氨酸(glycine)。在大脑和脊髓中,GABA 是主要的抑制性神经递质,而甘氨酸则主要存在于脊髓中的中间神经元,主要起抑制拮抗肌的作用。GABA 的受体有离子型的 GABAa 受体和 G 蛋白偶联的代谢型 GABAb 受体,GABAa 受体激活时对 Cl^- 通透,而 GABAb 受体激活可通过 G 蛋白偶联激活钾通道。因为在不同的发育时期,神经元的膜电位不同,而胞内 Cl^- 的浓度也不同,所计算的氯离子平衡电位 E_{Cl^-} 也不一样。在新生动物神经元中胞内氯离子浓度相对较高,其平衡电位较膜电位为正。一旦氯通道开放,Cl^- 外流(内向电流),引起突触后膜发生去极化,产生 EPSP 而不是 IPSP。在一些成年癫痫病人发作过程中,可以记录到 GABA 门控的去极化电流。

3. 慢突触后电位

以上所述的突触后电位均称为快突触电位,它们由离子通道型受体介导,电位产生迅速,持续时间短,主要是通过大分子变构作用实现的。而在中枢或外周神经系统中还可以见到发生缓慢、时程较长,一般以秒或者分钟来计算的慢突触电位。如在蛙交感神经节上记录的突触后电位中就有持续几秒钟的慢(slow)EPSP 和 IPSP,另外还可以记录到以分钟计算的晚慢(late slow)EPSP(图6.17)。慢突触电位的产生一般是由代谢型受体介导,有胞内第二信使的参与,这些慢突触后电位产生的离子机制通常是涉及钾通道的通透状态。如 ACh 作用在 M 型胆碱受体通道,使原来开放的 M 型 K^+ 通道关闭,降低了膜电导,在有去极化脉冲的作用下可以产生缓慢的去极化电位。慢突触电位的作用主要是通过影响神经元的兴奋性进而影响其神经冲动发放的频率。

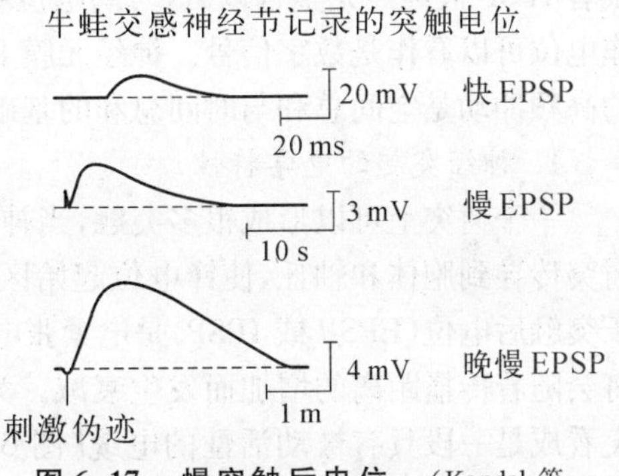

图 6.17　慢突触后电位　(Kandel 等, 2000)　分别在牛蛙交感神经节节后神经元上记录到的不同时程和幅度的兴奋性突触后电位(注意时间轴刻度不同),单刺激诱导节前神经纤维释放 ACh 作用在突触后 N 型 AChR,诱导出快 EPSP。重复刺激则诱导出一个慢 EPSP,持续时间是几十秒,是 ACh 作用在 M 型胆碱受体的原因。在此神经节上还可以诱导出持续几分钟的晚慢 EPSP,可能与肽类物质释放有关。

在某些神经元中,在进行一系列动作电位发放之后,常常会出现持续数秒的超极化电位,一般称为后超极化电位。是由于大量的钙离子进入突触后细胞激活了钙依赖的钾离子通道,使钾离子外流引起缓慢的超极化。

6.2.5　突触整合

在神经肌肉接头,终板电位(EPP,约 70 mV)能使肌细胞去极化从 −90 mV 到 −20 mV,远远超过形成动作电位的阈电位(−55 mV),引起肌纤维产生动作电位。在中枢神经系统中,一个神经元既可与其他神经元建立许多突触连接,亦可接受来自其他神经元的许多突触信息。一个神经元上众多的突触中,产生的突触后电位可以是兴奋性(EPSP)的,也可以是抑制性(IPSP)的,而这些突触后电位几乎都在阈电位以下水平,通常仅为 1 mV 或者更小,而要使突触后神经元兴奋所需的去极化幅度至少要大于 10 mV(对神经元来说,使膜电位从 −65 mV 去极化到动作电位阈值 −55 mV 所需要的电压幅度),所以在中枢神经系统内的兴奋传递必须经过这些小的 EPSP 或者 IPSP 的总和(Summation)。如果所有兴奋性突触活动的总和超过抑制性突触活动的总和,并足以刺激该神经元的轴突起始段产生动作电位时,则该神经元发生兴奋;反之,则表现为抑制。通过总和,分级模拟的 EPSP 或者 IPSP 被神经元整合以后,与阈电位相比较以决定是否激发神经元放电,而动作电位可以看作是数字信号。神经元膜上密集分布的突触以及神经纤维经常传送的高频冲动是空间总和与时间总和的基础。

1. 神经突起的电学特性

一个树突上可以形成很多突触,当神经冲动到来所形成的突触后电位将沿着树突传导到胞体和轴丘,使锋电位起始区膜去极化超过阈值并产生神经冲动。由于突触后电位(EPSP 或 IPSP)是电紧张电位,在树突和胞体上传播属于被动传播,将会随着传播距离的增加而发生衰减。为了能更好地了解其传播特性,一般将树突看成是一段具有被动活性的电缆(图 6.18)。注入这段电缆的电流将会有两种流向,一种是沿着树突内部流动,另一种是跨越树突膜,从膜上的离子通道流出。随着距离的变化,内部阻力的增加和跨膜的电流分流作用,电流将会逐渐降为零。

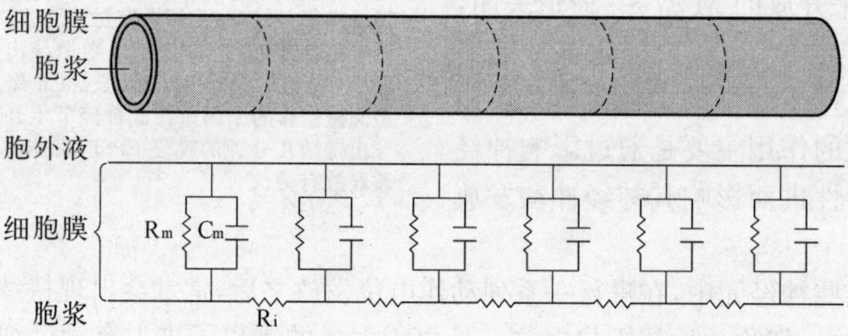

图 6.18 树突的简化电路图 (Kandel 等,2000) 树突被看成是一个圆柱体电缆,可以分隔成多个单位,每个单位都可以组成一个具有膜电容和膜电阻的等效电路,这些电路通过内向电阻连接在一起。

当电流沿树突在胞浆内部流动时,将会有其他分子阻碍电流的流动,而且这种阻碍作用将会随着距离的增加而变大,并且与轴突的直径相关。不考虑树突随距离的形状变化,可以将树突看成是一个粗细相同的被动活性电缆,将其分为大小相同的多个圆柱体,每个圆柱体都有相同的电生理特性,则每一个圆柱体都可以看成是一个简单电路。正常情况下神经元细胞膜两侧存在电位差,膜上以及胞浆中具有电阻,膜可看成一个电容器。树突的电阻主要有两部分组成,一是单位内向电阻或者轴向电阻

(internal resistance, R_i)，是沿树突长度胞浆电阻，与树突直径相关，直径越大，内阻越小。此树突的总的内向电阻为单位内向电阻 R_i 与树突长度的乘积；二是膜电阻 (membrane resistance, R_m)，是树突单位长度膜的电阻，与膜上开放的离子通道数目以及通道的电导有关，通道开放数目越多，膜电阻越小，随着距离的变化，膜电阻不变。

当有电流注入树突时，膜电阻和内向电阻的存在将会阻碍其传播，更多的电流将会顺着电阻最小的地方流出，更多的电流将会在电流注入点流出。随着距离的传播，电位将会逐渐下降，即随着距离增大而衰减。这种距离的衰减是呈指数形式的，根据物理学上公式：

$$V_x = V_0 e^{-x/\lambda}$$

式中，V_0 为初始电压，x 是沿树突的传播距离，V_x 为传播到 x 处的电压，λ 为长度常数(图 5.19)。当 $x = 0$ 时，$V_x = V_0$；当 $x = \lambda$ 时，则：

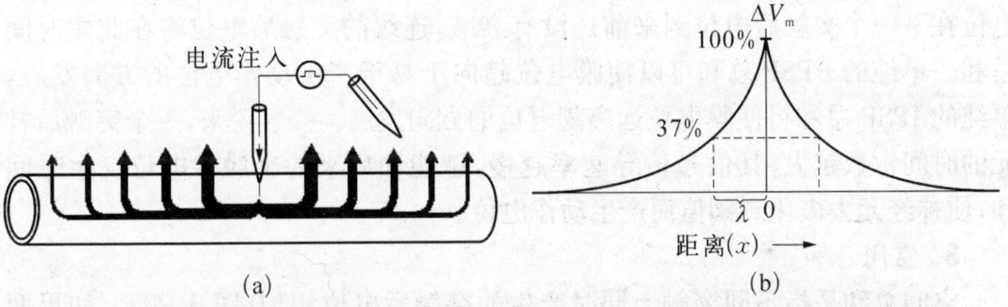

图 6.19 注入的电压随着距离的变化而逐渐衰减与长度常数 (Kandel 等, 2000)

(a) 注入的电流将会沿着电阻最小的部分流动，其在电极注入附近流失最快，随着距离的变化而呈现指数衰减，箭头大小代表流出的电流密度。(b) 当电压衰减到初始电压的 37%时所传播的距离就是长度常数。

$$V_\lambda = V_0 e^{-1} = 0.37 V_0$$

因此 λ 是电压信号衰减到最初 37%时的信号传播距离，可作为去极化能在树突或者轴突传播多远。λ 的大小与特定神经元的膜电阻和内电阻相关，可由以下公式测定：

$$\lambda = (R_m / R_i)^{1/2}$$

由式中可见，该段树突膜的绝缘性越好(膜电阻越大)，内部导电性越好(内向电阻越小)，长度常数越大，信号传播的距离越远。一般情况下，内电阻决定于树突直径和胞浆的电特性，因此在一个成熟的神经元中它是一个相对恒定的常数。相反，依赖于离子通道开放的膜电阻会随着不同突触被激活而随时改变。一般粗的轴突和树突具有较大的长度常数，典型神经元的长度常数为 0.1—1.0 mm。

由于细胞膜为磷脂双分子层，且将胞内液和胞外液隔开的特性，可以将膜视为电容器，其电容的性质决定电压将随着时间的变化而以指数方式逐渐变化：

$$V_t = V_0(1 - e^{-t/\tau})$$

V_0 为初始电压，V_t 是在 t 时刻时的电位，τ 为时间常数。当 $t=0$ 时，$V_t = V_0$；当 $t = \tau$ 时，则：$V_t = V_0(1-e^{-1}) = 0.63V_0$，故 τ 是电压衰减为63%所经历的时间，是衡量电流在神经元被动传播时充放电快慢的标准。τ 的大小与膜电容和膜电阻相关，可由下式给出：

$$\tau = R_m C_m$$

τ 是特定的膜电容，由式中可以看出 τ 与树突的直径无关。τ 可以通过实验的方法来测定。

2. 时间总和

时间总和(temporal summation)是指在同一个突触上连续产生的突触后电位相加，一般时间间隔在1—15 ms之间(图6.20)。即突触后细胞最早产生的突触后电位在下一个突触后电位到来前还没有衰减，连续的突触后电位将在此短时间内总和。单纯的EPSP总和可以使膜电位趋向于易于产生动作电位的方向发展，而单纯的IPSP总和将使膜电位远离阈电位的方向发展。一般说来，一个突触后神经元的时间常数越大，其信号传导速率越慢，越能和后来的突触后电位发生时间总和，使神经元去极化到阈值而产生动作电位。

3. 空间总和

空间总和是指不同突触上同时产生的突触后电位相加(图6.20)。如果两个突触同时产生两个大小一样的突触后电位，而且其到达神经元始段距离相等。假如其具有大的空间常数，则其电位随距离的衰减要缓慢，能够传播较远的距离，发生空间整合的几率较高。反之则传播距离短，发生空间整合的几率较小。一个位点的突触后电位不足以使轴丘处产生动作电位，一个神经元上不同位点上有来自多个神经元的突触前输入，这些输入只有被空间总和以后才能在轴丘处引发反应。

一般认为突触整合的过程是突触电位的代数和，即去极化加超极化等于膜电位，如果超过阈电位则产生动作电位，但并不是在任何情况下都是适用的。例如氯离子的平衡电位一般是 −65 mV左右，如果此时膜电位也是 −65 mV，神经递质释放到突触后膜引起氯离子通道激活开放，并不能在突触后膜上记录到IPSP，因为此时的氯离子平衡电位 E_{Cl} 与膜电位 V_m 相等。并不能因为记录不到IPSP就否认它的抑制性作用。假如此时远端有一个EPSP途经此抑制性突触向胞体传导，去极化将会改变该突触处的膜电位使其比 −65 mV更正，此时开放的氯通道将导致氯离子内流，维持 E_{Cl} 等于 −65 mV。内流的氯离子等价于正电荷的外移，降低了EPSP的幅度。这种总和不能用单纯的代数和相加，其抑制效应称为分流效应

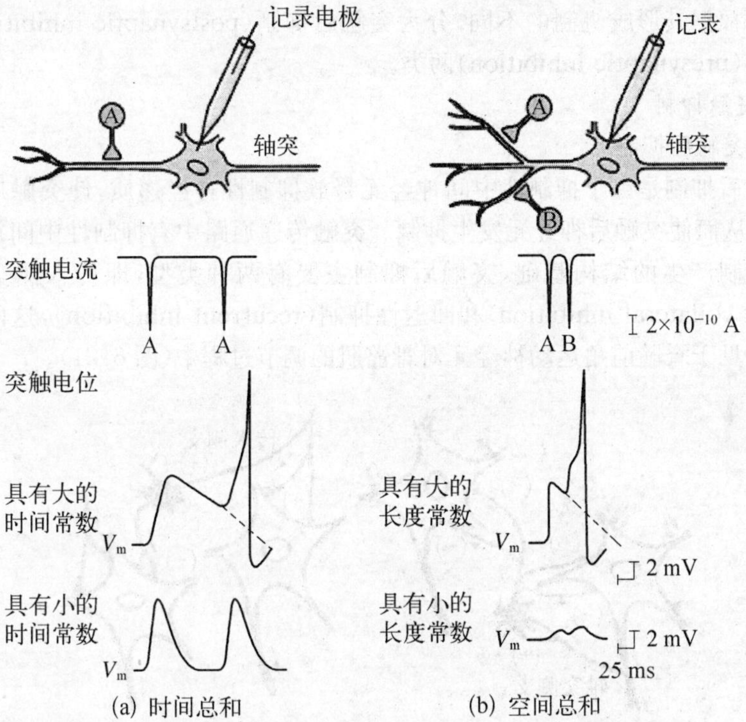

图 6.20 通过时间总和和空间总和,中枢系统神经元能整合不同的突触输入 (Kandel 等,2000) (a) 时间总和,突触前神经元 A 产生相同的突触电位,如果细胞具有较大的时间常数(如 100 ms),则在第二个突触电位产生的时候,第一个突触电位并没有随时间完全衰减,这两个电位就可以相加产生较大的去极化电位,触发轴丘处产生动作电位;如果具有较小的时间常数(20 ms),则二者没有相加的可能,则都不会产生动作电位。(b) 空间整合,假如两个突触都产生同样大小的突触后电位,且距离轴丘处距离一样,在具有大的长度常数的轴突上,二者传播到轴丘处的损失相对较小,就有可能加和而触发动作电位。反之,则相对衰减过快,不能触发动作电位。

(shunting inhibition)。分流效应的原理就是减少了膜电阻,使电流易于从膜上流失,降低了长度常数。

虽然对时间总和及空间总和进行了单独的讨论,但在实际的神经元受到刺激时,二者是同时存在的,正是它们的综合效应决定了一个细胞能否发放神经冲动。

6.2.6 突触的抑制与易化

神经系统的基本生理过程包括兴奋(excitation)和抑制(inhibition),中枢兴奋就是在突触后神经元产生兴奋性突触后电位,以及在整合的基础上产生动作电位。

中枢抑制根据其形成机制的不同，分为突触后抑制（postsynaptic inhibition）和突触前抑制（presynaptic inhibition）两类。

1．突触抑制

(1) 突触后抑制

突触后抑制是由于抑制性中间神经元释放抑制性神经递质，使突触后膜产生了 IPSP，从而使突触后神经元发生抑制。突触传递通路中有抑制性中间神经元是突触后抑制产生的结构基础，突触后抑制主要有两种类型，即传入侧支性抑制（afferent collateral inhibition）和回返性抑制（recurrent inhibition），这两种抑制形式均可见于脊髓前角运动神经元对骨骼肌的调节过程中（图 6.21）。

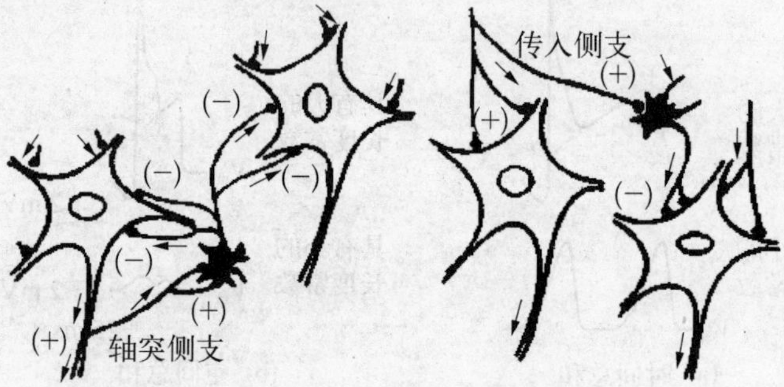

图 6.21　突触后抑制的两种形式　回返性抑制（左图）和传入侧支抑制（右图）

① 回返性抑制：当中枢神经元兴奋时，神经冲动沿着轴突传播，同时又经过轴突的侧支兴奋一个抑制性中间神经元，通过后者释放抑制性递质，反过来抑制发生兴奋的同一神经元。如脊髓前角运动神经元的轴突在离开轴丘后很快发出分支，与抑制性的中间神经元闰绍细胞（Renshaw cell）形成突触联系，闰绍细胞的轴突及其分支又返回来作用于此运动神经元本身以及同类的邻近神经元。闰绍细胞释放抑制性递质甘氨酸，抑制了原先发出兴奋的神经元以及相邻的同功能神经元池，这种突触后抑制称为回返性抑制。其生理意义在于及时终止运动神经元的活动，并使同一中枢内的神经元的活动同步化。

② 传入侧支性抑制：传入纤维进入中枢后，一方面通过突触联系兴奋某一个中枢神经元，另一方面通过其侧支兴奋一抑制性神经元，再通过后者的活动抑制另一中枢神经元。如感觉传入神经纤维进入脊髓后直接兴奋脊髓控制屈肌的运动神经元，同时发出侧支兴奋抑制性中间神经元，抑制性中间神经元与另一支配伸肌（屈肌的拮抗肌）的运动神经元之间有突触连接。当抑制性神经元兴奋后可在这个

运动神经元上形成抑制性突触后电位而使其抑制。这种抑制能使不同的中枢之间的活动得到更好的协调。

(2) 突触前抑制

突触前抑制是突触传递的特征之一,是通过改变突触前递质的释放量而影响突触后神经元的活动。抑制是指其最终在突触后膜上的表现,而突触前是其发生的部位,其结构基础是在突触前膜上存在轴-轴突触,即存在轴-轴(突触前成分)-胞体或树突(突触后成分)的串联式突触。突触前抑制形成不是因为突触后膜产生了 IPSP,而是由于突触前膜的预先活动,导致神经冲动传来所引起突触后的 EPSP 相对没有预先活动时幅度变小,产生了不容易兴奋的抑制效果。

突触前抑制的形成机制(图 6.22):神经元 a 的轴突末梢与神经元 c1 的轴突末梢形成轴-轴突触,神经元 a 的轴突末梢又与神经元 b 形成轴突-胞体式突触,神经元 c1 与神经元 b 之间没有突触联系。在这种串联结构中,轴突 a 是轴突-胞体突触的前膜。若仅兴奋末梢 a 时,可使神经元 b 产生一定大小的 EPSP;若单纯兴奋末梢 c1,则神经元 b 不发生反应。但如果兴奋轴突末梢 c1,一定时间之后再兴奋末梢 a,则在神经元 b 所记录到的 EPSP 幅度将明显减小。这种由于突触前膜兴奋性发生变化而使兴奋性突触后电位减小,神经元不容易兴奋的现象即为突触前抑制。其机制可能是由于轴突-轴突(c1－a)突触所形成的突触后电位使传导到轴突末梢 a 的动作电位幅度或者时程降低,从而进入突触前膜的钙离子浓度降低,影

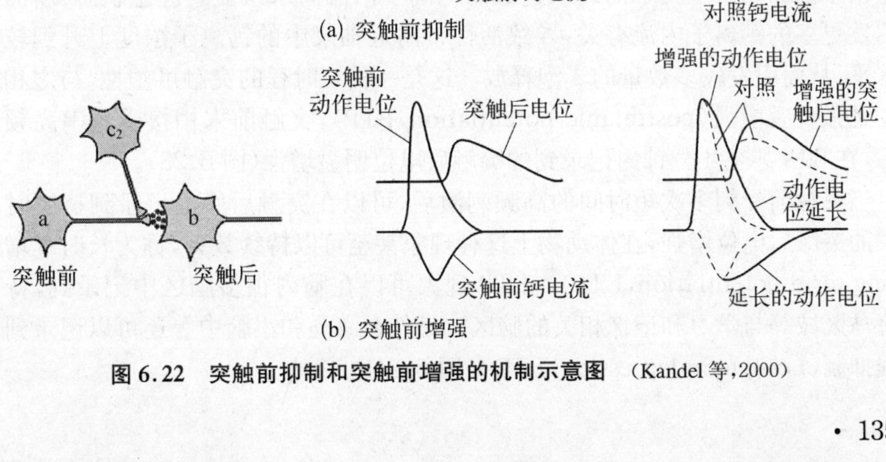

图 6.22　突触前抑制和突触前增强的机制示意图　(Kandel 等,2000)

响神经递质的释放,从而导致突触后膜的兴奋性下降,出现突触前抑制现象。突触前抑制在中枢中广泛存在,主要分布于感觉传入的各级接替部位,对调节感觉传入活动具有重要意义。其特点是抑制产生的潜伏期较长,作用的持续时间也较长。

2. 中枢易化

同中枢抑制一样,中枢易化也可以分为突触后易化(postsynaptic facilitation)和突触前易化(presynaptic facilitation)。突触后易化主要表现为 EPSP 的总和,使之更容易传导到动作电位发放区,并容易超过阈电位而产生动作电位。突触前易化的基础也是突触前膜具有轴突-轴突突触,到达突触前膜的动作电位时程增加(如钾通道关闭,动作电位下降相延长,可能通过第二信使的作用),钙离子通道开放时间延长,则可以导致更多的钙离子进入突触前膜,促进较多的神经递质释放,使突触后膜的 EPSP 增大,产生突触前易化。

6.2.7 突触可塑性

突触传递并不是一成不变的。一方面它易受环境因素的影响,如缺氧、CO_2 过多、麻醉剂、药物等均可以影响突触传递过程;而很多的毒物和药物的作用靶点也是突触传递过程,或影响神经递质的合成,或影响递质的释放、清除等过程。另一方面,突触传递过程可能受已经进行过的多个传递活动的影响,其功能发生较长时间的增强或者抑制,这一特点称之为突触可塑性(synaptic plasticity)。突触可塑性在脑的学习和记忆等高级功能中具有重要的意义。突触可塑性涉及突触前和/或突触后的机制,突触前机制包括神经递质合成、储存和释放等的变化以及突触后的逆行信使对突触前的影响等;突触后的机制包括突触后受体激活、受体数量变化、胞内信号的变化等。

当突触前末梢受到一串刺激时,每个刺激都能引起一定的 EPSP,但后面的刺激得到的 EPSP 幅度较前面的要大,这种现象称之为易化现象。其产生机制被认为是由于前面刺激在突触前终末造成的钙离子内流尚未恢复到静息状态,新的刺激引发更多的钙离子内流有关,导致活性带附近轴浆中的钙离子浓度上升到较高的水平,从而引发较多数量的囊泡释放。这是一种短时程的突触可塑性,与之相类似的是强直后增强(posttetanic potentiation, PTP),突触前末梢接受短串高频刺激后,在 60 s 甚至几分钟内记录到的突触后电位明显增强(图 6.23)。

当突触前受到多次短时间的高频刺激后,可以在突触后膜上记录到持续时间较长的突触后电位增强,在体动物上这种现象甚至可以持续数天,称为长时程增强(Long term potentiation, LTP)。LTP 现象可以在脑内很多脑区中记录到,特别是海马区域等与学习和记忆相关的脑区。另外在海马和小脑中等还可以记录到长时程抑制(Long tem depression, LTD)(图 6.24)。

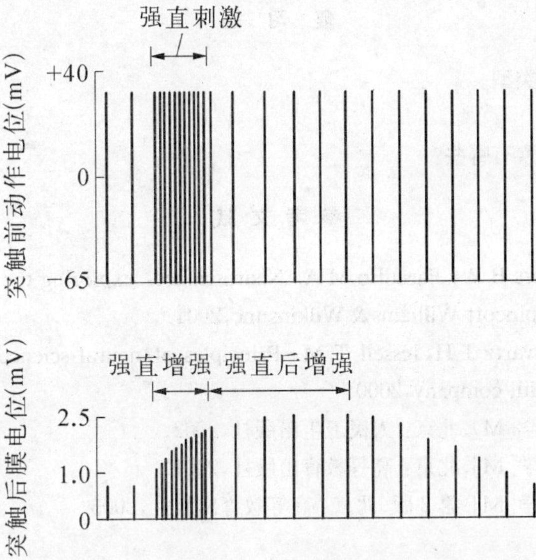

图 6.23 高频刺激产生了强直后增强 (Kandel 等,2000) 上图,除强直刺激外,强直刺激前后所激发的动作电位频率一样。下图,在强直刺激前,所诱发的突触后电位约为 1 mV,强直过程中突触后电位有所增强,强直刺激后单动作电位所诱导的突触后电位明显增强,接近 2.5 mV,增强了 150%,但是这种增强很快衰退并恢复到正常值 1.0 mV 左右。

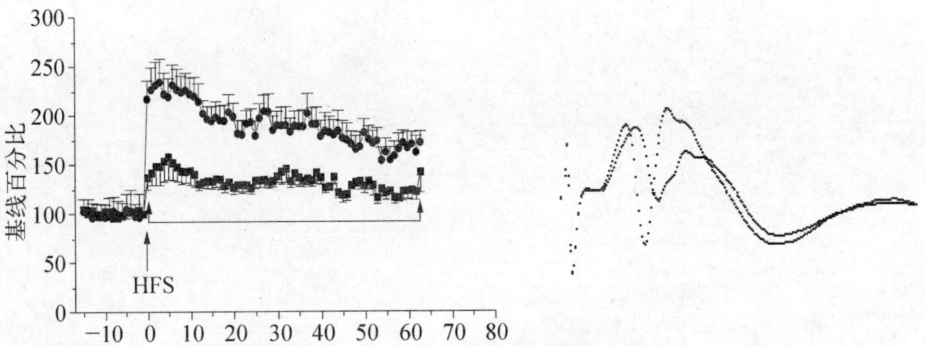

图 6.24 在体大鼠海马齿状回区记录到的长时程增强现象(LTP) 左图:通过采用高频刺激,可以在大鼠齿状回区记录到 LTP 现象(HFS:高频刺激),其中群峰电位(population spikes)增强 200%左右,而兴奋性突触后电位(fEPSP)增强在 120%左右。右图:刺激穿通纤维,高频刺激前后所记录到的齿状回区的波形。

复习题

1. 叙述突触的结构和类型。
2. 突触传递机理。
3. 影响突触传递的因素有哪些?

参考文献

[1] Bear M F, Connors B W, Paradiso M A. Neuroscience: exploring the brain[M]. 2nd ed. Philadelphia: Lippincott Williams & Wilkins inc, 2001.

[2] Kandel E R, Schwartz J H, Jessell T M. Principles of neural science[M]. 4th ed, New York: McGraw-Hill company, 2000.

[3] 朱长庚.神经解剖学[M].北京:人民卫生出版社,2002.

[4] 寿天德.神经生物学[M].北京:高等教育出版社,2001.

[5] 寿天德.神经生物学[M].第2版.北京:高等教育出版社,2005.

(陈聚涛)

第7章　神经递质和神经调质

神经信息传递的主要形式是跨突触神经化学传递，神经化学传递是神经系统最重要、最基本的功能。实现这一传递的结构基础是突触，完成这一信息传递过程的物质载体是神经递质(neurotransmitter)。神经递质是神经化学传递的物质基础。神经递质可将来自一个神经元的信号传递于另一个神经元或传递于肌肉、腺体等靶器官。一般来说神经递质是包裹在突触前的各个分立的突触小泡中。当信号传导到神经终末后，突触小泡移向突触前膜并和突触前膜相融合，然后在向突触间隙的方向裂开，将神经递质释放到突触间隙中。神经递质越过突触间隙，作用于突触后膜上受体。信号传递完成后，神经递质通过突触后膜上的酶或其他环节使之失活。许多影响神经系统功能的药物或化学物质都通过改变神经化学传递过程而改变神经系统的功能。

7.1　神经递质、神经调质概述

7.1.1　神经递质与神经调质

神经递质(Neurotransmitter)是指由突触前神经末梢释放，作用于位于突触后膜的受体，具有在神经元之间或神经元与效应细胞之间传递信息的特殊化学物质。

神经调质(Neuromodulator)，与神经递质不同，神经调质是神经元所产生的另一类生物活性物质，它本身并不能直接跨突触进行信息传递，只能间接调节递质在突触前神经末梢的释放及其基础活动水平，增强或减弱递质的效应，进而对递质的活动进行调节。

递质共存。传统的Dale法则认为,一个神经元只产生并释放一种递质,它的所有末梢只含有同一种递质。然而,随着生化测定和免疫细胞化学方法的应用,瑞典学者Hokfelt等(1979)首先发现,在中枢和外周神经系统内,有两种或两种以上的递质同时存在于一个神经元内。常见的是神经肽和经典递质共存的现象,如交感神经节内含NE和脑啡肽;也有两种神经肽共存,如脊神经节细胞中含有SP和CGRP。现在已经明确,递质共存不但已被证实,而且是一种普遍的现象,在脑、脊髓和周围神经系统,在低等动物和高等动物,都有存在。如在无脊椎动物中,一个神经元可含有DA和5-HT两种递质,在高等动物中,ACh和NE、5-HT和SP、5-HT和SP及TRH均可共存。递质共存也有种属差异,如大鼠和猫的黑质多巴胺能神经元内含CCK,其他动物则无此共存现象。

神经递质不仅共存,还能同时释放,如共存于神经末梢大囊泡的递质,在高频刺激或串刺激时同时释放,进而发挥协同和调制作用,加强突触传递的生理功能。

递质共存的生理学意义在于:第一,共存的递质释放后,起协同传递信息的作用;第二,可通过突触前调节的方式,改变相互的释放量,加强或减弱突触传递活动;第三,可直接作用于突触后受体,以相互拮抗或协同的方式来调节器官的活动,使机体的功能调节更加精密完善、更加协调。

要确定某一神经活性物质属于递质还是调质,是比较困难的。目前有的观点认为,神经递质是作用于突触后膜受体后,引起离子通道开放,并产生兴奋或抑制性电位变化的化学物质;而神经调质是与突触后膜受体结合,通过第二信使作用来改变膜的兴奋性,或作用于突触前受体改变其他递质释放的化学物质。因此,乙酰胆碱、氨基酸类等是神经递质,而神经肽一般属于神经调质。然而,大多数学者认为递质和调质没有严格区分的必要。很多情况下递质可以起调质的作用,调质也可以作为递质而发挥作用。一般认为,调质更广泛一些,而递质条件要求更苛刻一些,递质肯定是调质,但调质不一定是递质。

7.1.2 神经递质的确定标准

作为传递神经化学信息的神经递质,必须具备下列条件:

(1) 在突触前神经元内具有合成递质的前体物质和酶系统,能够合成递质,且贮存于囊泡;

(2) 递质的释放依靠突触前膜去极化和Ca^{2+}进入突触前末梢;

(3) 递质可作用于突触后膜上的特异受体,发挥其生理效应;

(4) 在突触部位存在着能使递质失活的酶或使递质移除的机制;

(5) 递质的突触传递作用,能够被递质受体的激动剂或拮抗剂加强或阻断。

神经系统中大量存在的化学物质,只有符合或基本符合以上条件的才被确认为神经递质。

7.1.3 神经递质的分类

按照神经递质的生理功能,可把神经递质分为兴奋性递质和抑制性递质,但也不尽然,有时同一物质既可以是兴奋性也可以是抑制性递质,如5-HT作用于不同受体,作用就不同。按照神经递质的分布部位,可分为中枢神经递质和周围神经递质,同样也不是绝对的,几乎所有的外周递质均在中枢存在。按照神经递质的化学性质,可分为胆碱类(乙酰胆碱)、单胺类(儿茶酚胺类有去甲肾上腺素、肾上腺素、多巴胺,还有5-HT、组胺等)、氨基酸类(谷氨酸、γ-氨基丁酸、甘氨酸等)、多肽类(神经肽)、嘌呤类(腺苷、腺苷三磷酸和气体物质一氧化氮等)。

根据神经递质的分子大小,可将中枢神经系统中递质分成两大类:小分子神经递质和神经肽类递质(表7.1)。神经肽类递质多由3—30个氨基酸组成,约有100余种。

表7.1 神经递质类型

小分子神经递质	神经肽类递质
乙酰胆碱	阿片肽类:
生物胺类:	亮脑啡肽、甲硫脑啡肽
儿茶酚胺:多巴胺	脑肠肽类:
肾上腺素	P物质、神经降压肽等
去甲肾上腺素	神经激素类肽:
吲哚胺:5-羟色胺	缩宫素、生长抑素等
咪唑胺:组胺	其他神经肽类:
嘌呤:ATP、AMP	血管升压素
氨基酸类:谷氨酸 天冬氨酸、γ-氨基丁酸、甘氨酸	降钙素
其他:NO、CO、花生四烯酸、血小板激活因子	缓激肽等

7.1.4 神经信息的传递步骤

神经传递的基本过程,应当包括以下步骤:

1. 沿神经纤维传导的动作电位到达神经末梢

2. 释放神经递质

非肽类的小分子神经递质大多数在轴突末梢合成并贮存于突触囊泡中。肽类神经递质大多数在神经元的胞体处合成,贮存于大致密核心囊泡,然后沿轴突转运到神经末梢。在静息状态下,仅有持续、缓慢、单个量子的神经递质释放;当动作电位到达神经末梢后,使末梢部位的细胞膜去极化,引发 Ca^{2+} 内流入末梢,从而引起数百个量子(qauntum)的神经递质同时从囊泡中释放,这个过程称为胞吐(胞裂外排,exocytosis)。

3. 神经递质与突触后受体结合引发突触后电位

由突触前神经末梢释放的神经递质在突触间隙中扩散并与位于突触后膜上的相应受体结合,导致受体构型发生变化、引起突触后膜对离子的通透性增加。在一般状态下,可有 3 种离子通透性(ion permeability)发生变化:① 阳离子(主要为 Na^+,偶尔为 Ca^{2+})进入胞内的通透性增加。导致突触后膜发生局部去极化电位,例如兴奋性突触后电位(EPSP);② 选择性地增加阴离子(Cl^-)进入胞内的通透性,导致突触后膜稳定或超极化,产生抑制性突触后电位(IPSP);③ K^+ 向胞外的通透性增加,导致突触后膜稳定或超极化,产生 IPSP。

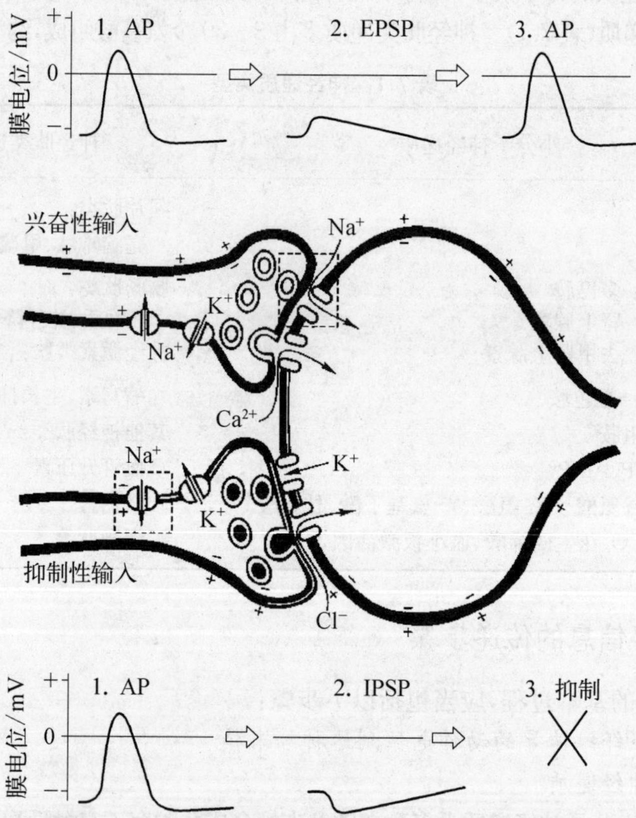

图 7.1 神经递质传递过程示意图 (李继硕,2002)

4. 引发突触后效应

一旦EPSP达到一定阈值便可在突触后神经元或肌细胞上引发出可扩布性的动作电位。在平滑肌细胞，EPSP可以引起自发性去极化速率增加、增强平滑肌张力；在腺细胞则可导致腺体分泌增加。IPSP仅存在于神经元和平滑肌细胞，骨骼肌细胞则无此电位(图7.1)。

7.2　神经递质合成、释放和失活

7.2.1　神经递质的合成

确定某种物质是不是神经递质的条件之一是在细胞中是否存在着合成这种神经递质的酶系及原材料。乙酰胆碱是由胆碱和乙酰辅酶A在胆碱乙酰移位酶的催化下合成。因为胆碱乙酰移位酶存在于胞质中，所以我们可以推断乙酰胆碱是在胞质中合成，然后被突触小泡摄取并储存在小泡中，在适当的时候释放。去甲肾上腺素的合成是以酪氨酸为原料，在酪氨酸羟化酶的催化作用下合成多巴。再在多巴脱羧酶作用下将多巴合成多巴胺。这两步是在胞浆中进行的。然后多巴胺被摄取进小泡。在突触小泡中，由多巴胺β羟化酶进一步合成去甲肾上腺素。由于没有合成肾上腺素的酶系列，所以肾上腺素不是神经递质。多巴胺的合成，其前两步和去甲肾上腺素一样的，但在储存多巴胺的突触小泡内不含有多巴胺β-羟化酶，就以多巴胺的形式储存于囊泡中。5-羟色胺的合成是以色氨酸为原料，在色氨酸羟化酶的作用下合成5-羟色胺酸，再在5-羟色胺酸脱羧酶的催化下将5-羟色胺酸合成为5-羟色胺。这两步是在胞浆中进行的。5-羟色胺再被摄入小泡。γ-氨基丁酸是谷氨酸在谷氨酸脱羧酶的作用下生成。

7.2.2　神经递质的释放

1. 囊泡释放

大多数递质释放是由于递质所在的突触囊泡与突触前膜融合，因此囊泡内容物释放入突触间隙。这是胞吐(exocytosis)的一个例子(图7.2)。到达神经末梢的动作电位引起局部短暂大量的钙离子内流，引发释放过程。神经末梢兴奋与递质释放的关系即为兴奋-分泌偶联(excitation-secretion coupling)的。囊泡中递质释放后囊泡膜从突触前膜经内吞(endocytosis)形成新的囊泡,实现囊泡再循环。接着通过位于囊泡膜附近的活性转运体将递质装入这些囊泡中。

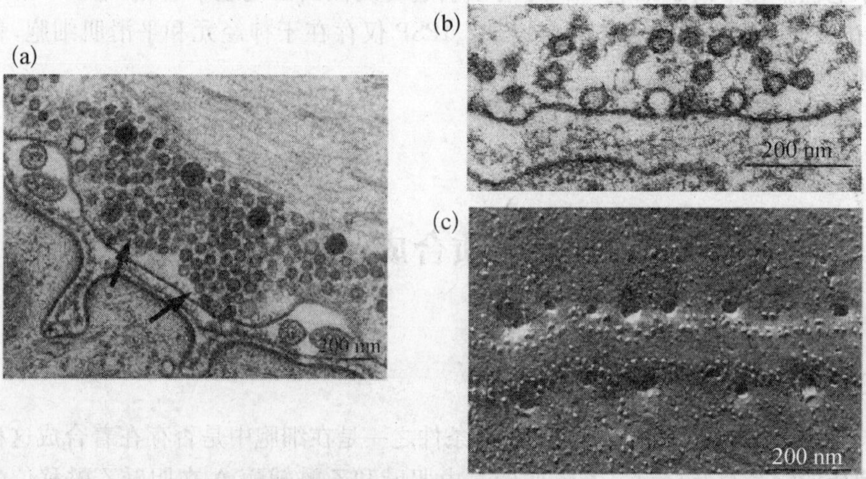

图 7.2 突触囊泡胞吐的超微结构 (John H Byrne 等,2004)

囊泡内神经递质的释放是 Ca^{2+} 依赖性的,由膜外进入膜内的 Ca^{2+} 数量的多少,可直接影响神经递质的释放量,如果降低细胞外液的 Ca^{2+} 浓度,就可以阻断递质的释放。一般认为,Ca^{2+} 是囊泡膜与突触前膜紧贴融合的必要因素,一方面 Ca^{2+} 降低轴浆的粘度,有利于囊泡的移动;另一方面 Ca^{2+} 取消突触前膜内的负电位,便于囊泡与突触前膜接触而发生融合。

在某些情况下,可以看到非囊泡的、不依赖于钙离子的递质释放,特别见于 GABA 及谷氨酸的释放。这种现象被认为是逆向转运机制。

2. 量子化释放

在囊泡中,递质释放是以独立包装或量子化进行的。每个量子代表单个囊泡内容物的释放,大约 4 000 个递质分子。在神经肌肉接头处(neuromuscular, nmj),运动神经元与骨骼肌纤维间的突触是较特殊的,乙酰胆碱(ACh)从单个囊泡中释放。在大约 2 μs 内弥散性通过间隙,峰值浓度约 1 mmol/L,可激活 1 000—2 000 个 nACh 受体。在肌纤维膜局部产生 0.5 mV 去极化电位。在静息状态下这种情况是随机及自发发生的,称为微终板电位(miniature endplate potential, mepp)。从神经元末梢的单个动作电位可引起大约 1 000 个活性带同时释放约 300 个量子,其总和效应是产生终板电位(即 endplate potential)。

微终板电位的大小称为量子大小(quantal size, q)。尽管 mepp 由突触后受体激活产生，但由于在nmj，受体是过量的，其大小就是由单个囊泡释放的ACh的数量决定的。

在中枢性突触，微突触后电位(miniature postsynaptic potential，mpsp)也能见到，它与mepp相同。但mpsp可以是兴奋性或抑制性的，取决于释放的递质，mpsp的量子大小是可变的，范围为100—400 μV，依突触后对释放递质反应的受体数目而定。因此在中枢性突触q可提供突触后受体的密度和效力的信息，理由是在中枢谷氨酸能和GABA能突触，单个量子含有足够的递质，可使活性带(突触前膜囊泡搭靠和递质释放的地方)下的30—100个受体饱和。兴奋性和抑制性突触后电位代表了动作电位引发几个活性带同时释放递质产生的多个mpsp的总和。这种情况是可能的，因为轴突可形成多个分支，或有些末梢有一个以上活性带。

神经递质分泌是随机的，即复合概率定律。在对青蛙研究的基础上形成的标准的Katz模型表明，某个神经末梢将有几个可释放囊泡。在动作电位到来时每个量子只出现两种情况之一：要么释放要么不释放。这是一个二相性过程，类似于投掷硬币的情况。因此单个动作电位引起递质释放的概率为 p。这种概率与其他量子状况无关。每个动作电位量子释放的平均数目为量子容量(quantal content，m)，m 由下列公式计算

$$m = np$$

但是二相分布的模型化递质释放需要估计参数值 n，p，而 n，p 通过实验难以测定。在低水平递质释放(如假定$[Ca^{2+}]_0$很低)，与 n 相比 p 很小。在这种情况下二相分布接近于只需一个参数 m 的泊松分布。这样量子容量由如下关系式可直接经实验测定：

$$m = \ln \frac{N}{n_0}$$

N 是动作电位的数量，n_0 是不能引起反应的动作电位的数量。故在nmj处递质释放可以泊松分布为模型，m 可作为突触前递质释放效能的度量标准。

中枢神经系统的突触不符合标准Katz模型。许多中枢突触的活性带似乎只有一个释放位点，如"一个量子"或"一个囊泡"假说所述。个别的活性带区为全或无模式，即动作电位要么引发单量子释放，要么不能引起释放。引发释放的比例反映了释放的概率。但在中枢突触不同位点递质释放概率不同，至少在一些突触，几率 p 随时间而变动，p 取决于突触所处的近期状况。

3. 大致密核心囊泡的释放

与小突触囊泡相反，LDCV释放需要高钙浓度(1/2最大释放浓度约为

0.4 μmol/L),但由于 LDCV 远离活性带区,即使是很少量钙离子扩散到 LDCV 也需要一定时间。故单胺与肽类的释放有约 50 ms 的延迟,并且只在引起高水平钙内流的高频刺激下释放。

4. 胞吐的生物化学机制

小清亮囊泡(smallclear synaptic veside,SSV)的释放涉及几个相连的步骤,几乎均需钙离子。神经末梢有两个 SSV 池。可释放池(releasable pool)位于活性带区参与低频下的囊泡外排、内吞循环。储存池内是被细胞骨架蛋白固定的囊泡,在反复刺激下可动员到可释放池,称为募集。囊泡要从细胞骨架蛋白脱下需突触素Ⅰ进行钙离子依赖的磷酸化。突触素Ⅰ(synapsinⅠ)是一种将囊泡锚定在末梢肌动蛋白丝的蛋白质。

囊泡在活性带的特异点上呈直线排列,这是一个由 SNARE 蛋白参与的搭靠过程。囊泡相关蛋白突触小蛋白(v-SNARE,VAMP)与突触前膜蛋白连接蛋白(t-SNARE)呈高亲和性结合。连接蛋白与钙依赖性通道紧密相连,保证囊泡处于接受钙离子信号的最佳位置。

在囊泡搭靠后,开始了另一个钙依赖步骤,即引动(priming)。许多可溶性胞浆蛋白质与 SNARE,形成暂时的复合物。引起囊泡与突触前膜部分融合,这一步骤中有 ATP 水解。

已引动的囊泡在大量钙离子流入时,与突触前膜完全融合,开放融合孔(fusion pore),继而出现泡裂外排。位于囊泡膜的钙结合蛋白,如囊泡融合蛋白(synaptotagmin)是外排装置中的钙离子感受器,它可作为融合钳发挥作用。在钙缺乏时不能发生融合,但与钙离子结合后则发生变构效应出现融合。最后阶段非常迅速,必须在 200 μs 内发生。

5. 内吞

递质外排后,囊泡在 30—60 s 内可经内吞循环。首先囊泡膜需网格蛋白包被,发生变形而进入末梢。接下来 G 偶联蛋白,原动素(dynamin),在包被体颈部形成项圈结构。原动素有内在 GTP 酶活性,可降解结合的 GTP 引起衣被囊泡与突触前膜分离。原动素的 GTP 结合形式需钙离子,因此外排时神经末梢处钙浓度的升高也可引起内吞。一旦进入末梢内,囊泡就失去了其网格蛋白包衣。

6. 再装载

在神经末梢 SSV 重新装载神经递质。囊泡经质子 ATP 酶酸化。递质在 H^+ 外流提供的能量下,由次级活化转运体转运至囊泡内。已确定的囊泡转运体有谷氨酸递质的、ACh 的、儿茶酚胺的,但无 GABA 的转运体。它们均为大分子糖蛋白,有 12 个跨膜片段。奇怪的是,它们看来与位于神经元或胶质细胞内的递质转运体无关。肽类递质在胞体内的核糖体合成后，分泌入粗面内质网(RER)腔内，在高尔基体内组装、出芽，然后经快轴浆运输到末梢。由于神经末梢缺乏核糖体，不能进行蛋白质合成，所以这样做是必要的。

7.2.3　神经递质的失活

因递质作用的失活可对突触进行快速调节。递质可通过酶降解、转运回神经元或胶质细胞，以及从突触弥散三种方式失活。

1. 酶降解

许多酶参与了经典递质与肽类递质的代谢，用药理学方法干预这些酶(如抑制酶活性)可影响突触传递。酶降解是乙酰胆碱递质失活的重要方式。ACh 被乙酰胆碱酯酶(acetylcholinesterase，AChE)降解为胆碱和乙酸。胆碱经钠离子依赖性转运体转运回神经末梢。AChE 催化活性很高，在神经肌肉接头处可在 1 ms 内使 ACh 浓度从刚释放时的 1 mmol/L 降低到 0。AChE 以多种异构形式存在，一些(G 型)为可溶性，分泌到突触间隙；其他(A 型)有胶原尾，可将其固定在胞膜上，使其催化结构域朝向突触间隙。

2. 转运

许多经典递质的失活是通过具有高亲和性、饱和性的继发主动转运体从突触间隙去除递质而实现的。氨基酸类递质可被转运至神经元内或胶质细胞内，而胺类递质只能转运至神经元。根据转运体的功能不同可将它们分为三类(图 7.3)：

(1) Na^+/Cl^- 依赖性细胞膜转运体

该超家族中第一个被克隆的是神经元 GABA 转运体(GAT1)，很快其他成员也被克隆出来，包括 NE 转运体(NET)、5－HT 转运体(5－HTT)、DA 转运体(DAT)、甘氨酸转运体(GlYT)等。这类转运体位于神经元、神经胶质细胞以及其他类型细胞的细胞膜上，均以 Na^+，Cl^- 作为同向转运离子，它们利用 Na^+/K^+－ATP 酶产生的 Na^+ 电化学梯度作为能量来源，为生电性转运。各成员之间氨基酸有 69%—80%的同源性，是三环类或杂环类抗抑郁药以及安非他明、可卡因及其类似物的作用位点，能产生抑制作用。

(2) Na^+/K^+ 依赖性细胞膜转运体

该蛋白家族包括转运兴奋性氨基酸的谷氨酸转运体 GluT1，EAAC1，EAAT4，GLAST1 和主要转运中性氨基酸的 ASCT1。其中 GluT1，GLAST1 是胶质细胞性的，而 EAAC1 是神经元性的。谷氨酸转运也是一个生电过程，即摄取 1 个谷氨酸分子，同时伴随 2 个 Na^+ 的同向转运和 1 个 K^+、1 个阴离子(OH^- 或 HCO_3^-)的反向转运。神经元和神经胶质细胞上高亲和性兴奋性氨基酸转运体，在终止谷氨酸

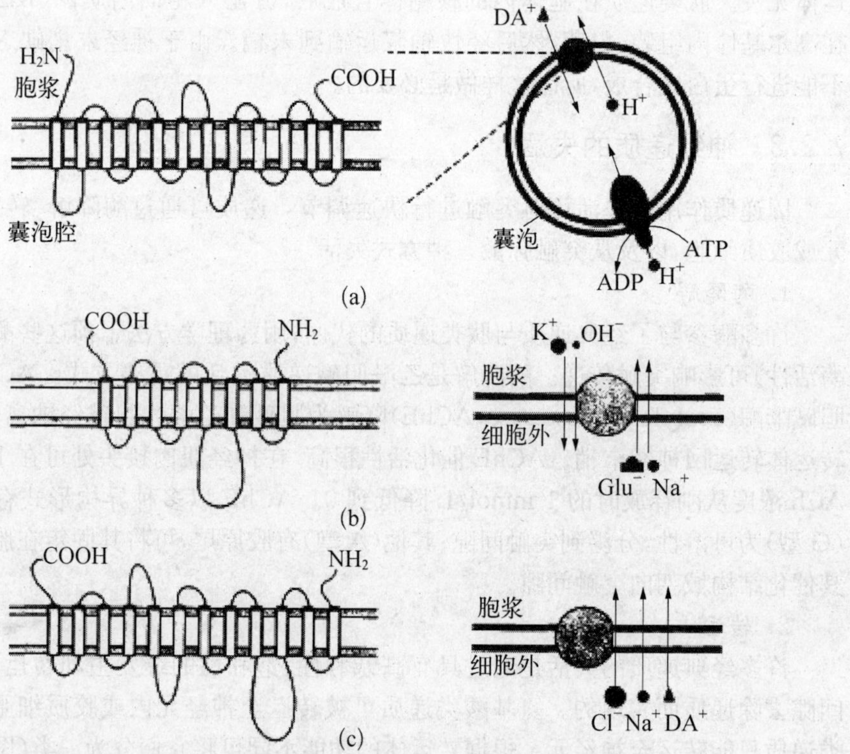

图 7.3　三类不同的神经递质转运体　(Kandel 等,2000)

(a) 囊泡转运体;(b) Na^+/K^+ 依赖性细胞膜转运体;(c) Na^+/Cl^- 依赖性细胞膜转运体

能神经传递和维持细胞外谷氨酸浓度,使之低于具有毒性的水平方面起着关键的作用。在体和离体研究均表明,在缺血、缺氧和低血糖情况下,谷氨酸经 GluT 作逆向转运,即从细胞内向细胞外转运,胞外谷氨酸可升高到神经毒性水平。癫痫发作或中风后细胞外 K^+ 的增加和 Na^+ 的减少,促进了谷氨酸的逆向转运,导致谷氨酸释放。采用微透析技术证明,谷氨酸摄取抑制剂可延长 NMDA 受体介导的反应和引起神经细胞的急慢性死亡。

(3) H^+ 依赖性囊泡转运体

H^+ 依赖性囊泡转运体位于突触囊泡膜上,转运的能量来源于 ATP 酶依赖性的囊泡内 H^+ 浓度的蓄积,H^+ 与递质反向转运。该蛋白家族包括单胺转运体、谷氨酸转运体、GABA 和甘氨酸转运体、ACh 转运体。它们都是将胞浆中的相应递质转运至囊泡中储存起来,如单胺转运体转运胞浆中的生物胺递质(5-HT,CA)。

胞浆中的ACh降解生成的胆碱,则由胆碱转运体摄取到突触前神经元的囊泡中储备起来。

(4) 弥散

尽管存在转运体失活途径,但在大脑皮层的突触处,谷氨酸与GABA失活的重要途径是从突触处弥散失活。对于肽类物质,可通过受体介导的内吞作用至神经元内,随后经非特异性肽酶降解而失活,但由于不存在高亲和性肽类重摄取系统,故认为重摄取不是肽类失活的主要机制。因此肽类物质终止其功能的最主要途径还是经弥散失活。但由于肽类物质比小分子的经典递质大得多,而且有屏障防止自由弥散出突触间隙,说明肽类物质只能缓慢从突触清除,这也是肽类物质作用持久的原因。

7.3　神经递质系统

7.3.1　乙酰胆碱(ACh)

ACh是20世纪上半叶第一个被确定为神经递质的化学物质。释放ACh作为递质的神经纤维,称为胆碱能神经纤维,它广泛存在于中枢神经系统和周围神经系统中,主要通过释放递质ACh作用于突触后膜上胆碱受体产生相应的生理效应。

1. 分布与作用

ACh广泛地存在于中枢和外周神经系统。在外周神经系统中,ACh是副交感神经的节前和节后纤维,以及交感神经的节前纤维和躯体运动神经纤维的神经递质。在中枢神经系统中,ACh是脊髓前角运动神经元的递质,其轴突侧支与闰绍细胞发生突触联系,以ACh为递质;位于丘脑腹后外侧的特异性投射神经元,也是胆碱能神经元;ACh还作为神经递质广泛地存在于脑干网状结构中的神经元;在边缘系统(如海马、杏仁核等)的核团中,也都存在ACh递质系统。

ACh主要参与机体心血管活动、摄食、饮水、睡眠、觉醒、感觉和运动的调节。近年来研究发现ACh对学习和记忆也有调节作用。某些神经疾病和老年健忘症等都与脑内ACh的含量有关,如AD的突出病理改变之一即基底前脑复合体胆碱能神经元明显丢失。锥体外系运动的最高级调节中枢为纹状体。ACh与DA两系统平衡失调会导致严重的神经系统疾病,如多巴胺系统功能低下导致ACh系统相对过强，引发帕金森（Parkcinson disease, PD）。相反则出现亨廷顿(Huntington)舞蹈症。

2. 乙酰胆碱的合成

大部分 ACh 在胆碱能神经末梢合成，此处含有丰富的线粒体和胆碱乙酰转移酶（choline-acctyltransferase, ChAT，俗称胆碱乙酰化酶，choline acetylase, ChAc)。胆碱和乙酰辅酶 A(acetyl CoA，乙酰 CoA)在 ChAT 的催化作用下合成 ACh，合成过程如下：

$$\text{胆碱} + \text{乙酰辅酶 A} \xrightarrow{\text{ChAc}} \text{乙酰胆碱} + \text{辅酶 A}$$

3. 储存和释放

由于 ChAT 位于胞浆内，因而认为 ACh 是先在胞浆内合成，然后再进入囊泡储存的，但其转运进入囊泡机制并不明确。囊泡及胞浆中的 ACh 大约各占一半，且两者可能处于平衡状态。囊泡内储存的 ACh 是一种结合型的(与蛋白质结合)，而释放至胞浆时则变为游离型。

当神经冲动沿轴突到达末梢时，神经元去极化，细胞外 Ca^{2+} 经电压依赖性通道进入细胞内，使胞质内 Ca^{2+} 浓度升高，增加细胞膜附近胞质流动性，使囊泡趋近突触前膜，与之融合、破裂，此时囊泡内结合型 ACh 转变为游离型 ACh，通过裂孔释放入突触间；同时，还可能有一部分胞浆内新合成的游离型 ACh 也随之释放。这种递质释放方式被称为胞裂外排。

囊泡内参与 ACh 释放的蛋白质有突触蛋白Ⅰ、突触结合蛋白、突触素、突触泡蛋白和连接蛋白等。一些毒素可选择性地干扰囊泡释放 ACh。例如，梭状芽孢杆菌毒素可抑末梢突触泡蛋白等蛋白质活性，从而减少 ACh 释放。黑寡妇毒蜘蛛毒液中的 α - latrotxin 能促进囊泡大量释放 ACh，过度刺激突触后位点，造成 Ca^{2+} 信号与 ACh 释放过程偶联，目前，这些影响 ACh 释放的毒素已被用作重要的药理学工具来研究正常递质释放的分子过程。

4. 重摄取和失活

ACh 作用于突触后膜(突触后神经元或效应细胞的膜)表面的受体，引起生理效应。ACh 在传递信息之后和受体分开，游离于突触间隙。大部分 ACh 在 AChE 的作用下水解成胆碱和乙酸而失去活性，也有一部分经弥散而离开突触间隙。

ACh 不能被转运体转运回突触前末梢，因而不能循环利用，但其代谢产物胆碱可被再摄取转运回突触前末梢内，用于合成 ACh。胆碱的转运是控制突触间隙 ACh 浓度的主要调节机制，密胆碱(hemichollne)和 vesaimicol 为胆碱转运体抑制剂。

7.3.2 儿茶酚胺类

儿茶酚胺类(catecholamine,CA)包括去甲肾上腺素(norepinephrine 或 noradrenaline,NE 或 NA)、肾上腺素(epinephrine 或 adrenaline,E 或 AD)和多巴胺(dopamine,DA)三种胺类递质,其基本结构是 β-苯乙胺,常合称为单胺类神经递质。单胺类神经递质对脑内所有的回路系统都有调节作用,CA 类神经递质通过 G 蛋白偶联受体和第二信使系统来调节大脑回路系统区域的反应性。

释放 NE 作为神经递质的神经纤维,称为 NE 能纤维,除支配汗腺的交感神经和骨骼肌的交感舒血管纤维外,交感神经的节后纤维的神经递质都是 NE。在中枢神经系统中,NE 能神经元比较集中地位于低位脑干,如脑干网状结构、脑桥的蓝斑等。肾上腺素能神经元主要存在于延髓背区和外侧被盖区,与 NE 能神经元混杂在一起。脑内 DA 能神经元主要存在于黑质—纹状体、中脑腹侧被盖区、下丘脑及其脑室周围等部位。DA 能神经元的合成与 NE 相同,只是 DA 囊泡不含多巴胺-β-羟化酶,故不能在囊泡中合成 NE,而以 DA 储存。

CA 的合成以酪氨酸为原料,首先在酪氨酸羟化酶的催化作用下合成多巴,再在多巴脱羧酶(氨基酸脱羧酶)作用下合成 DA,这两步是在胞浆中进行的。然后 DA 被摄取入囊泡,在囊泡中由 DAβ 羟化酶催化进一步合成 NE,并储存于囊泡内。在上述过程中,第一步酪氨酸在酪氨酸羟化酶的催化作用下合成多巴,该步反应由酪氨酸羟化酶(tyrosine hydroxylase,TH)催化。TH 位于去甲肾上腺素能神经纤维的胞浆内,含量少,活性低,成为 NE 生成的限速酶。第二步反应是由胞浆中多巴脱羧催化合成 DA。上述两步反应是在胞浆中进行的,然后 DA 被摄取入囊泡。第三步是在囊泡中由多巴胺羟化酶催化合成 NE。

囊泡是储存 CA 的部位,也参与其释放。当神经冲动到达突触前膜时,Ca^{2+} 通道开放,Ca^{2+} 内流导致细胞内 Ca^{2+} 浓度增加,促使囊泡与前膜融合,囊泡内容物以胞吐形式释放入突触间隙。

CA 的降解过程是由两种酶催化的。一种是单胺氧化酶(monoamine oxidase,MAO),此酶使单胺类脱氨生成醛,再生成羧酸。另一类是儿茶酚氧位甲基转移酶,由 S-腺苷蛋氨酸提供甲基,在 Ca^{2+},Mg^{2+} 存在下使 CA 甲基化生成 3-甲氧基-4-羟基衍生物。

7.3.3 5-羟色胺(5-HT)

5-HT 为吲哚胺化合物,因最先从人的血清中发现,具有收缩血管的作用。脑内 5-HT 能神经元胞体主要集中于中脑下部、脑桥上部和延髓的中缝核群。

脑中合成 5-HT 的原料是色氨酸。色氨酸在色氨酸羟化酶(tryptophane hydroxylase,TPH)作用下生成 5-羟色氨酸,然后在 5-羟色氨酸脱羧酶作用下,生成 5-HT。

7.3.4 氨基酸类

1. 谷氨酸(Glu)

谷氨酸是中枢神经系统内含量最高的一种氨基酸,广泛地分布在脑和脊髓中,是一种重要的兴奋性神经递质。

Glu 存在于中枢神经系统(CNS)中所有神经元,以大脑皮质、小脑和纹状体内含量最高,脑干和丘脑则较低。脊髓中 Glu 含量明显低于脑内,但分布特异,背根含量高于腹根。脑内 Glu 主要经两条途径合成:一是谷氨酰胺(glutamine,Gln)经谷氨酰胺酶水解生成,此为主要途径;二是 a-酮戊二酸通过转氨酶的转氨基作用生成。

Glu 合成后储存于突触囊泡中,当兴奋传递到突触前末梢时,在 Ca^{2+} 的参与下,突触囊泡与突触前膜融合,通过胞吐作用释放 Glu 至突触间隙。

释放至突触间隙的 Glu,在激活相应受体的同时向周围弥散,可被突触前膜和相邻的胶质细胞摄取。进入胶质细胞的 Glu 经合成 Gln 转运出胶质细胞,部分被谷氨酸能神经元摄取形成神经元和胶质细胞之间的"Glu—Gln 循环"。神经元和胶质细胞再摄取 Glu 的目的是为了控制细胞外 Glu 的浓度,防止过量的 Glu 诱发靶神经元的兴奋性毒性损伤。

2. γ-氨基丁酸(GABA)

GABA 是一种广泛分布于中枢神经系统的重要的抑制性神经递质。主要分布于脑内,以黑质、苍白球最多,下丘脑其次,其余依次为中脑上、下丘、中央灰质、小脑齿状核、尾核、壳核及内侧丘脑,大脑与小脑皮层,脑白质最少。

GABA 由 Glu 经谷氨酸脱羧酶(glutamic acid decarboxylase,GAD)催化脱羧基产生。GABA 合成后主要储存于突触囊泡中,在 GABA 转运体(GABA transporter,GAT)参与下释放至突触间隙。突触间隙内 GABA 作用于突触后膜上相应受体发挥效应。游离的 GABA 可被突触前和胶质细胞 GABA 转运体再摄取,或经酶促降解而灭活,终止 GABA 对突触的抑制。

3. 甘氨酸(Gly)

Gly 也是一种抑制性神经递质,广泛分布于中枢神经系统,在脊髓中含量最高,尤其是腹角。一般认为,Gly 是脊髓和脑干中的抑制性递质,而 GABA 是脑和脊髓中的抑制性递质。

Gly 主要来自线粒体内葡萄糖经丝氨酸合成。而 Gly 合成后主要作为合成蛋白质的原料，少数进入神经末梢囊泡中储存，作为神经递质释放，囊泡转运和释放 Gly 机制与 GABA 相似。Gly 除作用于相应受体外，可通过 Gly 裂解系统进行降解，或通过突触前末梢和胶质细胞上的甘氨酸转运体(glycine transporter，GLYT)摄取。甘氨酸转运体有两种：GLYT1 和 GLYT2，GLYT1 表达于星形细胞和神经元，GLYT2 位于含 Gly 囊泡的神经轴突末梢。

7.3.5　嘌呤类

具有神经活性的嘌呤类物质有腺苷(adenosine)和腺苷三磷酸(adenosine triphosphate，ATP)等，可能属于重要的神经递质。脑内神经元中的腺苷，主要以代谢过程中生成的 5′- AMP 为前体，经 5′-核苷酸酶的催化而成，ATP 则是在腺苷酸激酶的作用下，将腺苷相继磷酸化而成。

腺苷合成后主要通过特异性的核苷酸转运体转运出细胞，之后才能发挥作用。细胞外腺苷的清除是经核苷转运体再摄取进入细胞，或在腺苷脱氨酶(adenosine deaminase)作用下降解为肌苷；而细胞内腺苷则在腺苷脱氨酶作用下降解为肌苷，或经腺苷激酶(adenosine kinase，AK)作用生成 AMP，并进一步磷酸化为 ADP 和 ATP。

ATP 储存于小突触囊泡，在动作电位作用下呈钙离子依赖性释放，与经典神经递质的释放过程相似。研究发现，ATP 和经典神经递质可存在于同一突触甚至同一突触囊泡中。ATP 一旦释放，很快被细胞外膜上的二磷酸水解酶水解为 ADP 和 AMP，然后在相应酶作用下转化为腺苷。非囊泡中的腺苷可被突触膜上双相的核苷酸转运体直接转运至细胞外间隙，其中 ATP 是细胞外腺苷的主要来源。

7.3.6　一氧化氮(NO)

NO 被看作一种可能的神经递质，最早是 Garthwaite 等学者于 1988 年提出的，即认为 NO(当时称为内皮细胞舒张因子 EDRF)在脑内发挥细胞间信使的作用。现在已经知道，NO 在体内的各个系统都存在，特别在血管内皮细胞、巨噬细胞和神经元内，分别由三种不同的一氧化氮合酶(NOS)同工酶催化 *L* -精氨酸生成 NO。

7.3.7　神经肽

肽能神经元在神经系统中的分布甚为广泛。所有的神经肽都是先在核糖体合成前体蛋白(proprotein)，合成过程发生在神经元胞体，然后将合成的前体蛋白向神经末梢转运，在转运过程中，前体蛋白在某些蛋白水解酶(proteinase)作用下，降解成为一些特殊的多肽产物。大多数的蛋白水解过程是由胰酶样蛋白酶水解前体蛋白中的碱性氨基酸序列，然后释放出神经肽。释放出的神经肽主要经酶降解而失活，有两类酶参与神经肽的降解，它们是羧基肽酶(carboxypeptidase)和氨基肽酶(aminopeptidase)。

复 习 题

1. 什么是神经递质？有哪些种类？
2. 释放到突触间隙的神经递质有哪些清除方式？有何意义？
3. 神经递质转运体有哪几类？其作用方式有哪些？
4. 神经信息的传递主要有哪些步骤？

参 考 文 献

[1] John H，Byrne and James L，Roberts. From molecules to networks：an introduction to cellular and molecular neuroscience[J]. Elsevier Science(USA)，2004.

[2] Kandel E R，Schwartz J H，Jessell T M. Principles of neural science[M]. 4th ed. New York：McGraw-Hill company，2000.

[3] 李继硕. 神经科学基础[M]. 北京：高等教育出版社，2002.

[4] 寿天德. 神经生物学[M]. 第1版. 北京：高等教育出版社，2001.

[5] 寿天德. 神经生物学[M]. 第2版. 北京：高等教育出版社，2005.

[6] 朗斯塔夫A. 神经科学[M]. 韩济生主译. 北京：科学出版社，2006.

(汪惠丽)

第 2 篇　神经系统的发育

第 8 章　神经系统的发生和分化

神经系统是由神经管和神经嵴演变而来，在胚胎的发育过程中，神经管发育成中枢神经系统，神经嵴发育成外周神经系统的一些结构。

8.1　中枢神经系统的发生

8.1.1　神经管的形成

单个细胞的受精卵从输卵管向子宫行进过程中快速分裂，第 4 日形成 64 个细胞进入子宫并继续发育成胚泡。胚泡逐渐埋入子宫内膜的过程称植入。植入约于受精后第 5—6 天起始，第 11—12 天完成。植入时，内细胞群侧的滋养层先与子宫内膜接触，并分泌蛋白酶消化与其接触的内膜组织，胚泡则沿着被消化组织的缺口逐渐埋入内膜功能层。第 2 周时，内细胞群形成椭圆形盘状结构，称为胚盘。此时的胚盘由上、下两个胚层组成，即二胚层期。第 3 周初，上胚层尾侧正中线处的细胞快速增生形成一条细胞索，称为原条。原条决定了胚盘的方向，其所在的一侧为尾端，相反的一侧为头端。随后，原条的头端膨大呈结节状，成为原结。原条细胞继续增生，一部分细胞进入下胚层并继续增生而取代下胚层形成内胚层；另一部分细胞在上、下胚层之间增生形成中胚层。此时为三胚层期。同时，原结细胞在上、下胚层之间沿中线向头端生长形成一条细胞索，称为脊索。脊索诱导其上方（背侧）的上胚层细胞增厚形成神经板。神经板的中央（胚盘中轴处）凹陷形成神经沟，沟两侧隆起的边缘称为神经嵴。随后神经板进一步增生形成神经褶，神经褶在发育过程中，相当于枕部体节位置首先愈合成管状，随后向头、尾两端继续愈合，最后在头、尾两端各有一个未愈合口，头端的称为前神经孔，尾端的称为后神经孔。胚胎第25天左右，前神经孔闭合，第27天左右，后神经孔闭合，形成完整的神经管（图8.1）。如发生发育异常导致前神经孔未闭合，会导致胎儿成为无脑儿；如后神经孔未闭合，会导致胎儿形成脊髓裂。

神经管是中枢神经系统的原基，以后发育成中枢神经系统，神经嵴不参与神经管的形成，逐渐与神经管分开，其中的细胞以后分化为其他结构（图8.2）。

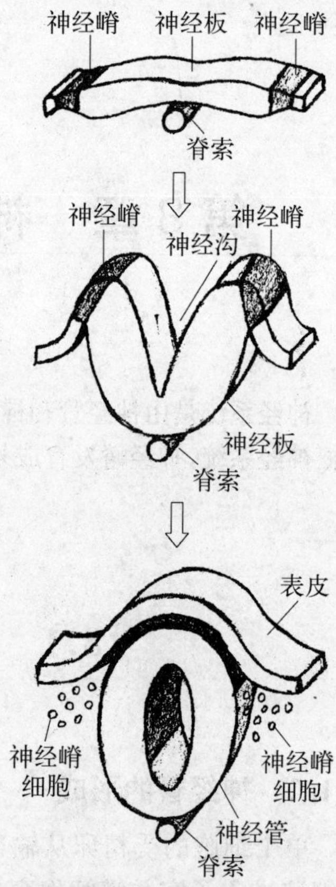

图8.1 神经管的形成示意图 外胚层上皮在其下方的脊索的诱导下形成神经板，并进一步增生。神经板中线处凹陷，随后上方两端合拢形成神经管并位于外胚层的下方。

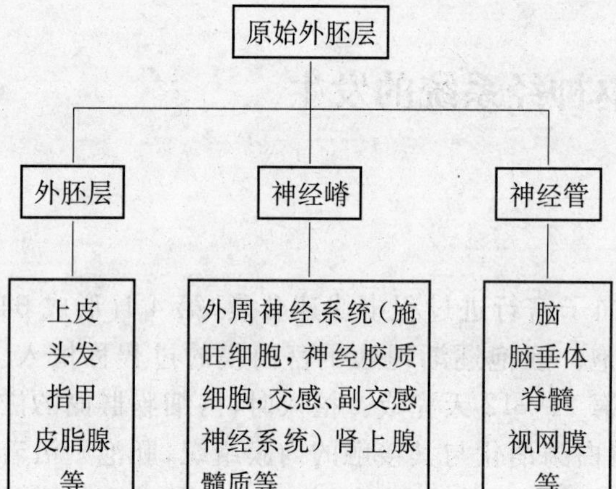

图8.2 神经管、神经嵴及其外胚层发育成的结构

8.1.2 神经管的演化

胚胎第4周末，神经管头端形成3个膨大，即脑泡。脑泡由前向后分别为前脑泡、中脑泡和菱脑泡。此时为三脑泡期。至第5周时，继续发育成5个脑泡，为五脑泡期。前脑泡的头端向两侧膨大，形成左右两个端脑，以后演变为大脑两半球。而前脑泡的尾端则形成间脑，中脑泡演变为中脑，菱脑泡演变为头侧的后脑和尾侧的末脑。后脑演变为脑桥和小脑，末脑演变为延髓，脑的内腔成为脑室和中脑导水管。神经管的后端较细，以后演变成脊髓（图8.3）。

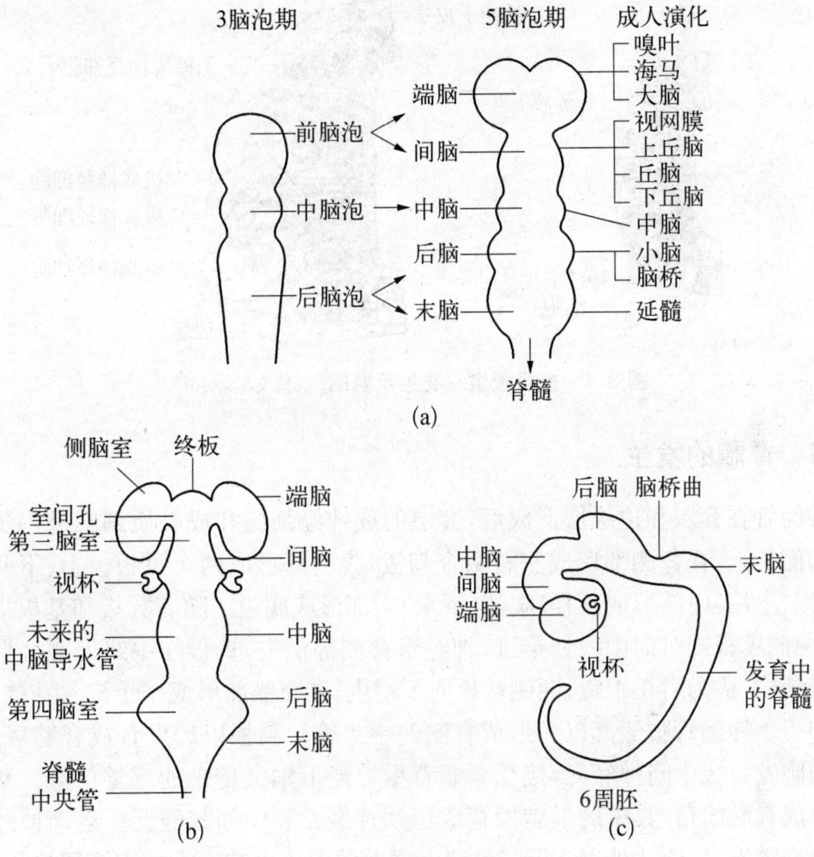

图 8.3　神经管的演化

8.1.3　神经管的组织发生

最初的神经管是一层单层上皮，称为神经上皮，其内、外两侧均有一层薄膜，称为内界膜和外界膜。内界膜的上皮不断增生形成具有多向分化能力的细胞，一部分形成成神经细胞，并向外界膜方向迁移，在外界膜的内侧形成新的细胞层，称为套层。套层的细胞不再分裂，并分化成原始的神经细胞，其突起向外界膜生长形成新的一层结构，称为边缘层。套层的成神经细胞起先没有突起，称为无极成神经细胞；随后两端出现突起，形成双极成神经细胞。双极成神经细胞内界膜侧的突起退化成为单极成神经细胞，单极成神经细胞继续生长形成多极成神经细胞，以后继续生长分化为多极神经元。内界膜上皮增生进入套层的另一部分细胞略晚于成神经细胞形成成胶质细胞，以后分化为星形胶质细胞和少突胶质细胞(图 8.4)。

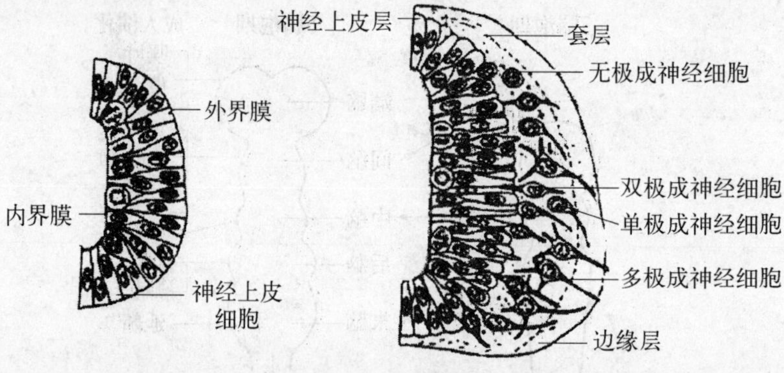

图 8.4　神经管组织发生示意图　（蔡文琴，2007）

8.1.4　脊髓的发生

神经管在套层和边缘层形成后，套层的成神经细胞和成胶质细胞进一步增生并向两侧扩大，在背侧部形成左右两个基板，腹侧部形成两个翼板。上、下两端较薄，背侧（上端）中部形成顶板，腹侧（下端）中部形成底板。随着翼板和基板进一步增生，两侧翼板同时向中线处推进，神经管背侧部消失，翼板在中线处融合形成一个隔膜结构，称为后正中隔；两侧基板向下增生，在腹侧部形成一个沟状结构，称为前正中裂。神经管腹侧部以后形成脊髓的中央管。翼板以后发育成脊髓后角，其中的细胞发育成中间神经元，接受脊髓背根神经节轴突传来的感觉信息。基板以后发育成脊髓前角，其中的细胞发育成运动神经元和中间神经元。运动神经元的轴突由脊髓发出，到达外周支配骨骼肌。脊髓的白质由神经管的边缘层演化而来，由神经细胞的突起和胶质细胞组成。神经细胞的突起在脊髓白质内走行，形成上行或下行的神经束。上行束投射到脑，传入感觉信息；下行束由脑内传来，直接或间接地投射到脊髓前角的运动神经元，支配运动（图 8.5）。

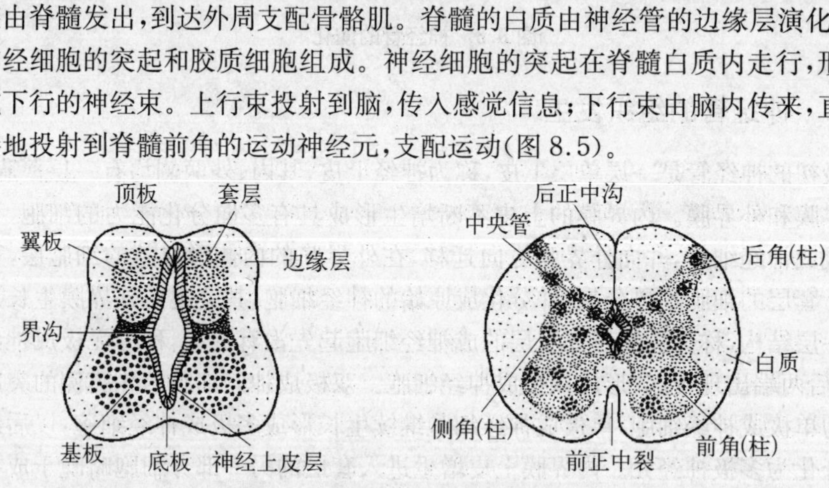

图 8.5　脊髓发生示意图　（蔡文琴，2007）

胚胎发育第3个月前，脊髓与脊柱长度相等。第3个月后，由于脊柱生长较快，脊髓的头端与脑相连，故尾端相对于脊柱位置逐渐上移。第6个月，其末端相对于第一骶椎位置，出生前其尾端位于第三腰椎位置，成人则位于第二腰椎。故在进行抽取脑脊液进行腰穿时，为避免损伤脊髓，穿刺点宜选择在腰椎3—4或4—5间隙。

8.2　中枢神经系统的发育诱导

8.2.1　诱导信号决定神经管的形成

胚胎的第一个区域(或组织)与第二个区域相互作用，影响第二个区域的分化或行为的过程，称为胚胎诱导作用。Spemann 和 Mangold 在两栖类异体移植实验中发现，从一个早期原肠胚将胚孔背唇组织移植入另一个原肠胚的腹侧外胚层(预定的表皮)，结果供体的胚孔背唇并没有在腹侧形成表皮，而是形成一个次级胚孔，并诱导受体形成新的神经板。最终，移植背唇与受体的相互作用，诱导受体形成一个新的与受体相对的胚胎(图8.6)。胚孔背唇是胚胎早期原肠胚唯一自我分化的

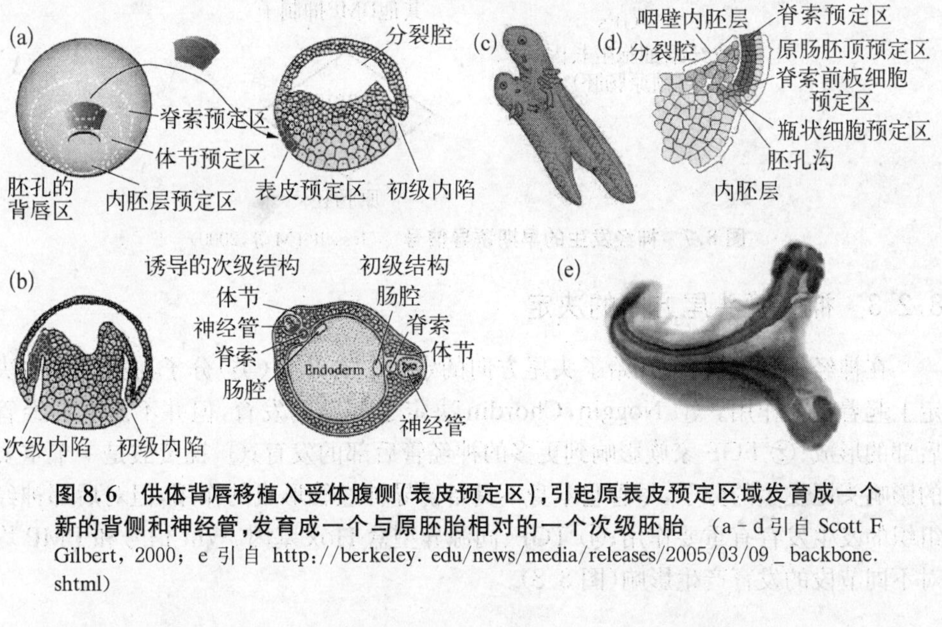

图8.6　供体背唇移植入受体腹侧(表皮预定区)，引起原表皮预定区域发育成一个新的背侧和神经管，发育成一个与原胚胎相对的一个次级胚胎　(a-d引自 Scott F Gilbert，2000；e引自 http://berkeley.edu/news/media/releases/2005/03/09_backbone.shtml)

区域，诱导背轴和神经管的形成。背唇被定义为一个组织者，能诱导背侧中胚层和神经管的结构，组织一个初级胚胎或诱导一个次级胚胎的形成。

8.2.2 诱导神经管形成的信号分子

在胚胎发育中，背侧中部的外胚层默认发育为神经管，但其发育受到外胚层和中胚层细胞分泌的骨形成蛋白(BMPs)的抑制。骨形成蛋白4可诱导若干转录因子的表达，如Xvent，Vox，Mix-1和Xom等，使得中胚层腹侧化，抑制背侧发育。在原肠形成之前，中胚层分泌的FGF家族蛋白抑制骨形成蛋白的表达，促进神经管的形成。在原肠形成后，由组织者及脊索产生的信号分子，包括Noggin，Chordin和其他一些BMP拮抗因子，通过抑制BMP的作用，诱导神经形成和胚胎的背方化(图8.7)。

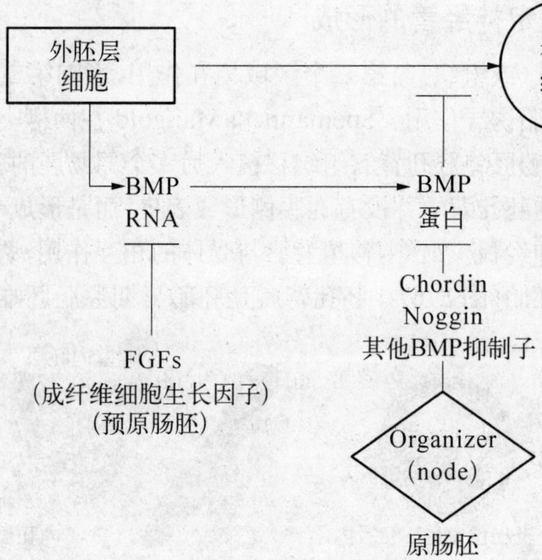

图8.7 神经发生的早期诱导信号 (Jessell TM等，2000)

8.2.3 神经管头尾方向的决定

在神经板形成后，便开始了头尾方向的定位。有几个(类)分子在头尾方向决定上起着重要作用。① Noggin，Chordin决定了前脑的发育，但并不影响神经管后部的形成；② FGF家族影响到更多的神经管后部的发育；③ 视黄酸是一个重要的影响头尾发生的分子，尽管它本身不具备诱导神经管形成的作用，但对后部神经组织的发生发育有重要作用；④ TGF、同源异型盒Hox基因、Wnt信号和BMP均对不同节段的发育产生影响(图8.8)。

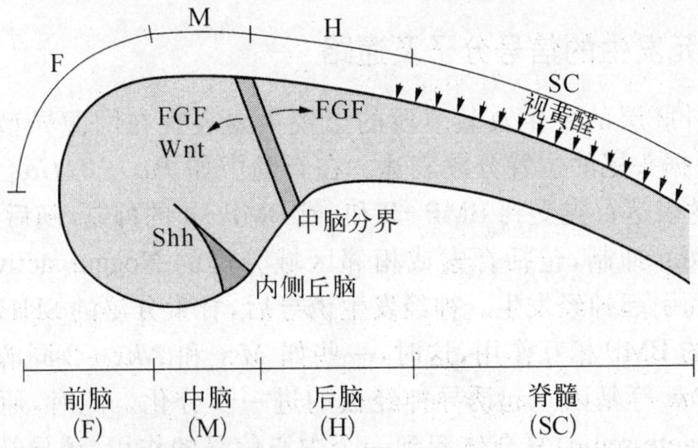

图 8.8　神经管头尾发生的诱导　(Jessell TM 等,2000)
F：前脑,M：中脑,H：后脑,SC：脊髓。

8.2.4　神经管背腹方向的决定

神经管背腹方向的分化略晚于头尾方向,其背侧顶板分泌的 BMP 与底板和脊索分泌的 SHH(Sonic hedgehog)相互作用及拮抗。顶板分泌的 BMP 浓度由背侧向腹侧逐渐下降,底板和脊索分泌的 SHH 由腹侧向背侧逐渐下降,两者共同作用决定了背腹侧的分化。在随后的神经元的特化过程中,BMP 对背侧的特定基因有相当大的作用,使得背侧神经元从背侧向腹侧方向分别特化为不同类型的中间神经元。SHH 则对腹侧的神经元的特化有重要的决定作用,随着腹侧向背侧 SHH 浓度的逐渐降低,腹侧的神经元依据 SHH 的浓度梯度,分别发育成运动神经元以及不同的中间神经元(图 8.9)。

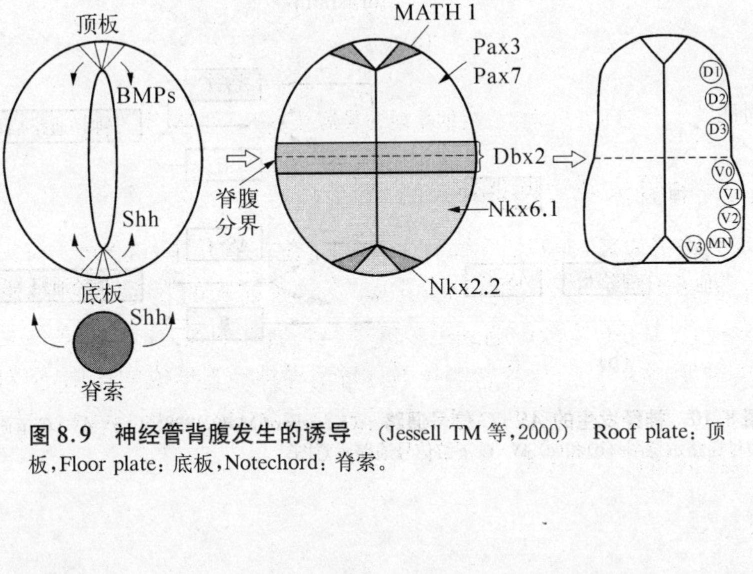

图 8.9　神经管背腹发生的诱导　(Jessell TM 等,2000)　Roof plate：顶板,Floor plate：底板,Notechord：脊索。

8.2.5 神经元发生的信号分子及通路

早期神经外胚层的发生及其节段的出现主要表现在同源异型盒基因的表达，这些基因根据头尾的位置分段表达。在脊髓中如 *Pax*-3/*Hox*-*b*9 和 *Sax*-1 神经板基因的表达首先受到 BMP-2 和/或 BMP-4 的抑制，随后 BMP 受到脊索分泌的 Chordin 抑制，包括脊索或相邻区域分泌的 Noggin，activin，follistatin 及 FGF 等，从而引起神经发生。神经发生诱导后，脊索分泌的 SHH 以及背侧上皮外胚层分泌的 BMP 相互作用，这时，一些如 *Msx* 和 *Nkx*-2 同源异型盒基因开始表达，与 *Pax* 等基因一起诱导神经板的进一步分化。此时，原神经基因家族 *AS*-*C*(Achaete-scute)复合体起到一个中心信号的作用，诱导神经发生。在 *AS*-*C* 的上游，受到 SHH 诱导的 *Nkx*-2 同源异型盒基因调控 *AS*-*C* 的表达。背侧外胚层表达的 *Nkx*-2 受到更广泛表达的同源异型盒基因 *Pax*-3 的调

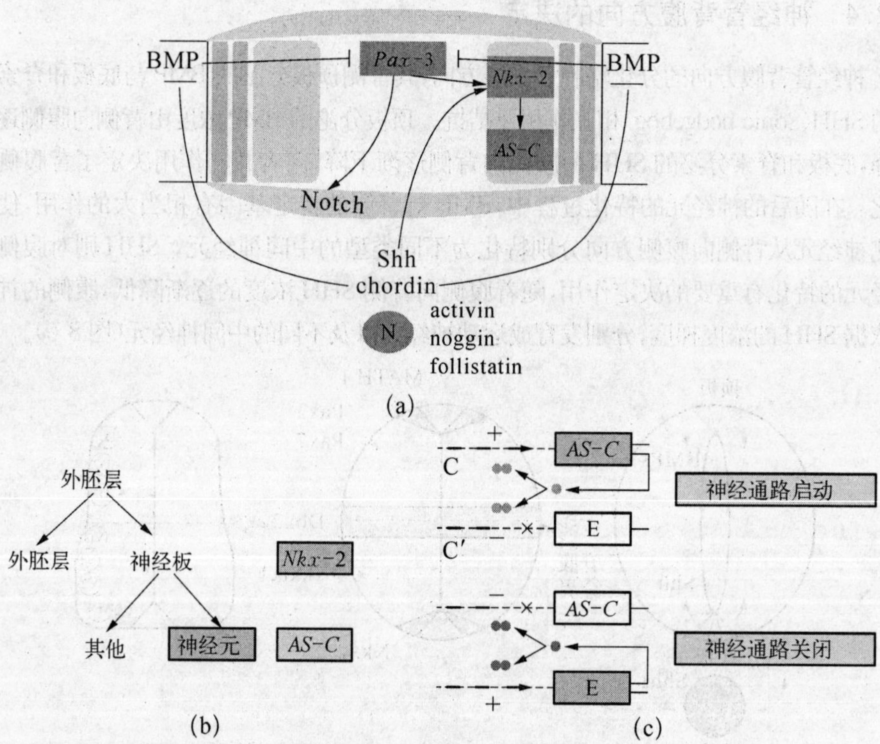

图 8.10 神经发生的 *AS*-*C* 信号通路 (Kerszberg M 等，1998) (a) *AS*-*C* 上游信号通路示意图；(b)和(c)*AS*-*C* 下游信号通路示意图。

控。当 chordin 抑制了 BMP 的作用后，*Pax* - 3 被 BMP 的抑制减弱，通过 *Nkx* - 2激活 *AS* - *C* 信号通路，进一步诱导神经板的发育。*AS* - *C* 属于 bHLH 蛋白家族，为原神经基因转录因子(见第三节)。当 *AS* - *C* 表达激活后，其形成的复合体进一步促进自身转录，并抑制 *AS* - *C* 转录抑制蛋白 Espl(Enhencer of split)的表达，启动神经发生通路。而 Espl 的表达可抑制 *AS* - *C* 的表达，关闭神经发生通路(图 8.10)。

在 *AS* - *C* 信号激活后，神经板细胞是否发育成神经元受到了 *AS* - *C* 所调控的 Notch 信号通路的影响。*AS* - *C* 的激活直接或间接地引起 Delta 的转录，Delta 是 Notch 的配体，激活 Notch 信号通路而抑制 *AS* - *C* 信号通路。*AS* - *C* 信号通路的抑制引起 Delta 表达减少，使该细胞的对相邻细胞的 Notch 信号通路作用减弱。而 Delta 表达细胞则继续 *AS* - *C* 信号通路的激活，从而发育成神经元，相邻细胞则发育成胶质细胞或上皮细胞(图 8.11,8.12)。

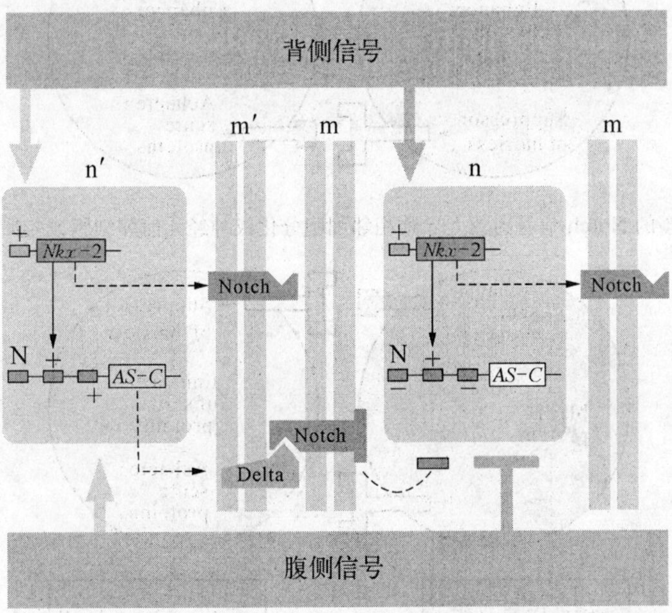

图 8.11　果蝇相邻细胞 *AS* - *C* 信号通路对 Notch 信号的侧抑制作用　(Kerszberg M 等,1998)　背侧分子和腹侧 SHH 相互作用引起相邻细胞间的 Delta 表达强弱差异，使得 Notch 信号通路激活程度不同，Notch 信号通路激活增强的细胞发育成胶质细胞或上皮细胞。Delta 表达高的细胞发育成神经元。

(a) 最初细胞间平衡的 Notch 信号

(b) 微小的细胞间不平衡的 Notch 信号

(c) 不平衡的 Notch 信号的放大导致相邻细胞分化成神经元前体细胞或胶质上皮细胞

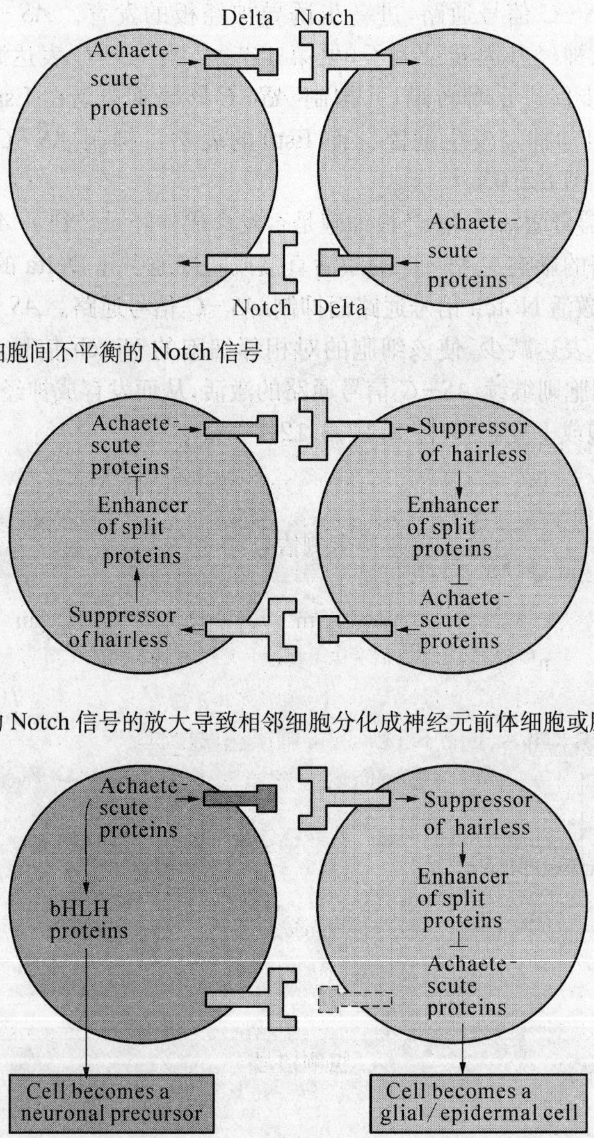

图 8.12　神经生成中 *AS*-*C* 信号、Notch 信号通路和 bHLH 家族原神经蛋白的作用模式图　(Jessell TM 等, 2000)　(a) 最初细胞间平衡的 Notch 信号; (b) 微小的细胞间不平衡的 Notch 信号; (c) 不平衡的 Notch 信号的放大导致相邻细胞分别分化成神经元前体细胞或胶质/上皮细胞。

8.3　神经元表型的决定

8.3.1　原神经基因

目前所鉴定的原神经基因均为bHLH(碱性域-螺旋-环-螺旋)家族的DNA结合蛋白,这些蛋白属bHLH蛋白家族,称为原神经蛋白,均为转录因子(图8.13,彩图见插页)。与其他组织特异性bHLH家族的蛋白相似,原神经蛋白的碱性域与DNA结合启动转录。其与DNA的结合及其转录功能依赖于和E蛋白杂合二聚体的形成,bHLH蛋白的杂合二聚体通过其中一个蛋白的螺旋1与另一个蛋白的螺旋2结合。其碱性域特异性地识别DNA的CANNTG碱基序列,该序列称为E盒(E box)。在发育过程中,bHLH蛋白有着其抑制蛋白。抑制蛋白主要有两大类:一类带有HLH结构,但缺乏相邻的碱性域,如果蝇的Emc(Extra macrochaetae)或脊椎动物的Id(Inhibitor of differentiation)。这些蛋白与E蛋白具有更高的亲和力,从而与原神经蛋白竞争性的与E蛋白结合。当这些蛋白与E蛋白形成的二聚体不能与DNA结合,无法启动转录。另一类蛋白不具有HLH结构,但可以结合DNA上的E box,从而阻断原神经蛋白与E box的结合而抑制原神经蛋白的作用。另外,这类蛋白还能够通过干扰原神经蛋白与E蛋白的二聚体形成而抑制原神经蛋白的活性,如脊椎动物中的Hes,Her和Esr,以及果蝇中的Hairy和Espl(Enhencer of split)。

8.3.2　原神经蛋白(bHLH)的遗传学功能

在20世纪70年代后期,人们从果蝇中发现一组调节早期神经发育的基因,随后分离出四个基因,包括achaete(*ac*),scute(*sc*),lethal of scute(*lsc*)和asense(*ase*)。这些基因产物相互间具有相似的序列。这些工作为后来成功鉴定原神经蛋白的bHLH功能域铺平了道路。后来又发现了另一个原神经基因atonal(*ato*),与achaete-scute复合体(*AS*-*C*)家族蛋白在bHLH功能域处有45%的一致性,而*AS*-*C*家族蛋白之间bHLH功能域的一致性为70%。随后,另外两个*ato*相关基因*amos*和*cato*(cousin of atonal)被成功发现,从而被定义为第二个原神经基因家族。*AS*-*C*和*ato*家族作为原神经基因具有很多的相似性,大多数

*AS-C*和*ato*家族蛋白在神经发生之前由外胚层表达。遗传学实验表明，*AS-C*和*ato*家族是神经元前体细胞产生所必需的因子，且足以促使外胚层细胞发育成神经元前体细胞，其作用是通过激活 Notch 信号通路来实现的。功能缺失分析实验(loss of function)表明，*ac* 和 *sc* 基因为外周压力和化学感受器以及中枢部分成神经细胞发生所必需；Ato 为视网膜感光细胞、听觉器官和外周神经系统的多级神经元发育所必需。而第三个 *AS-C* 家族基因 lethal of scute(*lsc*)作用于中枢神经系统的发生，是一个对成神经细胞发生最重要的基因。第四个 *AS-C* 家族基因 *ase* 并不是由外胚层表达，而是出现在外周和中枢的神经元前体细胞内，是感觉器官正确分化所必需的一个基因。

在脊椎动物中，Asc，Ngn(neurogenin)和一些 Ato 家族蛋白有着与果蝇中相似的作用。Mash1(*AS-C* 家族)缺失引起腹侧端脑和嗅上皮的严重缺陷。Ngn1 或 2 的单一突变引起颅内感觉神经节的缺失，而双突变则同时引起脊髓感觉神经节和大量腹侧神经元的缺失，可以见到缺少神经元前体细胞和 Delta 的表达。NeuroD 和 Math3 则对神经元/胶质细胞的命运决定有重要作用，而 Math1 的突变或缺失会影响一些中枢神经元的发生，引起小脑颗粒细胞的完全缺失和脊髓背侧 D1 中间神经元的丧失。

8.3.3 脊髓神经管背腹神经元特定分化的影响分子

神经管发育增生后，其细胞需要分化成熟为特定的神经元。以脊髓为例，脊髓的背腹侧神经元各不相同，尽管 *AS-C* 家族蛋白诱导了神经管的形成，但细胞的分化依赖于特定的蛋白信号分子。在脊髓的发育中，神经管的背腹诱导首先取决于背侧的 BMP 和腹侧的 SHH 的相互作用。BMP 的浓度梯度又影响了信号蛋白分子的表达，从而引起神经元的特定分化。背侧发育过程中，其背侧的神经元在由背侧向腹侧逐渐下降的 BMP 浓度梯度中，分别表达 Math1，Ngn1 和 Mash1。Math1 诱导 D1 中间神经元的形成，Math1 的基因敲除导致 D1 神经元不能发生和 D3A 神经元数量增加，而 Ngn1/2 双基因敲除鼠的 D3A 神经元不能形成。由此提示 Math1 决定 D1 的特定分化成熟，而 Ngn 决定 D3A 神经元的分化成熟(图 8.14)。

在脊髓的腹侧神经元的分化发育中，SHH 起到关键的诱导作用。SHH 由脊索和底板分泌，其浓度由底板向背侧逐渐降低。在不同 SHH 浓度下，脊髓腹侧的神经元分别从背侧(背腹交界处)向腹侧依次分化为 V0，V1，V2，MN，V3，即腹侧 0 型、1 型、2 型中间神经元和运动神经元以及 3 型中间神经元(图 8.15)。

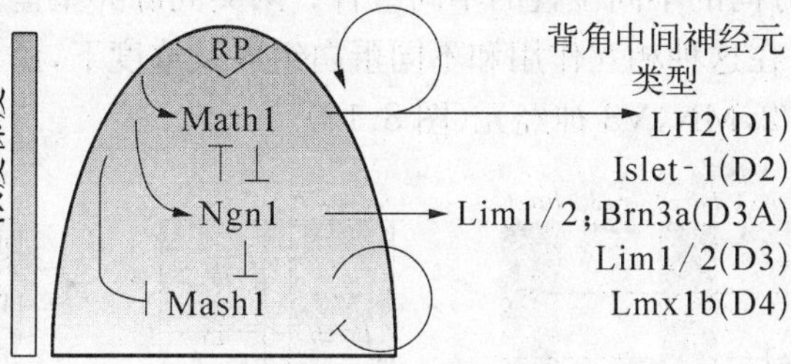

图 8.14 原神经 bHLH 蛋白对脊髓背侧神经元特定分化成熟的影响 (Gowan K 等,2001)

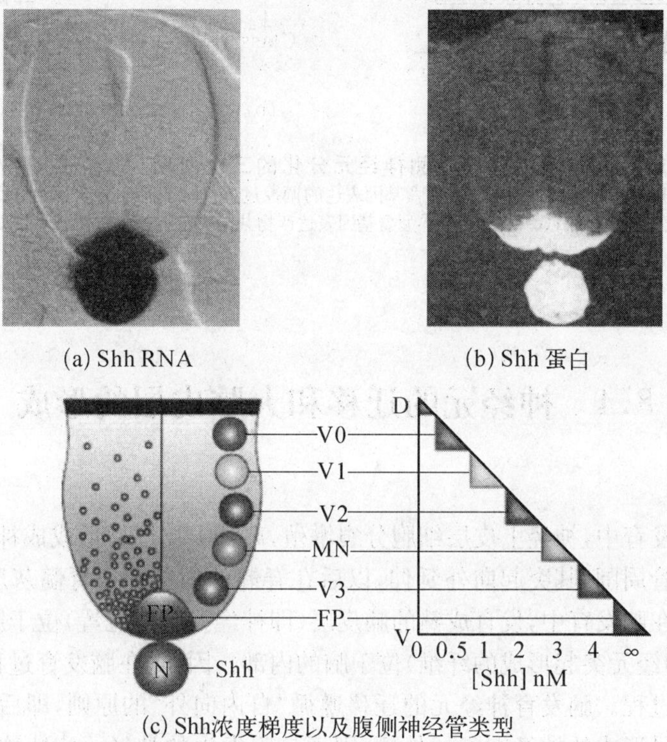

(a) Shh RNA (b) Shh 蛋白

(c) Shh浓度梯度以及腹侧神经管类型

图 8.15 脊索和底板分泌的 SHH 决定腹侧神经元的分布类型
(Jessell T,2000)

SHH 不同的分子浓度抑制脊髓背侧不同的Ⅰ类同源异型盒基因的表达,包括 *Pax*7,*Dbx*1,*Dbx*2,*Irx*3 和 *Pax*6,而对脊髓腹侧的Ⅱ类同源异型盒基因的表达有诱导作用,包括 *Nkx*6.1 和 *Nkx*2。由此,在 SHH 浓度梯度下产生两类同源异型盒基因产物在背腹方向的不同位置的不同组合。两类同源异型盒基因表达产物有着相互抑制的作用,在这种相互作用和不同蛋白组成及浓度下,诱导腹侧依背腹方向分化为 V0,V1,V2,MN,V3 神经元(图 8.16)。

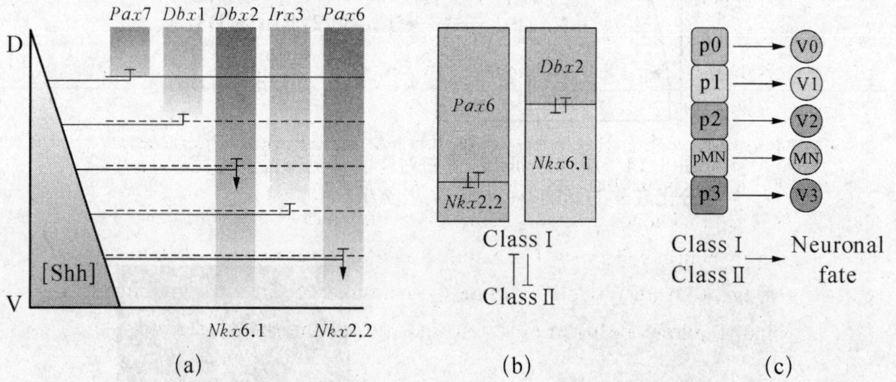

图 8.16 SHH 诱导脊髓腹侧神经元分化的三个时期 (Jessell T,2000)
(a) SHH浓度梯度对两类同源异型盒基因表达的调控过程;(b) 两类同源异型盒基因表达产物交互拮抗作用;(c) 两类同源异型盒基因表达产物共同决定脊髓腹侧神经元的命运

8.4 神经元的迁移和大脑皮层的形成

在脊髓发育中,神经上皮层细胞分裂增殖,离开上皮层后形成成神经细胞依然围绕在神经管周围,其突起向外延伸,以后在脊髓的内部形成脊髓灰质,外部形成脊髓白质。在脑发育中,发育成熟的脑皮层(即神经元胞体位置)位于脑的外侧,而脑白质(即神经元突起形成的纤维)位于脑的内部。因而,在脑发育过程中,有着神经元的迁移过程。脑发育神经元的迁移遵循"自内向外"的原则,即后形成的神经细胞迁移到早形成的神经细胞的外侧,因而最晚发生的神经元胞体位于脑的最外侧,也就是成熟大脑皮层中的最外层的神经细胞胞体层发生最晚。

复 习 题

1. 中枢神经系统是如何发生的?
2. 神经管发育的诱导因素。

3. 神经元表型的决定。

参考文献

[1] 蔡文琴.发育神经生物学[M].北京：科学出版社,2007.

[2] 陈宜章,路长林.神经发育分子生物学[M].武汉湖北科学技术出版社,2003.

[3] Michel Kerszberg, Jean-Pierre Changeux. A simple molecular model of neurulation[J]. BioEssays, 1998,20：758－770.

[4] Thomas M Jessell, Joshua R Sanes. Development：the decade of the developing brain[J]. Current Opinion in Neurobiology,2000,10：599－611.

[5] Nicolas Bertrand, Diogo Castro, Francois Guillemot. Proneuronal genes and the specification of neural cell types[J]. Nature Reviews Neuroscience,2002,3：517－530.

[6] Katherine Gowan, Amy W Helms,Thomas L Hunsaker,et al. Crossinhibitory activities of ngn1 and math1 allow specification of distinct dorsal interneurons neuron[J],2001,31：219－232.

[7] Thomas M Jessell. Neuronal specification in the spinal cord：inductive signals and transcriptional codes[J]. Nature Reviews Genetics,2000,1：20－29.

（费尔康 王光辉）

参考文献

[1] [illegible][M]. 北京: 科学出版社, 2000.

[2] [illegible][M]. [illegible]出版社, 2003.

[3] Michel Kerszberg, Jean-Pierre Changeux. A simple molecular model of neurulation[J]. BioEssays, 1998, 20: 758－770.

[4] Thomas M Jessell, Joshua R Sanes. Development: the decade of the developing brain[J]. Current Opinion in Neurobiology, 2000, 10: 599－611.

[5] Nicolas Bertrand, Diogo Castro, François Guillemot. Proneural genes and the specification of neural cell types[J]. Nature Reviews Neuroscience, 2002, 3: 517－530.

[6] Katherine Gowan, Amy W Helms, Thomas L Hunsaker, et al. Crossinhibitory activities of Ngn1 and Math1 allow specification of distinct dorsal interneurons[J]. Neuron, 2001, 31: 219－232.

[7] Thomas M Jessell. Neuronal specification in the spinal cord: inductive signals and transcriptional codes[J]. Nature Reviews Genetics, 2000, 1: 20－29.

(审稿人: [illegible])

第 3 篇　感觉和运动系统

第9章 视觉系统

什么是视觉？这是一个非常复杂的问题。视觉研究中还存在着许多问题有待我们去深入地研究。这里我们只能给视觉下一个初步的定义。光作用于视觉器官，使其感受细胞兴奋，这些信息经视神经投射到中枢视觉系统经过加工后产生视觉(vision)。视觉系统是人类和高等哺乳类动物最重要的感觉通路。人类正是得益于拥有优越的视觉系统，才能够认识世界，进而改造世界。

视觉形成过程可以简化为以下几个重要的步骤：

光线→角膜→瞳孔(光栅)→晶状体(折射光线)→玻璃体(固定眼球)→视网膜(形成物像)→视神经(传导视觉信息)→大脑视觉中枢(形成视觉)。

虽然目前视觉神经科学的研究成就尚不能逐一解释视觉感知的每一个问题，然而对一些更为基本的问题却已经有了令人瞩目的进展，例如：视觉神经元是如何表达视觉世界中的不同侧面的？视网膜光感受器是如何将光能转化为神经信号的？眼或视网膜如何将神经信号处理加工并传送至大脑？大脑又是怎样分析和整合这些视觉信息的？本章限于篇幅只能回答这些视觉的基本科学问题。

视觉研究有着漫长的发展史。早在公元初，Galen 就对动物眼球作过观察，以后 Kepler、牛顿等都曾有过一些重要贡献，但在 19 世纪前，限于实验手段，除个别研究领域(如色觉)外，基本停留在对现象的描述观察。19 世纪下半叶，随着物理学、心理物理学的发展，视觉研究进入一个新时代，其标志是：视网膜电图、视色素的发现、Helmholtz 对色觉及他和 Gullstrand 对眼睛光学的研究、Mach 对视觉对比的研究和 Cajal 的形态学研究等。

20 世纪 20—30 年代，在电子技术和化学领域成就的推动下，近代视觉获得了新的发展。其代表为 Hartline 对蛙神经细胞放电和感受野的研究、Granit 对 ERG(视网膜电图)和视网膜神经节细胞电活动的研究、Wald 对视色素的研究、Hecht 对视阈和视适应的分析等。这些杰出的工作，开辟了视觉研究几个重要的研究方向，为后来的大发展奠定了基础。

20世纪50年代后，视觉研究进入其历史发展的全盛时期，无论就其研究的广度还是深度而言都是史无前例的。新技术的应用和发展，各学科和领域的相互渗透，使视觉研究成为神经科学中取得显著进展的、包含多种学科的重要交叉科学，吸引着越来越多的科学家的注意。例如：对视网膜内各层细胞的电活动分析，Rushton 用眼底反射术对在位视色素的研究，从 Kuffler 到 Hubel 和 Wiesel 等从外周到中枢各级感受野的研究，Hartline，Ratliff 对鲎眼侧抑制的研究，以及许多针对视觉系统建立数学模型和电子模型的工作。另外，视觉的空间频率分析和眼运动的研究也是十分瞩目的。

自20世纪80年代 Hubel 和 Wiesel 获得诺贝尔奖后，更激励了从事视觉研究的科学家们在更广泛的领域推动该学科的快速发展。视觉神经发育、神经药理、神经心理、神经再生、神经病理等都取得了很大的进展。新兴的实验手段和技术也层出不穷，如光学成像、磁共振成像、激光共聚焦成像、在位膜片钳及现代分子生物学等技术被广泛运用于视觉研究中。

与视觉研究发展相适应，专门关于视觉研究的杂志和书籍也应运而生：20世纪60年代创刊的有《视觉研究》(*Vision Research*)、《实验眼研究》(*Experimental Eye Research*)、《研究眼科学和视觉科学》(*Investigative Ophthalmology and Visual Science*)、较新的《视觉神经科学》(*Visual Neuroscience*)、视觉研究手册《眼》(*The Eye*)，Rodieck 著《脊椎动物的视网膜》(*The Vertebrate Retina*)、Gvayrune 著《视网膜的生物化学》(*Biochemistry of the Retina*)以及《感觉生理手》(*Handbook of Sensory Physiology*)第7卷，John Dowling 著 *Retina*。美国有一个"视觉和眼科研究协会"(Association for Research in Vision and Ophthalmology，ARVO)，会员有3 000人以上，可略见视觉科学研究范围之宏大，涉及领域之广。

作为学习本章的基础，先介绍一下有关的光学知识。人类和动物通过双眼获取外界的视觉信息，包括：物体的亮度、颜色、形状、运动及远近等，这些信息都是由物体表面发出或反射的光所决定的。光的本质是辐射线，作为人类眼睛所能见到的光仅仅属于宇宙中各种辐射线的很小一部分，即波长范围为380—780 nm 的辐射线，称之为可见光。不同波长的光产生不同颜色的感觉，从长波到短波依次为红、橙、黄、绿、蓝、青、紫。(注：不同波长的光混合也能产生不同的颜色感觉，我们日常生活当中见到的颜色绝大部分是这种混合光给我们的感觉。有兴趣的朋友可以查阅相关的色度学书籍。)可见光束的光通量的大小会产生不同的亮度感觉。图9.1示出有关各个波段及可见光的部分。

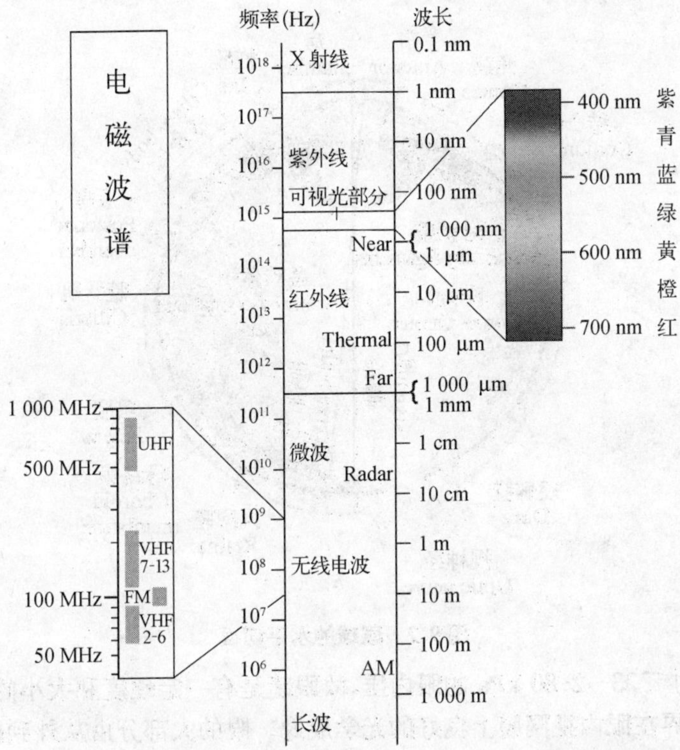

图 9.1 各波段的辐射及可见光部分 (Louis E Keiner，2007)

9.1 眼的基本结构和功能

9.1.1 眼和视觉通路概述

眼睛结构的概貌见图 9.2。

眼的结构是一个非常精细的生理光学系统，光线经角膜、前房、晶状体、玻璃体抵达视网膜(retina)成像。视网膜是视觉系统的第一级功能结构，处于眼球内侧面，外与脉络膜紧贴，其内侧为玻璃体。环状的虹膜组成可变直径的瞳孔，其功能类似照相机的光圈。晶状体可调节曲率，使眼睛成为一个类似可变焦距的摄像机，以使不同距离的目标在视网膜上形成清晰的像。眼球内充盈着光学品质极佳的玻

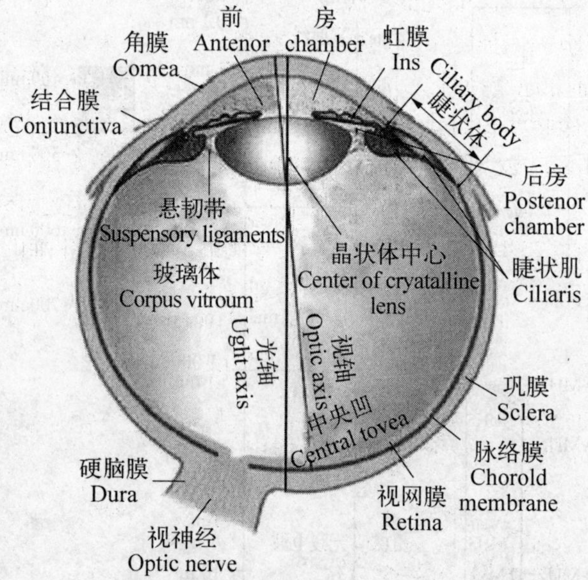

图 9.2　眼球的水平切面

璃体，形成约 1.33—2.80 kPa 的眼内压，故眼睛是有一定硬度和大小的球体，它保证了外界世界在眼内视网膜上良好的光学成像。眼的大部分由从外到内的三层膜所组成：巩膜、脉络膜和视网膜。

眼睛的光学系统见图 9.3。严格意义上讲眼的几何光学是很复杂的，因为外界物体要经过角膜、房水、晶状体和玻璃体等多种折射率不同的光学介质，而且这些介质往往还是不均匀的结构（如角膜、晶状体），其内部折射率都是不同的，并且由不同曲面分隔着。然而用简化的方法，即简约眼（reduced eye），可以足够准确地求得通过眼的光线的路径。假定全部屈光是发生在空气和眼内容物之间的一个简单界面。在这里假定眼内容物是均匀的，并且具有像水一样的折射率 1.333。简约眼的"角膜"表面曲率半径为 5 mm，其曲度中心为这个光学系统的节点 n（图9.3）。视网膜位于节点后 15 mm，距角膜 2 mm。ab 为 AB 在视网膜上所成的像的大小。

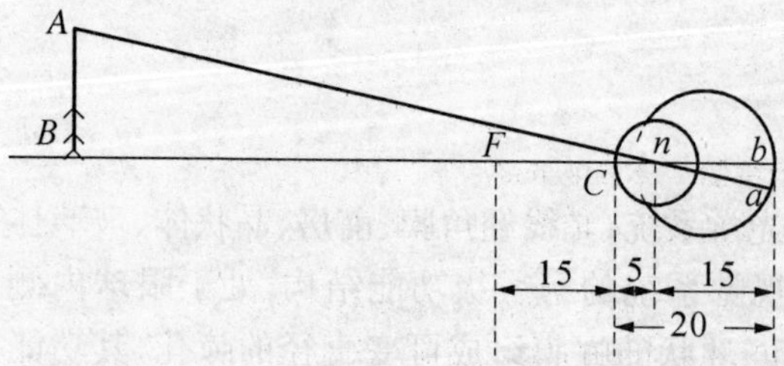

图 9.3　简约眼的图解　AB，物体；ab，像；n，节点；F，前主焦点；C，角膜表面。

视网膜的多层微结构的详细

介绍在下一节中叙述。这里先简单扼要介绍从视网膜开始的视觉通路概貌。视网膜的最后一级细胞——神经节细胞的轴突在视乳头处汇聚并离开视网膜形成视神经，经过视交叉部分地交换神经纤维后，再形成视束，传到中枢的若干部位，包括丘脑的外膝体或外侧膝状核（lateral geniculate nucleus，LGN）、中脑的四叠体上丘（superior colliculus，SC）、顶盖前区（pretectal area）、下丘脑和视皮层（visual cortex）等，如图 9.4 所示。神经节细胞轴突在外膝体换元后，由外膝体中继神经元（relay cells）直接经视放射到视皮层，这是视束的大部分纤维的走向，称为视觉系统的第一视通路。另外，视束的小部分纤维走向内方，经上丘臂到达上丘和顶盖

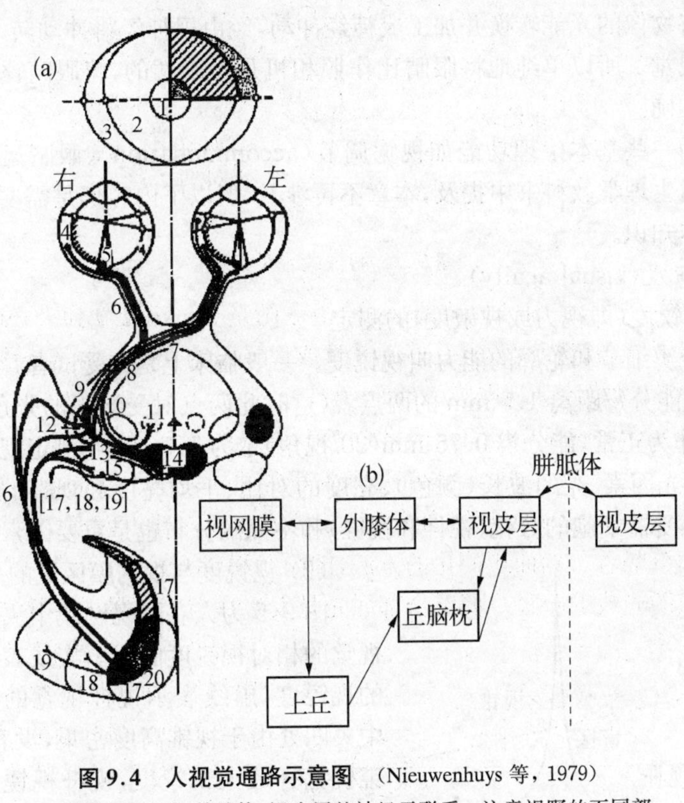

图 9.4 人视觉通路示意图 （Nieuwenhuys 等，1979）

(a) 视野与视网膜-外膝体-视皮层的神经元联系。注意视野的不同部位在视皮层的投射区的不同。

1：中央部；2：双眼部；3：单眼部；4：视网膜；5：黄斑；6：视神经；7：视交叉；8：视束；9：视束外侧根；10：视束内侧根；11：顶盖前主核；12：外膝体；13：上丘臂；14：上丘；15：丘脑枕；16：视放射；17：17 区；18：18 区；19：19 区；20：距状裂。

(b) 哺乳类动物视觉系统的主要部分。

前区，上丘浅层神经元再投射到丘脑枕(pulvinar thalamus)换元后再投射到视皮层；上丘还有纤维直接投射到视皮层。由于这条通路不经过外膝体，故称膝体外通路或第二视通路。上丘与眼动控制有密切关系。顶盖前区与晶状体调节反射、瞳孔反射有关。值得注意的是到下丘脑的纤维在视交叉水平即已离开视通路，进入丘脑下部，终止于视上核，参与多种行为的昼夜节律的调节。本章仅介绍与高等哺乳类动物视觉信息处理直接有关的第一视通路的神经机制。

9.1.2 眼的功能

眼睛有两个功能。其一是经眼的光学系统在眼底形成外界物体的物像，其二是视网膜将物像的光能转换并加工成神经冲动，经由视神经将冲动转入视觉中枢，从而产生视觉。所以单纯地将眼睛比作照相机是不确切的，将眼睛比作电视摄像机则比较准确。

眼睛的一些基本生理功能如视觉调节(accommodation)、眼睛运动及其控制等已在普通生理学教科书中提及，本章不再涉及，但以下内容仍是需要了解的有关视觉的基本知识。

1. 视锐度(visual acuity)

(1) 视锐度(即视力或视敏度)的测定

眼睛分辨细节和轮廓的能力叫视锐度。一般临床上是让受试者看距离 5 m 远的视力表：能分辨距离 1.5 mm 的两点者(这时此两点对受试眼的张角为 1′视角)定为 1.0，作为正常，能分辨 0.75 mm(30″视角)定为 1.5。影响测定视锐度的因素有：眼的屈光因素、光的波长(颜色)、亮度的对比、平均亮度和观察的时间等。另外视网膜感受器细胞的分化(视杆和视锥)和不同的分布也是重要因素。

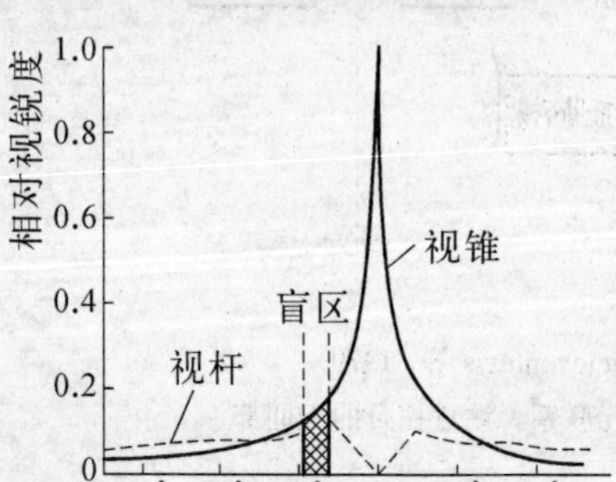

图 9.5 人视网膜相对视锐度分布曲线

(2) 视锐度与视网膜区域的关系

图 9.5 为人右眼视网膜中央区和边缘区视觉的相对视锐度曲线。实线表示视锥视觉的视锐度，虚线表示视杆视觉的视锐度。在中央凹处由于视锥高度密集，没有视杆，故视锥视觉有最大视锐度，视杆视锐度为零。黄斑区(2.5°)边缘视锐度已降低到 50%，距中央凹 7.5°为 25%，而最边缘部则只是中央凹的 1/40。可见从中央凹到边缘部视锐度的下降是很陡峭的。视杆视觉视锐度在距中央凹 10°处达到最大值，随视网膜离心度增大微有

下降后保持不变。视杆视锐度最大值只为视锥视锐度最大值的9%左右。离中央凹30°以外的周边区的视杆视锐度约等于视锥的二倍。由于人注视目标的细节的时候，总是将双眼视轴相交于目标细节处，故目标细节也就成像于中央凹处，从而获得了最大的视锐度(图9.5)。

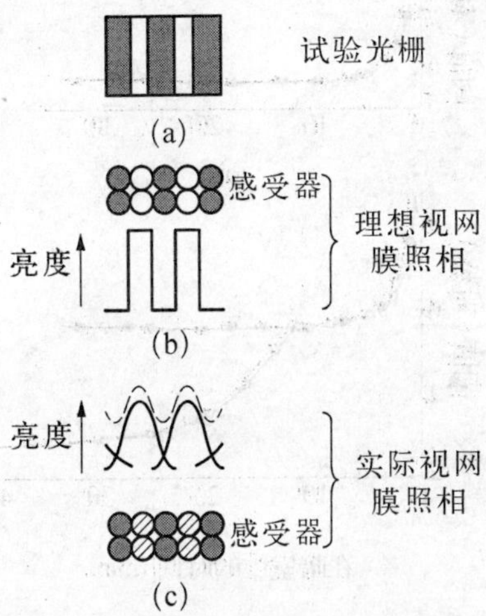

图9.6 试验光栅在眼底的成像情况示意图

由于眼睛的光学缺陷和眼动，外界图形在眼底所成的像的边界变得模糊起来，如图9.6所示。感受器细胞的密度如果恰好能满足试验光栅的眼底像细节的要求如(c)示，而且该像的对比度也刚能产生可分辨的差别，则人就能勉强分辨这个光栅图形。若进一步增加试验光栅的密度，则其眼底像的对比度就会因为像的进一步模糊而下降，这时人就分辨不出光栅条纹而只感觉到灰蒙蒙的一片。

2. 视锐度与照明的关系(即与视网膜适应的关系)

图9.7表明视锐度与照明的关系。随视网膜照明水平增加，视锥与视杆的视锐度都是单调上升的。但视锥的视锐度比视杆的上升快很多。它们的视锐度都先后地趋向饱和，但视锥视锐度达到饱和时所对应的视网膜照明水平要比视杆饱和时高大约3—4个对数单位。图9.7表明，给定光照水平范围内，视锥的视敏度总是比视杆高，故精细视觉主要决定于视锥细胞；当照明水平增大到一定水平(这时视杆由于明适应而达到饱和)后，视锐度就完全由视锥细胞决定。

图9.7 视锐度与视网膜照明水平的关系

3. 暗视功能和明视功能

视觉适应功能是视觉系统最重要的功能之一。视适应使视网膜能在10^{10}以上的光强范围内正常工作。由于瞳孔大小的调节最多只能改变瞳孔面积30倍，而眼睛却能在视网膜适应机制的帮助下，在极宽的光照条件下工作。

暗适应是指眼睛由亮处进入暗处，开始几乎看不见物体，视觉很不完善，经过一段时间，

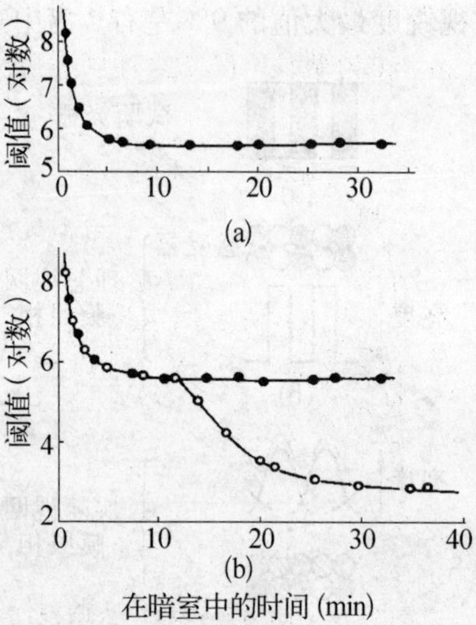

图 9.8 人暗适应曲线 ●视锥;○视杆

才逐渐恢复视觉的现象。反之,暗适应后进入亮处,眼起先对光非常敏感,有耀眼的感觉,几分钟后视觉才恢复正常的现象叫做明适应。

用弱闪光在暗室里测定人或动物在暗适应过程中的视阈值变化,得到暗适应曲线,如图 9.8 示。图(a)为使用红色小光点直接刺激中央凹所得的视觉阈值变化时程,代表了视锥细胞敏感性(即为视阈值的例数)在暗适应刚开始的 3—4 分钟里突然升高,然后即稳定在一个恒定的水平上。图(b)中的圆圈为使用一个大面积的紫色刺激光照射视网膜所测得的视觉阈值变化的时程。这个暗适应曲线由两个阶段所组成。第一阶段,视阈值在最初的 3—4 min 中突然下降(即敏感度突然上升),然后稳定在一个水平上。第二阶段开始于 12 分钟左右,有一个快速阈值下降的过程,至暗适应后30 min左右下降过程转缓,视阈值一直要到暗适应一小时以上的时候才能达到最低值。图(b)中的黑点代表图(a)中视锥细胞的暗适应曲线,它与紫色大面积光刺激所得的暗适应曲线第一阶段完全一致,由此可知图(b)圆圈所代表的眼暗适应曲线的第一部分主要代表了视锥细胞的适应过程。图 9.9 实线为 Rushton 对一个杆细胞单色觉者(rod monochromat)所作的暗适应曲线,虚线表示正常人的暗适应曲线,其第二阶段与杆细胞单色觉者的暗适应曲线 11—12 min以后部分完全一致,说明正常人暗适应曲线的第二部分是由视杆细胞所决定的。

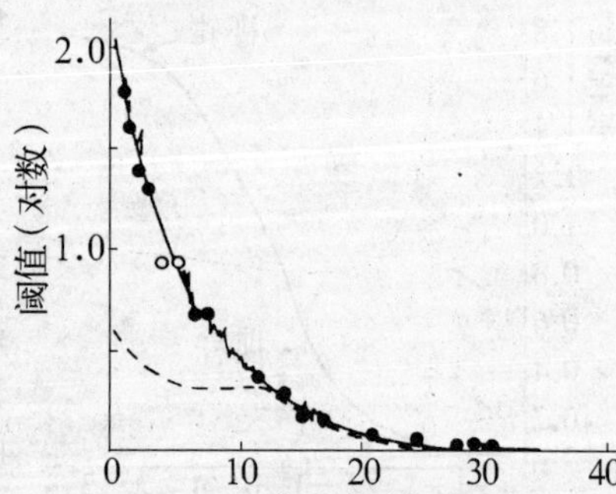

图 9.9 一个杆细胞单色觉者的暗适应曲线

总之,暗适应过程包括两个不同的机制:第一个机制出现较早,在 5—10 min 内达到一个稳定的阈值平台,称之为明视系统(photopic system),基本上由视锥细胞主宰。第二个机制出现较晚而慢,但阈值下降得更多(约 1 000 倍),在暗适应 40 min 后达到很高的敏感度,一小时左右达绝对阈值,称之为暗视系统(scotopic system),完全由视杆细胞所主宰。

明适应的眼敏感度或视阈值变化的时间过程与暗适应不同。图 9.10 表示人眼在不同明适应条件(见图中数字示,以米烛光 m. cd 为单位)下,视阈值(在此实际上是辨增阈)随时间单调地升高,即敏感度的下降过程。当背景光突然出现在暗适应了的人眼时,眼的视阈值在 1 分钟内突然上升 1—3 个对数单位,然后转为缓慢的上升阶段,10 min 之后渐趋恒定,这是一个相对于暗适应来说快得多的过程,而且是一个敏感度单调下降的过程。由图也可见背景光的强度越高,视阈的上升越大。如果用红色的、直径为 1°视角的小光点直接刺激人的中央凹,则可得到图 9.11所示的视阈值变化曲线,其中(a),(b),(c),(d)分别代表背景光强(以视网膜照度 td 表示)为 5 000 td, 500 td,50 td, 5 td 时所得

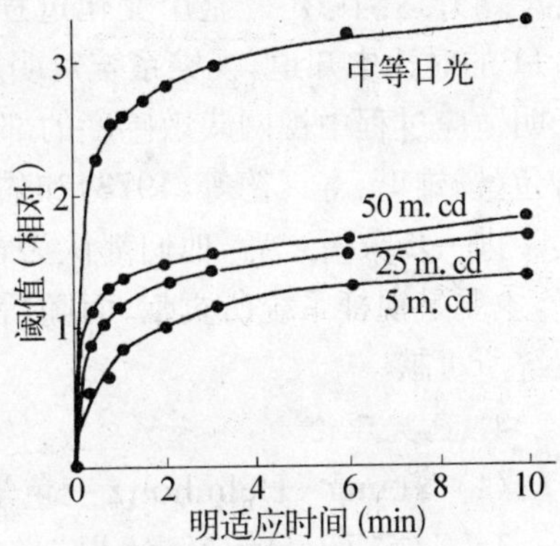

图 9.10 明适应过程中人眼视阈值的变化 (W. Lonman, 1906)

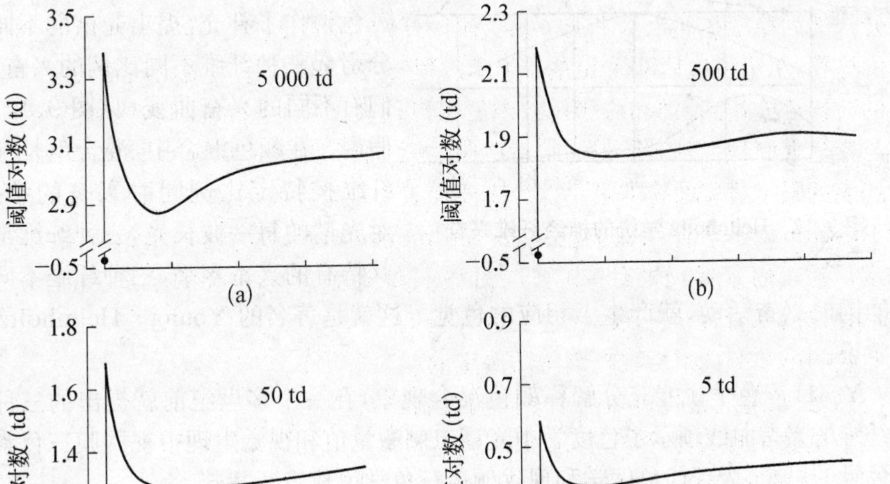

图 9.11 人眼中央凹明适应过程中的阈值变化 (Baker H,1955)

结果。中央凹视阈值在背景光作用后立即骤然上升(这个最初上升的幅度因背景光强而异,背景光强越强,上升幅度越大),其后视阈下跌 0.2—0.6 对数单位,然后再度回升达到稳定。整个变化过程历时 10 分钟。显然,我们可以从图 9.10 与图 9.11 的对比中知道,视锥系统对明适应过程中敏感度的部分回复是有贡献的。关于明适应过程中视网膜敏感度的部分回复现象,在海鱼(杨雄里、李震元等,1977)、鲫鱼(杨雄里、寿天德等,1978)和猫(寿天德和 Enroth-Cugell,1985)中都得到了证实。进一步分析之后,他们都认为背景光施加后立即出现的敏感度突然大幅度下降,主要是视杆系统所贡献;而随后较慢的敏感度的部分恢复,则可能主要由视锥系统所贡献。

4. 色觉理论

(1) Young - Helmholtz 三色学说

1807 年,Thomas Yong 根据红、绿、蓝三原色可以产生各种色调和灰色的颜色混合规律,提出假设视网膜上有三种神经纤维,每种纤维的兴奋都引起一种原色的感觉,即红、绿、蓝色觉。其后 Helmholtz 在 1860 年进一步对三色说作了补充,提出光谱的不同成分引起三种纤维不同比例的兴奋,它们有不同的兴奋曲线(见图 9.12)的假说。在颜色混合中,混合色是三种纤维按特定比例同时兴奋的结果。对光谱的每一波长光,三种纤维都有其特有的兴奋水平,三种纤维不同程度的同时兴奋活动,就产生了相应的色觉。这就是著名的 Young - Helmholtz 三色学说。

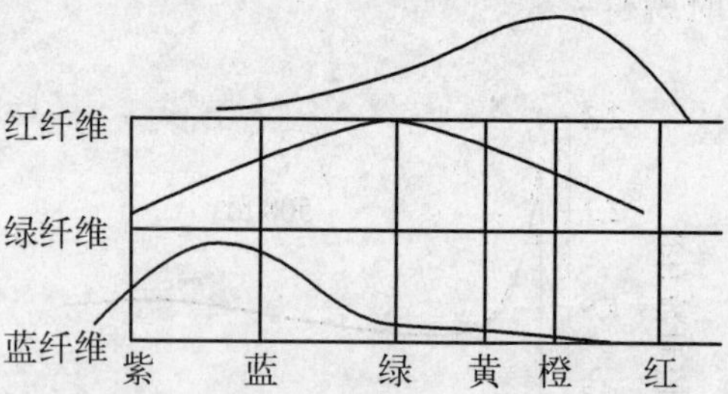

图 9.12 Helmholtz 学说的神经纤维兴奋曲线

Y - H 三色学说能充分解释颜色混合现象,在一个多世纪前就提出的三种神经纤维的兴奋曲线预示了色度学中光谱三刺激量值和视觉生理中视网膜三色素产生色觉的思想,为现代色度学和现代颜色三色学说奠定了基础。

Y - H 三色学说不能满意地解释负后现象和同时对比现象这两种错觉现象。负后现象是指当人停止注视一种颜色之后,在一个短时间内,眼前会见到这种颜色的补色的现象。同时对比现象指当人注视一种颜色较长时间后,在这个颜色周围出现它的补色的现象。

Y - H 三色学说最大困难在于不能满意地解释色盲现象。Helmhlotz 认为色盲是由于缺乏一种(单色盲)或甚至三种纤维(全色盲)造成的。因此按此学说,至少应该有三种色盲：红色盲、绿色盲和蓝色盲，它们可以单独存在。而事实上几乎所有的红色盲者也是绿色盲者，即红-绿色盲者。更重要的是，依此学说三种纤维同时兴奋才能产生白黑系列非彩色感觉，既然色盲者缺乏一种或几种纤维，是不应有白色感觉的，而全色盲人同样也有明度（或白色感觉）。

（2）Hering 的拮抗（对立）色学说（opponent colour theory）——四色学说

1878 年，Hering 观察到颜色理解总是以红-绿、黄-蓝、黑-白成对的关系发生的，因此他假定视网膜中有三对视素：白-黑视素、红-绿视素、黄-蓝视素。每对视素对光照和黑暗呈相反的反应，例如红光使红-绿色素破坏（异化），绿光使它建设（同化）。光刺激破坏白-黑视素，引起神经冲动产生白色感觉，无光刺激时白-黑视素重新建设起来，所引起神经冲动产生黑色感觉。因为各种颜色都有一定的明度，即含有白色成分，故每一颜色不仅影响其本身视素的活动，而且也影响白-黑视素的活动。三对视素对光照和黑暗的代谢作用如图 9.13。图中 $X-X$ 线以上是破坏（异化）作用，以下是建设（同化）作用。曲线 a，b，c 分别代表白-黑视素，黄-蓝视素和红-绿视素的代谢作用。曲线 a 的形状表明光谱饱和色的明度成分，它在黄绿处最高，表明黄绿色是光谱上最明亮的颜色。根据 Hering 学说，三种视素的对立过程的各种组合可以产生各种颜色感觉和各种颜色混合现象。

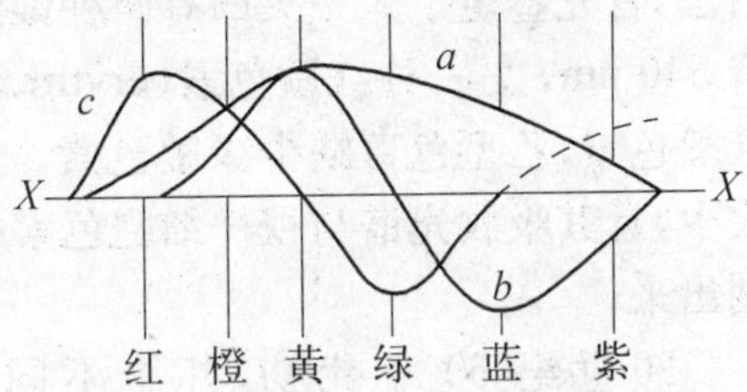

图 9.13 Hering 学说的视素代谢作用

当补色混合时，某一对视素的两种对立过程形成平衡，因而不产生与该视素有关的颜色感觉，但所有颜色都有白色成分，故引起白-黑视素的破坏作用而产生白色或灰色感觉。同样，当所有颜色都同时作用到各种视素时，红-绿、黄-蓝视素的对立过程都达到平衡，而只有白-黑视素活动，就引起白色或灰色感觉。

对负后像的解释是，当外在颜色刺激停止时，与此颜色有关的视素的对立过程开始活动，因而产生原来颜色的补色。对同时对比的解释是，当视网膜一部分正在发生某一对视素的破坏作用时，其相邻部分便发生建设作用，从而引起同时对比。

Hering 学说的最大困难是对三原色能产生光谱一切颜色这一现象没有给予说明。而这一物理现象正是近代色度学的基础，至今有效地指导着颜色技术的实践。

（3）现代颜色视觉理论的发展

一个多世纪来 Young - Hembdtz 三色学说和 Hering 拮抗学说进行了长期、反复的争论，似乎肯定一个学说就必定要否定另一学说。在 20 世纪 50 年代前，色觉研究主要局限于心理物理实验，尽管这些工作的不断进展加深了对色觉现象的认识，但是对于颜色信息在视系统的接收、编码和传递过程却无法进行精细的分析，因此就很难在严格的生理学基础上对这两种理论作出正确的评价。但随着技术的发展和资料的积累，色觉研究有了重要的突破。

20世纪50年代末，Rushton和Weale用眼底网膜反射密度术（retinal reflectance densitometry）或分光光度术（retinal reflectance spectrophotometry）首先对人的视网膜在位视色素进行研究。这种方法的原理是把一束光投射于眼底，然后测量由眼底反射出来的光量，由于此光两次通过感受细胞外段包含的视色素，因此反射的光量能准确反映视色素的含量和光谱特性。Rushton用部分漂白法，首先鉴定了人中央凹有两种锥细胞色素，一种绿敏色素（chrololabe），吸收峰540 nm，另一种红敏色素（erythrolabe），吸收峰570 nm，并证明甲型色盲缺少红敏色素，乙型色盲缺少绿敏色素。另一种蓝敏色素因包含这种色素的锥细胞太少，且其吸收光谱与视杆细胞色素相重叠，网膜反射密度术不能把这种色素鉴别出来。

20世纪60年代初，几个不同的实验室独立地发展了微分光光度术（microspectrophotometry）。这种方法直接将一小束光聚焦于单个分离了的人视锥细胞。在不同光波长下对比经视锥前后的光强变化，从而获得该种视锥色素的吸收光谱。应用此技术，Wald和Brown（1964）及MacNichol等（1964）发现人和灵长类锥细胞确实有三种，它们分别具有不同的光谱最大吸收峰：450 nm（蓝）、525 nm（绿）和555 nm（黄）。图9.14示Wald和Brown所测到的三种锥细胞色素的吸收光谱。在金鱼锥细胞，Marks（1965）也发现其色素的吸收峰分别为455 nm（蓝）、530 nm（绿）和625 nm（红）（见图9.15(a)）。富田等（Tomita et al.，1967）用微电极在鱼类视网膜记录单个锥细胞的电反应，也发现有三种锥细胞，红锥最大反应值在611 nm，绿锥在529 nm，蓝锥在462 nm（见图9.15(b)）。微分光光度术和电生理锥细胞反应测量结果有良好的一致性。现在已证明，在人视网膜上确实存在三种感色的锥细胞。它们分别对红、绿、蓝敏感（吸收峰为445 nm、537 nm和570 nm）。

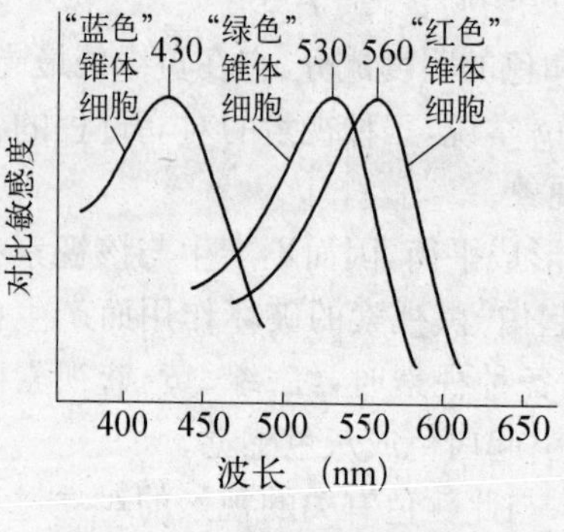

图9.14　人视锥细胞色素的吸收光谱

从上述可知，古老的Y-H三色学说，在视网膜感受器细胞这一级，就得到了强有力的证明，这是近代色觉研究的重要进展之一。

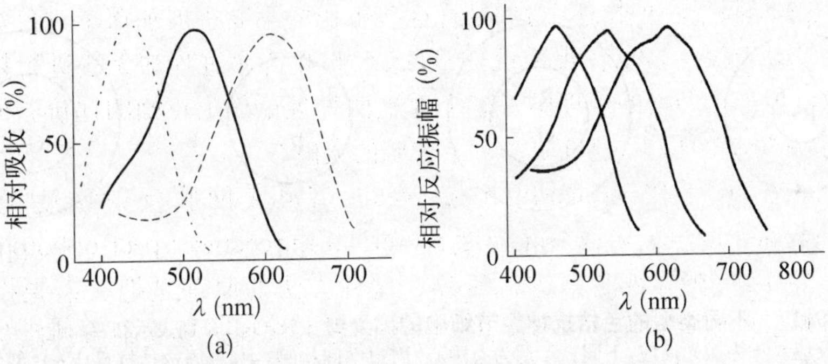

图 9.15 鱼类锥细胞吸收光谱和电生理反应与波长关系

那么颜色信息在视网膜感受器之后,又是如何编码、传递的呢?

1953 年 Svaetichin 首次在鲤鱼视网膜细胞内记录到一种后来称作为 S-电位的单细胞活动。S-电位后为 Kaneko (1970)用荧光黄染料标记证实起源于水平细胞。S-电位有 L 型和 C 型之分。L 型对可见光的任何波长刺激反应均呈超极化。C 型对不同波长刺激呈拮抗式反应,例如对短波段是超极化,长波段去极化(双相反应),或对光谱两端均呈超极化,而对中间波段呈去极化(三相反应),见图 9.16 示,其中 C 型又分为二相与三相两类。这种对于不同颜色的拮抗反应是首次在视觉系统中发现,似乎是 Hering 拮抗学说的第一个生理学依据。至今,S-电位已在许多种类动物包括灵长类视网膜中记录到。以后发现,这种颜色拮抗反应不仅可以在视网膜中其他细胞(神经节细胞、无足细饱和双极细胞),而且在视系统更高水平(外膝体、视皮层)也都能记录到,看来是颜色信息沿神经通路传递的一种主要方式。现举视网膜神经节细胞为例作简单介绍。神经节细胞色拮抗反应以鲤鱼属和猴研究得最细致。它们的感受野(即该细胞对光刺激产生反应的视网膜区域)中心一般总有红锥输入,而绿锥细胞总和红锥细胞相拮抗;另外,在空间上,同一细胞对中心和周边的输入总是颜色拮抗的。鱼类有 A,C,D 型,无 B 型。猴神经节细胞有 A,C 型,无 B,D 型(见图 9.17)。

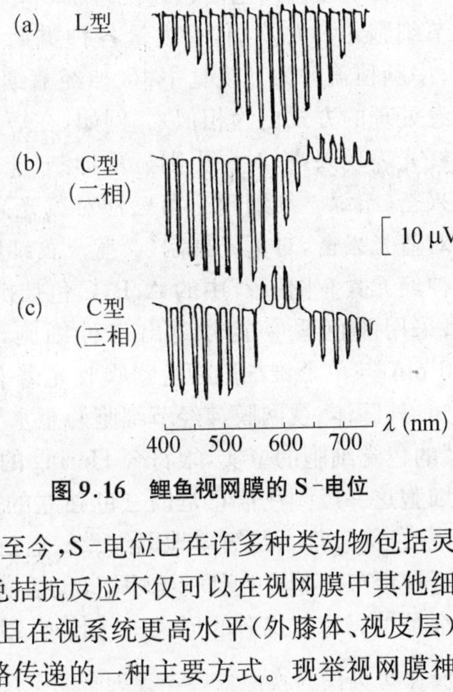

图 9.16 鲤鱼视网膜的 S-电位

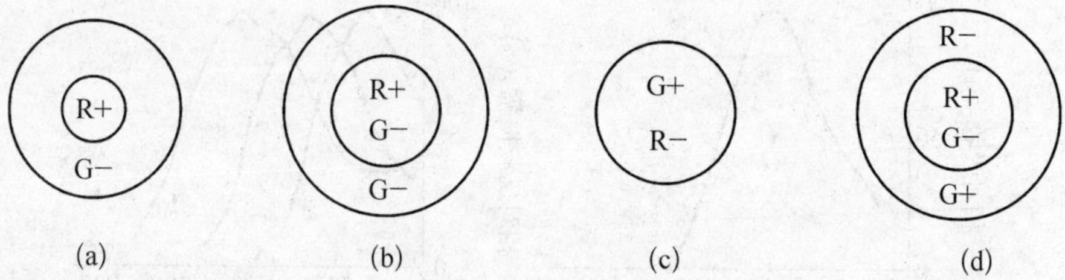

图 9.17　不同类型的色拮抗神经节细胞的感受野　R,G,B 分别表示红、绿、蓝；+为给光反应。-为撤光反应，下同。A 型为有中心/周边空间构型，中心/周边拮抗反应；B 型为除中心/周边反应颜色有部分重叠；C 型为无中心/周边空间构型，但有色拮抗反应；D 型为双拮抗型、中心和周边各自为色拮抗，中心/周边空间反应也相拮抗。

视觉中枢对颜色信息的处理而言，外膝体和视皮层神经元的反应模式和神经节细胞无多大差别，有大量各种类型色拮抗型细胞（在一些较低等的脊椎动物，中脑顶盖区为其视觉中枢，神经节细胞轴突直接终止于视顶盖，两者对颜色信息处理的方式更为相似）。例如，在短尾猴外膝体中发现四种神经元：第一种对红光表现兴奋，对绿光则显示抑制（+红-绿细胞）；第二种对红光抑制，对绿光兴奋（+绿-红细胞）；第三种对黄光兴奋，对蓝光抑制（+黄-蓝细胞）；第四种对蓝光兴奋，对黄光抑制（+蓝-黄细胞），见图 9.18 示。在空间反应上，外膝体神经元具有图9.17中的 A,B,C 色拮抗型都有，不同层细胞的反应类型也很相似，采用颜色适应能分离出三种细胞，光谱敏感峰分别在 450 nm，540 nm，570 nm，与单个锥细胞视色素吸收光谱十分接近，当然情况要更复杂一些。由上可知，外膝体、视网膜神经节细胞乃至水平细胞、双极细胞和无足细胞上存在“对立”的色觉细胞的事实，很符合 Hering 的拮抗学说。因此现在普遍认为，在感受器细胞这一级颜色信息是以三色独立的变量接收的，而在视网膜感受器细胞之后，颜色信息都不是简单地以红、绿、蓝三条独立的“专线”向中枢传递，从双极细胞至神经节细胞一直到视觉中枢，包括横向联系的水平细胞和无足细胞，颜色信息都是编码为拮抗对的形式进行传递，这就保证了不同感受细胞的信号不在传递过程中混淆起来。

概括以上情况，我们得到这样大体的印象，颜色视觉过程可以分成几个阶段。第一阶段，视网膜有三种不同的锥体细胞，它们各有独立的视色素能够选择地吸收不同波长的可见光，同时每一物质又可单独产生白-黑的反应，在强光作用下产生白的反应，无光刺激时是黑的反应。第二阶段，在神经兴奋由锥细胞向视中枢传送过程中，这三种反应又重新组合，最后形成三对拮抗的神经反应，即红-绿、黄-蓝、

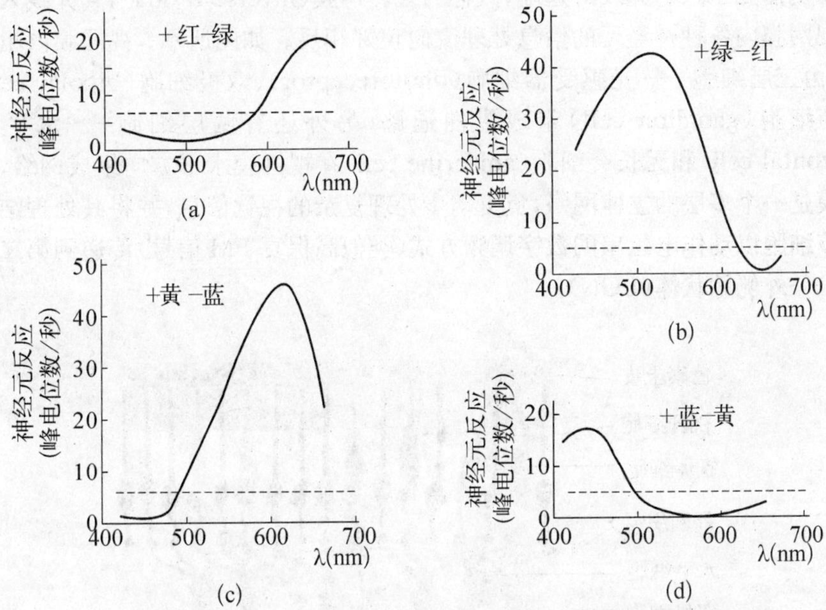

图 9.18　短尾猴外膝体核中四类神经元对不同波长光波的反应

白-黑反应。这一过程的示意图见图 9.19(彩图见插页)。现在可以说,Y-H 三色学说和 Hering 拮抗学说都只是对颜色视觉的一个方面获得了正确的认识,而必须通过两者的相互补充才能对色觉获得较为全面的认识。诺贝尔奖获得者著名的美国生理学家 Hartline 曾对此作过一个很好的总结,他说:“在 Helmholtz 和 Hering 之间的长达一个世纪的争论现在似乎是解决了:两者都是正确的。”

9.2　视网膜的微结构、功能和信息处理

9.2.1　视网膜的分层网络结构

视觉系统的光感受器位于视网膜的外层即在靠近脉络膜处。脊椎动物的视网膜由于其在胚胎发育上与脑均起源于外胚层,也由于其有与脑相似的、多层次的网络结构和复杂的功能,而被称为“外周脑”。视网膜的结构见图 9.20。由于视网膜

的光感受器处于入射光线的远端，故称为翻转网膜（inverse retina），其光线入射方向与视网膜内各种神经元的信息处理流向正好相反。如图所示，视网膜内粗略的划分，由三层细胞——光感受器细胞（photoreceptor）、双极细胞（bipolar cell）和神经节细胞（ganglion cell）组成纵向通路；另外还有两层细胞——水平细胞（horizontal cell）和无长突细胞（amacrine cell）在视网膜水平方向组成网络，因此视网膜是一个多层的立体网络，负责初步处理复杂的视觉信息，并将其处理结果经神经节细胞以动作电位串的数字调频方式（类似高保真 FM 信号）传递到第二级视中枢——外侧膝状体（LGN）。

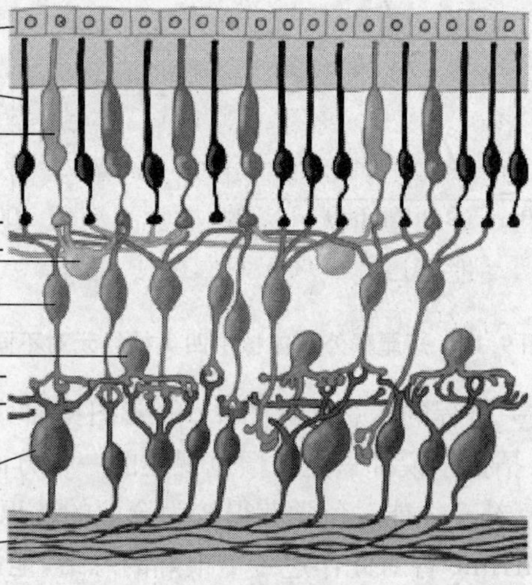

图 9.20　视网膜的各类细胞及其突触连接关系　(Kolb, 2003)

视网膜的神经网络极为复杂，其突触联系主要分布在两个层次：内网状层（inner plexiform layer）和外网状层（outer plexiform layer）。在外网状层中，光感受细胞（视杆和视锥）与几种类型的双极细胞、水平细胞建立化学突触。此外光感受器细胞之间和水平细胞之间又存在着经由缝隙连接（gap junction）的电突触。水平细胞接受光感受器细胞输入，而又以负反馈的形式向光感受器投射形成抑制性化学突触联系。在内网状层中，双极细胞分别与神经节细胞和无长突细胞建立化学突触；无长突细胞在与双极细胞建立负反馈式的抑制性化学突触联系的同时，又与神经节细胞建立化学突触联系。由此可见，双极细胞是外网状层和内网状层神经网络之间的桥梁。神经节细胞则是视网膜信息处理的最后一级细胞，是视觉信息由眼通向脑的唯一通路。神经节细胞是视网膜内各种神经元中唯一能够产生动作电位的神经元，因此可以将视觉信息以动作电位串的方式传输到视中枢。值得一提的是，在图9.20中两个网状层之间的内核层，还有第6种视网膜神经元——网间细胞(interplexiform cell)。这类细胞从内网状层无足细胞接受输入，而与双极细胞、神经节细胞无突触联系，却在外网状层与水平细胞和部分的双极细胞形成化学突触联系(多数以多巴胺为递质)。因此，网间细胞建立了一条从无足细胞到水平细胞和双极细胞的，连接两个网状层的反馈信息通路。

视网膜不同区域的各种细胞的分布很不均匀，见图9.21。在灵长类，中央凹是视网膜最重要的部位，其中心只有锥细胞，且密度最高，约150 000/mm，该处别的细胞全部被推向其四周。中央凹的结构特点为产生高的视锐度(visual acuity)创造条件。从中央凹向外伸展15度，锥细胞密度迅速降低，此后大体维持在中央区最高密度的1/30—1/25，到70—80度后，才迅速消失。杆细胞密度最高的地方离中央凹15—30度，从这个区域向中央或周边，密度下降。猴的感受器密度分布和人很接近。当人和动物注视目标时，视觉系统便与眼动控制系统联合活动，经控制眼动的机制自动地将目标成像于双眼的中央凹区域内，获得最清晰的精细视觉，这是十分经济而有效的方式。

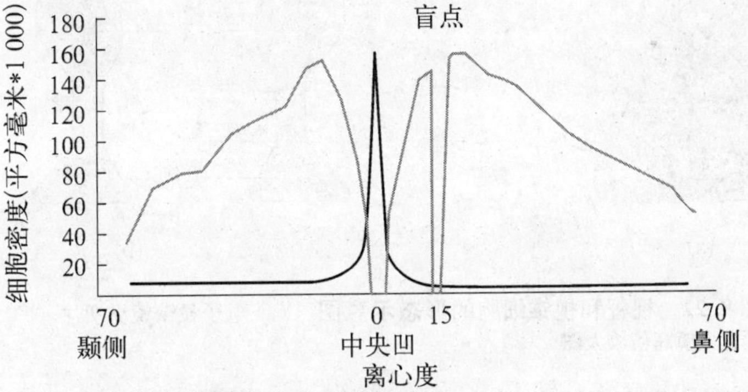

图9.21 人视网膜内各类细胞的密度分布 (Osterberg, 1935)

图中的横坐标代表视网膜离心度，即该处与视网膜中心的距离，并用以该距离与眼的光学节点组成的夹角的度数表示；浅色线表示视杆细胞，深色线表示视锥细胞。

9.2.2 光感受器光电转导

1. 光感受细胞的精细结构

如前所述，每一个感受细胞(视杆 rod 或视锥 cone)由两部分构成。内段

(inner segment)包括细胞体和一个像轴突似的细小部分,一直延伸到外网状层并在其粗大的末端处形成各种突触,见图 9.22(b)。视杆和视锥的外段虽然在形状上有所不同,但它们均充满着紧密地折叠的小盘,其电子显微镜的纵切片如图 9.22(a)示。视锥外段的小盘子是细胞膜折皱而成,如同手风琴或纸折扇一样,与细胞外液相通;而视杆外段的盘膜则极大部分是独立的封闭的结构。这个鲜明的区别的功能意义尚不清楚。

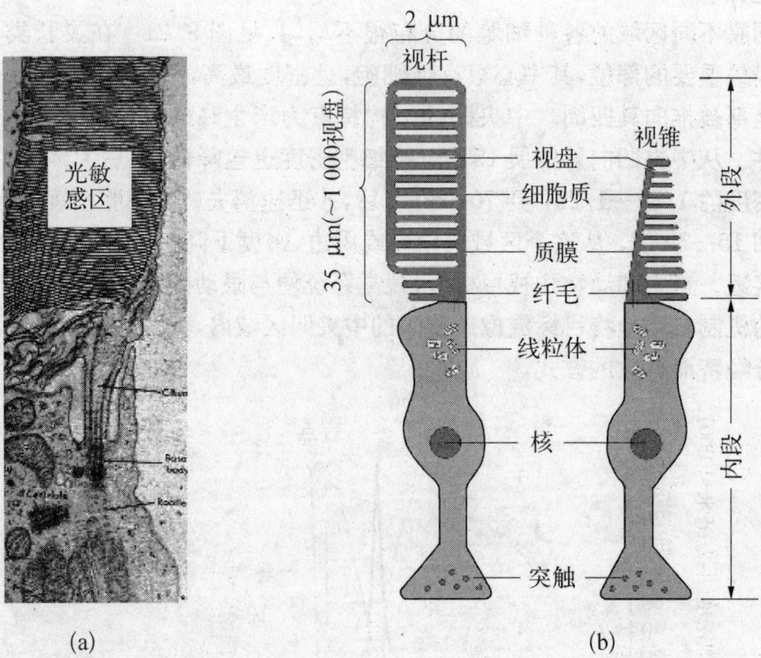

图 9.22　视杆和视锥细胞的形态示意图　(a) 电子显微镜纵切片;(b) 光学显微镜高倍放大图

感受细胞外段是功能上极为活跃的部分,它直接接受光量子能量,开始了将光能变为神经信息最后送到脑的处理过程,事实上感受器外段就是负责感受器功能的部位。因此,如感受器外段不吸收光子也就不能产生由此而发生的化学反应,也就没有视觉可言。感受器外段内的盘膜均由双层脂膜构成,同时在脂膜内镶嵌有一种特殊的分子——视色素。视色素是行使光-化学转换的物质基础。

图 9.23 为一种脊椎动物视杆细胞视色素(即视紫红质,Rhodopsin)在其外段盘膜中分布的状态,从(a)—(c)为逐级放大的示意图。

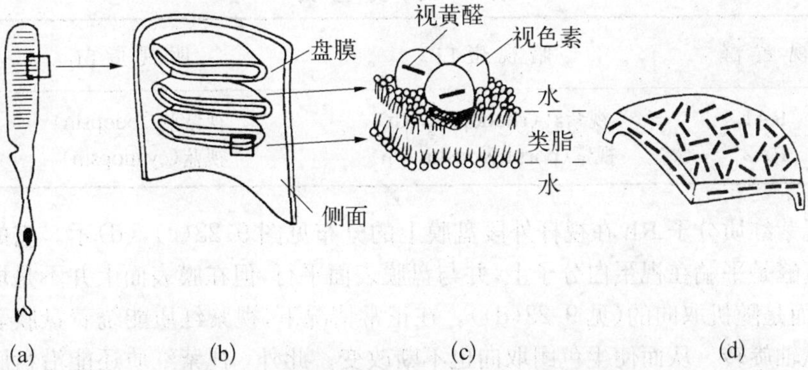

图 9.23 视色素和视黄醛在视杆外段排列示意图

2. 视色素种类及其结构

前面提及的镶嵌在盘膜脂层里的蛋白分子主要是视色素(visual pigmentt, VP),所有的 VP 有一个共同的结构,即由一个显色基团和一类特殊的蛋白——视蛋白(opsin, OP)相结合而成。显色基团决定 VP 在可见光范围的吸收光谱,因此它是有色的。VP 在暗中很稳定,但是显色基团吸收光量子后,分子构型立即发生变化,随即发生一系列的反应,即使是在暗中也仍然进行,最后可以导致显色基团和 OP 完全脱离,母体物质对可见光的吸收消失,因此这过程常被称为漂白(bleach 或 bleaching)。这一系列反应称为暗反应(dark reactions)、热反应(thermal reactions)或光分解(photolysis)。VP 分解时,在小盘膜引起一串生化反应,经第二信使作用,最后在细胞膜上引起一系列的通透性和电变化,从而把信息传到二级神经元,本段仅就 VP 的结构和功能作一扼要的阐述。

(1) 一般化学结构、分类

视色素的显色基团是视黄醛或网膜醛(retinal, retinadehyde, retinene, RA),它是视黄醇或网膜醇(retirol, RO)即维生素 A 的氧化物。维生素 A 有 A1 和 A2 两类,A2 为 3-脱氢 A1,因此相应于 RO1 和 RO2 也有 RA1 和 RA2 两个醛。RA 或 RO 的侧链有四个链,围绕每个双键可能存在顺型(cis)和反型(trans)两种异构体,但是由于立体异构障碍(steric hinderance),目前只找到 8 种而不是 16 种异构物体。在这些异构体中,11-顺 RA 活性最大; 9-顺 RA 和 13-顺 RA 也有一些活性,一般情况下可不予考虑。

存在于视杆和视锥的 OP 分别称为暗视蛋白(scotopsin)和明视蛋白(photopsin)。两种不同的 OP 和两种不同的 RA 相结合,可以形成四类色素(表 9.1)。

表9.1 四类色素

视黄醛	暗视蛋白	明视蛋白
RA1	视紫红(rhodopsin,Rh)	视紫蓝(iodopsin)
RA2	视紫(porphyropsin, Ph)	视蓝(cyanopsin)

视紫红质分子 Rh 在视杆外段盘膜上的分布见图 9.23(c),(d)示。它的生色团视黄醛是平躺在视蛋白分子上,并与盘膜表面平行,但在膜表面上并不是取向一致的,而是随机取向的(见 9.23(d))。在正常情况下,视紫红质能绕着盘膜表面垂直的纵轴旋转。从而使生色团取向也不断改变。此外,视紫红质还能沿盘膜平面进行扩散。

到目前为止,用化学抽提的方法制备 VP,基本上只限于 R(视杆),因为 C(视锥)VP 的量太少,抽提尚未成功。对 C 系色素的鉴定主要靠物理学的方法。对这类色素的命名,一般称为"锥色素-λ_{max}",λ_{max}为该色素的吸收峰。Rh 和 Ph 一词,既可分别指 Ra1 和 Ra2 系列色素,也可指某特定的 R 色素。另外欲区别 Rh 和 Ph 系列,Dartnall 建议在λ_{max}后标以 1 或 2。这个命名方法虽然简单明了,但不能完全避免混淆,有时仍需冠以细胞种类或动物名称,才能指明具体的色素。

(2) 视色素的光谱

在图 9.24 中—○—为牛的视色素(Rh)在 pH 9.2 的吸收光谱(absorption spectrum);—●—为视色素漂白后产生的指示黄;—·—·—和……分别示色氨酸和酪氨酸的吸收光谱;—×—×—为 Rh 的光敏度(photosensitivity,PS)。Rh 在可见光、近紫外和远紫外的三个吸收峰(500 nm,350 nm,280 nm)分别称为 α、β、γ 峰。α 峰即一般所指的色素的吸收光谱峰,是由于显色基团的主吸收带所致;β 峰是由于显色基团的顺型键结构所致;γ 峰是由于蛋白质的色氨酸、酪氨酸等的吸收所致。测量和描述色素的各种光谱是鉴定和研究色素的最主要手段。

(3) 视黄醛与视蛋白的结合

现在一般认为,视黄醛与视蛋白之间的一级结构是由于 11-顺视黄醛分子上的醛基与视蛋白中赖氨酸的 ε-氨基之间形成希夫(Schiff)碱基键,并且失去一个分子的水(见图 9.25)。许多实验事实表明,视黄醛与视蛋白结合时,视蛋白只能和 11-顺型或 9-顺型的视黄醛结合,即具有分辨视黄醛立体异构体的特异性。当 11-顺视黄醛和视蛋白结合,各自的立体结构都发生变化,与相应的游离型的视黄醛和视蛋白相比,更不容易受热、pH、药物等因素的影响。可以认为在视色素分子中,视黄醛的多烯链受视蛋白所包围而得到了保护。图 9.26(a)为视色素结构的

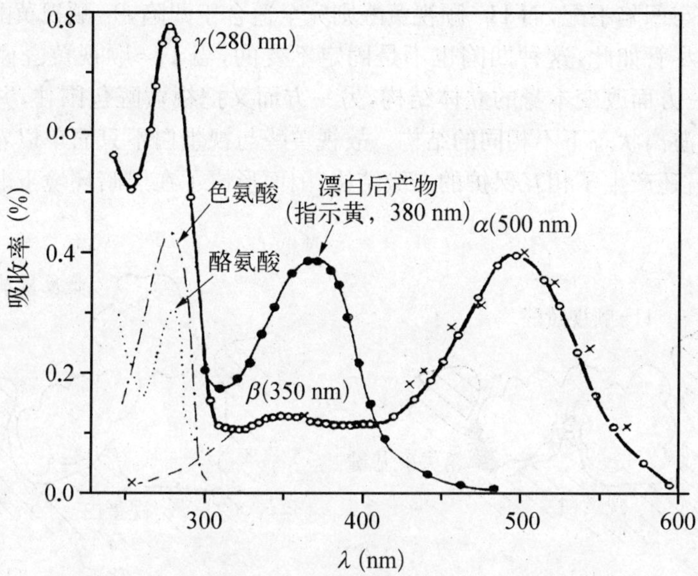

图 9.24 牛视紫红质及其漂白后产物的吸收光谱和光敏度

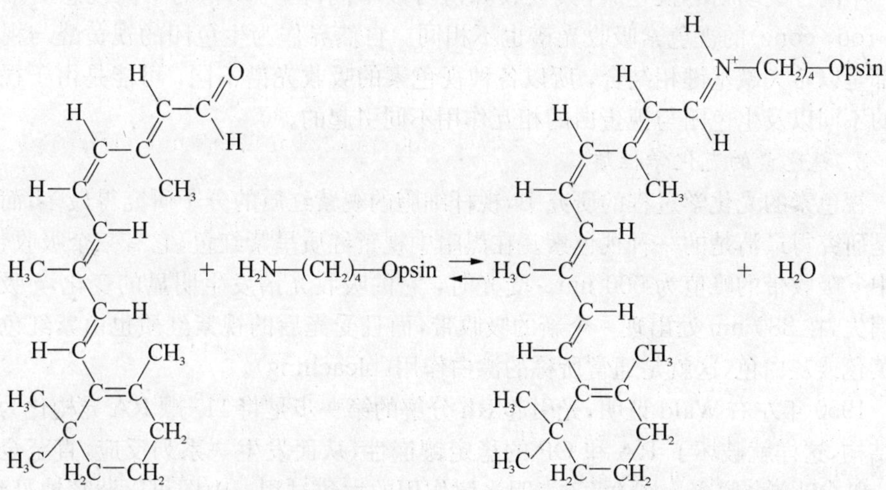

（视黄醛）　（视蛋白）　（视黄醛与视蛋白结合体）

图 9.25 视黄醛与视蛋白的结合

模型,可以设想 11 -顺视黄醛恰好嵌在视蛋白表面结构的凹陷内。9.26(b)表示全反型视黄醛与凹陷不配,而 11 -顺视黄醛则完全适合于凹陷,9 -顺视黄醛也大致适合于凹陷。尽管如此,这种凹陷也不是固定不变的,当 11 -顺视黄醛碰到视蛋白时,视蛋白一方面改变本身的立体结构,另一方面又把视黄醛包围住,并进而使视黄醛变成和游离状态下不相同的结构。故视黄醛与视蛋白不只简单以希夫碱基键相结合,而且还产生了相互保护的二级结构,因而形成了在黑暗环境下非常稳定的视色素。

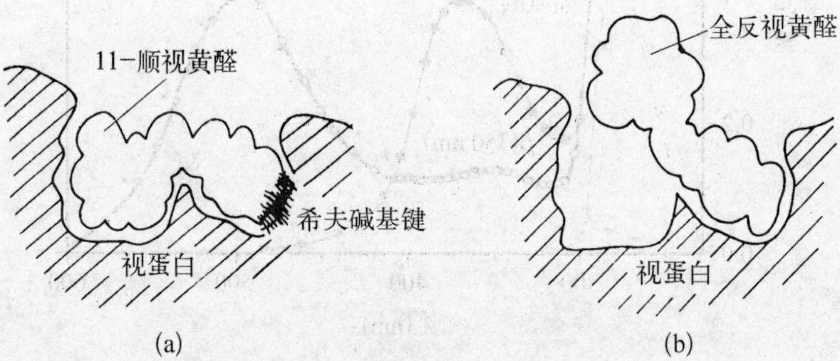

图 9.26　视黄醛和视蛋白可能的立体关系

不同种类动物的视色素,其吸收峰值可以不同;同一动物的不同视感受细胞(如 rod, cone)的视色素吸收光谱也不相同。自然界作为生色团的视黄醛与视蛋白都是以希夫碱基键相结合,所以各种视色素的吸收光谱不同,可能是由于视蛋白的不同以及生色团与视蛋白的相互作用不同引起的。

3. 视色素的光化学性质

视色素的光化学过程的研究中,视杆细胞的视紫红质的分子研究得最多,而且也是研究得最清楚的一种视色素。在黑暗中视紫红质呈紫红色,它有三个吸收带,其中 α 吸收带的峰值为 500 nm。受光时,它的吸收光谱发生明显的变化,α 吸收带消失,在 380 nm 处出现一个新的吸收带,而且受光后的视紫红质也由紫红色变成黄色或灰白色,这就是通常所称的漂白作用(bleaching)。

1950 年左右 Wald 证明,光引起 Rh 分解的第一步是将 11 -顺 RA 异构化为全反结构,这样就破坏了 RA 和 OP 的稳定镶嵌性,从而发生一系列反应,直至全反 RA 和 OP 完全脱离。图 9.27 表明光解作用的大致过程。由图可以清楚地见到,视紫红质在受光照后由 11 -顺 RA 转化为全反 RA。而全反 RA 与视蛋白构型在空间上并不匹配,因此它同视蛋白的相互保护的二级结构也随之受到破坏,在以后的一系列暗反应中最终解体为视黄醛分子和视蛋白分子。

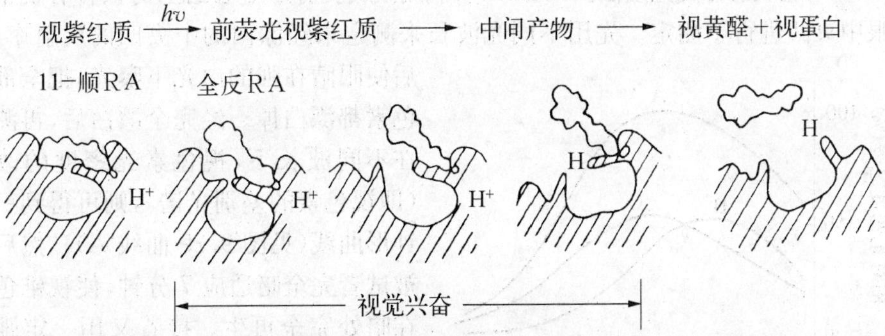

图 9.27　光对视紫红质的作用

4. 视色素的光谱特性

(1) 视杆的视色素

人视紫红质的吸收光谱与利用电生理学方法和行为学实验方法所测得的光谱敏感曲线非常接近，见图 9.28 所示。它们的最大吸收峰和最大敏感度均在 500 nm 左右。用显微分光光度术测定几乎只有视杆的人眼视网膜的周边部分，亦得到了相类似的结果，故人眼视紫红质吸收光谱同暗视光谱敏感度完全一致，表明视紫红质就是暗视条件下，负责最初吸收光能并进而引起视觉兴奋的光敏色素。

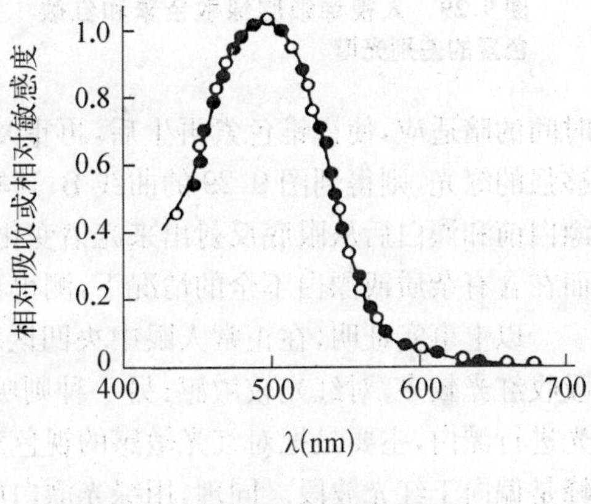

图 9.28　人眼视杆外段颗粒吸收光谱和暗视觉的光谱敏感度　●人视紫红质 ○去除水晶体后人眼暗视光谱敏感度

(2) 视锥的视色素

人视网膜的锥细胞不仅数量少而且体积小，因此很难将视锥细胞从视网膜中分离出来，并用化学方法抽提它的视色素。迄今为止仅在以锥细胞为主的一些鸟类(如鸡、鸽)视网膜提取出了视紫蓝质。在脊椎动物，其锥细胞虽分别含有三种吸收光谱峰值的不同的视色素，如蓝、绿、红，但在细胞形态上却无法区分。近年来利用前述的眼底反射分光光度法(retinal reflectance spectrophotometry)、显微分光光度法(microspectrophotometry)、颜色光部分漂白和电生理等方法，对人及各种动物进行了广泛的研究，证实了人、猴、金鱼锥细胞色素有三种，它们分别对红、绿、蓝色光敏感。

① 眼底反射分光光度法。Rushton 等利用眼底反射分光光度法,对只含有视锥的人眼中央凹进行了测定。先用不同光波长来测定未经漂白的中央凹的反射率,然后使眼睛在强的白光下曝光,把全部视色素都漂白掉。经完全漂白后,再测定在不同波长下,视色素光密度的改变(即视色素的差别光谱),则可得到一条钟形曲线(见图 9.29 曲线 A)。然后让被试者完全暗适应 7 分钟,使视锥色素在暗处完全再生。接着又用一定强度的红光使视色素漂白,视色素光密度的改变(差别光谱)为图 9.29 曲线 C,其峰值只有曲线 A 的一半高,处于 580 nm波长处。再让被试者经一段短时间的暗适应,使视锥色素再生后,再重复进行漂白,然而这一次所用漂白光是足够强的绿光,则得到图 9.29 的曲线 B,其峰值在 540 nm 左右。这种分析视色素被漂白前和漂白后从眼底反射出来光谱变化的方法,可计算出视色素的差别光谱,从而在含有杂质或漂白不全的情况下,测得了视色素的吸收光谱。

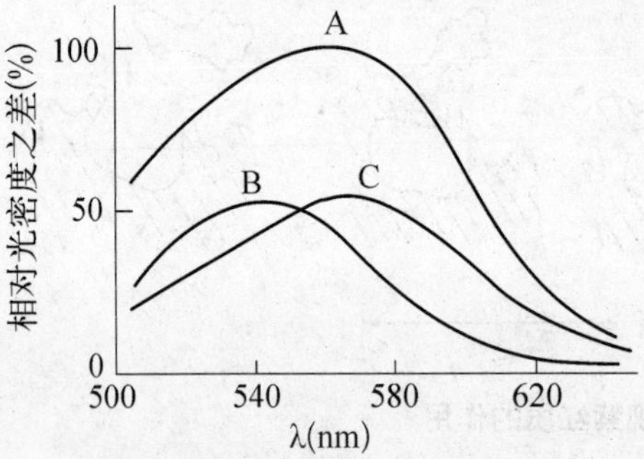

图 9.29 人视锥细胞绿敏色素和红敏色素的差别光谱

以上事实证明,在正常人眼中央凹区域,至少包含有两种视锥细胞色素,一种吸收红光较多,对红光较敏感;另一种则吸收绿光较多,因而对绿光较敏感。用红光进行漂白,主要是把对红光敏感的视色素漂白掉,因而所得到的差别光谱的吸收峰是偏向于红光波段。同理,用绿光漂白后所测得的差别光谱,其吸收峰移向绿光波段。对二色觉者(dichromat)即缺少正常人的三种色素之一的人,Rushton 利用眼底反射分光光度法作了色素鉴定,发现对甲型色盲(缺视红色素)或乙型色盲(缺视绿色素),用红光或蓝-绿光漂白二色觉者的中央凹所得到的视色素的差别光谱是一样的,即这种中央凹只含有一种色素,服从单变量原理。图9.30实心符号表示用红光漂白后的结果,空心符号表示用蓝-绿光漂白后的数据,两个色光均漂白 50% 的色素。曲线 A 为甲型色

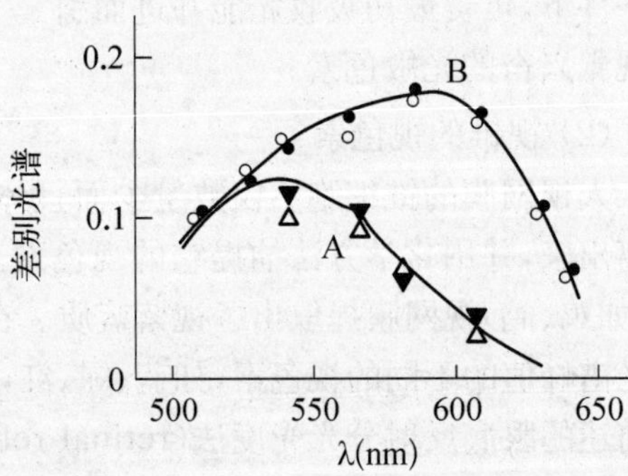

图 9.30 从一个甲型色盲(△▼)和一个乙型色盲(○●)中央凹可测得的差别光谱

盲,B为乙型色盲。

② 对比二色觉者的光谱敏感曲线和眼底反射分光光度法所测得二色觉者中央凹的差别光谱,结果表明红色盲者的光谱敏感曲线与其锥细胞绿敏色素吸收光谱相同,绿色盲者的光谱敏感度曲线则与其视锥细胞的红敏色素的吸收光谱相同。因此人中央凹确实存在两种以上的锥细胞色素(红敏和绿敏)。另一种蓝敏色素因含量较少分布稀疏,未能用眼底反射分光光度法测定,但用显微分光光度法则得到了鉴定。Marks 等测得的人和猴锥细胞吸收峰值为445 nm,535 nm 和570 nm,此值与用心理物理学方法所测得的人眼光谱敏感度曲线的峰值(430 nm,540 nm 和575 nm)比较一致。

③ 如前述用电生理方法已在鲤鱼上记录到视锥单细胞的超极化感受器电位,证明有对红、绿和蓝三种波长光起反应最大的三种不同的视锥细胞的存在。

5. 视色素复生的动力学

视色素漂白光解并和视蛋白分离后的全反型视黄醛,可在视细胞外段和视黄醛还原酶及其辅酶(NAD 或 NADP)催化下,还原成全反维生素 A,然后由视网膜内微粒体中的酯化酶催化下变为全反维生素 A 酯,贮存于色素上皮层内。在暗环境中,全反维生素 A 酯先从色素上皮层回到视网膜,再水解成游离的全反维生素 A,进一步以 $NADP^+$ 作辅酶,被视黄醛氧化酶氧化,变成全反视黄醛。

由于视细胞内视黄醛的异构作用,全反视黄醛可以变为顺型结构,而 11-顺视黄醛则又很容易在黑暗中被游离的视蛋白所捕获,形成视色素,故反应是不断地朝着从维生素 A 氧化成视黄醛的方向进行。

人视紫红质的漂白-复生速度不同程度地比猫和大白鼠快,似乎这两种动物的视蛋白的释放或 11-顺视黄醛的供给比人更成为限制视紫红复生的因素。

6. 暗适应的光化学过程与神经过程

如前所述,视网膜中视色素的含量的减少,是与阈值对数成正比,而不是与阈值的本身成正比。因此,只用视色素含量的减少,不足以解释在较弱的连续背景光作用下,视网膜敏感度即能显著地改变(降低)这一事实。Wald(1954)曾报导,视紫红质含量减低 0.6%,则视觉阈值可上升 3 300 倍之多。

Dowling(1963)曾用几乎只有视杆细胞的大白鼠实验,发现其暗适应过程是由最初的快过程和随后的慢过程两部分所组成,见图 9.31。他们以视网膜电图 b 波作指标,令大白鼠在不同强度的背景光下明适应 5 min 后,测得其辨增阈(increment threshold)曲线,如图中圆圈(○)所示。辨增阈对数和背景光强对数成直线关系。然后再用另外的大白鼠测定其在不同强度背景光作用 5 min 后,视网膜中视紫红质的含量(见右面纵坐标),以背景光强度对数为横坐标与其作图,得一条曲线(由…●…表示)。从这条曲线可以看出,当背景光弱(log $I<4$)时,视紫红质的含量几乎没有变化。在这种弱光明适应5 min后视紫红质没有显著减少的视网膜再暗适应时,它对光的敏感度很快(<5 min)即恢复(见—×—示)。但背景光强log $I>4$时,视网膜中的视紫红质的量明显减少,这种视网膜再经暗适应,其暗适应阈值曲线(—×—)便变成由两部分过程所组成:快的暗适应过程和慢的暗适应过程。因大白鼠几乎没有锥细胞,故此两过程只与视杆细胞功能有关。现已知道,前面的快过程与视紫红质的再生无关,在5—10 min内即能完成,称为神经适应过程。而后面的慢过程,则称之为光化学适应过程,它与视色素的再生有密切关系,需2—3 h才能完全完成。因此,在弱光明适应后再暗适应的视网膜上,只能观察到神经适应过程,它与视色素的漂白基本无关。在强光明适应引起视色素明显减少后,再暗适应时就能观察到神经适应过程和光化学适应两个过程。但是,对离体视网膜,由于脱离了色素上皮,视紫红质再生机制不复存在了,此时即使给予强光作用,也只能观察到神经适应过程,而观察不到光化学适应过程。

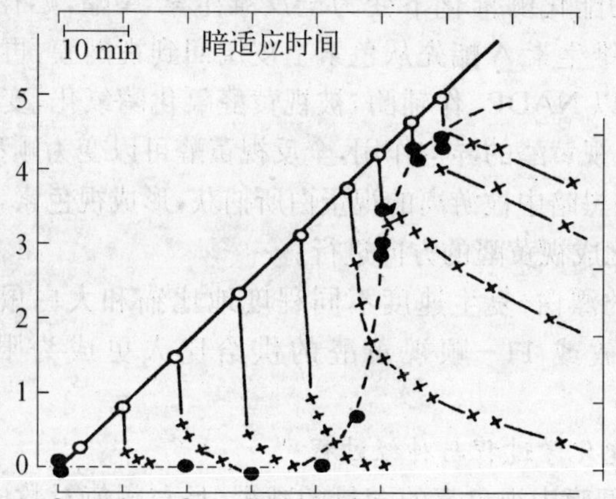

图9.31 大白鼠暗适应过程与视紫红质含量 ● 视紫红质 ○ 辨增阈

9.2.3 感受器电位的机制

脊椎动物感受器外段(outer segment, OS)在黑暗中对钠有较高的通透性,因此它处于部分去极化状态,而内段(inner segment, IS)则更趋近钾电池电位,细胞外隙经常有一电流从IS流向OS,此即暗电流 i_d(dark current)。i_d 对感受器细胞

(Receptor cells, RC)突触末端呈阴极电紧张作用,使它在暗中不断释放递质。光照使 OS 复极化(细胞内记录即为超极化),i_d 减小,递质释放也被抑制,这样就把信息传到次级神经元。i_d 的减小就是光电流 i_p(photocurrent),OS 的负电位暂时减小,即产生正的感受器电位 V_p,也就是 ERG 的 PⅢ。本段将对 V_p 产生的机制作一概略的介绍。

1. 光致超极化的离子机制

光引起 RC 超极化有三种可能性:① 细胞膜外段对 K^+/Cl^- 的通透性增加,如 ipsp;② 外段对 Na^+ 的通透性降低;③ 活化新陈代谢泵,主要是钠泵。用钠/钾泵抑制剂,如乌盆碱作用于 RC,只要时间不太长,同时设法维持膜内外梯度,光仍引起超极化反应,从而排除机制③。有关的工作表明,光致超极化的机制主要由于减小,但某些动物的 OS,情况要复杂一些,K^+/Cl^- 通透性的改变也起一小部分作用。本段就鳖锥细胞为例来阐明产生光致超极化的主要机制。区别机制①和②的最重要的实验是测定光照时的膜阻变化。由机制①引起的超极化将伴随膜阻的减小,由机制②则增大。图 9.32(a)为在光刺激之前和在光致超极化反应不同时间通一去极化恒流(1.6×10^{-9})。脉冲所引起的膜电位瞬间的降低的叠加扫描图,表明超极化时膜阻增大。在黑暗中通不同的超极化(−)或去极化(+)电流所引起的膜电位变化,表示在 9.32(c)中的"·",其连线是完全线性的,表示 OS 膜阻完全没有依存于膜电位的整流作用和再生作用,因此光致超极化实由膜阻增加之故,因此 RC 只产生分级反应而没有传导反应。

反之实验可以这样进行,即光照时通不同的去极化或超极化电流,观察膜电位的变化,实验示于图 9.32(b)(通电流引起的膜电位变化未示出,均移至 0 毫伏处),结果绘于图 9.32(c)中连接"△"的直线,它的斜率表示光照时的电阻为25 MΩ,连接"·"直线的斜率表示在黑暗中的膜阻,为 17 MΩ,即光照使膜阻增加 8 MΩ。两线交点为反转电位(reversal potential),即在此电位时,没有驱动 i_p 的电势。这样一个性质,最可能的解释是,光照时产生的电位变化只是由于一种离子的通透性发生了变化,这离子的平衡电位相当正常膜电位 V_m 降至翻转电位的电位差。如果光引起膜阻变化,不是由于一种离子通透性的变化所引起,一般是找不到一个单一的翻转电位的。Na^+ 的平衡电位,最接近正常 V_m 到翻转电位的电压降。

改变细胞外液离子浓度的实验表明,超极化反应大小与 $\log[Na^+]$成正比,一定程度上与 $\log[Na^+]$成反比,这也是支持驱动 i_p 电动势力为钠电池。

虽然 V_p 直接决定于膜内外 Na^+ 浓度差,与活化 Na^+ K^+ 泵无关,但是 Na^+ 不断地流入细胞内,要维持膜内外的钠梯度,仍需钠泵工作,因此长时间地抑制新陈代谢,V_p 仍然要消失,各种泵的分布和 i_m 的分布有关,情况比较复杂。

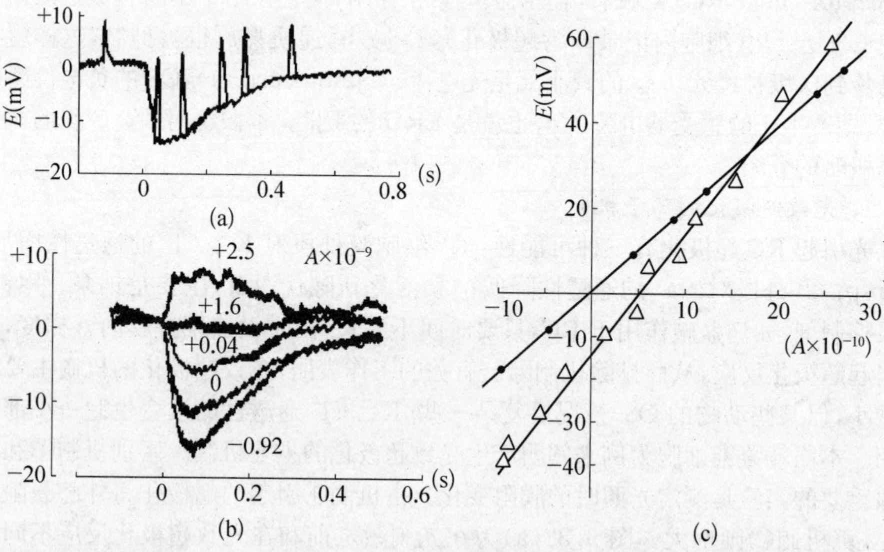

图 9.32　光致超极化离子机制　(a) 在光刺激鳖锥细胞之前及光引起超极化反应的不同时间，给予一去极化电流脉冲所引起的膜电位的叠加扫描图；(b) 通不同的去极化(+)或超极化(−)电流时光引起的反应；(c) 通不同的去极化(+)或超极化(−)电流时光引起的暗中(•——•)和在光反应高峰时的膜电位(Δ—Δ)。

2. 光感受的分子机制

由前述知，在暗中光感受器处于活动状态，细胞膜离子通道是开放的，钠离子流持续地内流产生“暗电流”，结果光感受器去极化，递质持续地由突触末端向第二级神经元释放。光照引造离子通道关闭，膜电导降低，整个感受器(外段、内段和突触末端)超极化，细胞兴奋，递质释放减少。

视色素位于膜盘上，而离子通道在细胞膜上。这就需要一种内部信使把这两种结构上不同的部分的功能变化联系起来。长期以来人们对换能过程中需要的内部信使是什么争论不休。Hagins 和 Yoshizawa 在 20 世纪 70 年代初提出钙离子假说，曾为多数人接受，其主要观点是：视色素分子的激活引起钙离子自盘膜内向外释放，它扩散到原生质膜，阻断了离子通道。此假说得到了若干实验结果的支持。例如有实验表明，光照时由于结合的钙离子的释放，杆细胞内钙离子浓度增高；如果人为地增加杆细胞中钙离子浓度，光引起的超极化降低。另一种假说认为环化鸟苷酸(cGMP)是信使。虽然生化分析早已表明，光对杆细胞的激活触发了级联式的酶反应，从而导致 cGMP 的水解，但因酶反应的速度还不够快，这一假说未能为人们所普遍接受。这两种假说间的争论持续了十多年，成为换能机制研究的焦点。

但随着膜片钳(patch clamp)技术的诞生和应用,情况迅速逆转。有人应用全细胞膜片钳(whole cell patch clamp)技术,发现当钙-缓冲剂(如EGTA,能抵消钙浓度的变化)从膜片微电极引入分离的杆细胞以后,强光反应的产生和上升相并不受影响(Mathews,1985),表明胞内钙水平的改变并不直接影响暗电流,实验结果并不支持钙作为内部信使的假说。

1985年Fesenko等及Nakatani和Yau的工作提供了第一个直接的、强有力的证据,表明作用于外段原生质膜的确实是cGMP,而不是钙离子。他们使用膜片钳技术,先将视杆细胞用胰蛋白酶处理从视网膜分离出来,移至灌流小室。记录微电极与分离的杆细胞外段侧表面相接触,通过急促的吸引方法使电极与膜之间形成高阻抗的封接(10^9 Ω以上,称为GΩ封接)。这时电极略作震动,小片的细胞膜即与细胞相分离,且细胞膜的内面则与灌流小室中的灌流液接触,而外面则与微电极内的溶液相接触,即形成了内面朝外(inside-out)的膜片,这样就可以在灌流小室中施加各种不同的溶液来分析对膜的作用。

当cGMP作用于膜片内面时,明显地增加膜的电导,这种变化是可逆的。当用任氏液冲洗掉cGMP后,又回复到原来水平。由于cGMP引起的电导增加是在没有鸟苷三磷酸(GTP)时也能发生,说明这种电导增加并非通过蛋白磷酸化作用,而是cGMP直接作用于膜所致。另外,它没有cGMP时,钙浓度的变化对膜电导完全没有影响。这些结果令人信服地表明,cGMP直接作用于离子通道,使它保持开放。

在鲶鱼的锥细胞,用同样的技术也观察到相同的结论:cGMP能调节膜电流,而钙离子则无效。因此,cGMP可能也是锥细胞的内部信使。

总之,光感受器的分子机制的主要步骤大致如下图(见图9.33)。在杆细胞,光在外段为视紫红质分子吸收,激活GTP-结合蛋白(G),G又随之激活磷酸二酯酶(PDE)。PDE将3′,5′-cGMP水解为5′-GMP,降低了cGMP的浓度。这样,在暗中,门控Na通道由于膜内cGMP的大量存在而打开,使钠离子内流,形成一股从内段流向外段的暗电流(dark current),这时感受器细胞处于去极化状态,其突触处释放兴奋性递质谷氨酸,此时视色素分子处于较稳定的11-顺视黄醛构型。光照时,感受器细胞外段内盘膜上的视色素受光量子作用,即转化为全反-视黄醛和视蛋白,并引发一系列串级的生物化学反应,最终视色素分解为视黄醛和视蛋白。与此同时激活盘膜上的鸟苷酸结合蛋白(G蛋白),G蛋白又随之激活磷酸二酯酶(PDE),PDE继而使胞浆中的cGMP水解为GMP,从而使细胞内cGMP浓度下降,导致感受器细胞外膜上cGMP门控Na通道关闭,暗电流减少或消失,这时感受器细胞便转而处于超极化状态，递质释放下降或完全停止。由此可见，光照引起感受器细胞超极化效应，这个过程称为光致超极化（light-induced hyperpolarization）。在锥细胞，情况相似。需要特别指出的是，近年来发现感受器细胞并非是视网膜内唯一能够对光反应的细胞。视网膜内还有一种对光直接敏感的神经节细胞，只占神经节细胞总数的1/20或更少，能够对光产生非成像的反应，参与昼夜节律的调节。这类视网膜神经节细胞本身含有一种黑色素视蛋白（melanosin，MO），行使着将光转化为神经信号的功能。

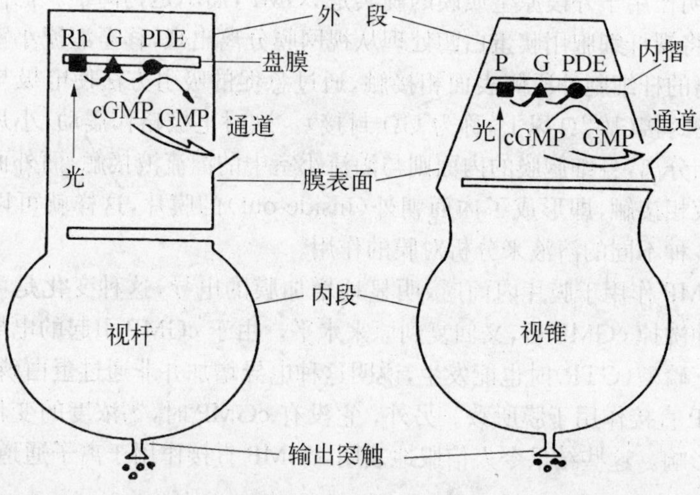

图9.33 杆细胞和锥细胞光电换能分子机制主要步骤示意图
Rh，视紫红质；G，GTP-结合蛋白；PDE，磷酸二酯酶；P，锥细胞视色素

至此，光感受机制的一个重要问题已经阐明，其科学意义不仅在于解决了这一领域长期争论的问题，更重要的是人们第一次开始接近了解视觉感受器中换能的分子机制。cGMP第一次被证明能直接调节离子通道的活动，而不是通过蛋白磷酸化。今后，由于细胞内部信使问题的阐明，人们必然将把注意力集中于cGMP和通道间相互作用的分子机制。cGMP直接作用于通道，其作用的剂量-反应曲线提示，至少需要两个cGMP分子的结合才能打开通道。但因单通道电流极小，目前膜片钳位技术尚不能分辨，因此现仍不可能直接估算cGMP和通道间相互作用的动力学过程。cGMP闸门电流的噪音分析提供了一种可能的解决方法。

9.2.4 视网膜内的信息处理机制——视网膜细胞的视觉感受野

视网膜电生理是基于周边神经系统电生理研究发展起来的，比后者约晚10—

15年,在这方面微电极的应用起了很大的推进作用。20世纪60年代前,网膜的电生理,主要限于记录神经节细胞或视神经单纤维的细胞外动作电位(Hartline和Granit是这方面的先驱)。从20世纪50年代初开始, Svaetichin即试图把超微电极(ultra-micropipette)插到锥细胞内,1953年初告成功。他所记录到的为一个与光强呈分级反应的正相超极化电位(graded hyperpolarization),其性质和传导的反应完全不同,但显然受传统概念的影响,他仍然称之为传导的锥电位(cone action-potential)。后来鉴定Svaetichin插入的细胞不是锥细胞而是水平细胞(HC),故以后将从HC内记录到的电位称之为S-电位。首先将微电极插入感受器细胞(RC)内为1964年Bortolt在大鲵鱼(Necturus maculosus)网膜所进行的试验。这种动物网膜的RC纯由较大的杆细胞所组成。一般用于视觉实验较高等动物的RC都较小或相当小,如蛙、鲤等,直到1967—1969年才由日本的工作者记录成功。此后从20世纪70年代开始,一些爬虫类、两栖类和鱼的RC也广泛地被采用为研究对象。关于RC电活动的分析,是如此的重要和富有诱惑力,以至许多曾经从事外周神经研究的杰出科学家如Fuortes, Hodgkin等,都被吸引到这方面来,他们同Baylor, Fain,Lamb,Schwartz,Simon等,特别是对鳖的RC的分析最为详尽和深入。光引起RC也是分级的超极化反应。网膜是作为一个整体对信息加工的,细胞外和细胞内记录及分析也广泛地在其他种类细胞上进行。关于双极细胞(BC)的分析也表明它也是仅呈分极的超极化或去极化反应。神经节细胞要把信息传到甚远的中枢去,必须产生传导的冲动。概括说,网膜传递信息从RC到HC-BC双极细胞是模拟式的,到神经节细胞即过渡到完全数字式,无足细胞则处于一种过渡的形式。

视觉系统中,任何一级神经元都在其视网膜有一个代表区,该区内的光学变化若能调制该神经元的反应,则称这个特定的视网膜区为该神经元的视觉感受野(visual receptive field)。在视觉研究的历史中,视觉感受野的研究成为了解视觉系统各级神经元功能的主要途径。

1. 感受器

视网膜光感受器细胞的感受野呈大致圆形,直径较小。如鳖视锥细胞的感受野直径约为0.1 mm,这个尺寸并不是锥细胞本身的直径,而是与其功能相关的所有相邻的视锥(经电突触耦合)乃至水平细胞反馈作用共同作用形成的感受野尺寸。感受器细胞对光的反应都是超极化反应,刺激光强越强,其引起的超极化程度就越大,但刺激光强超过一定限度时,反应幅度便达到一个最大值,即达到饱和(图9.34)。

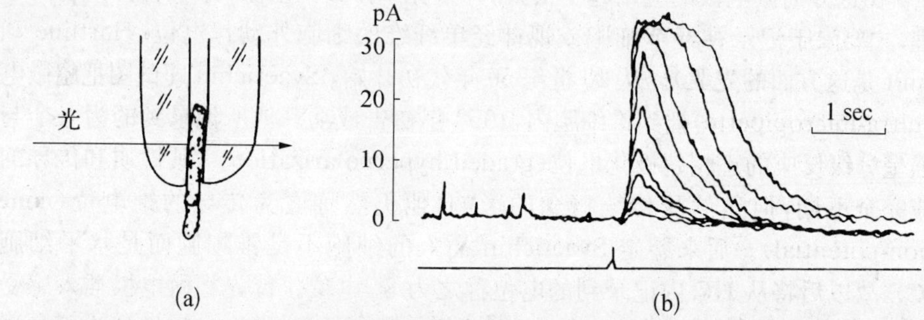

图 9.34 不同强度闪光刺激引起的杆细胞外段的膜电流变化 (a) 由吸引电极将单个视杆细胞外段吸入电极内并记录其对闪光刺激的反应；(b) 与视杆细胞对光超极化反应相对应的膜电流记录。下线表示闪光刺激。注意刺激前小的电流波动，是由单个光量子与视色素相互作用产生的。

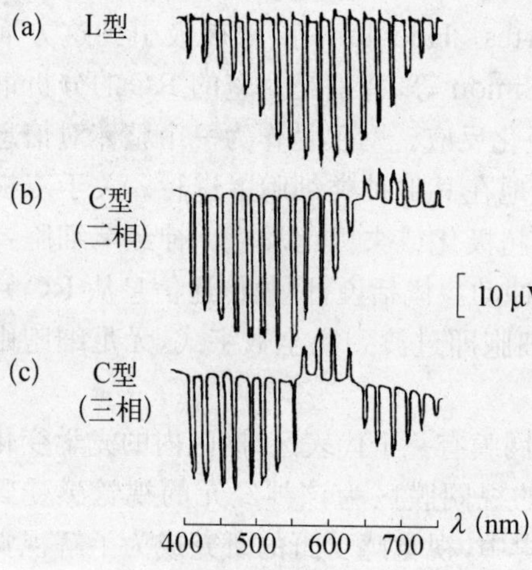

图 9.35 鲵鱼视网膜水平细胞对不同波长闪光刺激产生的电反应(S-电位) (a) L 型反应细胞；(b) 二相 C 型反应细胞；(c) 三相 C 型细胞。

2．水平细胞

水平细胞个体较大，与大量的感受器细胞建立交互突触，接受兴奋性输入并输出 GABA 介导的抑制性负反馈到感受器。水平细胞与水平细胞之间由电突触耦合连接，故其感受野很大。水平细胞的反应是多样性的，对 L 型水平细胞，其对不同波长闪光刺激反应都是去极化；对 C 型水平细胞，其可以是二相反应型的，即对短波长和中等波长闪光反应为超极化的，而对长波长闪光反应为去极化的。C 型水平细胞也可能呈三相反应，即对短波长和长波长闪光均呈超极化反应，而对中等波长闪光的反应为去极化(图 9.35)。C 型水平细胞对不同波长光刺激具有不同极性的反应成为色觉理论中的 Hering 的色颉颃学说的第一个神经生理学证据。

3．双极细胞

双极细胞的感受野是同心圆的中心-周边拮抗式的(图 9.36(a))，其细胞感受野可分为两类，一类细胞的感受野中心对闪光呈去极化反应，称为 on-中心细胞；

另一类细胞对中心区对闪光呈超极化反应，称为 off -中心细胞。光感受器细胞是谷氨酸能的，同一种递质引起双极细胞的反应极性却是完全相反，这是由于两类双极细胞具有不同的谷氨酸受体所致。

双极细胞的同心圆的中心-周边拮抗式的感受野是由水平细胞对感受器细胞的侧抑制作用所致，如图 9.36(b)所示。黑暗中，感受器细胞处于去极化状态持续释放谷氨酸，使水平细胞兴奋并持续释放 GABA 抑制感受器细胞。单独刺激周边区时，周边区感受器细胞和水平细胞产生超极化反应，水平细胞释放 GABA 减少，其对中心区感受器细胞产生去抑制作用即去极化作用，使其释放更多的谷氨酸。当用弥散光刺激整个感受野时，水平细胞的作用是抵消闪光引起感受器的超极化作用。

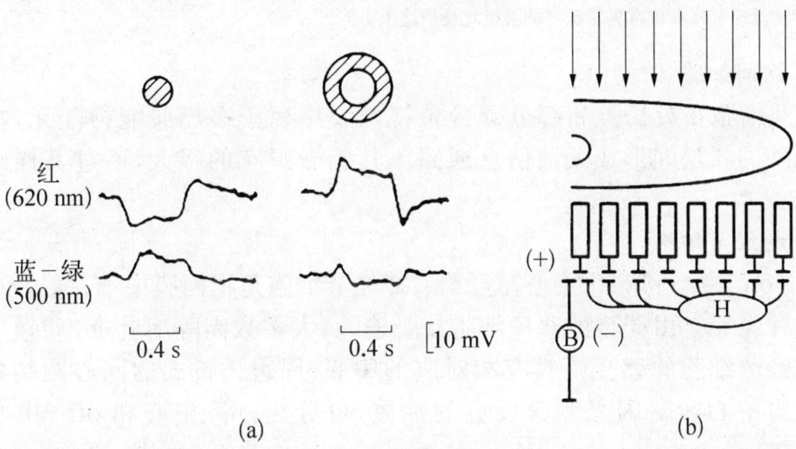

图 9.36 鲵鱼视网膜双色拮抗双极细胞的反应 (a) 红色光斑引起细胞超极化反应，红色光环则使其去极化。相反，蓝-绿光斑引起细胞去极化，同一波长的光环则使其超极化；(b) 水平细胞的侧抑制作用使双极细胞的感受野成为同心圆的中心-周边拮抗式的。

4. 无长突细胞

绝大多数无长突细胞的对闪光的反应模式为瞬变型，其感受野不存在中心-周边拮抗组构，对闪光的反应对光强度变化量(dL/dt)特别敏感，对闪光反应总是呈现瞬变的 on - off 型去极化反应。这类细胞去极化反应上常常可见到类似动作电位样的峰电位(图 9.37(a))，但不是动作电位。有些无足细胞还呈现瞬变-持续型反应(图 9.37(b))。显然，无长突细胞对出现和消失在其感受野内的运动目标会做出反应。

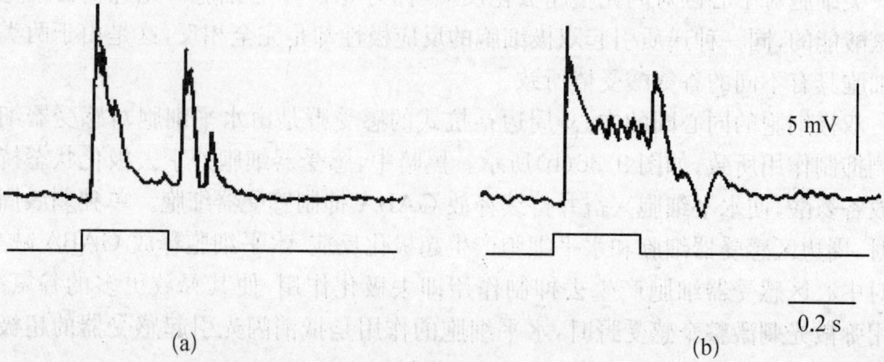

图 9.37　无长突细胞的反应　(a) 鲵鱼视网膜瞬变型反应;(b) 某些无足细胞呈瞬变-持续型反应。峰电位常见于瞬变的去极化反应之上。

5. 网间细胞

网间细胞在灵长类和部分硬骨鱼视网膜中属于多巴胺能神经元,在内网状层和外网状层间形成反馈信息通路。其感受野有的很大,不过其详细的研究很少。

6. 神经节细胞

(1) on-中心和 off-中心感受野: 神经节细胞是视网膜中唯一能产生动作电位的神经元。由同型的双极细胞接受输入,大多数高等哺乳类(如猴、猫)视网膜神经节细胞的感受野具有相对应的中心-周边拮抗式的同心圆结构。按其感受野中心区对闪光刺激反应的性质,可分为 on-中心和 off-中心两类(图 9.38)。

(2) 神经节细胞的 M/P 和 X/Y/W 分类: 除了 on-中心和 off-中心两类分类外,在猴视网膜,神经节细胞还可按形态和功能不同分成 M 和 P 型两类。M 和 P 神经节细胞是由于它们分别地投射到外膝体的大细胞层(magnocellular layer, 1,2 层)和小细胞层(parvocellular layer, 3—6 层)的细胞而得名。M 和 P 细胞形成的通道的特性在视觉系统的不同水平继续保持着。简而言之,P 神经节细胞感受野小,具有高的空间分辨率,对颜色敏感;M 神经节细胞感受野较大,对空间对比度微小差别和运动敏感,但对颜色不敏感。M/P 细胞的分类为研究视觉系统信息处理的通道和性质提供了方便和有用的框架。

在颜色视觉很差的猫视网膜内,神经节细胞分为 X,Y 和 W 三类。1966 年 Enroth-Cugell 和 Robson 观察到猫神经节细胞可以按其对光栅刺激反应的空间-时间总和性质而划分为两类: 一类细胞反应的空间总和性质是线性的,即它们

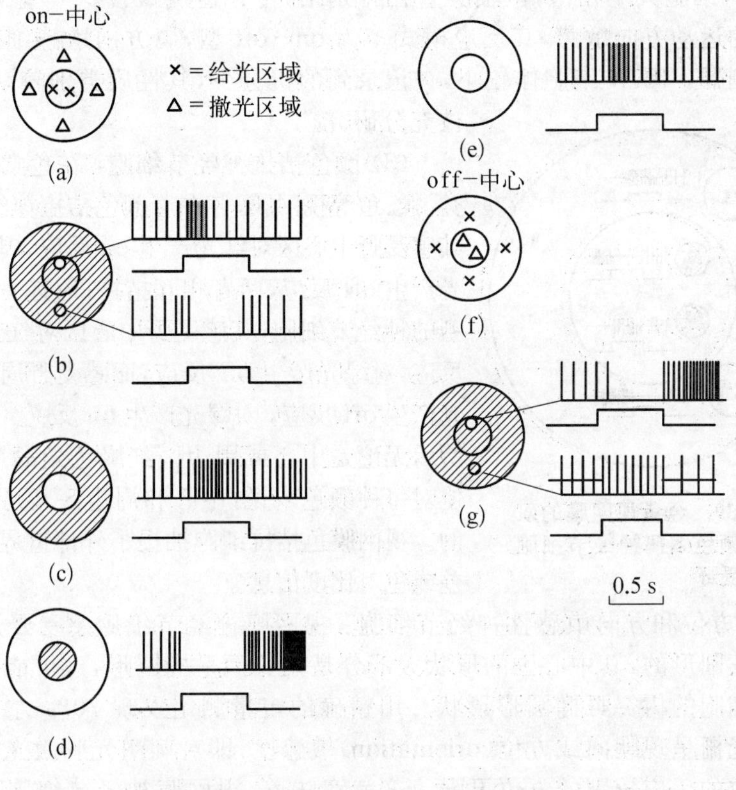

图 9.38 猫视网膜神经节细胞的感受野及其反应形式 (a)—(e) on-中心细胞;(f)、(g) off-中心细胞。

的感受野内的亮度信息处理是线性相加的,称为X细胞(X cell);另一类神经节细胞的空间总和性质是非线性的,称为Y细胞(Y cell)。X细胞胞体和树突野很小,轴突较细,轴突传导速度较慢,对光照的反应表现为持续型反应,空间分辨能力较Y细胞强。而Y细胞则胞体和树突干都很大,轴突最粗,轴突传导速度最快,对光反应为瞬变性反应,细胞的对比度敏感性和时间分辨能力则比X强。有趣的是猫外膝体背核内,其中继细胞依反应性质和细胞大小亦分为X和Y型两类,它们只接受同名的X和Y视网膜节细胞的输入。投射到视皮层的通路也有所不同,X细胞只与皮层17区细胞建立突触,而Y细胞既投射到17区也投射到18区,但以18区为主,从而形成了视觉信息处理的平行通道。

猫X和Y分类在一些方面类似猴M和P分类,但另一方面并不相同。在猫视网膜还发现一种称为W型神经节细胞,其细胞体很小,树突稀疏而长,感受野与Y细胞大小相仿，但轴突直径特别细，传导速度最慢。一些W型细胞对目标的运动方向敏感，其反应模式多为on-off型，属方向敏感细胞和局部边缘检测器。因W细胞体较小，被记录到的机会少，其性质类别较杂，至今未被充分研究。

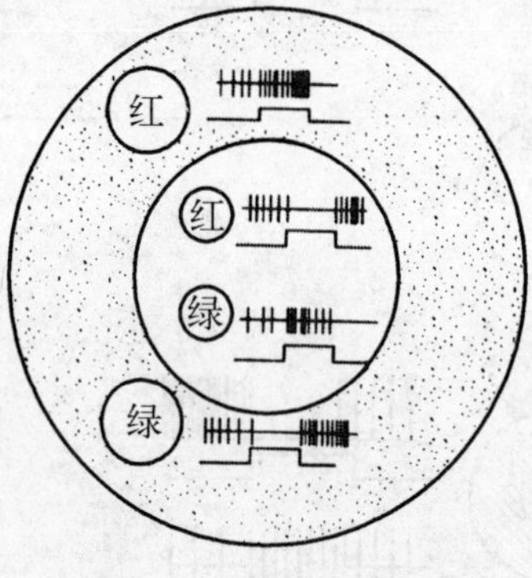

图9.39 金鱼视网膜的双拮抗颜色编码神经节细胞的感受野

(3) 颜色拮抗神经节细胞：在色觉较强的人类、猴、鱼等视网膜，存在着颜色拮抗神经节细胞，其感受野中心区对红光产生on反应，周边区对绿光产生off反应，两者相互拮抗；还有一种双拮抗型的神经节细胞，其感受野中心区对红光产生on反应，对绿光产生off反应，而感受野周边区对红光产生off反应，对绿光产生on反应。如图9.39所示无论是中心或周边区红绿色光都是拮抗的，但对每种颜色来说，中心和周边区又是相互拮抗的。视网膜色拮抗细胞抽提了外部世界的颜色反差或色对比度信息。

(4) 方位和方向敏感性神经节细胞：视网膜神经节细胞感受野严格地讲并不是正圆形的，其中心区的形状大部分是拉长而呈椭圆形，这可能是反映了神经节细胞的树突野椭圆形形状。用精确的定量测定发现70%左右的细胞对刺激光栅呈现朝向或方位(orientation)敏感性，即对刺激光刺激光栅的某个特定方位的反应较别的方位更强。这就意味着，视网膜神经节细胞不仅检测视野中亮暗边界，而且检测边界的朝向，尽管这种方位(或朝向)敏感性相对于视皮层细胞是比较弱的，但视野上许多局部线段的朝向却有可能形成轮廓线的基础。有趣的是，这些感受野的最优方位趋向于由其感受野中心区指向视网膜中心。

在兔、蛙、鸽的视网膜，除同心圆式感受野外，还有不少神经节细胞有非同心圆式感受野，它们对闪光点的反应是on-off型的，即只对光强的时间变化率产生反应。这些细胞对运动方向或运动速度有选择性反应，或对特殊图形产生特征性的反应。此外，在兔和猫视网膜，有不少神经节细胞对刺激的运动方向特别敏感，它们对某一方向的运动产生反应，而对相反方向的运动则不产生反应或反应很小，这就为视觉中枢提供了视觉目标的运动信息。

(5) 经典感受野以外区域的反应：近年，我国学者李朝义等发现，神经节细胞的经典感受野外有一个面积很大的去抑制区(disinhibitory region)，在该区内的弥散光刺激能够增强中心区的反应，推测其功能可能是检测大面积的亮度梯度。进而，寿天德（2000年）等发现该区也能独立地对光栅刺激产生具有明显的方位选择性反应，其最优方位可与经典感受野的完全不相同，这就为视网膜处理更复杂的纹理图形提供了可能性。由于在自然的视觉环境中，每一个细胞的视觉感受野受到的刺激都是大范围的，而不是仅仅限于经典感受野内部，因此以往仅限于对经典感受野的研究是远远不够的，需要以新的角度进一步加以研究和认识。

(6) 对光产生反应的含黑色素视蛋白的神经节细胞：少数视网膜内的含黑色素视蛋白（MO）的神经节细胞能对光产生反应，参与昼夜节律的调节。它们的轴突经视网膜-下丘脑束，投射到视交叉上核（suprachiasmatic nucleus，SCN）。损毁动物两侧的SCN，不影响动物的正常视觉，但其行为和内分泌的昼夜节律消失。现已证明SCN是内源性昼夜节律的起搏点。含MO神经节细胞对光有直接的on-型反应和off-型反应，产生长时间的、以秒计的动作电位串反应，而不是像光感受器那样产生光致超化反应；它们的自发放电具有明确的昼夜节律性，白天放电增加，中午时分最高，晚间减少。这类细胞的树突比一般的神经节细胞大几倍，它们均匀地分布在整个视网膜内。所以，这类细胞的感受野大而界限不清，故对大面积的弥散光刺激有强烈的反应，而对于视锥和视杆敏感的光点刺激却很不敏感。用药物阻断视网膜内的所有已知的受体后，这类含MO神经节细胞仍然能对光产生反应，所以它们是完全不同于所有其他的视网膜内神经元的一类细胞。此外，含MO神经节细胞还参与眼对不同光强的瞳孔对光反射和调节过程，以及松果体分泌褪黑色素的昼夜节律调节等。

(7) 神经节细胞功能的生理意义：视网膜节细胞感受野的这种空间上的同心圆拮抗式感受野，使得其对亮暗边界处于其中心与周边分界线上时，反应最大或最小，而整个感受野受光照时反应不是最大，整个感受野在黑暗中时，反应不是最小。如图9.40所示，位置(b)上的反应最强烈，因为其感受野兴奋性中心全部被光照射，而抑制性周边没有全部被光照。位置(c)上的反应应最小，因为只有小部分抑制性周边受到光照，故其反应比黑暗中无刺激时的神经节细胞自发放电水平还要低。细胞整个感受野都在黑暗中，只有神经节细胞本身自发放电水平（未显示），但比位置(c)上的神经节细胞反应略强一些。位置(a)上的细胞也具有较强的、但不是最强的反应，因为其感受野兴奋性中心虽然全部被光照射，但其抑制性周边全部被光照，抑制作用最强。

这种同心圆感受野的生理意义是有利于提高亮暗边界的反差的敏感度。这可以用来解释心理学上的马赫带（Mach band）现象，即人们主观觉得靠近亮暗边界的亮侧更亮，暗侧更暗的现象。图9.41显示，一个猫神经节细胞感受野处于

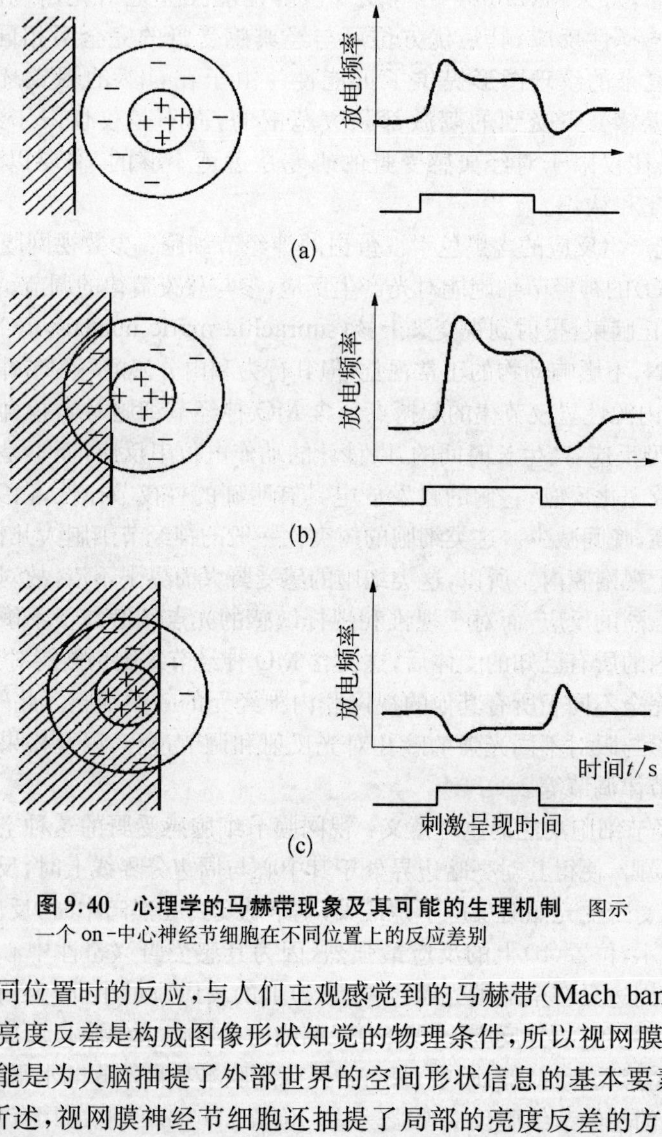

图 9.40　心理学的马赫带现象及其可能的生理机制　图示一个 on-中心神经节细胞在不同位置上的反应差别

亮暗边界不同位置时的反应，与人们主观感觉到的马赫带（Mach band）错觉现象一样。空间亮度反差是构成图像形状知觉的物理条件，所以视网膜神经节细胞最重要的功能是为大脑抽提了外部世界的空间形状信息的基本要素——反差。另外，如前所述，视网膜神经节细胞还抽提了局部的亮度反差的方位或朝向信息，物体的颜色对比和运动方向信息，乃至大面积的亮度及昼夜变化信息等。可以说，我们视觉系统的生理功能无不源于眼睛，眼通过视网膜神经节细胞将经过视网膜初步处理的所有视觉信息，传给视觉中枢。所以，当我们研究视觉高级功能和认知过程时，常常需要联系到视网膜神经节细胞感受野的功能特性。

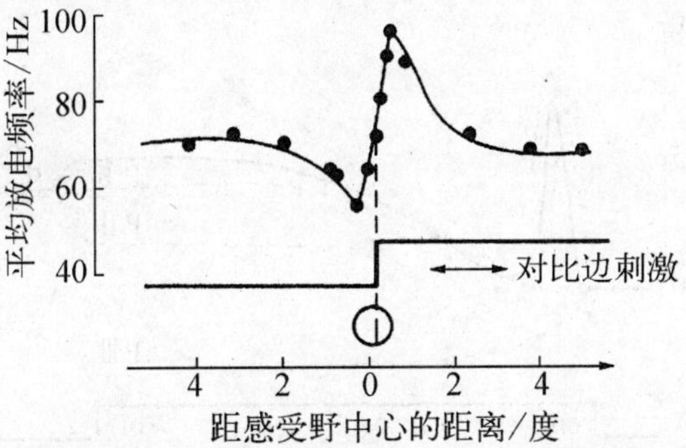

图 9.41 与马赫带现象相似的一个猫视网膜X型 (Enroth-Cugell & Rebson, 1996) off-中心神经节细胞对一个不同位置的亮暗边界刺激的反应。

9.3 视觉系统的综合电活动

9.3.1 视网膜电图(electroretinogram, ERG)

ERG是网膜对光的综合反应,最常见的记录为图9.42所示。它代表闪光刺激时从眼睛角膜表面(或玻璃体内)与眼球背面之间的电位变化。在通常情况下,强光刺激可产生a, b, c, d等几个波。诺贝尔医学与生理学奖获得者、著名瑞典视觉生理学家Granit在20世纪30年代开始对ERG进行了系统的分析。依据在乙醚麻醉下猫ERG成分消失的先后顺序,他把ERG分成三个过程,即PⅠ,PⅡ和PⅢ,它们分别依次决定c,b和a波;撤光时PⅡ与PⅢ在消失时程上的差别构成d波(图9.42)。按照PⅡ和PⅢ对逆行刺激视神经的不同反应,以及对缺氧和KCl的不同敏感性,Granit推论PⅢ(a波)起源于感受细胞,PⅡ(b波)起源于内核层细胞。至于PⅠ(波)的起源,Noell的工作表明可能起源于色素上皮层。几十年来,ERG的研究已向前大大推进了,每一过程中又鉴别出几种不同亚成分,但Granit的经典分析至今仍是ERG成分及起源的基础。

现将现在一般认为的ERG主要成分的起源总结如下:

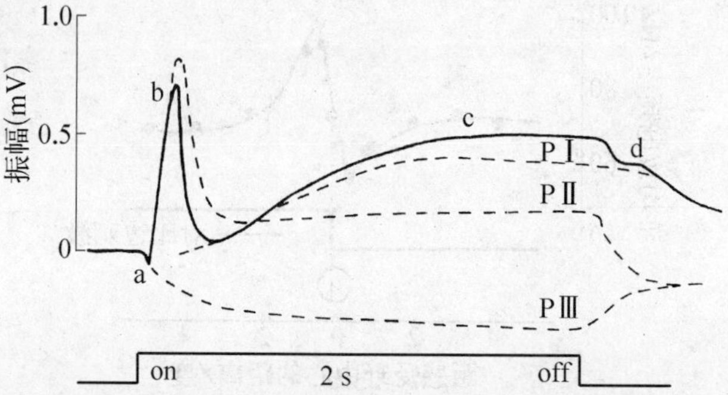

图 9.42　猫 ERG 各成分及 Granit 的经典分析

- a 波
  - 远端 PⅢ
    - 快 PⅢ—源起于感受细胞
    - 慢 PⅢ—Müller 细胞(?)
  - 近端 PⅢ
- b 波—Müller 细胞(双极细胞?)
- c 波—色素上皮细胞

ERG 早已得到广泛的应用。一方面它作为反映视网膜功能的一个重要指标(特别是其 b 波和 a 波),用来研究视网膜的适应、颜色分辨、时间分辨等特性;另一方面在临床上也普遍地应用于视网膜疾病的诊断及疗效、愈后的分析。因此,ERG 的起源愈清楚,它的应用基础便愈坚实,分析便愈可靠。

近年来,用图形刺激(一般用棋盘格或亮暗光栅图形,在保持全图平均亮度不变的条件下,亮暗交替翻转)引起的 ERG 反应,称之为图形 ERG(pattern ERG),在基础研究和临床研究上得到广泛应用。由于图形 ERG 被证明可能主要反映了视网膜神经节细胞的功能,所以眼科诊断意义颇大。图形 ERG 反应振幅在微伏级,故记录时必须采用计算机叠加平均技术。

9.3.2　视觉诱发电位(visual evoked potential, VEP)

按张香桐(H. T. Chang,1959)先生的定义,刺激外围感觉器官、感觉神经、感觉通路或感觉系统任何有关结构,因而在脑中任何部位引起可测定的电位变化,都称为诱发电位。这种诱发电位不同于脑的“自发”节律性电位波动(如脑电图,EEG),因为脑电图与通常的感觉刺激无关,而诱发电位则有助于揭示脑的不同部位在特定刺激条件下的活动情况。前者信号大小在 50—100 μV,后者常在 0.5—15 μV 左右。

视觉诱发电位(VEP)通常是指给眼睛以闪光或图形刺激,在视觉皮层或头颅骨(枕区)外的枕区所记录到的电位变化。如前述,诱发电位幅度比自发脑电小10—100倍,故需要使用计算机叠加平均技术才能把它们提出鉴别开来,特别是在人头皮外记录诱发电时更是如此。图9.43为一个受试者对长宽为20度视角的棋盘格图形刺激的平均视觉诱发电反应图形。

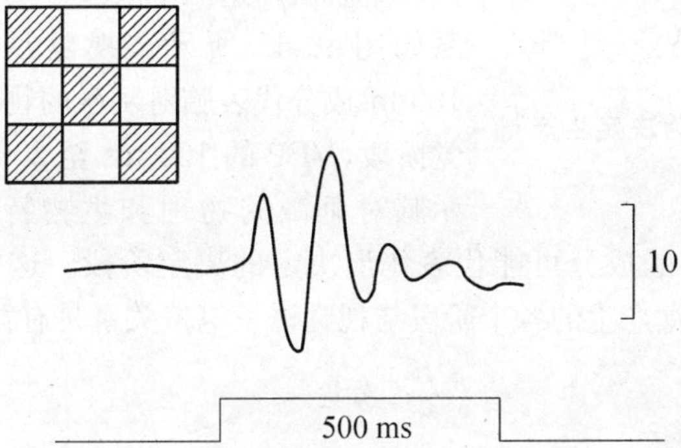

图9.43 对棋盘格(checkerboard)刺激的平均VEP

视觉诱发电位能够应用于:第一,揭示特定的视系统脑活动。第二,在知觉测验不适用或不可靠的情况下(如对婴儿作知觉测验),视诱发电位提供了视感觉功能的客观指标。第三,视觉诱发电可以区别器质性失调和心因性失调,验证别处可能认为完全是心因性或者甚至是假病症状的器质性原因。VEP对于多发性血管硬化的诊断,以及检查人们弱视、深度视觉的缺陷、颜色视觉的缺陷等都有所帮助。

20世纪60年代末剑桥大学的F. W. Campbell,J. G. Robson和C. Blakemore提出了视觉形状信息加工是在多通道里加工的,在这些通道内视觉形象被分解为不同方位的平行的空间频率带,而各通道之间互不相关。这种多通道假说最初是基于大量的视觉心理物理研究的证据,VEP研究结果也支持了这种假说。

H. Begleiter和B. Porjesz(1975)曾经证明,VEP反应可能与人类视知觉的决定作出(decision-making)有关。他们在受试者对一系列亮度中等且完全相同的闪光作出决定的同时记录了平均(视觉)诱发电位(averaged evoked potential)时,发现受试者主观地作出决定该闪光为亮闪光时所记录到的VEP要比决定该闪光为弱闪光时所记录到的VEP要强得多,虽则实际上所给的中等强度闪光刺激的强度是完全相同的。如图9.44(a),受试者主观认为强闪光刺激时,对中等强度闪光

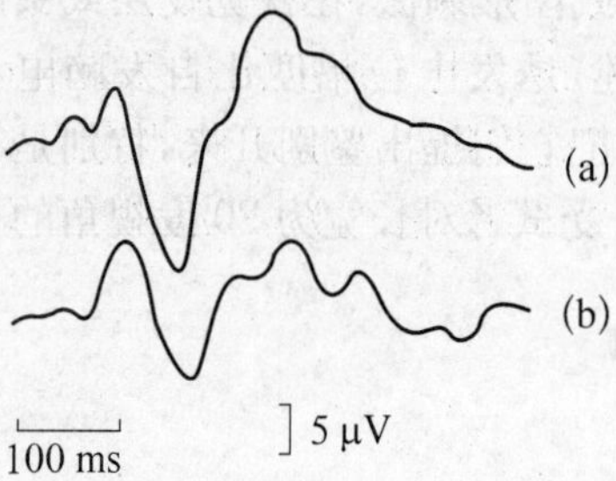

图 9.44　VEP 作为决定生产的指标

的 VEP 波形,图 9.44(b)受试者主观认为是弱闪光刺激时,对相同中等强度闪光的 VEP 波形图。

A. M. Ivanitsky(1979)将人类的知觉过程划分成三个阶段:感觉阶段、合成阶段和决定产生阶段。这三个阶段分别与诱发电位的关系如图 9.45 所示。视觉诱发电位的最初 100 ms成分代表脑对刺激的物理特征分析的感觉阶段,VEP 的 100 ms 至 200 ms 成分可能表示脑对刺激的物理和生物特征的合成阶段;VEP 的 200 ms 以后的成分可能代表作出决定的决定阶段。这种划分虽不作定论,但对我们理解知觉产生的各个阶段与视觉诱发电位关系是有益的。

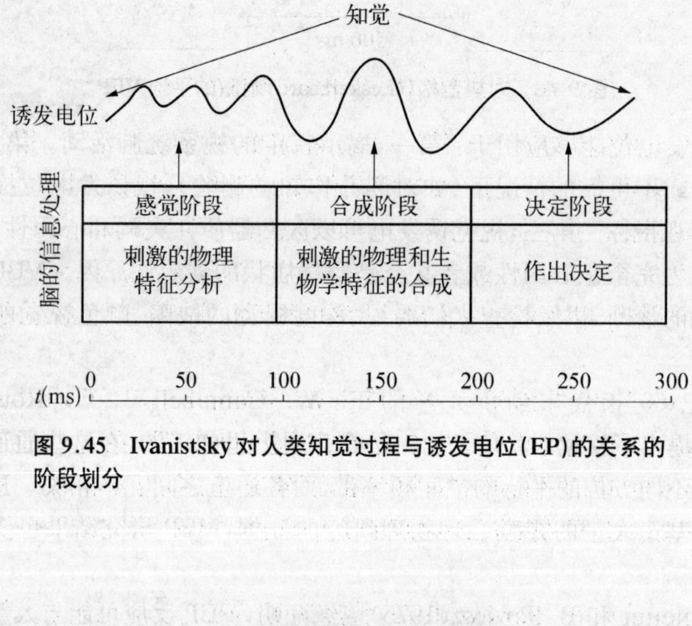

图 9.45　Ivanistsky 对人类知觉过程与诱发电位(EP)的关系的阶段划分

9.4　离视网膜投射

9.4.1　视神经、视束和视交叉

离开视网膜的神经节细胞轴突在到达大脑前还有三个结构,依次为视神经、视

交叉和视束。视神经从视盘处离开双眼,经眼球后的骨性眼眶内的脂肪组织,然后穿过颅底的孔。来自双眼的视神经在颅底相聚交合而成视交叉,位于大脑底部垂体腺的前方。在视交叉,来自视网膜鼻侧的轴突相互交叉至对侧。神经纤维从大脑一侧交叉到对侧被称为交叉,不过由于只有来自鼻侧视网膜的轴突发生了交叉,因此离视网膜投射在视交叉处仅产生部分交叉。之后,离视网膜投射的轴突形成视束,在软膜下方沿间脑的外侧表面行进(图 9.46)。

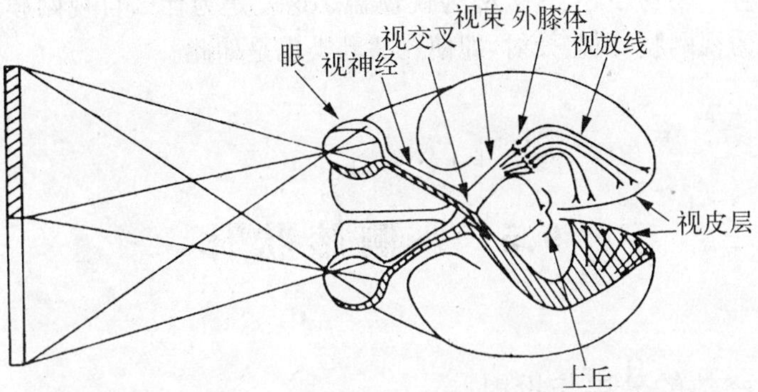

图 9.46 视通路示意图 注意左右视野信息分别交叉地投射到对侧视皮层

9.4.2 视神经投射的靶区

视束中有一小部分轴突离开视束,与下丘脑的神经元形成突触连接,另有10%左右的轴突穿过丘脑中止于中脑。但是视束中的大多数轴突终止于丘脑背侧的外侧膝状体核 LGN,外膝体神经元轴突则向初级视皮层形成投射。从外膝体向中枢的投射称为视放射。在从眼睛到外膝体再到视中枢的离视网膜投射中任何部位的损伤都可能导致失明。

根据外部视觉世界与离视网膜投射的关系,我们可以判断由诸如头部外伤、肿瘤或血供中断等因素引起的不同部位受损所导致的感知缺损的类型。如图 9.47(彩图见插页)所示,左侧视神经切断仅能导致左眼致盲,而左侧视束切断会导致双眼的右视野视觉缺损。如果视交叉中线处被切断,则仅仅使穿越中线的纤维受到影响。由于这些纤维是来自双眼视网膜的鼻侧部分,所以致盲区域即为视网膜鼻侧所视区域,即两侧的边缘视野。由于不同部位的损伤导致特定的视觉缺损,因而通过视野缺损的检测,可以对损伤的部位进行初步判断。

正如上述已经提到的,一些神经节细胞的轴突投射至外膝体以外区域。比如对下丘脑部分区域的直接投射主要是对一系列生物节律的同步具有重要作用,包括伴随昼夜周期的睡眠和觉醒。对中脑部分区域(顶盖前区)直接投射的作用,主要是对瞳孔大小及某些方式的眼动进行控制。大约10%的视网膜神经节细胞向中脑顶盖的部分区域,即上丘形成投射。虽然10%可能在一个投射中并不算多,但在灵长类,这相当于15万个神经元,和猫视网膜神经节细胞总数相当！事实上,中脑顶盖是非哺乳类脊椎动物(鱼、两栖类、鸟和爬行类)离视网膜投射的主要目标。在这些脊椎动物中,上丘被称为视顶盖。这就是为什么自视网膜到上丘的投射常常被称为视网膜-顶盖投射,即使在哺乳类也是如此。

9.5 外侧膝状体

9.5.1 外膝体的分层与投射

外膝体是视觉信息从视网膜传递到皮层的重要中继站。绝大多数的外膝体细胞依然是单眼驱动的。如图9.48所示,猴和人的每侧外膝体均分为6层,由腹部到背部第1,4和6层接受对侧视网膜输入,第2,3和5层则接受同侧视网膜输入。猴外膝体颜色敏感神经元只存在于小细胞层(3—6层),接受视网膜小神经节细胞的投射;而大细胞层(1,2层)内细胞无颜色视觉功能,接受视网膜大神经节细胞投射。此外,在猴外膝体各层之间,还有由很少量中继细胞组成的层间层(koniocellular layer)。猫外膝体为3层结构,自背部向腹部分别为A,A1和C(C又可分为C1和C2)层,对侧视网膜输入投射到A,C和C2层,同侧视网膜输入A1和C1层。这种相间的投射,使得左、右眼半个视网膜上的感受野位置相同的外膝体神经元排列在高度有序的、大体垂直于层间交界线的位置上,以便进一步地分别投射到视皮层17区对应的左、右眼优势柱内(图9.48)。

外膝体中继细胞除接受视网膜神经节细胞的突触输入外,还接受视皮层第6层锥体细胞的下行输入和脑干网状结构的输入。解剖学上,猫外膝体细胞得到来自视网膜神经节细胞的突触(约占10%—20%)比非视网膜来源的突触数少得多。这些为数众多的大脑皮质下行支配(约占50%)的生理功能是什么,目前尚未充分阐明。外膝体各层内部还有约1/4的神经元是GABA能的抑制性中间神经元,参与外膝体内的信息处理。

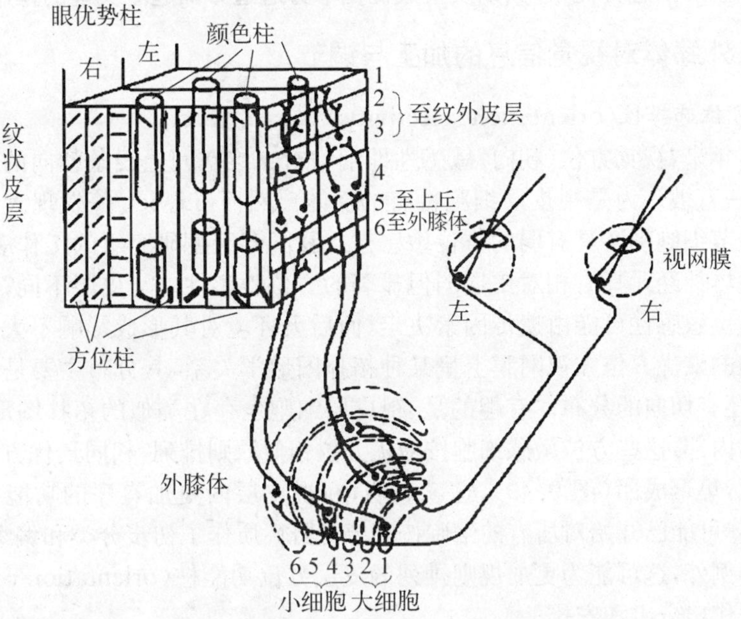

图 9.48 猴视网膜、外膝体和视皮层的神经通路与功能结构

9.5.2 外膝体神经元及其感受野性质

外膝体神经元分为两大类，一类是中继细胞，另一类是中间神经元（约 1/4）。中继细胞接受视网膜输入并投射到视皮层。一般来说，按照它们对光栅反应的调谐特性，猫外膝体中继细胞可分为 X 型、Y 型和 W 型。猴外膝体中继细胞则被分为前面提到的大（M^-）细胞、小（P^-）细胞和层间层（K^-）细胞。

中间神经元只在膝体内部形成抑制性突触，且全部是 GABA 能神经元。外膝体神经元感受野也是中心-周边拮抗式的，外膝体神经元感受野周边抑制作用比视网膜神经节细胞强，细胞的自发放电较低，因而外膝体提高了细胞的对比敏感度而降低了对弥散光刺激的反应。就颜色信息处理而言，哺乳类外膝体神经元的反应模式与视网膜神经节细胞无多大差别。猴外膝体神经元中单、双色拮抗型都是存在的，例如空间和颜色上相互拮抗（如红 on -中心，绿 off -周边）和无周边区的色拮抗型细胞。还有一类称为宽带型细胞，虽具有中心-周边拮抗型结构，但对光波波长相对没有选择性。

外膝体神经元感受野性质与视网膜神经节细胞如此相似，以至一度曾被认为在信息处理上作用甚微。然而，随着研究的深入，事实表明外膝体在对视觉信息调节和对不同的信息分流处理,以及组成视觉平行通道方面起着关键的作用。

9.5.3 外膝体对视觉信息的加工与调节

1. 方位选择性(orientation selectivity)

许多年来,视觉方位(朝向)敏感性即细胞对二维空间上线条朝向的方位选择性反应,一直被认为是视皮层细胞特有的功能。然而,Levick 等发现大多数猫视网膜神经节细胞确实具有弱的方位敏感性。我国寿天德研究组的工作表明,大多数猫外膝体神经元具有相对皮层弱但显著的方位敏感性。与皮层不同,外膝体神经元的方位敏感性可能由遗传因素决定,而后天环境对其形成影响不大。这些外膝体细胞的最优方位在视网膜上呈某种拓扑图形学关系,其分布主要是向心的分布,同时还有切向的分布。有趣的是,视皮层细胞也存在类似的拓扑图形学分布。在外膝体内部,这些方位敏感细胞按最优方位相似原则排列,相同最优方位的细胞彼此靠拢,集聚成团(图 9.49),这就表明,在视皮层内更加有序的功能柱形成之前,外膝体可能已开始对所有的细胞按其感受野性质作了初步分类和编组,方位敏感性也不例外,这可能为更加规则排列的皮层方位功能柱(orientation column)的形成预先作出分组和安排。

2. 方向选择性

与兔不同,过去以为高等哺乳类(猫、猴)动物神经节细胞中只有 W 细胞中的少数细胞才能对运动方向敏感。新的研究表明,猫视网膜 20%—30%的 X 和 Y 细胞具有明显的方向敏感性,而猫外膝体约有 1/3 细胞具方向敏感性,且不是视皮层下行输入所致。这种皮层下的方向敏感性,可能对视皮层细胞方向选择性的形成有贡献。

3. 下行投射在外膝体对视觉信息的调节

外膝体神经元接受中脑网状结构、上丘和视皮层第 6 层的下行的大量非视网膜来源的投射, 因此成为中枢控制和调节视觉输入信息流的关键部位(在高等哺乳类视网膜不存在来自脑的离心投射)。Sillito(1994)发现,当用一对固定的光点刺激两个不重叠的又相邻的感受野时,这两个细胞反应不同步。然而若用一根长的光棒或光栅掠过它们的感受野时,这两个细胞往往产生同步化放电。如将视觉皮层去除后则外膝体细胞的这种同步化放电消失,表明丘脑细胞的同步化放电是由于视皮层反馈的参与所产生的。Sillito 等认为这种视皮层的反馈可能有助于视觉注视的产生。视皮层第 6 层和上丘的下行纤维的投射是快速而按视网膜拓扑关系安排的,因此其产生的易化作用是高度局部专一性的,使得外膝体神经元检测能力的局部增加。

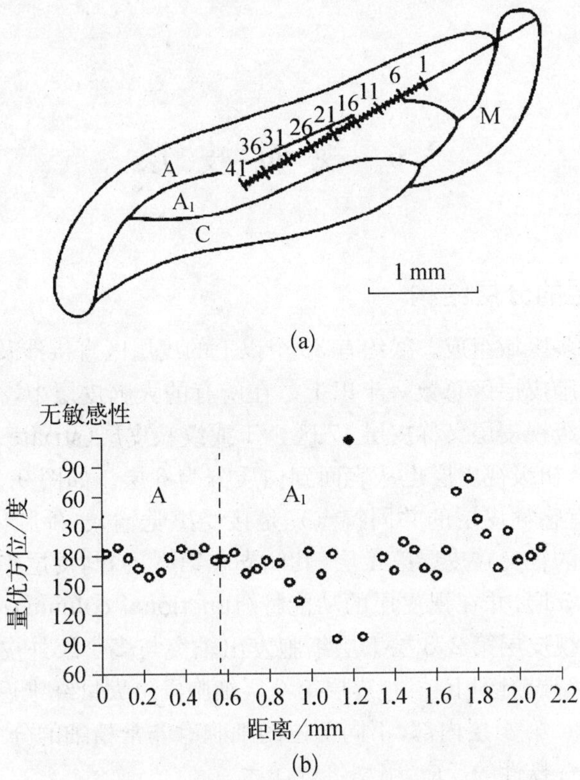

图 9.49 一次微电极穿刺所连续记录到的猫外膝体细胞最优方位 (Shou & Leventhal, 1989)

(a) 微电极轨迹的重组图；(b) 在大致平行于外膝体层间边界的微电极穿刺连续记录的细胞最优方位分布图。图示许多相邻间距为 50 μm 的细胞的最优方位大体相似。垂直的虚线代表 A 和 A1 层的界限，圆点代表该细胞无方位敏感性。

外膝体神经元还接受一些脑干弥散性通路的影响，包括源于缝际核（raphe nucleus）的 5-羟色胺能神经元的抑制性作用和源于蓝斑（locus coeruleus）的去甲肾上腺素能神经元的兴奋作用。前者可能在睡眠时降低外膝体的视觉信号传递比，而后者可能涉及动物和人的应激和警觉行为。此外，还有脑干乙酰胆碱能神经元向外膝体投射的输入，通过抑制中间神经元而产生去抑制作用，从而局部地增加信号传递比，提高信号检测能力，因此是相对专一性的调节。麻醉动物视网膜神经节细胞的动作电位中约只有 40%—50% 可引起外膝体中继细胞产生动作电位，这个信号传递比可以通过阻断膝体内抑制性神经回路而大大提高。

9.6 视觉皮层

9.6.1 视皮层的分层结构

视皮层由许多区域组成。猴约有30个以上的皮层区直接涉及视觉信息处理，占据了整个猴大脑皮层区总数一半以上。在所有的大脑皮层中，初级视皮层被研究得最透彻。初级视皮层又称皮层17区、V1或纹状皮层(striate cortex)，如同其他大脑皮层一样，初级视皮层也从表面到白质分为6层。如图9.50所示，第4层特别厚(这是所有感觉皮层的共同特点)，是接受感觉输入(外膝体输入)的地方。外膝体中继细胞的轴突在皮层第4层(其侧支在第6层)与皮层细胞建立突触，换元后投射到第2,3层，并在视皮层的功能柱(functional column)内部各层间形成各种突触联系。视皮层第2,3层下层细胞发出轴突与多个纹外皮层区建立突触；视皮层第5层下行投射到上丘；视皮层第6层细胞发出大量纤维返回到外膝体，形成下行反馈联系。第4层内部，不同部位的细胞有非常精细的分工，分别对形状、颜色和运动产生选择性的反应，下文将有详述。

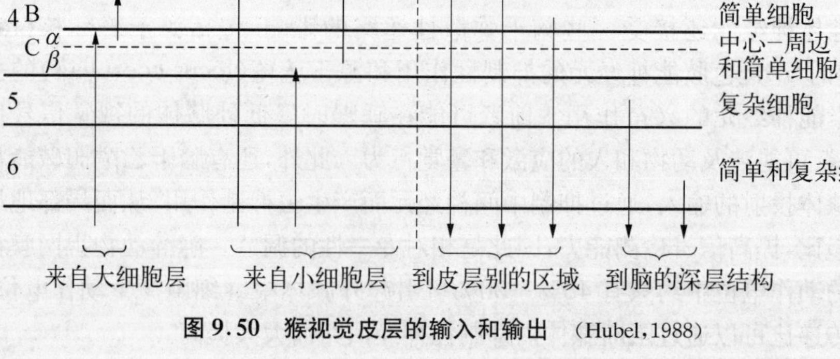

图9.50 猴视觉皮层的输入和输出 (Hubel,1988)

在形态学上主要有 2 类神经元：锥体细胞（pyramidal cell）和星形细胞（stellate cell），前者主要分布在皮层 2,3,5,6 层；后者分布在第 4 层。锥体细胞体呈锥形，尖端为顶树突，直指皮层表面，胞体基部有侧树突向四周伸出，其细长的轴突垂直并伸向白质。所有锥体细胞包括其顶树突和轴突都整齐地并行排列，与皮层表面垂直，形成了视皮层功能柱的结构基础。星形细胞的树突和轴突都只在局部皮层范围内建立突触联系。

9.6.2 视皮层细胞的分类和感受野性质

1. 细胞的分类

20 世纪 60 年代初，美国科学家 Hubel 和 Wiesel 最先探索了视皮层细胞感受野性质，他们意外地发现视皮层细胞普遍地对弥散光刺激无反应，而对具特定方位的亮暗对比边或条形刺激有选择性反应。

根据 Hubel 和 Wiesel 的经典定义，视皮层细胞在功能上可以按其感受野反应性质分为简单细胞、复杂细胞和超复杂细胞（后改称为特殊复杂细胞）3 类。

(1) 简单细胞

简单细胞（simple cell）的感受野呈狭长形，对弥散光刺激无反应。用小光点刺激可以发现感受野存在兴奋区和抑制区，其最佳刺激是在感受野某个位置上具特定的方位的亮暗对比边界或条形刺激（图 9.51）。细胞具有很强的方位选择性，如果刺激方位偏离该细胞偏爱的最优方位（preferred orientation）细胞反应骤减或停止。简单细胞抽提的是视野内特殊位置上的方位信息。

(2) 复杂细胞

复杂细胞（complex cell）感受野比较大，其特性也是具有强烈的方位选择性，刺激在其感受野内任何位置均能引起反应。其感受野内无兴奋或抑制区，对弥散光也无反应（图 9.52）。

(3) 特殊复杂细胞

特殊复杂细胞（special complex cell，超复杂细胞 hypercomplex cell）对多种较复杂的图形产生反应，如对最优方位上的、一定长度的刺激有反应，超过该长度反应剧减（图 9.53(a)）；对一定位置上拐角有反应等（图 9.53(b)）。

大多数视皮层细胞还对运动方向有选择性，往往对某一方向的运动有最大的反应，而对相反方向运动的刺激不产生反应或反应很弱。

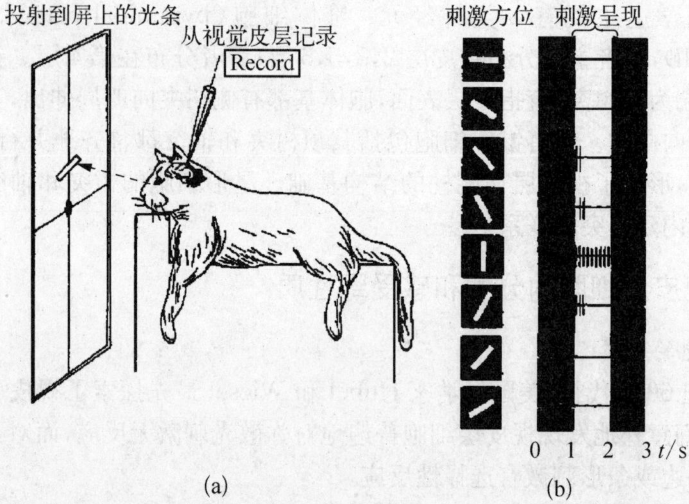

图 9.51 视皮层简单细胞对亮暗边界的方位(朝向)选择性的反应 (Purves 等,1997) (a) 实验设置:麻醉猫佩带着角膜接触镜面向前方的屏幕,长条形运动目标在屏幕上运动经过细胞感受野,微电极记录该细胞对目标的反应;(b) 视皮层神经元对特定方位的亮棒产生强烈反应,而对其他方位的光棒刺激反应迅速变小或消失。

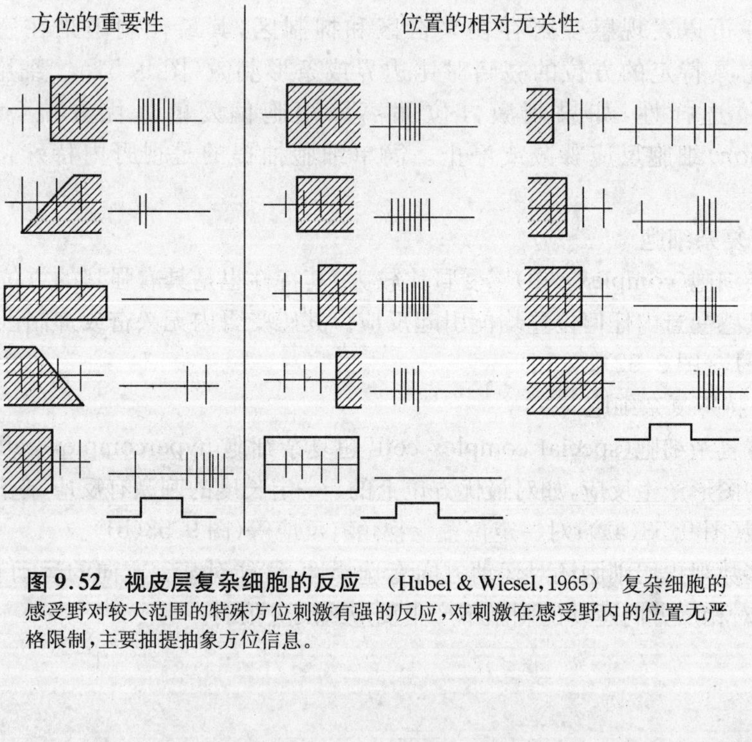

图 9.52 视皮层复杂细胞的反应 (Hubel & Wiesel,1965) 复杂细胞的感受野对较大范围的特殊方位刺激有强的反应,对刺激在感受野内的位置无严格限制,主要抽提抽象方位信息。

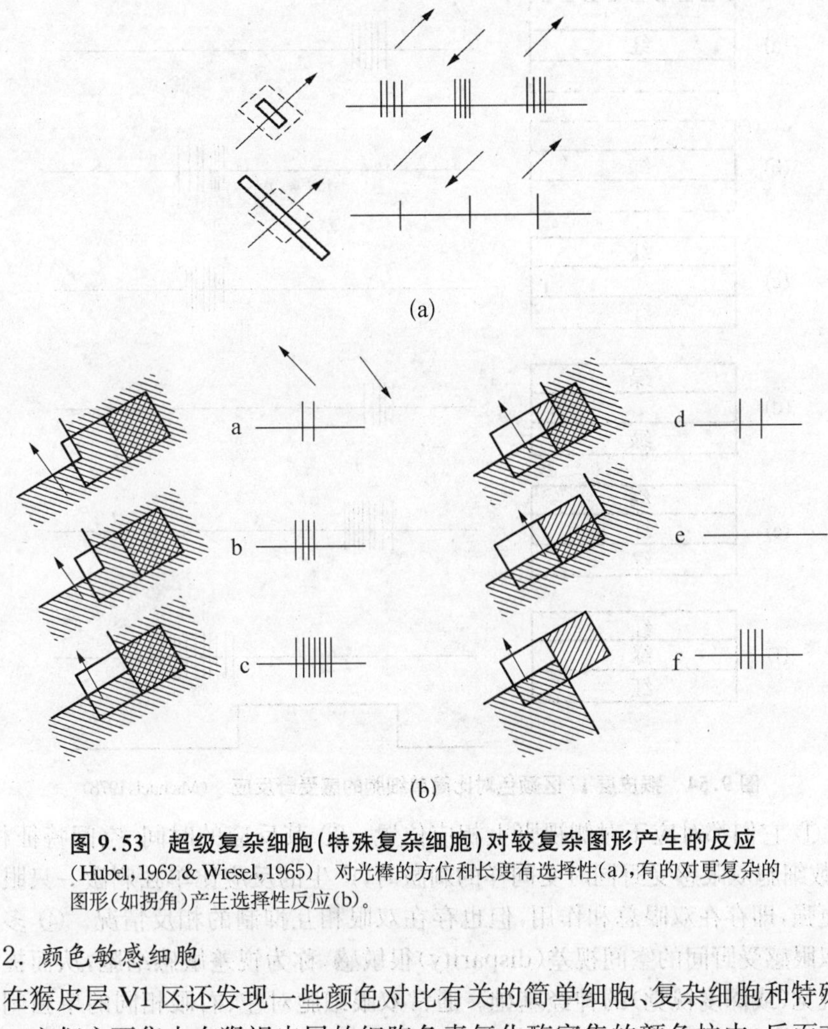

图 9.53 超级复杂细胞(特殊复杂细胞)对较复杂图形产生的反应
(Hubel,1962 & Wiesel,1965) 对光棒的方位和长度有选择性(a),有的对更复杂的图形(如拐角)产生选择性反应(b)。

2. 颜色敏感细胞

在猴皮层 V1 区还发现一些颜色对比有关的简单细胞、复杂细胞和特殊复杂细胞。它们主要集中在猴视皮层的细胞色素氧化酶富集的颜色柱内,后面有详细说明。图 9.54 示一种颜色对比简单细胞,它的中间区域对红光和绿光条形刺激呈颉颃反应,红光引起 on -反应(a),绿光引起 off -反应(b),两条红光刺激两侧引起 off -反应(c),两条绿光刺激两侧引起 on -反应(d),中间红光,两侧绿光刺激引起强烈的 on -反应(e),中间绿光,两侧红光刺激引起强烈的 off -反应(f)。

3. 双眼驱动性

视皮层细胞多数为双眼驱动的细胞,这是因为单眼驱动的外膝体各层神经元在视皮层汇聚性投射的结果。因此这种双眼细胞在左、右眼各有一个感受野,其特

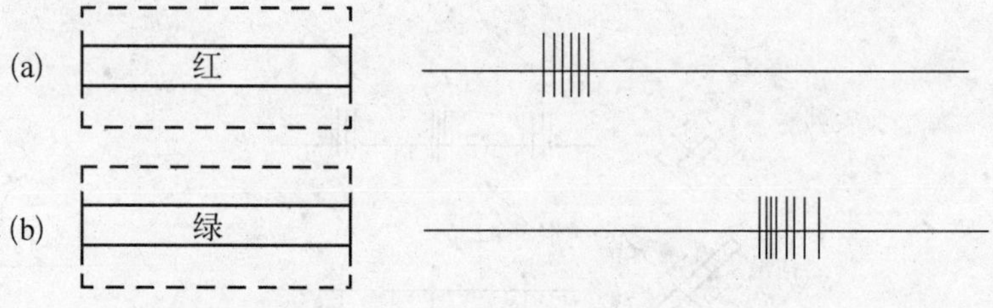

图 9.54 猴皮层 17 区颜色对比简单细胞的感受野反应 (Michael,1978)

点为：① 它们都对应于对侧视野上相应位置。② 其反应的时间-空间特征相似。③ 多数细胞双眼感受野同时受同样的刺激时，产生的反应比单独刺激一只眼时的反应更强，即存在双眼总和作用，但也存在双眼相互抑制的相反情况。④ 多数细胞对双眼感受野间的空间视差(disparity)很敏感，称为视差敏感细胞，从而提供了立体视觉(或深度视觉)的神经基础。通常双眼细胞对左、右眼相同的单独刺激反应是不完全相等，多数情况下某一只眼的输入产生的反应往往较另一只眼更强，这种现象称为眼优势(ocular dominance)，反应更强的眼睛被称为此细胞的优势眼(dominant eye)。

9.6.3 皮层方位选择性产生的机制

Hubel 和 Wiesel(1962)提出产生简单细胞和复杂细胞感受野的机制的模型，该模型认为同心圆感受野在视网膜中排列成一行的几个外膝体神经元，如果汇聚地投射到一个简单细胞并与其产生兴奋性突触联系，便可形成简单细胞感受野对刺激方位的选择性(图 9.55(a));若干感受野在视网膜排列成行的简单细胞汇聚到一个复杂细胞,则可形成复杂细胞的感受野(图 9.55(b))。这个模型直接明了地给出了合理的解释,并得到了一些生理学实验的支持。将猫视皮层温度降低到9℃使皮层内神经元活动停止,用在位全细胞记录方法,测定外膝体输入引起的皮层简单细胞的突触后电位(PSP)并以此为指标描绘该细胞的方位调谐曲线,发现该调谐曲线与降温前相同,提示简单细胞的方位选择性源于皮层下的兴奋性输入。但许多生理实验结果并不支持这一假说(例如,多数简单细胞所接受外膝体输入的数目没有达到汇聚模型产生方位选择性所必需的;如果用药物取消皮层内 GABA 介导的抑制性机制,则皮层细胞的方位选择性消失,说明视皮层内抑制性环路对方位选择性有着不可忽视的作用)。寿天德及其同事(2002)用脑内源信号的光学成像(intrinsic signal optical imaging)结合荧光逆行标记技术,提供了支持 Hubel 和 Wiesel 的简单细胞感受野模型第一个解剖学证据,但又同时指出 Hubel 和 Wiesel 的模型只是其中不常见的机制之一。

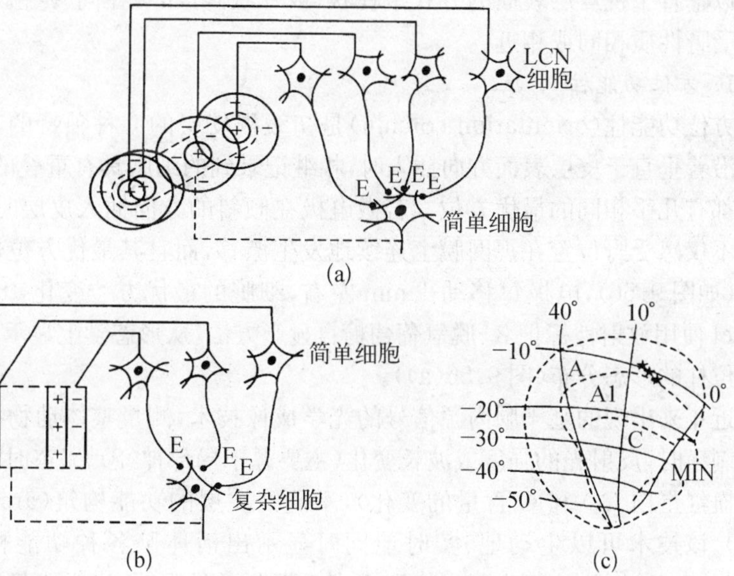

图 9.55 Hubel 和 Wiesel(1962)提出的视皮层简单细胞(a)和复杂细胞(b)感受野反应特性形成机制的模型;(c)是支持 Hubel 和 Wiesel 简单细胞模型的解剖学证据 (Zhan & Shou,2000)

图中显示荧光燃料 DiI(预先施加在初级视皮层的对水平光栅选择性的功能柱内,而水平方位功能柱位置由光学成像显示)逆行标记的三个外膝体细胞在外膝体内A和A1边界附近排成一条直线，它们的感受野在视野中处于一条俯角约为10°的水平线上，因为它们相距很近（100—150 μm），极可能汇聚投射到一个简单细胞。

现在看来，视皮层方位选择性的形成可能有多种机制，分两个阶段实现。在第一阶段，皮层下机制提供的弱方位信息输入对形成视皮层细胞方位选择性有重要贡献；在第二阶段，皮层内的多种机制可以将这种弱的方位敏感性加以放大形成强方位选择性，如视皮层内的抑制机制（如GABA能中间神经元）产生的正交抑制（cross-inhibition）或非选择性抑制、相同最优方位的神经元之间的正反馈（经皮层细胞轴突水平侧支联络）以及皮层细胞的阈值机制等，均可能参与此放大过程。

9.6.4 视皮层的功能组构

同其他体感皮层一样，具有相似反应特性的细胞在厚度约为2 mm的视皮层内部以垂直于视皮层表面的方式呈柱状（或片状）分布。在同一"柱"内的神经元，其感受野性质相同或相近。

1. 方位功能柱

方位功能柱（orientation column）是初级视皮层的一种独特的功能柱。当微电极沿着垂直于皮层表面方向插入时，相继记录到的细胞具有重叠的感受野，这些细胞都有几乎相同的最优方位。若微电极在倾斜的方向插入皮层时，所记录到的细胞不仅感受野位置在视网膜上连续地发生漂移，而且其最优方位也发生连续的变化（如图9.56），电极每移动1 mm左右，细胞的最优方位变化180°。Hubel和Wiesel使用放射性标记2-脱氧葡萄糖自显影方法，从形态学上显示出对单一方位的方位柱的形态分布（图9.56(a)）。

近年来出现的基于脑内源信号的光学成像技术，测量整体动物视皮层表面在视觉刺激时，反射光的强度或波长变化（主要源于局部神经元兴奋时引起局部血流中的血红蛋白CO和O含量的变化），来研究皮层的功能构筑（architecture）（图9.57）。该技术可以生动地、实时地同时显示出活体脑各种功能柱分布图。图9.57(a)和(b)分别为用水平光栅和垂直光栅刺激猫眼时，光学成像记录所得到的猫视皮层17区的方位功能图。图中深色条纹为兴奋区，白色条纹为不兴奋区，其宽度均为0.5 mm左右，故其方位功能柱的周期约为1 mm，与前述电生理的结果相同。图中(a)和(b)的黑色条纹，在空间上大体呈镶嵌互补关系，表明最优方位相互垂直的神经元在皮层中的分布是大体上分离的。

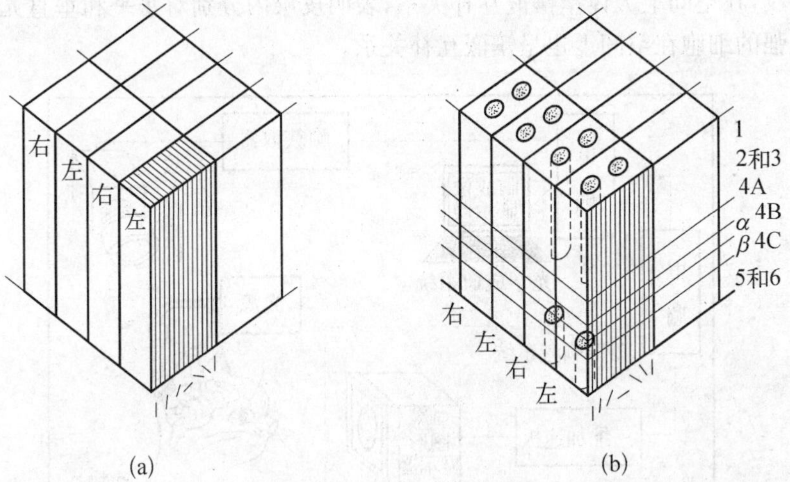

图 9.56 视皮层的功能组织单位——超柱 (a) Hubel 和 Wiesel 早先提出的模型(1997)。(b) Livingstone 和 Huble 提出的改进模型(1984)。两图中实线部分表示由一套完整(0°—180°)的方位柱和左、右优势柱形成的超柱。图(b)中深灰色表示在皮层 2,3,5 和 6 层内细胞色素氧化酶染色显出的斑点,斑内颜色敏感细胞显著集聚。

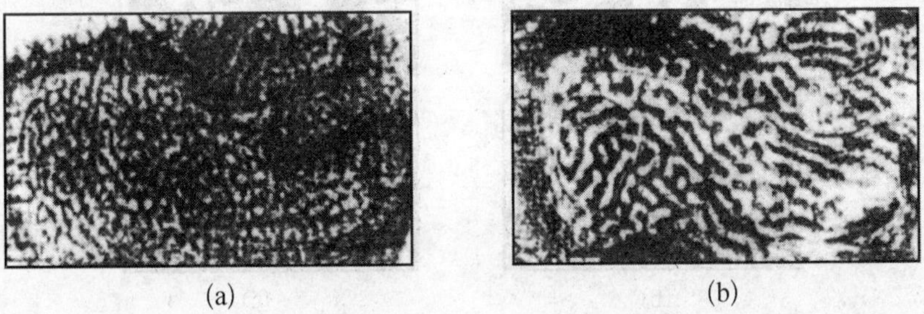

图 9.57 Hubel 和 Wiesel 使用放射自显影方法,显示的初级视皮层功能柱图 (Hubel, Wiesel, StryKer, 1978)

图 9.58 中(a)为基于脑内源信号的光学成像装置。光源产生的 640 μm 波长的红光经光纤传输照在皮层表面,用特殊的 CCD(电荷耦合器件)摄像机将视觉皮层所反射的光强的空间-时间变化反馈送到一个二维的光度测量装置,后又送入计算机进行图像处理后显示出来。这个方法的优点在于能将活体动物大面积的视皮层活动动态、实时地记录下来。(b)和(c)分别为水平光栅(b)和垂直光栅(c)刺激时,光学记录所得到的猫视皮层 17 区的方位功能柱图,深色条纹为兴奋区,白色条纹部分为不兴奋区。黑、白标志点代表皮层上相同位置。注意:(b)和(c)图中的

黑色条纹，在空间上大体呈镶嵌互补关系，表明皮层内分别对水平和垂直光栅刺激反应最强的细胞在空间上也呈镶嵌互补关系。

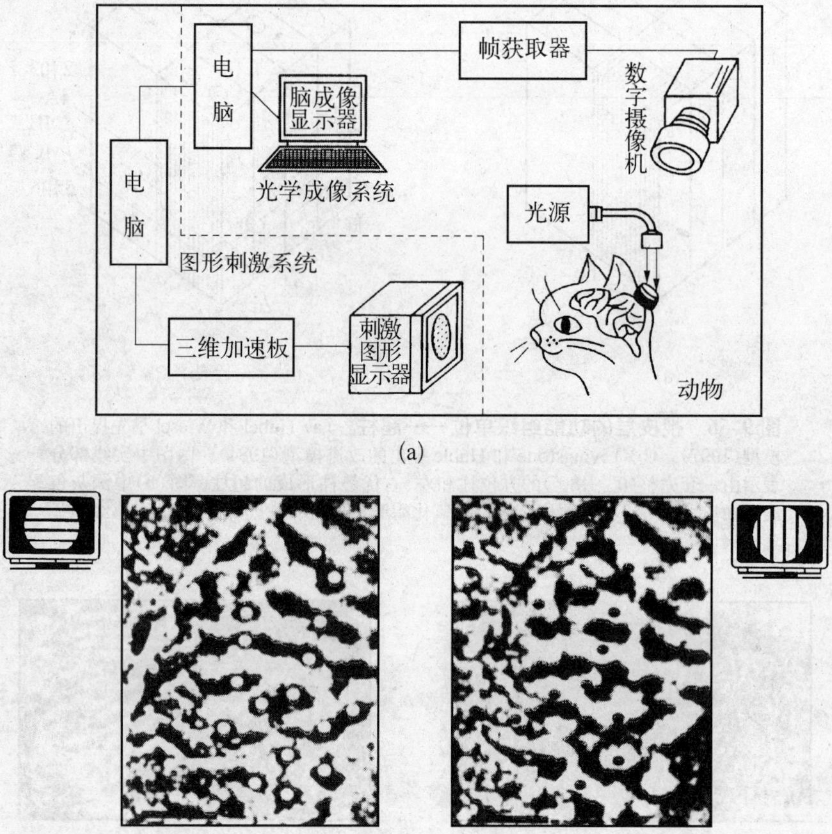

(a)

(b) (c)

图 9.58 基于脑内源信号的光学记录装置及由其记录到的视觉皮层方位功能柱图 （张鹍，俞洪波，寿天德，2000）

2. 眼优势柱

眼优势柱是视皮层功能柱的另一重要方面。在视皮层内，左、右眼优势的双眼细胞是按垂直于皮层表面的柱状交替排列的，如图 9.56 所示。因此，当微电极垂直于皮层表面穿刺记录时，所有不同深度的细胞均具有相同的眼优势；当微电极沿平行于皮层表面穿刺记录时，所遇细胞的左、右眼优势交替地、有规律地变化（大体上每前进约 0.4 mm，左、右优势眼就改变一次）。图 9.57 为用放射性同位素标记的脯氨酸注射到一只眼后，在视皮层用放射自显影方法显示的眼优势柱图，显然左、右眼优势柱的宽度大体相等。新近的脑光学成像研究揭示，猴视皮层的方位优势柱和眼优势在皮层表面的分布大体上是正交垂直的。

3. 细胞色素氧化酶染色显示的颜色功能柱

Wong-Riley(1978)首次用细胞色素c作用于皮层，显示出细胞色素氧化酶浓重的染色斑点。现已知道，对颜色敏感性的细胞集中在猴视皮层的细胞色素氧化酶富集的颜色柱内(见图9.56(b))，颜色柱垂直地分布在2,3,5和6层内。这些颜色柱从皮层表面看，呈250 μm×150 μm大小的椭圆形斑点状，斑点内细胞接受外膝体大细胞和小细胞的双重输入；而斑点间区域主要接受小细胞输入。在V1区内，斑点内细胞只投射到斑点区，斑点间区内细胞只投射到斑点间区域。猴视皮V1区约有7 000—9 000个斑点，有趣的是这些斑点在眼优势柱的正中线上排列成行。斑点内和斑点间的细胞，分别处理着颜色和形状信息，但又不是绝对地分工。

4. 纹外区的功能柱

与V1区相类似，V2区也存在规则的亮带/暗带相间的条纹(stripe)，暗条又分为宽、窄两类。深色窄条纹内的皮层细胞接受V1区斑点内细胞的投射，它们约一半以上是颜色编码的，其感受野是中心/周边双色拮抗式的，无方位选择性。深色宽条纹内细胞接受V1的4B层投射，绝大多数具方位选择性，无色觉，但立体视(深度选择性)强，处理运动信息。亮条纹内细胞接受V1区斑点间细胞输入，具有很强的方位选择性，而对运动方向和颜色无选择性，至少一半以上细胞对刺激长度有选择性，即端点中止选择性(end-stopping)，这个比例比V1区还高，这些细胞被认为主要是对形状信息进行处理。

视皮层功能柱还包括运动方向功能柱、空间频率功能柱等。方向功能柱内的细胞对具有相同的最优方向运动的目标反应强烈，而对相反运动方向无反应；空间频率柱内的皮层细胞对特定的空间频率光栅刺激反应最强，而对别的空间频率光栅刺激则反应急剧下降或消失。

综上所述，初级视皮层内的细胞按各种视觉功能的需要排列成柱状结构。同一小块(1 mm×1 mm)面积的皮层功能"超柱"(hypercolumn)(参见图9.56)内，细胞有完整的一套方位柱和左右眼优势柱，可以根据刺激图形不同而行使一种或几种功能。这样，一个细胞就具有多种功能。例如，许多皮层神经元，对高空间频率、慢速运动光栅的反应呈现很高的方位选择性，却没有方向选择性；而对低空间频率、快速运动光栅的反应就变得只对光栅运动方向敏感，而对光栅的方位的选择性消失。这就意味着这些神经元，对快速运动物体只对其运动方向有分辨力，而对运动物体的形状无分辨力；对慢速运动物体，同一神经元则只能分辨形状而对其运动方向不敏感。这和我们日常生活的经验何其相似！

9.7 视觉信息的平行处理机制

上文我们叙述了由低级向高级逐步升级的串行视觉信息处理过程。近 30 年来,越来越多的证据表明视觉系统同时具有信息的平行处理机制。

9.7.1 猴的 M/P/K 通道和形状、颜色和运动信息的平行处理机制

电生理结合形态学研究表明,猴视觉系统内存在形状、颜色、运动和深度信息相对分离处理的机制。视网膜大神经节细胞(M 细胞)和小细胞(P 细胞)与外膝体 1,2 层的大(M^-)细胞和 3—6 层的小(P^-)细胞分别建立突触联系。进而,外膝体大、小细胞又分别投射到 V1 区第 4 层的不同亚区以及不同的纹外区去,这样也就明确地形成了相对分离的视觉信息通道。外膝体大细胞直接投射到 V1 区皮层的 4Cα 层内,然后再投射到 4B 层细胞。V1 区 4B 层细胞无颜色选择性,但具有方位选择性和运动方向选择性。在纹外区,4B 层细胞投射到 V2 深色宽条纹区,换元后投射到处理运动信息的 V5 区。因此大细胞通道(M - channel: M 细胞→大细胞层内→4Cα→4B→深色宽条纹→V5)传递和处理快速的、对比度敏感性高的、低空间分辨的运动信息。另一方面外膝体 3—6 层小细胞则直接投射到 V1 区的 4Cβ 层内细胞,然后再分别投射到第 2,3 层的斑点内(颜色柱)和斑点间空隙区内。在纹外区,斑点内细胞投射到 V2 深色窄条纹去,斑点间细胞则投射到 V2 亮条纹区,最终分别投射到 V4 不同的亚区。因此小细胞通道(P - channel)传递和处理慢速的、对比度敏感性低的、高空间分辨的颜色形状信息,可分为两条通路:即 P 细胞→小细胞层→4Cβ→斑点→深色窄条纹→V4 颜色通路,和 P 细胞→小细胞层→4Cβ→斑点间区→亮条纹→V4 形状通路。此外,在猴外膝体各层之间还有由很少量中继细胞组成的层间层(koniocellular layer)。层间层(K^-)细胞在神经化学和功能上均不同于 M^- 细胞和 P^- 细胞,涉及颜色信息处理,形成了所谓的 K 通道(K - channel)。K 细胞被认为主要投射到 V1 区的浅层(包括 1 层和 3 层内斑点内),但并不排除投射到其他层的可能性。也有工作表明 K 细胞存在着不同的亚型,有些 K 细胞可能直接投射到纹外区(如 MT 区)。

需要特别提醒的是,上述结果虽然给出了一幅猴视觉通路功能连接的清晰图

像，但许多后来的研究结果表明，这些视觉皮层各区之间的功能连接的并没有像图9.59描述那样界限分明，实际情况可能要比现在知道的要复杂得多。

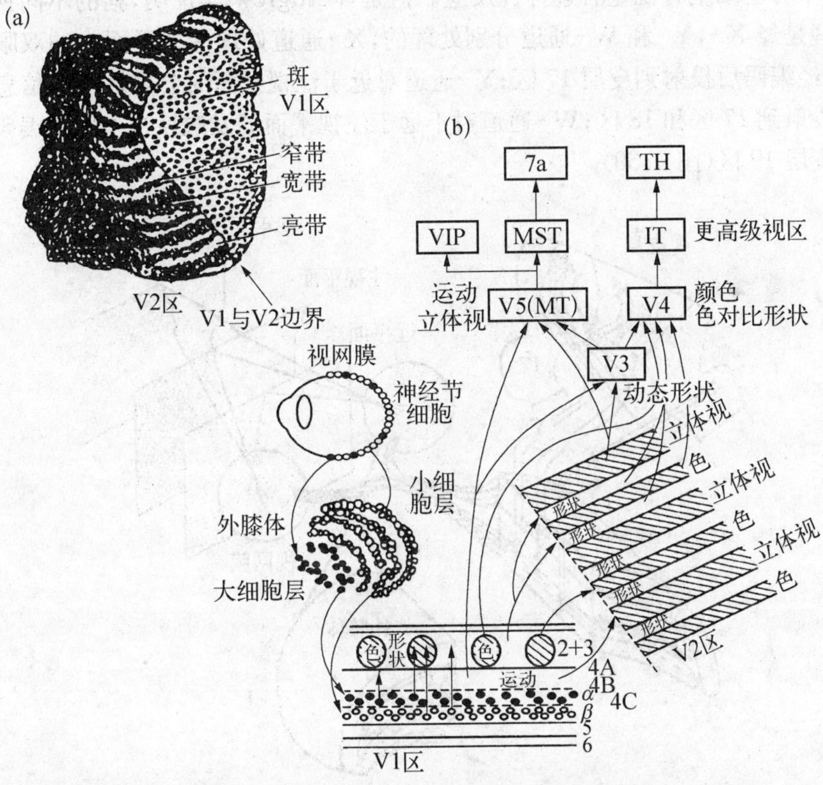

图9.59　形状、颜色、运动和深度信息在猴V1和V2区内的分离处理

(Livingstone & Hubel, 1987; De You & Van Essen, 1988; Zeki, 1992)　(a) 细胞色素氧化酶染色法获得的猴V1区和V2区水平切片示意图，注意切片在V1去显示清晰的深色宽、窄带，其间为亮带。这些带与V1/V2边界线大体上垂直(自Tootell等, 1983)；(b) 视觉信息处理的即平行又分级的通路。(a) VIP：腹内顶区；MST：内侧上颞区；IT：下颞区；MT：中央颞区；7a：皮层7区a亚区；TH：颞H区。

9.7.2　猫的X/Y/W通道和双眼视差

猫视觉系统中，视网膜X，Y和W细胞分别与同名的外膝体神经元建立突触联系。继而，外膝体X细胞只投射到皮层17区，其Y细胞则投射到17和18区，其W细胞则投射到17，18和19区。这样就明确地形成了X-，Y-和W-通道。双眼视差(diaparity)是指同一物体在双眼视网膜上成像位置上的差别，它是深度视觉的基础。因为在外膝体每一层中，细胞只接收单侧眼的兴奋性输入，故在到达视皮层之前双眼信息不发生混合。只有到了视皮层，绝大多数细胞才是双眼驱动的，其中有些细胞对视差有选择性反应。但是，Pettigrew 等证明，猫的不同视差信息处理是经 X-，Y-和 W-通道分别处理的，X-通道处理注视平面内的双眼视差信息，经编码后投射到皮层 17 区；Y-通道对近于注视平面的会聚性视差信息编码后再投射到 17 区和 18 区；W-通道对于远于注视平面的发散性视差信息编码后投射到皮层 19 区(图 9.60)。

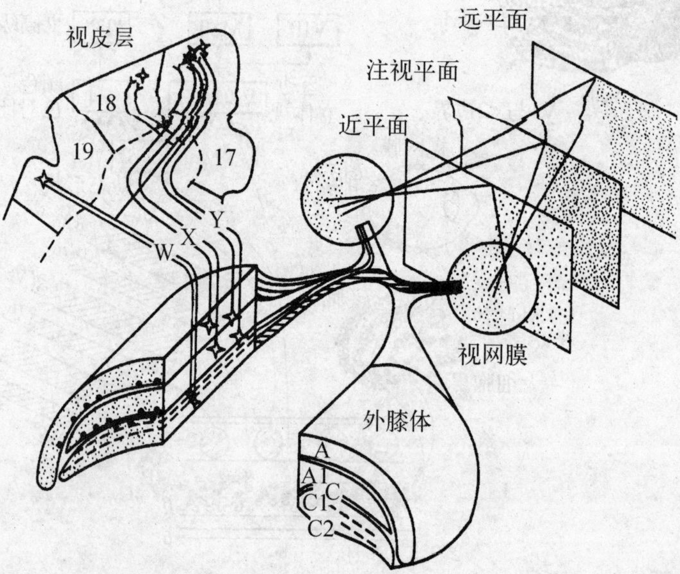

图 9.60　猫视差信息处理的平行处理机制示意图　(Pettigrew 等，1987)

9.7.3　on-通道和 off-通道

有证据表明，视觉系统中存在 on-通道和 off-通道。在视网膜内，on-中心和 off-中心神经节细胞是一种均匀的镶嵌式排列，其总数基本相等，而在外膝体内，它们开始呈现一定程度的分离。用药物选择性阻断猴视网膜内 on-通路可以取消神经节细胞、外膝体细胞和视皮层简单细胞的 on 反应，但对 off-中心细胞的反应和视皮层细胞方位和方向选择性则毫无影响，说明 on-通道和 off-通道是充分平行的。

9.7.4　空间频率通道

猫 X 和 Y 细胞、猴的大细胞和小细胞通道分别对低、高空间频率光栅刺激敏感。在皮层17区存在着空间频率功能柱排列,在同一柱结构内部的细胞最优空间频率相同,高空间频率的功能柱集中在17区中央皮层,低空间频率的功能柱则向17区中央的周边区域扩散分布。

9.8 高级视皮层的功能组构

9.8.1 更高级视皮层的两条信息功能流向

在更高级视皮层区域,视觉通路变得十分复杂。30多个皮层区域几乎毫无例外地彼此交互投射。Van Essen等采用电生理和神经解剖学结合的方法对猴视皮层的研究,主要是根据各区之间投射纤维的出发点和终止点所在的皮层亚层的特异性:较低级皮层多数细胞从第2,3层(少数细胞还从5,6层)发出纤维投射到更高级皮层的第4层;较高级皮层细胞自第2,3和5,6层发出纤维投射到较低级皮层的第4层以外的层次;同一级别的皮层之间往往是由某一个皮层第2,3和5,6层发出纤维投射到另一皮层区的第1—6层。感受野的尺寸也是用来区分皮层级别高低的一个重要指标,一般来说,皮层区越高级其细胞感受野越大,提示其细胞接受逐级的、汇聚性的、前馈性的投射。图9.61是Van Essen等(1990)将猴视皮层涉及的条视觉之间的30多个视皮层区,按上述原则分成了10多个等级的示意框图。

图9.62(a)表示猴脑的大体解剖结构,(b)表示大细胞和小细胞系统在脑内形成的对颜色、形状、运动和立体视觉相对分离的平行信息处理通道。值得注意的是,这些更高级视皮层的功能变得专一性越来越强,它们分别处理视觉目标的不同信息,而这些皮层区内的神经元感受野的分布越来越不符合视网膜拓扑图形学投射关系,而且变得越来越大。例如,V3和V4区仅限于来自下视野信息的输入投射。下颞区主要从V4获得下视野信息,其上视野信息则经由另一个区域而获得。这些既平行又分级的各个皮层区域间连接的通道最后分成两大分支,一支是经由V4往下颞叶皮层区的信息流向,主要处理形状、颜色和立体视觉信息,似乎关心的目标是“什么(what)”的问题;另一支是经由V5区域(或MT,中颞叶区)往顶叶皮层区的信息流向,主要处理形状、运动和立体视等信息,似乎关心的是目标在“何处(where)”的问题。当然,这种分离也不是绝对的。

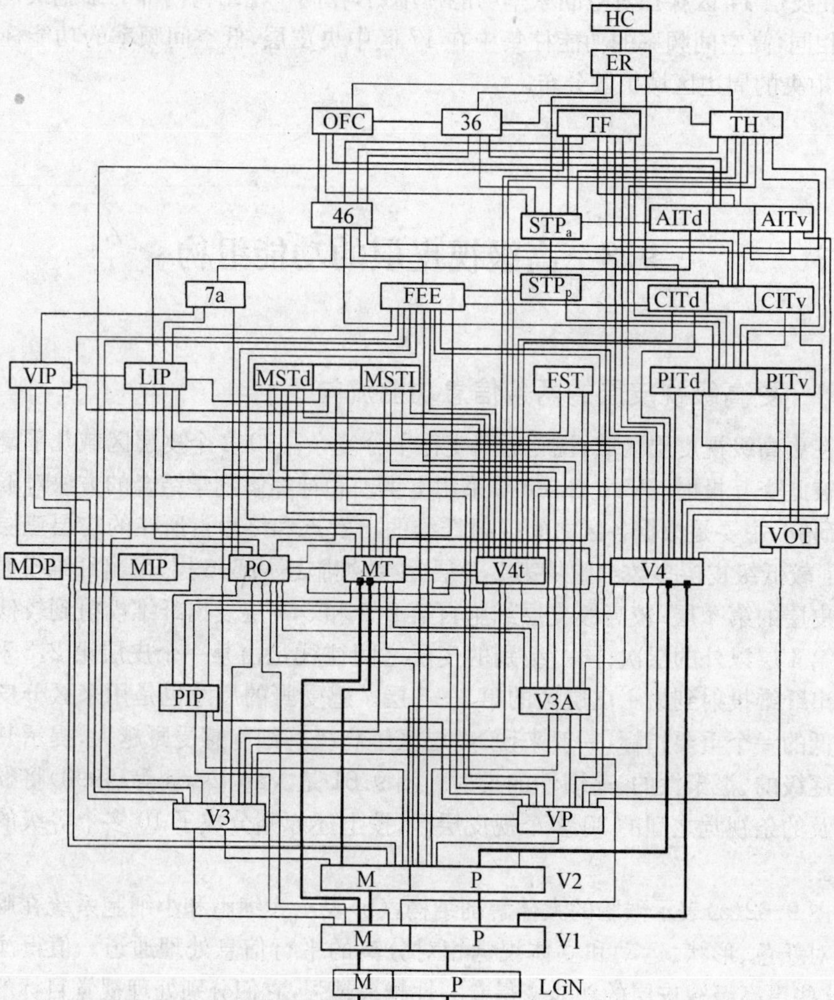

图 9.61 猴视皮层即平行又分级的 30 多个视觉皮层区域间连接的示意框图 (Felleman & Van Essen,1990)

9.8.2 更高级视觉皮层对较低级皮层的下行反馈调节作用

长期以来视觉研究大量的工作多集中在各级神经元从低级水平向更高级水平的前馈(feedforward)投射及其在形成各级细胞感受野性质中的作用,却较少注意研究从上往下的反馈(feedback)投射作用。事实上,从上往下的反馈投射具有十

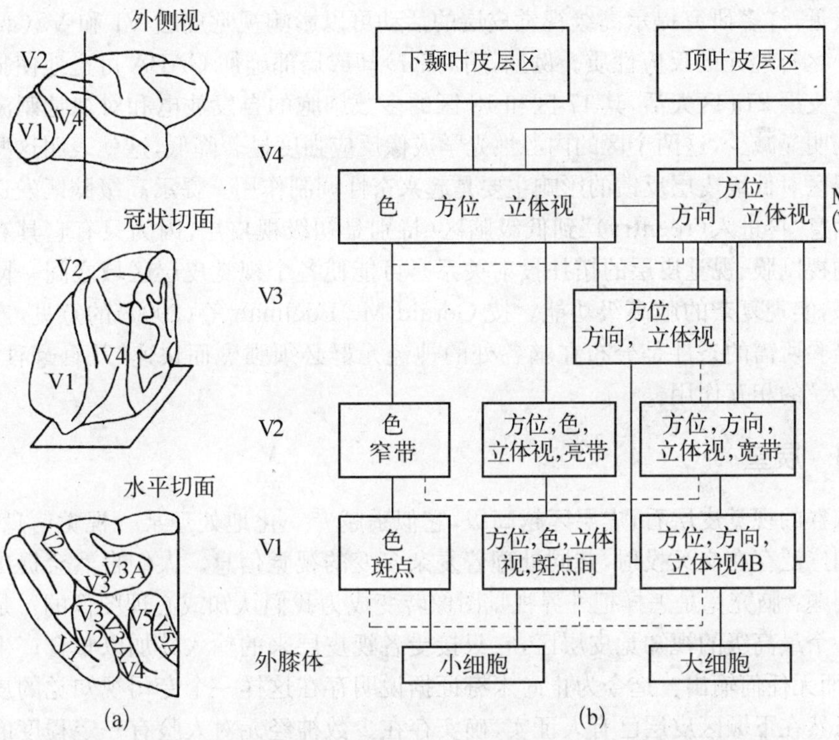

图9.62 猴视觉系统中枢大细胞和小细胞通路及其相关的视觉信息处理功能 (De Yoe & Van Essen,1987) (a)猴脑的侧视、冠状和水平切面示意;(b)大细胞和小细胞系统的功能连接示意图,粗实线表示强通路,细实线表示弱通路,虚线表示暂时性通路。

分重要的功能,特别是视皮层各区之间几乎全是双向投射的关系,那么这些下行的投射行使什么样的功能呢?

Engel等(1991)用两个微电极分别同时地记录猫皮层17区和后内外侧薛氏回(PMLS)区的两个神经元的反应,该两细胞的感受野互相分离,最优方位相同并在空间上排成一行。他们发现,当用一根长的光棒按其最优方位同时掠过两个感受野时,得到此两细胞的很强的同步化反应;当用两根短的光棒按最优方位同时刺激这两个感受野时,得到了较弱的但互相关的同步化反应;当此两短棒按相反的方向运动时,互相关的同步化反应为零。这就提示,高级视觉皮层区的神经元可能对某些低级皮层产生相互作用,使后者满足视觉空间上的连续性和具有共同命运,这似乎与格式塔心理学(Gestalt psychology,一种主张用对物体整体反应来感知心理和生理现象的心理学派别)的原则相符。

最近，许多研究提示高级视觉皮层的活动可以影响视觉皮层 V1 和 V2（或 17 和 18）区神经元的反应性质。例如，用局部冷却或局部施加 GABA 可逆地使猫高级视觉皮层 21a 区失活，其 17 区和 18 区的多数细胞的自发放电和对视觉刺激的反应均明显减少，这两个区的内源性光学成像反应强度显著降低，这就表明这些高级皮层区对低级皮层反馈的影响主要是起兴奋性调制作用。提示高级脑区发送的下行信息"再进入(reentry)"到低级脑区（特别是初级视皮层，因为只有它具有最完整的视网膜-视觉皮层的拓扑投射关系），可能使各个视觉皮层区域之间一同活动起来，实现复杂的脑高级功能。按 Gerald M. Edelman 等（2000）的意见，产生意识经验所需的条件是分布在脑各处的神经元群必须强烈而快速（几百毫秒内）"再进入"的相互作用。

9.8.3 展望

从猴的视觉皮层看，皮层区越高级，它似乎越专一化地处理某一视觉信息，它们之间广泛存在交叉投射，共同处理着复杂多变的视觉信息。人们自然会提出这样的问题：脑究竟是怎样把外界视觉图像转变成为我们认知或心理图像的？是否存在一个最高级的视知觉皮层区，它只接受各视皮层来的输入并加以整合产生视知觉，而无任何输出？迄今为止尚未有证据说明存在这样一个专司视知觉的皮层区。虽然在下颞区皮层已有人证实，确实存在少数神经元对人脸有一定程度的选择性反应，但这毕竟是极少数神经元。如果世界上任何一种视觉图像都需要一类神经元来确认的话，那么由于视觉图像是无穷多种的，视皮层有限的神经元数目是完全不够用的。一种可能的"神经元同步化活动(neuronal synchronization)学说"认为，视觉皮层各区是通过神经元同步化活动而实现对外界视觉目标的认知的。几十个视皮层区内的几百亿个神经元，每时每刻地以某种复杂的时间-空间上组合模式进行同步化放电，即形成了我们对无穷多个视觉形象的认知，如同一台钢琴只有有限的键，却能弹出无数的旋律来一样。

另外，在这个认知过程中，较高级视区对较低级视区（包括 V1，V2 区）的下行反馈的"再进入"可能也是十分重要的。因为，只有在较低级的视区，完整的视网膜拓扑投射关系才得以严格地遵循，而这正是我们"重组"视觉形象所必需的。梦是完全由中枢神经系统产生的视觉图像系列，几乎可以肯定，若干视觉区的同步化活动和相互作用所产生的整合作用形成了梦。事实上，正电子发射断层成像术实验证明，在做梦时不仅是纹前区视觉皮层，而且包括初级视觉皮层 V1 以及 V2 区的脑血流大为增加，这一结果支持视觉认知的"再进入"理论(E. Zeki)。许多个视觉皮层的信息的整合或"绑定"问题(binding problem)，仍是视觉认知神经生物学研究的核心问题。

视觉的注意涉及多个高级脑区对低视觉皮层的相互作用的问题,其作用是使视觉系统忽视一些信息,而加强另一些信息的处理,从而突出了某些视觉形象的知觉,然而迄今为止我们对其相关的神经机制了解甚少。视觉注意研究的任何实质性的进展都将对其他类型的注意或脑的高级活动的认识产生推动作用。

分子神经生物学的巨大进展,正在和将为理解视觉过程基本原理的分子机制积累丰富的知识。一系列的无损伤脑功能测试方法如:功能磁共振成像(fMRI)、正电子发射断层成像(PET)、100导程以上的脑电图(EEG)和脑磁图(MEG)等的出现,以及计算机和信息技术的飞速发展,为研究人和高等动物视觉行为和心理活动的脑机制提供了前所未有的、强有力的工具,随着技术的不断进步这些复杂的脑活动的原理终将被逐步阐明。

复习题

1. 名词解释:

   视网膜、外膝体、视皮层、视觉感受野、方位选择性、眼优势、X,Y和W通路、功能柱大细胞和小细胞通路

2. 简述视网膜,外膝体和皮层在视觉通路中的作用。
3. 简述视觉信息在各个层次(视网膜,外膝体和皮层)的平行处理机制。
4. 查阅最新文献,并提出皮层细胞感受野形成的各种可能假说。

参考文献

[1] 阮迪云,寿天德.神经生理学[M].合肥:中国科学技术大学出版社,2006.

[2] 寿天德.神经生物学[M].北京:高等教育出版社,2001.

(寿天德原著,胡兵,杨昱鹏修订)

第10章 听觉系统

10.1 耳的结构

我们所能够听到的声音信号在大多数情况下是空气的纵向振动形式。为了能够感受到声音的震动，耳朵必须接收声音的能量，在重要的频率范围内进行放大，将空气振动转换为耳蜗的液体振动并进行阻抗匹配，最后将机械形式的信号转换为神经系统能够传输到大脑的神经冲动。在这个过程中，耳朵还必须感受声源的位置信息，根据环境和大脑的意识在感受声音时对耳的工作状态进行主动反馈和调节。这一整个过程分别由耳的三个部分（图 10.1），即外耳（outer ear）、中耳（middle ear）和内耳（inner ear）来完成。

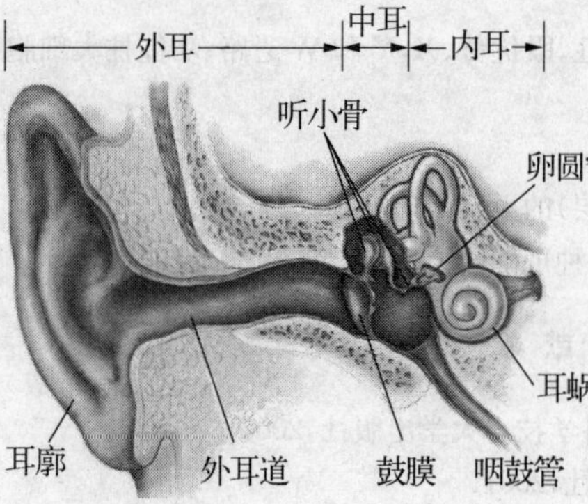

图 10.1 人耳的解剖结构 （Bear 等，2001）

10.1.1 外耳

人类外耳的最外侧为耳廓（pinna），由软骨支撑而起的皮肤层组成。耳廓的功能类似于天线，收集并反射声音使之最有效地聚集到外耳道（ear canal）。从外耳道端口到鼓膜之间的长度在人类约 2.5—3.5 cm。外耳道可以被理想化为一端封闭另一端开口的管子，当声音波长为外耳道长度的 4 倍时将产生共振。其共振频率由下列公式导出

$$f = c/(4L)$$

f 为共振频率；c 为声音速度；L 为外耳道长度。

当外耳道的长度为 2.5 cm，声音的速度为 33 100 cm/s 时，可以计算出外耳道的共振频率为 3 310 Hz。所以在该共振频率附近的声音将会得到加强。连同外耳的其他部分的作用，外耳可以获得最大近 15 dB 的增益(Shaw，1974)。

10.1.2 中耳

中耳由鼓室（tympanic cavity）、咽鼓管（Eustachian tube）、鼓窦（tympanic antrum）和乳突(mastoid)所组成。鼓室是由鼓膜(tympanic membrane)和侧壁形成的不规则密闭腔体，内有听骨链将鼓膜振动传递到内耳(inner ear)。听骨链(ossicular chain)由三块听小骨组成，即锤骨(malleus)、砧骨(incus)和镫骨(stapes)，是人体内最小的骨骼，总重量不到 60 mg，其中镫骨的平均重量不到 3 mg。听骨链被人体内最小的两条肌肉，即镫骨肌(stapedius muscle)和鼓膜张肌(tensor tympani muscle) 所支配。鼓室的气压平衡和气体交换由咽鼓管的瞬间开放来完成。

中耳的主要生理功能是实现声阻抗的匹配 (acoustic impedance match)。由于内耳液体的密度远远大于空气的密度，如果中耳没有声阻抗匹配功能，99.9%的声音能量将不能从空气介质传入到内耳的液体介质中。中耳通过三种阻抗匹配机制，即面积比机制 (area ratio mechanism)、杠杆机制(lever mechanism) 和弧形鼓膜变形机制(curved membrane buckling mechanism) 来保证外界声音信号高效率地传入内耳。面积比机制是指声音振动的总能量必须从面积大的鼓膜上集中到面积小的卵圆窗上来，使得振动压强增加 17 倍。杠杆机制是指锤骨柄相当于杠杆的长臂，砧骨相当于杠杆的短臂，长短臂的长度比值使振动压强增加 1.3 倍。弧形鼓膜变形机制是指鼓膜在锤骨柄两侧形成的两个弧形中心处的振动幅度大于锤骨柄，这种振动模式产生了新的杠杆放大作用，使振动压强加大。三种机制可以使总的声音振动压强增加约 44 倍，相当于 33 dB。

10.1.3 内耳

内耳包括感受声音信息的耳蜗（cochlea）和感受位置信息的前庭器官(vestibular system)(图 10.1)。其中耳蜗是本小节讨论的重点。耳蜗部分的骨迷路形成骨性螺旋管，该螺旋管的内部被膜迷路分成鼓阶(scala tympani)、前庭阶(scala vestibuli)和中阶(scala media)(图 10.2)。鼓阶和前庭阶充满外淋巴液而中阶则充满内淋巴液。包含有听觉毛细胞的柯蒂氏器位于中阶的基底膜上。受到声音振动刺激，听觉毛细胞的膜电位发生变化并释放神经递质，最后使得支配毛细胞的听觉神经产生兴奋和冲动，将声音信息传到听觉中枢。从表面上看，耳蜗只是一个换能器，将声音转换成电-化学-神经冲动的形式。但实际上，耳蜗不只是简单和被动地对声音起反应，而是在外毛细胞的主动运动和耳蜗传出神经系统的参与下积极地对外界声音作出极其精细复杂的响应，从而使得耳蜗对声音具有难以置信的频率分辨能力和灵敏度。

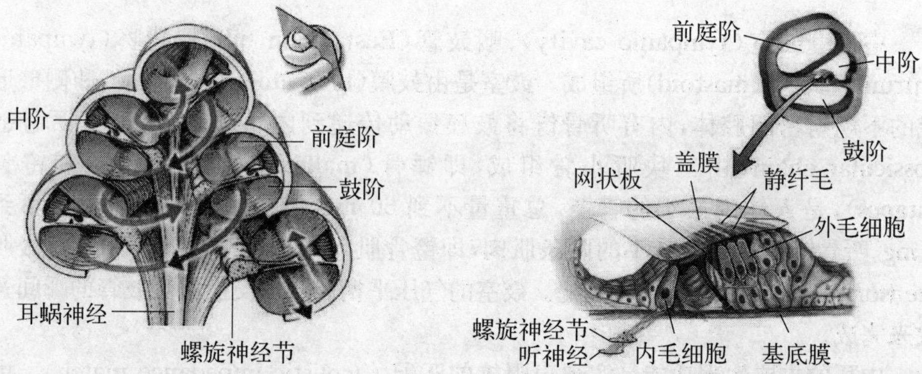

(a)　　(b)

图 10.2　哺乳类耳蜗的解剖结构示意图　(a) 耳蜗的剖面结构图显示耳蜗由三个管腔（前庭阶、中阶和鼓阶）所组成。箭头线表示声音振动波在耳蜗内的传递路径。(http://www.iurc.montp.inserm.fr/cric51/audition/english/start2.htm) (b) 柯蒂氏器的结构和在耳蜗迷路中的位置。(Bear 等，2001)

10.2 耳　蜗

耳蜗是将声音的振动信号转换为大脑可以感受和进行处理的神经脉冲信号的器官，是听觉外周最重要的组成部分。人的耳蜗形状如同蜗牛（图 10.2），由螺旋形管道绕中间的蜗轴盘旋 2.5—2.75 周，全长约为 35 mm。耳蜗毛细胞是听觉感受器细胞，位于基底膜上方的柯蒂氏器内。耳蜗毛细胞分为外毛细胞（outer hair cell）和内毛细胞（inner hair cell）。在哺乳类，外毛细胞沿着蜗管方向排列成三排，而内毛细胞排列为一排。人类的外毛细胞数量约为 12 000 个，内毛细胞数量约为 3 500 个。外毛细胞的特点是其电运动性（electromotility），而内毛细胞不具备这样的特点。内毛细胞的数量虽少,但受95%的传入听觉神经纤维的支配,每个内毛细胞受16—20根传入纤维的支配。而外毛细胞主要受起源于听觉脑干的橄榄核的传出神经纤维的支配。因此,解剖学上的特征提示内毛细胞主要完成听觉信息向中枢的传递,而外毛细胞主要参与听觉信号转换中的离心调节和主动过程,决定听觉灵敏度和精细辨别能力。

10.2.1 耳蜗的机械学

含有听觉毛细胞的柯蒂氏器位于耳蜗基底膜上,因此,基底膜的机械振动模式很大程度上决定了听觉反应特性。声音振动首先由中耳的听骨链经卵圆窗(oval window)传入耳蜗,在前庭阶和鼓阶之间形成机械压力差,使得整个基底膜上下振动(图10.3)。由于声音在耳蜗液体中的传播速度达到每秒1千多米,而基底膜的长度仅有32 mm(Bekesy, 1960),因此,机械压力可以被认为是在瞬间传递至基底膜的各个部分。在爬行类和鸟类,基底膜的各个部分同时随声音作上下简单振动。在哺乳类,由于其基底膜各个部分机械特性的不一致,基底膜各部分的振动在时间上不同步并呈现复杂的形式。

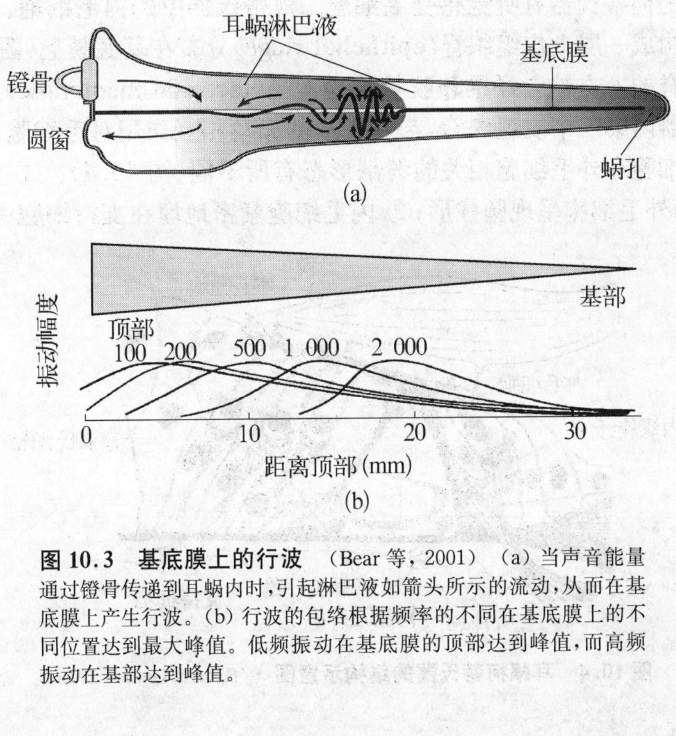

图10.3 基底膜上的行波 (Bear 等, 2001) (a) 当声音能量通过镫骨传递到耳蜗内时,引起淋巴液如箭头所示的流动,从而在基底膜上产生行波。(b) 行波的包络根据频率的不同在基底膜上的不同位置达到最大峰值。低频振动在基底膜的顶部达到峰值,而高频振动在基部达到峰值。

人类的基底膜在耳蜗的基部(basal end)的宽度约 0.08—0.16 mm,向耳蜗的顶部(apical end)逐渐变宽,最终达到 0.423—0.651 mm。基底膜的劲度(stiffness)在耳蜗基部较大,在顶部较小;基底膜和柯蒂氏器的质量在耳蜗的基部较小而在顶部较大。不难理解,基底膜在基部和顶部有差异的这种物理特性,决定了耳蜗基部和顶部的最佳响应频率是不同的。实际上,基底膜如同一排调在不同音高的琴弦,从基部到顶部最佳响应频率逐步递减。而且由于顶部的劲度较小,质量较大,对声音刺激的响应时间也慢于基部。

因为基底膜的机械特性从耳蜗的基部到顶部均匀地变化,所以基底膜的振动也表现出复杂但有规律的模式。在纯音的刺激条件下,基底膜上的任何一个点都进行上下振动,但对特定的频率,基底膜的某一个点的振动幅度最大。当一个正弦声音完成一个振动周期,基底膜上的某个部位也完成一个振动周期,但基底膜的各个部分振动的相位却不同。基底膜的这种振动特征被称作为行波(traveling wave)(Bekesy, 1960)。行波总是从基部向顶部方向移动,与激励耳蜗基底膜的部位无关,甚至将镫骨安放在耳蜗顶部也是如此。行波的峰所在位置就是耳蜗基底膜所对应部位的最佳响应频率。耳蜗基底膜的位置同最佳响应频率之间的关系我们称作为耳蜗的音调拓扑图(tonotopic map)。

耳蜗中的柯蒂氏器有听觉感受毛细胞。柯蒂氏器中的内毛细胞、外毛细胞以及支持细胞构成一层上皮组织脊(epithelial ridge)分布在基底膜上(图 10.2)。这个上皮组织脊的上方被含纤维和胶状质的盖膜(tectorial membrane)所覆盖。盖膜是柯蒂氏器内第二个皮组织脊,与基底膜的振动相互作用对毛细胞产生机械刺激。和内毛细胞和外毛细胞相关的解剖形态有所不同(图 10.4)。① 内毛细胞呈现鸭梨形,而外毛细胞呈现圆柱形;② 内毛细胞紧密地埋在支持细胞中,四周没有

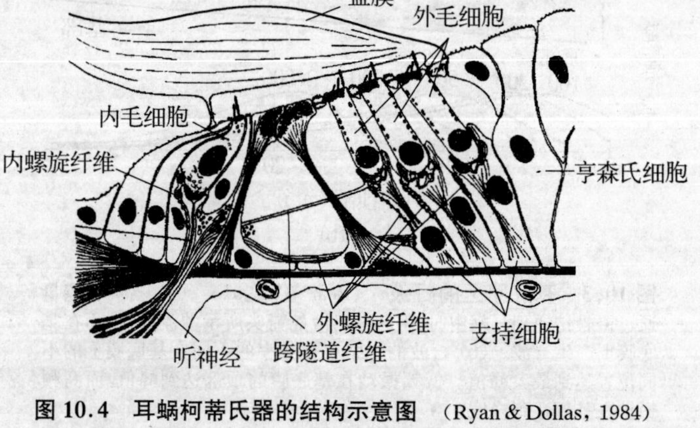

图 10.4 耳蜗柯蒂氏器的结构示意图 (Ryan & Dollas, 1984)

空隙，而外毛细胞的胞体四周有空隙；③ 内毛细胞的纤毛束(stereocilia bundle)按“一”字形排列，而外毛细胞的纤毛束按“V”或“W”形排列；④ 内毛细胞主要由传入神经支配，而外毛细胞主要由传出神经支配；⑤ 内毛细胞的纤毛束同盖膜不紧密接触，而外毛细胞纤毛束的顶端则紧紧地埋入盖膜。内毛细胞和外毛细胞的这些差异同它们在机械-电转导的过程中所起的作用直接相关。例如，外毛细胞胞体四周的空隙可能同其电致运动性(electromotility)有关，而内毛细胞被支持细胞紧密围住提示内毛细胞无电致运动性。

当声音振动传入耳蜗后，基底膜上下振动带动柯蒂氏器一起运动(图10.5)。由于基底膜的运动轴和盖膜的运动轴是错开的，在基底膜和盖膜之间的毛细胞的纤毛束产生一个相对剪切运动。当基底膜向上(向前庭阶)振动时，毛细胞的纤毛束受到一个向外(向最长纤毛的方向)的剪切力，这个力对毛细胞是个兴奋性的刺激，将引起支配这个毛细胞的听神经的发放增加(图 10.5a)。当基底膜处在振动的中点时，毛细胞不受到剪切运动的刺激，不会产生兴奋(图 10.5b)。当基底膜向下(向鼓阶)振动时，毛细胞受到一个向内(向最短纤毛的方向)的剪切力。这个力对毛细胞产生的是抑制性作用，将引起听神经发放的减少(图 10.5c)。

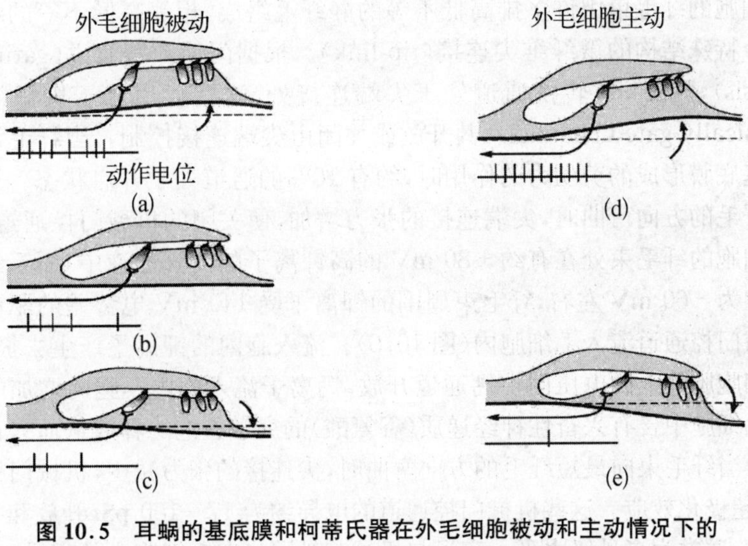

图 10.5 耳蜗的基底膜和柯蒂氏器在外毛细胞被动和主动情况下的振动 (Bear 等, 2001) (a) 在声音的稀疏相，基底膜和盖膜向上运动产生一个向最高静纤毛方向的剪切力，使毛细胞兴奋。(b) 基底膜回到静息位置，没有剪切力产生，毛细胞不受到刺激。(c) 在声音的压缩相，基底膜和盖膜向上运动产生一个相反方向的剪切力，使毛细胞抑制。(d),(e) 外毛细胞的主动运动使基底膜的振动幅度得到加强。

对于健康的哺乳类耳蜗，毛细胞并非简单被动地受基底膜振动的刺激，实际上毛细胞对振动刺激有着主动和积极的机械性反应。这个反应是通过外毛细胞的电致运动性来实现的。所谓电致运动是指当外毛细胞去极化时缩短，超极化时伸长。外毛细胞的电致运动是由一个被称作为 prestin 的细胞膜蛋白驱动的。该蛋白的运动不依赖钙离子和 ATP，也不需要跨膜电流，只需要跨膜电压，运动的频率可以达到人耳所感受到的上限频率。外毛细胞的电致运动性使得基底膜的振动得到放大和加强（图 10.5d，e），并使得基底膜的振动产生非线形成分。另外，源自脑干上橄榄复合体的传出神经也通过外毛细胞的电致运动性对基底膜的振动进行控制。因此，柯蒂氏器的机械振动是一个极其复杂的主动过程，代表了耳蜗对声音频率的精细辨别能力和灵敏度。当耳蜗因为噪声、药物或其他因素使得这种主动过程受损或丧失时，耳蜗的灵敏度和频率选择性等就要下降（Liberman 等，2002）。

10.2.2 耳蜗信号转导

耳蜗的功能是将声音振动的机械能量转换为神经信号（cochlear transduction）。机械—电转换（mechanoelectrical transduction）发生的确切部位在毛细胞的纤毛上。毛细胞的纤毛束由许多排高低不等的静纤毛组成，相邻高低不等的纤毛的顶端由一个特殊结构的微纤维尖连接（tip-link）。根据门控弹簧假说（gating spring hypothesis），机械—电转换通道处于尖端连接处，这些通道属于机械门控通道（mechanically gated channel），其开放或关闭由尖端连接控制。当纤毛没有受到盖膜和基底膜形成的剪切力的作用时，约有 10%的通道处于开启状态。当纤毛束向最长纤毛的方向弯曲时，尖端连接的张力增加，使关闭的机械门控通道被拉开。由于毛细胞的纤毛束处在有约 + 80 mV 的高钾离子的内淋巴液中，而毛细胞内的静息电位为 − 60 mV 左右，纤毛束周围的钾离子受 140 mV 电势差的驱动经被打开的机械门控通道流入毛细胞内（图 10.6）。流入胞内的钾离子产生去极化效应，使得毛细胞胞体上的电压门控钙通道开放，钙离子流入胞内。胞内增加的钙离子触发内毛细胞中含有兴奋性神经递质（谷氨酸）的突触囊泡的释放从而兴奋听觉神经末梢。当纤毛束向最短纤毛的方向弯曲时，尖连接的张力减少，机械门控通道关闭，产生超极化效应。这些机械门控通道的电导约为 17—100 pS，开放和关闭的速度非常快，通常为毫秒级水平。离子与机械刺激同步在毛细胞内外流进和流出，使得毛细胞的膜电位发生与机械刺激同步的改变，这个电位被称为毛细胞感受器电位（receptor potential）。感受器电位的波形与刺激信号波形很类似，但不完全一样。造成差异的原因之一是毛细胞在兴奋性刺激和抑制性刺激时所产生的膜电位变化是不对称的，兴奋性刺激时膜电位变化的幅度要大于抑制性刺激时膜电位的变化幅度。

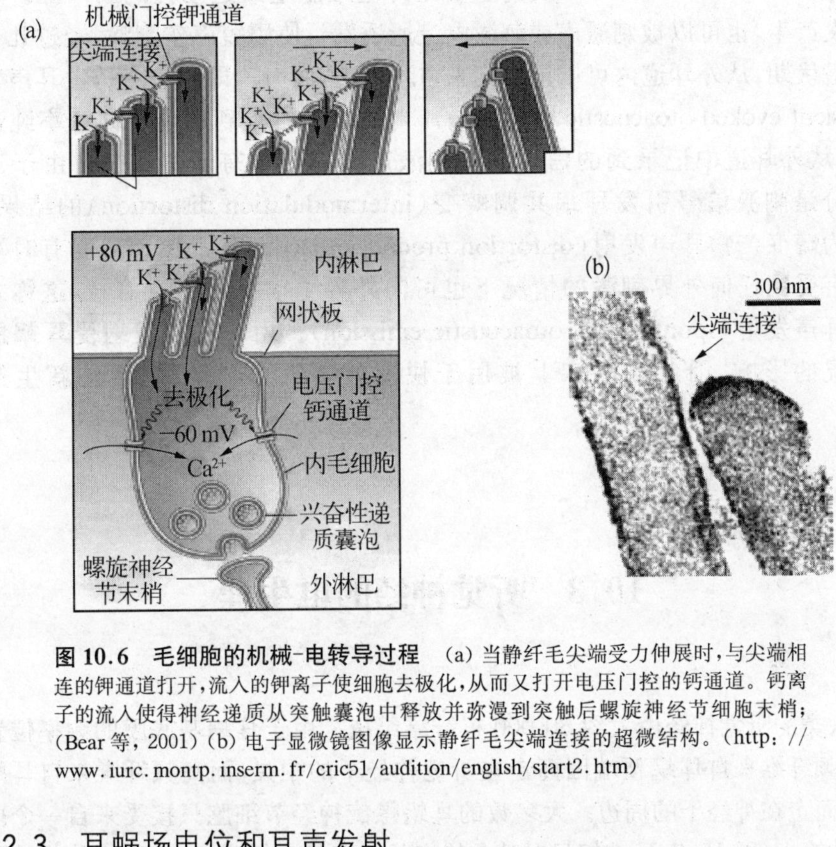

图 10.6　毛细胞的机械-电转导过程　(a) 当静纤毛尖端受力伸展时，与尖端相连的钾通道打开，流入的钾离子使细胞去极化，从而又打开电压门控的钙通道。钙离子的流入使得神经递质从突触囊泡中释放并弥漫到突触后螺旋神经节细胞末梢；(Bear 等，2001) (b) 电子显微镜图像显示静纤毛尖端连接的超微结构。(http://www.iurc.montp.inserm.fr/cric51/audition/english/start2.htm)

10.2.3　耳蜗场电位和耳声发射

在耳蜗内或靠近耳蜗的部位能够记录到由声刺激诱发产生的综合电位，即耳蜗电位(cochlear potential)。这个电位是大量的听觉感受器细胞和听觉神经细胞的群体活动的综合结果，因此属于场电位，可以分解为三个成分：

(1) 耳蜗微音器电位(cochlear microphonic)。它是与声刺激波形基本一致的交流响应，主要起源于外毛细胞的感受器电位。

(2) 神经复合动作电位(compound action potential)。它主要出现在短纯音刺激的起始和结尾，一般由两个负相波组成，称为 N1 和 N2 神经动作电位。

(3) 总和电位(summating potential)。它是耳蜗场电位中的直流漂移成分。另外，在静息时，在哺乳动物耳蜗的中阶还可以记录到一个正常情况下 +80 mV 左右的直流电位，称之为蜗内直流电位(endocochlear potential)。

耳声发射(otoacoustic emission)是由内耳产生，可以在外耳道记录到的微弱声信号(Kemp, 1978)。耳声发射主要是外毛细胞电致运动性的副产品。它可以自发产生，也可以被刺激声或刺激电流所诱发。使用短声作刺激，经过几个毫秒的潜伏期，从外耳道内可以记录到来自耳蜗的"回声"，即瞬态声诱发耳声发射(transient evoked otoacoustic emission)。当耳蜗同时受到两个不同频率纯音刺激时，从外耳道中记录到的信号中除刺激声频率外还有新的成分。由于这些新成分是刺激信号引发耳蜗共调畸变(intermodulation distortion)的结果，因此称为畸变产物耳声发射(distortion product otoacoustic emission)。有时耳蜗在没有受到任何外界刺激的情况下也可向外界主动发射声音信号，这称之为自发耳声发射(spontaneous otoacoustic emission)。由于耳声发射受耳蜗的健康状况的影响，因此在临床上被用于快速评估听力，特别是评估新生儿的听力。

10.3 听觉神经的电生理

人类的听觉神经由大约 30 000 根纤维组成。由于耳蜗基底膜的频率位置关系，低频纤维来自耳蜗顶端因而走在听觉神经干的中央，而高频纤维来自耳蜗基部，因而走在神经干的周边。大多数的耳蜗螺旋神经节细胞只接受来自一个内毛细胞的输入(图 10.7a)，它们只对某个特定的频率最为敏感，这个频率称为特征频率(characteristic frequency)。毛细胞的兴奋反映了基底膜的振动，所以单根听觉神经纤维(耳蜗螺旋神经节纤维)的响应特性也代表了基底膜的响应特性。听觉神经纤维的特征频率就是对应于基底膜特定部位的最佳响应频率。我们可以通过微电极记录单根听觉神经纤维发放的方法来了解其频率响应特性(图10.7b)。听觉神经单纤维发放速率随声音刺激强度的增加而增加，二者之间的关系与声音的频率相关。将用不同频率的纯音刺激条件下能够引起听觉神经纤维发放增加所需的最低声强画出一条关系曲线，这个曲线被称作为听觉神经的调谐曲线(tuning curve)(图 10.7c)。在单根听觉神经纤维的调谐曲线的尖端上可以找到一个对声音最为敏感的频率，即特征频率。

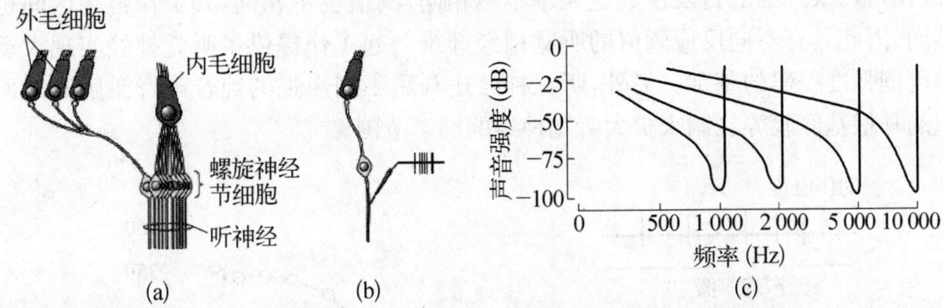

图 10.7 螺旋神经节细胞对毛细胞的支配方式和听觉神经的频率选择性 (Bear 等, 2001) (a) 一个内毛细胞可以被多达 20 根神经纤维所支配,但每根听觉神经纤维只支配一个内毛细胞。一根听觉神经纤维可以支配多个外毛细胞。(b) 单根听觉神经纤维上记录到的动作电位反映了单个内毛细胞的活动特性。(c) 在具有不同特征频率的听觉神经纤维上记录到的调谐曲线。

听觉神经在没有外界声音刺激的情况下会自发地产生活动(spontaneous activity)(图 10.8a)。正常情况下,听觉神经的自发活动是不会被大脑理解为其来自声音刺激而产生虚幻的听觉。一般认为这种自发活动是由于内毛细胞随机释放神经递质的结果。至于为什么内毛细胞会随机释放神经递质至今仍没有完整的答案,但至少部分是由于背景噪声所引起的。因为生物体不可能处在绝对安静状态,心跳、呼吸、血液流动等都难免对耳蜗产生扰动。听觉神经自发活动的生理意义在于它建立了一个活动基础水平,能够接受毛细胞的兴奋和抑制的双向刺激。有意思的是,各个听觉神经纤维的自发放的水平高低不同,与听觉反应阈值呈负相关。高自发活动的神经纤维的反应阈值较低;而自发活动水平低的神经纤维的反应阈值较高。

听觉神经在足够强的声音刺激下,其发放的水平会随着声强的增长而增长(图 10.8b)。一般将刚刚引起发放水平增加的声强视为听觉神经在该刺激频率的阈值,但实际上在一个周期性的刺激引起发放增加之前,听觉神经的自发活动已经被刺激同步化(synchronization)。听觉神经的发放速率随着声强的增加而单调增加,似乎表明耳蜗是以听觉神经的发放水平来编码声音强度的(intensity coding),但仔细观察后会发现问题并非如此简单。受神经元活动不应期的限制,听觉神经的发放速率不能无限增长,在一定水平上会出现饱和,而使听觉神经只有一个很有限的动态范围。这个动态范围往往只有 30—40 dB 左右(图 10.8b),远远小于人耳所具有的约 120 dB 的动态感受范围。显然,依靠单根听觉神经纤维不能取得大动态的听觉感受范围。实际上,每个内毛细胞与 16—20 根听觉传入神经相连(图

10.7a)，每根纤维的自发性放电频率不尽相同，阈值也不相同，其工作范围区间也不同，因此具有不同反应阈值的听觉神经纤维一起工作提供了听觉神经实现大动态范围强度编码的基础。另外，听觉神经还利用不同声强的纯音声音激励不同面积的耳蜗基底膜等机制来扩大听觉神经的动态范围。

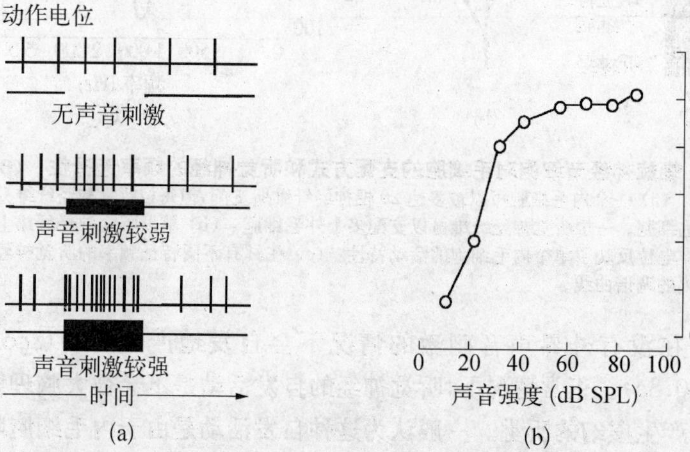

图 10.8　听觉神经的发放次数同刺激声音强度之间的关系　(a) 当没有声音刺激时，听觉神经纤维保持一定的自发活动水平。当出现外界声音刺激时，发放的速率随声音强度的增加而增加。(b) 听觉神经发放速率很快随声音强度的增加而达到饱和，因此听觉神经的动态范围很有限。

通常情况下，一种频率的声音刺激可以引起听觉神经纤维发放的增加。但是在有两种频率不相同的声音刺激下，这两种声音的对听觉神经发放可以是相互加强的影响，也可以是相互减弱的影响。当一种频率的声音对另外一种频率的声音引起的发放产生压抑作用时，我们称之为双音压抑现象(two-tone suppression)(图 10.9a)。双音压抑现象的出现需要满足一定的条件，即压抑音的强度和频率必须处在被压抑音(探测音)的"V"形调谐曲线两侧的区域内(图 10.9b)。尽管双音压抑产生的确切机理尚未完全明了，目前人们对双音压抑有这样三个认识：① 双音压抑不是传出神经产生的，因为切断从橄榄神经核团来的传出神经，双音压抑仍然出现；② 双音压抑不是由于耳蜗内抑制性突触介导的结果，因为双音压抑的潜伏期只有 0.1 ms 左右；③ 双音压抑可能在耳蜗机械振动的阶段就已经产生，因为压抑可以在基底膜的振动测量中被观察到。

采用低频纯音作为刺激声时，听觉神经纤维的发放会出现十分明显的锁相特征(phase locking)，就是说在一个周期内，神经纤维的发放不是随机出现的，而是

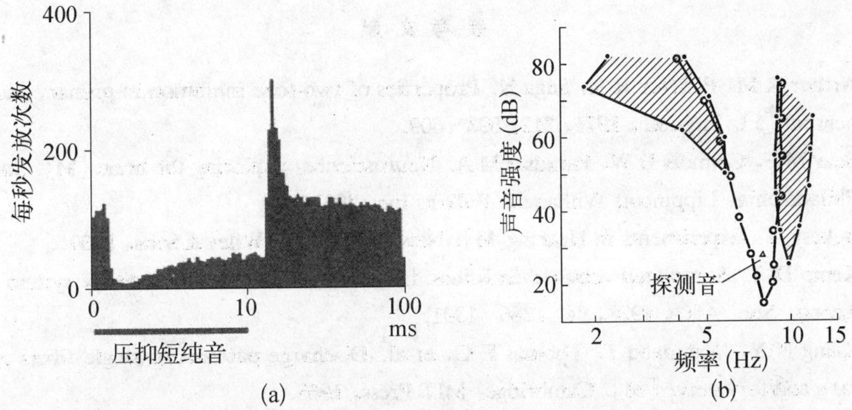

图 10.9　听觉神经的双音压抑现象　(a) 在第一个纯音为背景(探测音)再给第二个不同频率的压抑短纯音使得听觉神经的发放水平下降(Kiang 等，1965)；(b) 如果第二个纯音的频率和强度落在听觉神经调谐曲线两侧的一定区域(阴影区)，双音压抑现象就可出现(Arthur 等，1971)。

集中出现在某个特定的相位上。锁相发放可以发生在刺激声的每一个周期，也可以每隔若干个周期出现一次。比如，一个螺旋神经节细胞可能对 2 000 Hz 声音中 25% 的周期发放动作电位，但是这些发放总是出现在声波的特定相位上。因此，如果存在一组这样的神经元协同工作，总体上就有可能对每一个周期都有发放，从而听觉神经的锁相发放中便包含了声音的频率信息，称作为排放原理(volley principle)。听觉神经利用锁相对声音频率进行编码，弥补了耳蜗单纯利用行波在基底膜上的位置来编码频率信息的不足。例如，基底膜的音调拓扑图在听觉中枢的投射区没有非常低特征频率的神经元，这要靠锁相发放来传送低频率信息。只有刺激声的频率低于 4 kHz 时，听觉神经纤维的锁相现象才出现。对于频率高于 4 kHz 的声音，听觉神经纤维的发放不能锁定在声音的某个相位(Rose 等，1967)。因此，对于不能利用锁相进行频率编码的高频声音，耳蜗是利用行波在基底膜上位置来表达频率信息的，称作为部位机理(place principle)。事实上，现在一般认为声音的频率信息在低频以锁相的形式表达；在中频，以锁相和行波在基底膜的位置来共同表达；在高频，只能以行波在基底膜的位置来表达。

复　习　题

1. 耳的结构有哪几部分？
2. 耳蜗的结构和功能特点是什么？
3. 听觉神经的电生理特性是什么？

参考文献

[1] Arthur R M, Pfeiffer R R, Suga N. Properties of two-tone inhibition in primary auditory neurons [J]. Physiol., 1971, 212: 593 - 609.

[2] Bear M F, Connors B W, Paradiso M A. Neuroscience: exploring the brain [M]. 2nd ed. Philadelphia: Lippincott Williams & Wilkins inc, 2001.

[3] Bekesy G. Experiments in Hearing[M]. New York: John Wiley & Sons, 1960.

[4] Kemp D T. Stimulated acoustic emissions from within the human auditory system [J]. Acoust. Soc. Am., 1978, 64: 1386 - 1391.

[5] Kiang N Y, Watanabe T, Thomas E C, et al. Discharge patterns of single fibers in the cat's auditory nerve [M]. Cambridge: MIT Press, 1965.

[6] Liberman M C, Gao J, He D Z, et al. Prestin is required for electromotility of the outer hair cell and for the cochlear amplifier [J]. Nature, 2002, 419: 300 - 304.

[7] Rose J E, Brugge J F, Anderson D J, et al. Phase-locked response to low-frequency tones in single auditory nerve fibers of the squirrel monkey [J]. Neurophysiol., 1967, 30: 769 - 793.

[8] Ryan A, Dallos P. Physiology of the cochlea in: hearing disorders [M]. Northern J. Boston: Little Brown, 1984: 253 - 266.

[9] Shaw E A. The external ear in: handbook of sensory physiology [M]. Keidel W D, Neff W D. New York: Springer-Verlag, 1974: 455 - 490.

（陈　林）

第 11 章 其他感觉系统

11.1 触 觉

我们有感觉、痛觉、温度觉并知道身体的各部分处于什么位置以及正在做什么是因为存在躯体感觉(somatic sensation)。躯体感觉的感受器分布于整个身体,而不是集中在小部分特殊的部位;对许多种刺激敏感:物体对皮肤的压力、关节和肌肉的位置、膀胱的膨胀、肢体和脑本身的温度。当刺激强度过大造成组织损伤时,躯体感觉就会出现疼痛。躯体感觉可以分为三大类,即机械刺激引起的感觉、温度刺激引起的温度觉以及伤害性刺激引起的痛觉。在机械刺激引起的感觉中,可以细分为触压觉以及位置觉。触压觉是触、压以及振动觉的总称,简称为触觉。事实上,这三种感觉可进一步细分为更多种的感觉。躯体感觉系统实际上是一个总称,它包含了除视、听、味、嗅和前庭平衡以外的所有感觉。

通过触压觉可以感知物体的位置、大小、锐利程度、质地和触压时间。如果触压的物体从你的手移动到你的手腕,再沿着你的手臂向上到达你的肩膀,你能感觉到它移动的速度和移动的位置。这些感觉完全可由你的肢体感觉神经的活动告诉你。一个单独的感受器就能编码刺激的特征,如强度、持续时间、位置,有时还能编码刺激的方向。但一个单独的刺激常常激活很多感受器。中枢神经系统的任务就是分析和综合大量感受器的活动,然后产生一致的感觉。

我们将躯体感觉分为两个主要部分进行讨论:触觉和痛觉。我们还将简单讨论温度觉以及躯体的位置觉。不同类型的躯体感觉取决于不同的感受器、不同的神经传导路径和不同的脑区活动以及随后躯体感觉信息调控肌肉反射的机理。

触觉以皮肤开始。两种主要类型的皮肤称为有毛和无毛皮肤,人的手背和手掌就是很好的例子,皮肤由外层表皮和内层真皮组成。皮肤具有重要的保护功能,并能防止体内水分蒸发到我们生活的干燥环境中。皮肤是我们最大的感觉器官,给我们提供了与外部世界最直接的接触。皮肤是很敏感的，即使一个凸出表面的点只有 0.006 mm 高和 0.04 mm 宽，也能被手指尖感觉到。

11.1.1 皮肤触压觉机械感受器的分型以及功能

1. 机械感受器

躯体感觉系统的大多数感受器为机械感受器，它们对弯曲或伸展等物理变形较为敏感。机械感受器分布于全身各处，监控着皮肤的触压刺激、心脏和血管的压力刺激、消化道和膀胱的牵张刺激、牙齿的敲击刺激。机械感受器的核心是无髓轴突的分支，这些轴突有机械敏感性离子通道，通道的开放与否取决于它周围膜受到的牵拉性的改变。在已知的主要类型的离子通道中，对机械敏感性通道的了解最少。

皮肤的机械感受器(mechanoreceptor)中研究最清楚的感受器是环层小体(pacinian corpuscle)，它们位于真皮深处，长达 2 mm，直径几乎达 1 mm。Ruffini(鲁菲尼)末梢，存在于有毛和无毛皮肤内，比环层小体稍小一些。触觉小体，约环层小体的 1/10 大小，位于无毛皮肤的凸起处。Merkel(默克尔)小体位于表皮内，每个小体由一神经末梢和一扁平上皮细胞组成，上皮细胞可能是机械刺激的敏感部分，因为它与神经末梢形成突触样的连接。Krause(克劳泽)球状小体，位于皮肤和黏膜的交界处，其神经末梢看上去就像由一个个球串成的线。

因为我们有机械感受器，它们适宜刺激的频率、压力和感受野各不相同。这样我们能感觉到许多不同种类的机械刺激，并且很容易地分辨出不同的感觉。瑞典神经科学家 Ake Vallbo 和他的同事们改进了记录人手臂单根感觉神经的方法，同时测试手机械感受器的敏感性，评价由各种机械刺激产生的感觉。当刺激电极接触皮肤表面并在表面移动时，单个机械感受器的感受野就能绘制出。Meissner(麦斯纳)小体和 Merkel 小体的感受野较小，只有数毫米宽，而环层小体和 Ruffini 末梢的感受野较大，能覆盖整个手指或半个手掌。

机械感受器对长久刺激产生反应的持续时间不同。如果刺激电极快速压迫感受野内的皮肤，一些机械感受器，如 Meissner 小体和环层小体，开始迅速作出反应，然后即使刺激持续存在，神经放电也停止，这些感受器称为快适应感受器。而另外一些感受器，如 Merkel 小体和 Ruffini 末梢是慢适应感受器，它们对长时间的刺激产生更持久的反应。

毛发不仅仅是起着装饰我们的头和在冬天里起保暖的作用。很多毛发是敏感的感受器系统的一部分。当你用铅笔尖刷一根手臂背面的汗毛，就会感到像有一只讨厌的蚊子。毛发从深埋在皮肤内的毛囊中长出，每个毛囊有丰富的游离神经末梢分布,这些神经末梢或缠绕在毛囊周围,或与毛囊平行行走。有几种类型的毛囊,包括含有竖毛肌的毛囊(竖毛肌调节我们熟知的奇怪感觉,如鸡皮疙瘩),这些毛囊的神经分布也不同。不管在什么情况下,毛发弯曲就会引起毛囊和周围皮肤组织的变形,这种变形再牵拉、弯曲或弄平附近的神经末梢,使它们的放电频率增加或减少。毛囊的机械感受器可以是慢适应感受器,也可以是快适应感受器。

机械感受器对各种机械刺激的不同敏感性介导了不同的感觉。环层小体对200—300 Hz的振动最敏感,而Meissner小体对50 Hz左右的振动最敏感。

2. 振动觉

机械感受器轴突的选择性主要取决于它特殊末梢的结构。例如,环层小体有一足球形状的囊,囊内有20—70层(同心层)的结缔组织,中间有一神经末梢。当囊受压时,使神经末梢的膜变形,机械敏感性通道开放。流过通道的电流产生感受器电位,产生去极化。如果去极化足够大,就会爆发动作电位。但是囊内各层是平滑的,层与层之间有黏性液体。假如压力刺激持续存在,各层间相互滑动,传递刺激能量的方式就不再使轴突末梢变形,感受器电位也就消失。当压力刺激撤销时,感受器发生相反的变化,轴突末梢再次去极化,可能爆发另一个动作电位。若将环层小体的囊剥除,其裸露的神经末梢对振动刺激很不敏感,但对持续的压力刺激更敏感。环层小体对振动和高频刺激尤为敏感的原因正是多层的囊而不是神经末梢本身的某个特性,这个特性使得环层小体对持续的压力刺激几乎无反应。

3. 两点阈

体表各部位辨别刺激的详细特征的能力有很大的差异。空间感觉能力的一个简单测试就是两点辨别觉测试。将圆规的两脚触及你的指尖,你可以容易地分辨出有两个分开的点触及了你的手指,然后慢慢缩小距离,使其两端更靠近,再让它触及你的指尖。重复以上过程,使圆规两脚的距离一次比一次更接近,看看在你感觉这两点只是一点前,这两点的距离是多少,这就是两点阈。再将圆规两脚触及你的手背和任何你感兴趣的地方测两点阈。

11.1.2　初级传入纤维

皮肤具有丰富的神经轴突分布,这些轴突在向中枢神经系统投射的过程中,进入外周神经的巨大网络中。将信息从躯体感觉感受器传导到脊髓或脑干的轴突是躯体感觉系统的初级传入纤维(primary afferent axons)。初级传入纤维经背根进入脊髓,它们的胞体则位于背根神经节中。

初级传入纤维的直径有很大的不同,纤维直径的大小与它附属的感受器的类型有关。不同直径的轴突有两套名称表示,即用阿拉伯字母和希腊字母,或是用罗马数字表示。依照轴突直径逐渐减小的顺序排列，将来自皮肤感受器的轴突通常依次命名为Aα,Aβ,Aδ和C纤维，直径与上述相对应。但支配肌肉和肌腱的轴突，分别称为Ⅰ,Ⅱ,Ⅲ和Ⅳ类纤维。来自皮肤的感觉神经缺乏最粗(Aα)的轴突。C(或Ⅳ)类轴突被定义为无髓鞘轴突，而其他所有的轴突都是有髓鞘的。因为一根轴突的直径与它的髓鞘一起确定了这一轴突传导动作电位的速度。没有髓鞘的C纤维是最细的轴突，直径不到1 μm。C纤维传导痛觉和温度觉，是传导速度最慢的轴突，大约0.5—1 m/s。另一方面，由皮肤机械感受器介导的触觉，是由较粗的Aβ轴突传导，其传导速度能达到75 m/s。

11.1.3 脊髓

大多数外周神经通过脊髓与中枢神经系统联系，脊髓位于椎管内。

1. 脊髓的节段组成

脊髓的节段有成对的背根和腹根，人的脊髓有30个这样的节段。每根脊神经由背根和腹根的轴突组成，它经脊柱椎骨(背骨)间的椎间孔穿出椎管。脊神经与椎间孔的数目相等。30个脊髓节段(spinal segment)被分为4组，每一节段由与神经起源相邻的椎骨的名称命名：颈(C)1—8、胸(T)1—12、腰(L)1—5和骶(S)1—5。

脊神经的节段组成与皮肤的感觉支配有关。由单个脊髓节段的左右侧背根支配的皮肤区域称为一个皮区(dematome)，因此皮区与脊髓节段之间有一对一的关系。皮区图就像绘制了体表的一条条带。人弯腰，手足同时着地时，能最好地揭示皮区的组成，这大概反映了我们远古四足祖先的情况。

一侧背根切断时，同侧相应皮区的感觉并不全部丧失，这种部分感觉仍然存在的原因是由于相邻背根支配的皮区有重叠。然而，一个背根的轴突所支配的皮肤区域能被带状疱疹的表现清楚地说明，因为该病的单个背根神经节内的所有神经元都感染了病毒。

成人脊髓大约在第三腰椎水平结束。在腰椎和骶椎内下行的脊神经束称为马尾。马尾在充满脑脊液的脊柱硬膜腔内下行。腰穿常被用来收集脑脊液进行医疗诊断检查，在腰穿时，穿刺针在中线插入充满脑脊液的池内(这个过程也称为腰椎穿刺)。然而，如果穿刺针稍微偏离中线一点，就会碰到神经。当然，这会引起那根神经所支配的皮区尖锐的疼痛。

2. 脊髓的感觉组成

脊髓由中心部分的灰质和周围部分的白质束组成，这些白质束常称为柱(column)。脊髓灰质的每一半可分为背角、中间带和腹角。接受初级传入纤维传入的神经元称为第二级感觉神经元(second-order sensory neurons,又称次级感觉神经元)。脊髓的大多数第二级感觉神经元位于背角内。

传导皮肤触觉信息的粗而有髓鞘的 Aβ 轴突进入背角并形成分支。一分支在背角深部与第二级感觉神经元形成突触。这些联系能发起或调整多种快速和无意识的反射。Aβ 第一级传入轴突的另一分支直接向上到达脑。这种上行投射负责知觉,使我们能够对触压皮肤的刺激作出复杂的判断。

11.1.4　背柱-内侧丘系通路

将触压或振动皮肤的信息传导到脑的路径与传导疼痛和温度信息的路径完全不同。传导触觉的路径称为背柱-内侧丘系通路(dorsal column-medial lemniscal pathway)。

Aβ 纤维轴突的上行分支进入同侧脊髓的背柱(dorsal column),背柱是位于背角内侧的白质束,它将有关触觉和肢体位置觉的信息传向脑。背柱由第一级感觉轴突和第二级感觉轴突(来自脊髓灰质的神经元)组成。背柱的轴突终止于背柱核(dorsal column nucleus),背柱核位于脊髓和延髓的交界处。终止于颅底背柱核的一些轴突可能起源于身体的很远部位,这是一条快速直接的传导路径,它可将来自皮肤的信息传递到脑,中间没有突触联系。该路径中每一点的信息仍然代表同侧,即躯体右侧的触觉信息使右侧背柱核活动。然而,背柱核细胞的轴突投射至延髓腹内侧,并左右交叉。从这一部位向上,一侧脑的躯体感觉系统与来自对侧的躯体感觉有关。

背柱核的轴突在内侧丘系(medial lemniscus)的白质束内上行。内侧丘系向上穿过延髓、脑桥和中脑,与丘脑的腹后核(ventral posterior nucleus)神经元形成突触。任何感觉信息都首先在丘脑内形成突触,然后才进入新皮层。丘脑腹后核的神经元投射至第一躯体感觉皮层(primary somatosensory cortex,S1;又称初级躯体感觉皮层)。

生理学的研究认为在背柱核和丘脑核中发生了大量的信息转换。一般地说,信息每通过突触一次都会发生一次变化。尤其是在背柱-内侧丘系路径中,相邻输入信息间的侧抑制可增强对触觉刺激的反应。这些核团内的一些突触也能根据它们的活动来改变突触传递的强度。丘脑和背柱核的神经元也受大脑皮层的传入控制。

11.1.5　三叉神经触觉通路

身体大部皮肤的感觉是经脊髓传导的。而面部的躯体感觉主要由三叉神经

(trigeminal nerve)(第Ⅴ脑神经)传导,该神经由脑桥进入脑。三叉神经有两根,每侧一根。每根三叉神经又分成3支外周神经,分布于面部、口、舌的外2/3和硬脑膜。耳、鼻和咽周围皮肤的感觉由其他颅神经传导:面神经(Ⅶ)、舌咽神经(Ⅸ)和迷走神经(Ⅹ)。

与背根的感觉传导相似,三叉神经中较粗的轴突传导来自皮肤机械感受器的触觉信息,然后与同侧三叉神经核内的第二级神经元形成突触联系,三叉神经核类似于背柱核。三叉神经核的轴突交叉后投射到对侧丘脑腹后核的内侧部,然后投射到躯体感觉皮层。

11.1.6 躯体感觉皮层

与其他感觉系统一样,躯体感觉在大脑皮层进行最复杂的处理。与躯体感觉系统有关的皮层大部分是在顶叶。人的第一躯体感觉皮层(S1)是暴露的皮层带,称为中央后回(就在中央沟的后方)。在结构上,第一躯体感觉皮层由4个不同的皮层区组成,从中央沟往后数依次为Brodmann 3a,3b,1和2区。在第一躯体感觉皮层的末端侧面,还有第二躯体感觉皮层(S2),该部位要在拨开颞叶,暴露顶叶下部的听觉皮层后才能看到。最后,由5和7区组成的后顶叶皮层(posterior parietal cortex),它就在第一躯体感觉皮层的后方。

1. 第一躯体感觉皮层

第一躯体感觉皮层是主要的躯体感觉皮层。丘脑的大多数传入纤维终止于3a和3b区,3a和3b区的纤维再投射到1区、2区和第二躯体感觉皮层。由于皮层内的联系几乎都是双向性的,因此,1区、2区和第二躯体感觉皮层的轴突也回到3a和3b区。第一躯体感觉皮层的不同区域具有不同的功能。3b区主要与物体的质地、大小和形状有关,它主要将物体质地的信息输送到1区,而将物体大小和形状的信息输送到2区。1区或2区小部分的损害,就会损害辨别物体质地、大小和形状的能力。

像新皮层的其他区域一样,躯体感觉皮层是多层结构。丘脑传入到第一躯体感觉皮层的纤维主要终止于Ⅳ层。Ⅳ层神经元的纤维又投射到其他层的细胞。躯体感觉皮层与皮层其他区域的另一相似之处就是相同传入和反应的神经元垂直堆叠成柱,跨越皮层的数个亚层。事实上,皮层柱的概念是首次在躯体感觉皮层中提出的。

2. 皮层的躯体感觉定位图

电刺激第一躯体感觉皮层的表面,能引起身体特定部位的躯体感觉,移动刺激电极会引起躯体感觉部位的移动。绘制躯体感觉皮层图的另一方法就是记录单个神经元的活动，确定它的躯体感觉感受野的部位。很多第一躯体感觉皮层神经元的躯体感觉感受野在皮层上有规则的图谱。在脑组织上的体表感觉图称为躯体感觉定位图（somatotopy）。其他感觉也有相似的定位图，如视网膜定位图和耳蜗定位图。

躯体感觉定位图有两个明显的特征。第一，图不总是连续的而是中断的。手的代表区与脸和头部的代表区是分开的，而外生殖器被画在第一躯体感觉皮层的最隐蔽部位，在脚趾的下面。第二，图的比例不像真实的人体。口、舌和手指很大；而躯干、手臂和腿却很小。身体每一部位在脑的代表区的大小与这一部位感觉传入量的多少有关，也与该部位感觉传入的重要性有关，来自你食指的信息要比来自你肘部的信息更为重要。我们手和手指的触觉信息的重要性是显而易见的，但为什么要投入那么多的大脑皮层以分析来自口和舌的信息呢？两个可能的原因是：① 在讲话时触觉是重要的；② 在判断口内食物是否美味、营养，是否会噎、会折断你牙齿或咬不动时，你的嘴唇和舌头（感觉和味觉）是最后的防线。

不同的种系身体各部位感觉的重要性变化很大。例如，啮齿动物面部大的触须在第一躯体感觉皮层有很大的代表区，而爪趾的代表区较小。每个触须小囊的感觉信号到达一簇明确定义的躯体感觉皮层神经元，这种神经元簇称为桶（barrel）。啮齿动物触须的感觉定位图在第一躯体感觉皮层的5排皮层桶精确地对应于5排触须。

当感觉传入部位如手指去除后，皮层的躯体感觉定位图会发生什么变化呢？仅仅是皮层的"手指区"没有用了呢？还是萎缩了呢？或者是接受其他部位的传入信息发生重新排布呢？在20世纪80年代，旧金山加利福尼亚大学的神经科学家Michael Merzenich和他的同事们开始研究这些可能性。首先，用微电极仔细绘出成年枭猴的手在第一躯体感觉皮层上的代表区。然后，手术切除手的一个手指。几个月后，重新绘制手的皮层感觉定位图。结果发现原先对切除的手指反应的皮层区现在对邻近手指的刺激产生了反应。因此结论是：皮层的躯体感觉定位图发生了重新排布。在这个实验中，因为失去了缺失手指的传入信息，躯体感觉定位图发生了重新排布。那么当一个手指的传入活动增强时，又会发生什么样的变化呢？为回答这一问题，研究者们训练枭猴选用规定的手指去完成任务，然后给予食物奖赏。训练几周后，微电极绘图实验表明：训练时选用的手指与邻近未选用的手指比较，在皮层的代表区扩大。这些实验揭示了皮层的感觉定位图是动态的，可根据传入信息量的多少进行调整。后来在皮层其他区域（视、听、运动）的实验也说明这种定位图的可塑性在脑内广泛存在。

动物感觉定位图可塑性的发现导致人们寻找人脑类似的变化。对截肢者的研究探索了这个可能性。截肢者的一个普遍体验就是当身体的某部位被碰触时，感知就像来自缺失肢体的。这些“幻影肢体”的感觉常由刺激某些皮肤引起，而这些皮肤在皮层的感觉代表区与缺失肢体的感觉代表区相邻。例如，刺激面部能够引起幻影手臂的感觉。功能性的脑成像显示缺失肢体原来的皮层感觉代表区现在可被刺激面部而激活。虽然这种感觉定位图的可塑性适合于不再使用的皮层，但截肢者的刺激与感觉之间的不一致说明，这种可塑性会导致对来自第一躯体感觉皮层的信号的混乱解释。

对于截肢者而言，更多的皮层感觉代表区不一定有用，但对于音乐家来说，更多的皮层感觉代表区是明显有益的。小提琴手和其他弦乐器演奏者必须持续用左手手指拨弄琴弦，而另一只握住弦弓的右手，每个手指接受的刺激要少得多。第一躯体感觉皮层的功能影像表明，弦乐器音乐家左手手指在皮层的感觉代表区大大增加。随着人们生活经历的改变，他们的脑不断地调整皮层感觉定位图。这种皮层感觉定位图的可塑性可能与学习和记忆的过程有关，但是目前我们尚不清楚其机制。

3. 后顶叶皮层

不同类型信息的分离是感觉系统的一般规律，躯体感觉系统也不例外。然而，不同感觉类型的信息不可能是永远分离的。刺激物分离的信息很容易凑合在一起成为具体的物体。但我们很少知道感觉系统内是怎样发生这种生物学现象的，更不知道感觉系统之间的作用机制。

神经元感受野的特征在信息通过皮层时和在感受野扩大时都会发生改变。皮层下的神经元和皮层 3a，3b 区的神经元对刺激物在皮肤上移动的方向不敏感，但是 1 区和 2 区的神经元是敏感的。某些皮层区域似乎是将简单、分离的感觉信息聚合成复杂感觉的部位。后顶叶皮层也是这样一个部位，它的神经元有较大的感受野。此外，后顶叶皮层不仅与躯体感觉有关，而且也与视觉刺激、运动计划，甚至一个人的注意力有关。

破坏后顶叶皮层能产生一些奇异的神经紊乱，其中有认识不能（agnosia）。虽然简单的感觉功能似乎正常，但不能识别物体。原有立体感觉丧失的人不能通过触摸物体（如一把钥匙）来识别它们，尽管他们的触觉是正常的，他们通过视或听来识别这些普通物体可能也没问题。立体感觉丧失常常限制在后顶叶皮层损伤的对侧。

顶叶皮层损伤也可引起一种忽视综合征（neglect syndrome），该疾病的症状是身体的一部分或世界的一部分（如左侧视野）被忽视了或被抑制了。患有忽视综合征的病人可能会对自己盘子里的一半食物视而不见，或者只给自己的半边身体穿衣服。忽视综合征随着时间的推移会逐渐好转或消失。

后顶叶皮层对感知和解释空间关系及精确的身体图像是必需的，也是身体在空间活动时动作的协调必不可少的。这牵涉到将躯体感觉信息与其他感觉系统、尤其是视觉系统信息进行复杂整合。

11.2 痛 觉

痛觉感受器（nociceptor）广泛分布在皮肤、肌肉、关节和内脏器官，形态学上是无髓的游离神经末梢。它发出信号，表示身体组织正受到伤害或在伤害的危险之中。痛觉感受器的信息传导到脑的路径与机械感受器的传导路径有很大的差异，因此，这两条路径活动时引起的主观感觉不同。选择性刺激痛觉感受器能导致疼痛的感觉。痛觉和疼痛对生命至关重要。

然而，疼痛（nociception）和痛觉（pain）是两个密切联系但又不同的概念。疼痛是中枢神经系统对来自身体某部位的刺激的传入信息的反应和加工。痛觉是指发生在躯体某部分的厌恶的感觉，它发出引起疼痛的信号。痛觉感受器可广泛和持续地活动，而疼痛可一会儿出现一会儿消失。与此相反的情况也可能会发生：即痛觉感受器没有活动，疼痛也可以是痛苦难忍的。与其他感觉系统不同的是，痛觉的感知性质能从内部，即由脑本身控制。

11.2.1 痛觉感受器

痛觉感受器能被伤害性刺激所激活。化学、机械、灼热、缺氧等都能引起组织损伤。痛觉感受器的细胞膜含有离子通道，它们能被这些刺激所激活。

简单地牵拉或弯曲痛觉感受器的细胞膜，能激活机械性门控离子通道，引起细胞膜去极化和产生动作电位。此外，受伤处的损伤细胞能够释放大量物质，通过直接或间接的作用，激活不同的受体使得感受器细胞膜上的离子通道开放。这些物质包括蛋白酶、腺苷三磷酸（ATP）和钾离子等等。蛋白酶能够分解细胞外含量丰富的血浆蛋白而形成缓激肽。缓激肽结合到特异的受体分子上，激活了痛觉感受器的离子电导。同样，ATP通过直接结合到ATP门控离子通道，引起痛觉感受器的去极化。而细胞外钾离子浓度的升高可直接引起神经元膜的去极化。在损伤区合成的另一类物质是花生四烯酸的代谢产物，如前列腺素和白细胞三烯(leukotrienes)，这类物质加强了伤害性感受器的活动，产生痛觉过敏(hyperalgesia)(图 11.1)。

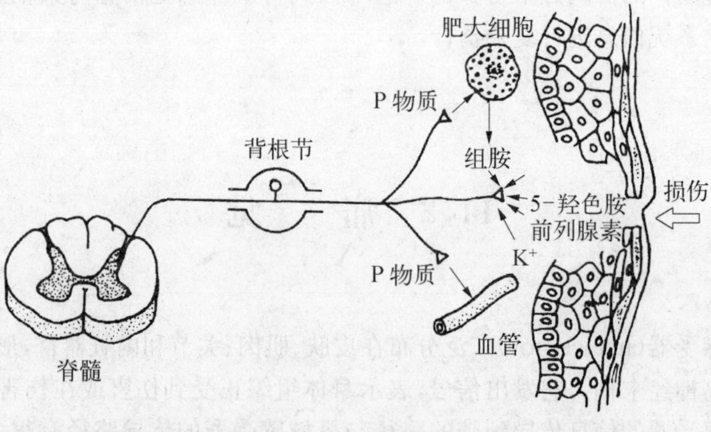

图 11.1　损伤引起的外周组织释放的化学物质激活伤害性感受器 (韩济生，1999)

现在考虑一下靠在火炉旁的情况。45℃以上的热烧伤了组织，痛觉感受器膜上的热敏感离子通道开放。当然，当皮肤温度在 37—45℃时，我们也有非疼痛性的温暖感觉。这些感觉取决于非痛觉的温度感受器和中枢神经系统。但我们要注意温暖和烫伤的感觉是由不同的神经机制介导。

若是运动员处在长跑比赛的最后 1 km 时，运动员组织内氧的水平不能满足对氧的需求，他的细胞利用无氧代谢产生 ATP。无氧代谢的结果就是乳酸的释放，乳酸导致细胞外液中 H^+ 的增加，H^+ 激活了痛觉感受器上的 H^+ 门控离子通道。这就是高强度运动后产生极痛苦的钝痛的机制。

皮肤和结缔组织含有肥大细胞，它是免疫系统的一个组成部分。肥大细胞能够被异物激活，引起组胺的释放。组胺结合到痛觉感受器上的特异性细胞表面受体，引起细胞膜去极化。组胺还能引起毛细血管的通透性增加，导致受伤处肿胀和发红。含有阻断组胺受体的药物(抗组胺药)霜剂有助于缓解疼痛和肿胀。

1. 痛觉感受器的分类

疼痛刺激的换能发生在无髓 C 纤维的游离神经末梢和细的有髓 Aδ 纤维。大多数痛觉感受器对机械、温度和化学刺激发生反应。与机械感受器类似，许多痛觉感受器对不同刺激的反应具有选择性。这样，就出现了以下情况：机械性痛觉感受器对重压发生选择性的反应；温度痛觉感受器对烫或冻发生选择性的反应；化学性痛觉感受器对组胺和其他化学物质发生选择性的反应。确实，研究者最近发现，最细的C纤维(传导速度约0.5 m/s)选择性地对组胺发生反应，并引起痒的感觉。痛觉感受器存在于大多数组织，包括皮肤、骨骼、肌肉、大多数内脏器官、血管和心脏。除了脑膜外，脑本身没有痛觉感受器。

2. 痛觉过敏

一般来说，在刺激强度大到足以伤害组织时痛觉感受器才发生反应。但是经受伤或有炎症的皮肤、关节或肌肉都特别敏感。这种现象称为痛觉过敏。它是我们身体控制疼痛的最熟悉的例子。感觉过敏可能是疼痛的阈值降低，疼痛的刺激强度增加，或甚至是自发疼痛。原发性痛觉过敏发生在损伤的组织内，但是损伤周围的组织也可能由于继发性痛觉过敏而变得超敏。

痛觉过敏有许多不同的机制，一些机制可能发生在外周感受器的内部和感受器的周围；另一些机制可能发生于中枢神经系统内。如前所说，皮肤受损时释放多种化学物质。这些物质调节痛觉感受器的兴奋性，使它们对温度或机械刺激更为敏感。这些化学物质有缓激肽、前列腺素和P物质等。

缓激肽作为直接使痛觉感受器去极化的化学物质之一，还可引起细胞内持久的变化，使热激活的离子通道更加敏感。前列腺素是脂质细胞膜被酶分解后产生的化学物质。虽然前列腺素不会引起明显的疼痛，但它能大大增加痛觉感受器对其他刺激的敏感性。因为阿司匹林和其他非类固醇抗炎药能抑制前列腺素合成所需的酶，被广泛用来治疗痛觉过敏。痛觉感受器本身合成的P物质是一种肽。痛觉感受器轴突的一个分支的活动能导致该轴突的其他分支(支配邻近皮肤)释放P物质到组织液中，使肥大细胞释放组胺。P物质和组胺引起血管扩张，产生毛细血管肿胀。

中枢神经系统机制也参与了继发性痛觉过敏。组织损伤后，轻轻碰触损伤组织引起机械感受器Aδ纤维活动就能激发疼痛。因此，痛觉过敏的另一机制可能是脊髓内的触觉与痛觉传导路径发生了串线。

11.2.2　初级传入纤维和脊髓

由于Aδ与C纤维的动作电位传导速度的差异，所以它们以不同的速度将信息传递到中枢神经系统。因而，皮肤痛觉感受器的兴奋可导致两种不同的疼痛感觉：一是快速的、尖锐的第一痛，然后是迟钝的、持久的第二痛。第一痛由Aδ纤维的活动引起；第二痛由C纤维的活动引起(图11.2)。

Rexed将脊髓分为10层。其中与感觉输入相关的主要是Ⅰ—Ⅶ层以及Ⅹ层。传导痛觉的细纤维就像Aβ机械感觉纤维一样，它们的胞体位于背根神经节内，纤维进入脊髓背角后立即分支，在脊髓的Lissauer(背外侧)区内向上和向下行走短距离后，与胶状质(substantia gelatinosa)区的背角外侧细胞形成突触(图11.3)。

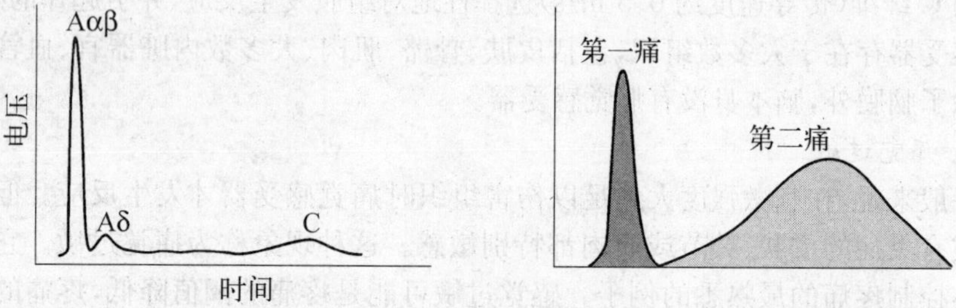

图 11.2　在同一外周神经中记录不同直径纤维的复合动作电位的传导速度
(Julius D & Basbaum A I, 2001)

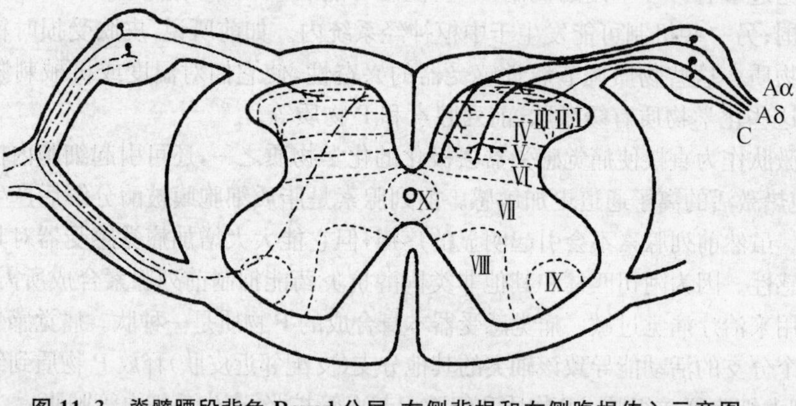

图 11.3　脊髓腰段背角 Rexed 分层、右侧背根和左侧腹根传入示意图
(韩济生,1999)

疼痛传入纤维的神经递质为谷氨酸和 P 物质。P 物质存在于轴突末梢的储存囊泡中,一连串的高频动作电位能引起它的释放。最近的实验已表明:由 P 物质介导的突触传递可产生轻度到剧烈的疼痛。辛辣的食物的活性成分是辣椒素,它可引起口中某些痛觉感受器释放 P 物质,从而产生辛辣的感觉。烹调辛辣食物时,应该防止用粘上红辣椒(即辣椒素)的手指去擦眼睛,因为那样会引起烧灼痛。奇怪的是,辣椒素大量使用后,反而引起痛觉丧失(analgesia),可能是因为辣椒素耗竭了神经末梢的 P 物质,因而它可用来治疗带状疱疹引起的疼痛。

内脏痛觉感受器的轴突进入脊髓的路径与皮肤痛觉感受器的相同。脊髓内有这两种传入源的信息混合。这种内脏和皮肤信息的串线导致了牵涉痛(referred pain),即内脏痛觉感受器的活动被感知为皮肤痛。牵涉痛的典型例子就是心绞痛,它在心脏缺氧时发生,病人常常感觉胸壁上方和左臂的疼痛。另一常见的例子就是阑尾炎的疼痛,在阑尾炎早期,脐周腹壁有牵涉痛。

11.2.3　痛觉的上行通路

触觉和痛觉路径之间存在很多差异。首先，分布于皮肤的神经末梢是不同的。触觉路径的神经末梢具有特殊结构，而痛觉路径只有游离的神经末梢；其次，传出轴突的直径不同。触觉路径是传导速度快、髓鞘厚的 Aβ 纤维，而痛觉路径是传导速度慢、髓鞘薄的 Aδ 纤维和无髓 C 纤维；再次，它们在脊髓内的联系也不同。Aβ 纤维的分支终止于背角深部，而 Aδ 和 C 纤维的分支在 Lissauer（背外侧）区内行走，终止于胶状质。此外，它们将信息传递到脑的路径也完全不同（图 11.4）。

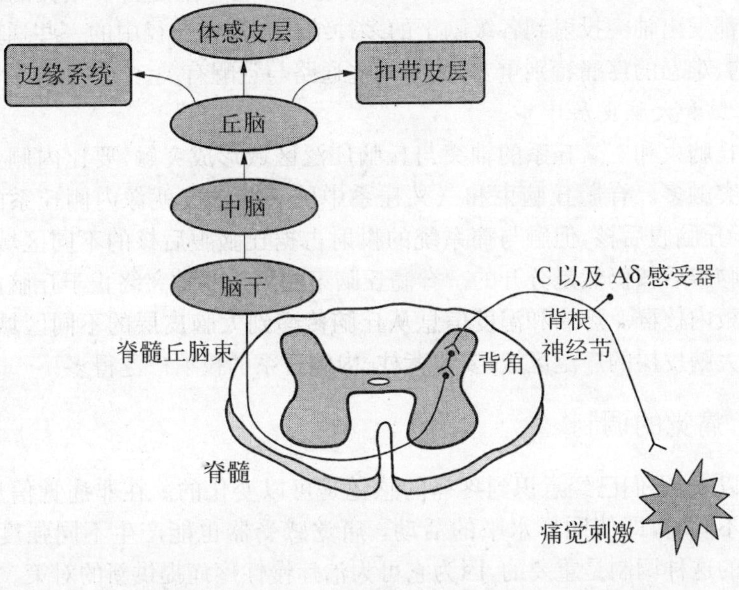

图 11.4　痛觉的上行通路　(sigma-aldrich http://www.sigmaaldrich.com/Area of Interest/Life Science/Cell Signaling/Key Resources/Pathway Slides Charts/Ascending Pain Pathway.html)

1．脊髓丘脑痛觉通路

躯体有关疼痛和温度的信息经脊髓丘脑通路（spinothalamic pathway）从脊髓传导到脑。该路径与背柱-内侧丘系不同，它的第二级神经元的轴突立即交叉到对侧，然后在脊髓的腹侧经脊髓丘脑束上行。脊髓丘脑束的纤维向上投射，经延髓、脑桥、中脑到达丘脑，该路径没有突触，直到丘脑后才有突触联系。

突触信息在同侧上行，而疼痛和温度信息在对侧上行。神经系统损伤后的感觉障碍验证了这种结构特点。例如，脊髓半侧损伤后，机械感觉障碍发生在与脊髓损伤相同的一侧：轻触皮肤、音叉振动皮肤、肢体的位置都没有感觉。相反，疼痛和温度感觉障碍出现在脊髓损伤的对侧。其他症状，如运动障碍，它发生于脊髓损伤的同侧，以及感觉障碍的精确部位和范围，都能为脊髓损伤的部位提供更多的线索。脊髓一侧损伤后出现的感觉和运动症状称为 Brown-Séquard 综合征。

2. 三叉神经痛觉通路

头面部的疼痛和温度信息传递到丘脑的路径与脊髓的路径相似。三叉神经中的细纤维首先与脑干中的三叉神经脊束核（第二级感觉神经元）形成突触，然后这些神经元的轴突交叉组成三叉丘系上行至丘脑。

除了脊髓丘脑和三叉丘脑的路径外，其他与疼痛和温度密切相关的路径在到达丘脑前都发出轴突投射到各级脑干的多种结构。这些路径中的一些通路对产生缓慢、烧灼、难忍的疼痛特别重要，而另一些通路与觉醒有关。

3. 丘脑和大脑皮层

脊髓丘脑束和三叉丘系的轴突与丘脑广泛区域形成突触，要比内侧丘系与丘脑形成的突触多。脊髓丘脑束和三叉丘系中的一些轴突就像内侧丘系的轴突一样，终止于丘脑腹后核，但触与痛系统的投射占据丘脑腹后核的不同区域，所以这两者在丘脑腹后核仍然是分开的。脊髓丘脑束的另一些轴突终止于丘脑的一些小核团——板内核群。疼痛和温度信息从丘脑传递到大脑皮层的不同区域，但它们都投射到大脑皮层的广泛区域，要比背柱-内侧丘系的投射广泛得多。

11.2.4 痛觉的调制

多年以来，人们已经意识到疼痛的感觉是可以变化的。在非痛觉信息传入和行为状况不同时，即使同样水平的活动，痛觉感受器也能产生不同强度的疼痛。理解疼痛的这种调制是重要的，因为它可为治疗慢性疼痛提供新的对策。

1. 传入调制

我们已经知道，轻触可通过痛觉过敏机制激起疼痛。然而，痛觉感受器兴奋产生的疼痛也能被低阈值的机械感受器（Aβ 纤维）的同时兴奋所减弱。也许，这就是为什么在胫骨损伤时摩擦胫骨周围的皮肤会感到疼痛减轻的原因。这也可以解释电治疗某些慢性、难治的疼痛。将电线缚在皮肤表面，病人打开电刺激器以激活直径较粗的感觉轴突，疼痛即被抑制。痛觉门控学说对这一现象的解释是，背角的某些神经元发出一轴突沿脊髓丘脑束上行，直径较粗的感觉轴突和无髓痛觉轴突都可兴奋这些神经元。这些神经元也被中间神经元抑制，而中间神经元既可被粗的感觉轴突所兴奋，又可被痛觉轴突所抑制。通过这种结构，痛觉轴突单独活动可最大程度地兴奋背角神经元，使痛觉信号上传到脑。然而，假如机械感受器的粗轴突同时兴奋,那么它可通过激活中间神经元从而抑制痛觉信号的传入。

2. 离中调制

强烈情感、应激或高度克制力能有效地抑制疼痛。一些脑区已被认为与疼痛的抑制有关。其中之一是位于中脑的神经元,称为导水管周围灰质(periaqueductal gray matter,PAG)。电刺激导水管周围灰质能引起严重的痛觉障碍,因而有时应用于临床。导水管周围灰质一般接受几处脑部位的传入信息,其中许多是传递情感信息的。导水管周围灰质的神经元发出下行轴突进入延髓中线区,尤其是进入中缝核群(raphe nuclei),它们的神经递质是5-羟色胺。这些延髓神经元再发出轴突向下投射到脊髓的背角,在那里有效地抑制痛觉神经元的活动。

3. 鸦片样物质对痛觉的调制

今天鸦片的治疗价值已无可争议,但在世界大多地方,鸦片的活性成分及其类似物吗啡、可卡因和海洛因被滥用。全身使用鸦片样物质可引起严重的痛觉障碍,也可引起情绪变化、困乏、神志恍惚、恶心、呕吐和便秘。20世纪70年代发现鸦片样物质通过与脑内几种鸦片受体(opioid receptor)紧密、特异地结合而发挥作用,并且脑本身可生成内源性的吗啡样物质,统称为内啡肽(endorphin)。内啡肽是一类小分子蛋白或肽。

内啡肽及其受体广泛分布于中枢神经系统,尤其集中在处理或调制痛觉信息的部位。在导水管周围灰质、中缝核或背角内少量注射吗啡或内啡肽,就能产生痛觉障碍。由于这一效应可被注射特异性鸦片受体阻断剂纳洛酮所阻断,因此,吗啡或内啡肽肯定是通过与鸦片受体结合而发挥作用。电刺激这些部位引起的痛觉障碍也能被纳洛酮阻断。在细胞水平,内啡肽有多种效应,包括抑制突触前神经末梢释放谷氨酸、使突触后膜超极化从而抑制该神经元。一般说来,在脊髓和脑干中含有内啡肽的神经元系统能阻断痛觉信号经背角传递给产生痛觉的高位脑。

11.3 温度觉

与触觉和痛觉相类似,温度觉也起源于皮肤的感受器,并有赖于新皮层进行感觉处理。

11.3.1 温度感受器

由于温度决定了化学反应的速度,因此所有细胞的功能对温度都比较敏感。然而,温度感受器(thermoreceptor)是对温度异常敏感的神经元,因为这些神经元具有特殊的膜机制。例如,我们能察觉到平均皮肤温度小至0.01℃的变化。聚集于下丘脑和脊髓的温度敏感神经元对维持体温稳定的生理反应是重要的,但是更重要的是皮肤的温度感受器。

当前对于温度感受器神经末梢的结构尚不清楚,但各处皮肤的温度敏感性是不一致的。一些皮肤对热或对冷特别敏感,但不是对热和冷都敏感。热与冷敏感性的部位不一样,这些事实说明热和冷具有各自不同的感受器编码。而且,皮肤热点与冷点之间的小块区域对温度相对不敏感。当皮肤温度高于30℃时,温度感受器开始发放神经冲动,在30—45℃之间,随着温度升高放电频率增加。当皮肤温度进一步升高时,放电频率迅速减少,此时感觉从热变为烫,组织开始灼伤。而冷感受器在皮肤温度约高于35℃时,相对无反应。但是在35—10℃之间的温度范围内,它们的放电频率较快。10℃以下时停止放电,冷就成为一种非常有效的麻醉手段。但有些冷感受器在皮肤温度超过45℃时也开始放电。如果这样高的温度仅局限于冷感受器分布的较小的皮肤区域,就产生一种不能解释的冷的感觉。对于这一现象的解释是中枢神经系统不知道什么样的刺激引起了感受器的放电,但它始终把冷感受器的所有活动解释为对冷的一种反应。

与机械感受器类似,温度感受器的反应在长久刺激时也产生适应现象。温度急剧下降会引起皮肤上的冷感受器快速放电,但温感受器不放电。若在30℃持续几秒钟后,冷感受器减慢了放电频率(但仍比35℃时的放电频率快);而温感受器的放电频率略加快。但是当皮肤温度刚回到原来水平时,则引起相反的反应——冷感受器短暂静止和温感受器活动爆发——然后两者恢复到稳定的、合适的放电频率。温度感受器与其他大多数感觉系统一样,在刺激性质突然改变时产生最强烈的神经和感觉反应。

11.3.2 温度觉通路

温度觉向上传导的路径与痛觉的路径相同。冷感受器与Aδ和C纤维连接,而温感受器只与C纤维连接。直径较细的轴突在背角的胶状质内形成突触,第二级神经元的轴突立即交叉,在对侧的脊髓丘脑束内上行。因此,如果脊髓一侧被横断,躯体对侧的温度觉以及痛觉都会丧失。

嗅觉味觉往往相伴而生，可用形态学以及生理学的标准加以区分。两种感觉最主要的差异在于不同的刺激物质。对于味觉来说，适宜刺激多为非挥发性的有机或无机物质的分子，刺激源在感觉器官附近或与之直接接触；而嗅觉的适宜刺激几乎全是有机的、挥发性的分子，呈气体形式，刺激源常在远处。这两种感觉的适应性很显著，在刺激的过程中信息传入通路的兴奋性明显下降，感觉相应地减弱。另外的特点则是对特定的刺激有极高的敏感性，一个嗅感受器对一个或几个嗅分子就有反应，但是辨别阈较高。

11.4　味　　觉

人的主要味觉器官是舌。一个灵敏的味觉系统对于辨别新的食物源和可能的有毒物质是必不可少的。我们天生喜欢甜味，并满足于母乳的味道。我们拒绝味苦的东西，这可能是因为很多有毒物质呈苦味。然而，经验可以在很大程度上改变本能。比如，我们能够学着容忍甚至喜欢诸如咖啡之类的苦味。机体也能在某种关键营养短缺的时候建立起对它们的食欲。比如说，在丧失了基本盐分的时候，我们会渴望咸味食物。

11.4.1　基本味觉

我们似乎只能辨别出4或5种基本的味道。4种基本味觉为咸、酸、甜和苦。第5种是所谓“鲜味”的感觉，其定义为谷氨酸所产生的味觉。行为证据表明基本味觉的存在，当人们被要求对大量化学物质进行成对品尝，并对其做出比较时，他会把每种味道描述成4个大类之一：酸、甜、咸和苦。这些味质在舌上的最敏感部位呈一定的空间分布，舌根部对苦味最敏感，而舌尖部对甜味最敏感。

化学物质和味觉之间存在明显的联系。多数酸性物质呈酸味，而盐类则呈咸味。虽然物质的化学成分可以千变万化，但它们的基本味道却保持不变。很多化学物质呈甜味，从大家熟悉的糖，到某些蛋白(monellin)和人工甜味剂等。令人惊奇的是，糖是这些物质中甜味最弱的：1克人工甜味剂或蛋白的甜度为1克蔗糖的10 000—100 000倍。苦味物质可以是简单的无机离子，如K^+(KCl事实上同时诱发苦味和咸味)和Mg^{2+}，也可以是复杂的有机分子，如奎宁和咖啡。

有些物质具有混合的感觉。例如,橙子又甜又酸,葡萄则是酸甜苦兼有。那么,我们如何对诸如巧克力、草莓和烧烤酱等无数种食物的滋味进行辨识呢?首先,每种食物激活不同的味觉组合,并使这种组合成为唯一的感觉。第二,多数食物以同时产生的味觉和嗅觉构成独特的口味。例如,如果没有气味,洋葱引起的味觉可能与苹果引起的味觉相混淆。第三,其他感觉形式可能也有助于独一无二的食物品尝经验的建立。如痛觉对辛辣味的形成是必不可少的。

11.4.2 味觉器官

我们不仅通过舌头,同时也通过口腔内的其他区域,诸如腭、咽以及会厌等部位感受味觉。食物的气味也会通过咽部进入鼻腔,从而为嗅觉感受器所检测。尽管舌的各个部位对于味质的最敏感部位不同。然而,舌头的大部分对所有的基本味觉都敏感。

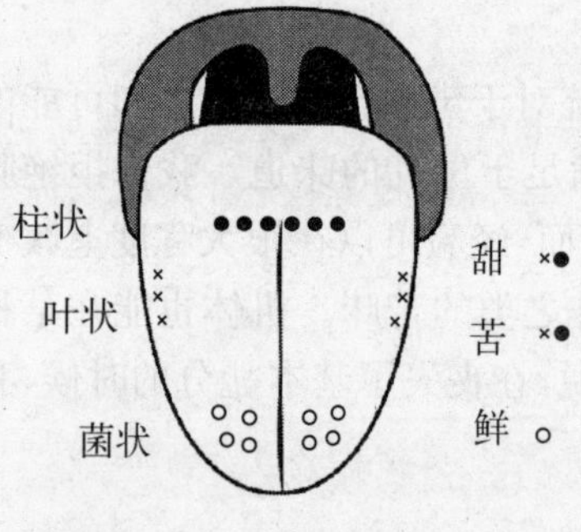

图 11.5 小鼠舌上味觉感受器以及乳突的分布 (Scott K., 2005)

一些小的称为乳突(papilla)的凸起,散在地分布于舌头表面,它们呈叶状、柱状或菌状。取一面镜子,伸出舌头,并将一束光照于其上,你就能看见舌乳突——小的呈圆形的分布在舌尖和两侧,大的分布于舌根部。每个乳突包含有上百个至几百个味蕾(taste bud),味蕾只能在显微镜下被观察到。单个味蕾高约 70 μm,直径约 40 μm。每个味蕾有 50—150 个味觉感受器细胞(taste receptor cell),或称味觉细胞,它们在味蕾中呈桔瓣样分布。味觉细胞只占舌上皮细胞的 1%(图 11.5)。

味蕾中有包围在味觉细胞周围的基底细胞,以及一组味觉传入神经纤维。一个人一般拥有2 000—5 000 个味蕾。用微小液滴可以将单个舌乳突暴露于低浓度的各种基本味觉刺激(醋或蔗糖溶液)。在某些临界浓度,刺激会诱发一个味觉感知——这便是所谓的阈值浓度。在浓度刚超过阈值时,大部分乳突仅对一种基本味觉敏感,比如说,有酸味敏感和甜味敏感的乳突。然而,当味觉刺激浓度增高时,大部分乳突的选择性会有所降低。在所有刺激都比较弱的时候,一个乳突可能仅对甜味有反应,然而在咸味刺激较强的时候它也能产生反应。例如,低浓度的食盐(0.02—0.03 mol/L)呈微弱的甜味,只有当浓度高于 0.04 mol/L 时才纯粹是咸的。这在感觉系统是一个普遍的现象。感觉系统大多数感受器对外界刺激响应的广谱性令人惊异。那么精细地区分两种类似物质的味道就得依靠我们的大脑。

11.4.3 味觉感受器细胞

味觉感受器细胞的化学敏感部分是它膜上称为顶端的一个小区域,其接近于舌头表面。顶端部位存在微绒毛的投向味孔的细小突起,后者为舌头表面的细小开口,在此,味觉细胞暴露于口腔的食物环境中:味觉感受器细胞并不是神经元。但是,它们和位于味蕾底部附近的味觉传入神经纤维的终端形成突触。味觉感受器细胞也和部分基底细胞形成电突触和化学突触,部分基底细胞和感觉神经纤维形成突触,并可能在味蕾内形成简单的信息处理回路。味蕾细胞也有固定的生长、死亡和再生周期,一个味觉细胞的生命周期大约为10天。这个周期的长短取决于感觉神经的影响——如果神经被割断,味蕾将退化。

当一个味觉感受器细胞被一种合适的化学物所激活,其膜电位将有所变化,或去极化或超极化,这种电位的变化称为感受器电位(receptor potential)。如果感受器电位为去极化而且足够大,多数感受器细胞将像神经元一样产生动作电位。而感受器膜电位的去极化将导致电压门控的钙离子通道的开启;Ca^{2+} 进入胞浆,引起递质分子的释放。这是从味觉细胞到感觉神经纤维的基本突触传递。味觉感受器递质的成分尚不明了,但是我们知道它使突触后感觉神经纤维兴奋,并使之发放动作电位,后者将味觉信号传至脑干。

90%以上的感受器细胞对两种或两种以上基本味觉敏感。因此,即便是味觉过程中的第一级细胞对化学刺激的类型也不具选择性。为什么有的细胞仅对一种化学物质反应,而别的则对3种或4种反应呢?这是因为反应和各种细胞所特有的转导机制有关。

11.4.4 味觉转导机制

环境刺激在一个感受器细胞内引起电反应的过程叫做转导(transduction)。神经系统具有千变万化的转导机制,使之对化学物质、压力、声音和光等刺激敏感。转导机制的特性决定了一个感觉系统的特殊的敏感性。我们拥有视觉是因为我们的眼睛拥有光感受器。如果舌头上有光感受器,我们就能用舌头来看。

有些感觉系统拥有具同样转导机制的单一种类基本感受器细胞(如听觉系统)。但是味觉转导包含很多过程,而且每个基本味觉可以通过下述的一个或多个机制来对刺激(或称味质)进行感觉,即① 直接通过离子通道(盐和酸);② 与离子通道结合并阻断之(酸和苦);③ 与离子通道结合并开启之(一些氨基酸);④ 与膜受体结合并激活第二信使系统,继而开启或关闭离子通道(甜、酸和鲜味)。这些都是在神经元和突触信号传递中为人熟知的基本过程。

我们所知道的关于大脑工作的原理很多来自对其他动物的研究。对味觉传导的研究也不例外。一些重要线索来自鲶鱼、泥螈(一种大的、食欲旺盛的蝾螈)、小鼠以及大鼠。从实验角度而言,每种动物都有一定的优越性(如非常大的味觉细胞)。它们所提供的信息告诉我们,在以人体细胞为对象进行研究时该从何入手。在味觉方面(以及在神经科学的其他很多方面)都必须从其他动物那里得到补充信息。

1. 咸味

呈咸味的典型化学物为食盐,这是海洋、血液乃至鸡汤中除水之外的主要物质。对盐的味觉主要是由对阳离子 Na^+ 的味觉所引起的。咸味敏感的味觉细胞具有一个和其他上皮细胞相同的 Na^+ 敏感通道,它可以为氨氯吡咪所阻断。氨氯吡咪敏感的钠离子通道和产生动作电位的钠通道很不一样,味觉通道对电压不敏感,而且在任何情况下都保持开启状态。当你喝鸡汤时,膜两边的 Na^+ 差异更大。Na^+ 然后随浓度梯度扩散,意味着其流入细胞,由此引起的内向电流导致膜的去极化。这和引起动作电位上升相的过程相似,只是在后一种情况下 Na^+ 浓度梯度保持不变,同时 Na^+ 电导(钠通道开启数量)有瞬间增大。

盐的阴离子会影响阳离子所产生的味觉。比如说,氯化钠尝起来比醋酸钠更咸,明显地是因为大的阴离子对阳离子所产生咸味的抑制作用更大。我们对阳离子抑制作用的机制知之甚少。另一个复杂情况是如果阴离子足够大的话,它们自身会在味觉中起作用。糖精钠呈甜味是因为 Na^+ 的浓度太低,以致我们不能尝到咸味,而糖精则强有力地激活了甜觉感受器。

2. 酸味

食物呈酸味是由于它们的高酸性(也就是低 pH)。酸,如 HCl,溶解在水中并产生氢离子(质子,或 H^+)。因此,质子为酸性和酸味的介质,它们能通过两种途径对味觉感受器产生影响。首先,H^+ 能穿过氨氯吡咪敏感的钠通道,这是和介导咸味同样的通道,这导致内向 H^+ 电流并使细胞去极化。(如果这是唯一的转导机制,那么细胞就不能将 H^+ 和 Na^+ 区分开来。)其二,H^+ 能与 K^+ 敏感的通道结合并将其阻断。当膜上 K^+ 通透性降低时,膜发生去极化。这些并不能完全解释酸味转导机制,因为 pH 的变化会影响所有的细胞过程。

3. 甜味

有很多呈甜味的物质,并有数种敏感机制。有些分子与特殊的感受器位点结合,并激活味觉细胞内第二信使级联,因而呈甜味。在这种情况下,这个级联与某些神经元中去甲肾上腺素受体被激活的情况相似。这和膜上 G 蛋白偶联受体引发胞内 cAMP 形成有关，cAMP 则激活蛋白激酶 A(PKA)，进而导致 K^+ 选择性通道的磷酸化（这显然是和酸味机制有所不同），致使其被阻断。同样地，K^+ 通道的阻断导致感受器细胞的去极化。有些甜味刺激可以激活与三磷酸肌醇（IP_3）有关的第二信使通路。最后，也许还有第二种甜味转导机制，这种机制和第二信使系统无关。在这种情况下，一组阳离子通道可能直接地被糖所开启。

4. 苦味

苦味感受器实际上是毒物检测器。也许因为毒品的化学本质各有所异，对苦味的转导也存在多种机制。有些苦味复合物，诸如钙和奎宁，可以直接与 K^+ 选择性通道结合并阻断之（和酸味机制相似）。

也有苦味物质的特异膜受体，这种受体激活后，G 蛋白偶联的第二信使级联与产生甜味的机制不同。一种苦味感受器导致胞内信使 IP_3 产物的增加。而 IP_3 通路是体内细胞中普遍存在的信号系统。IP_3 苦味系统的特性在于，它能在感受器细胞膜电位保持不变的情况下，对递质释放进行调节。因为它直接刺激胞内钙库释放 Ca^{2+}。另一种苦味感受器是通过刺激酶活动使得 cAMP 降解，以降低 cAMP 水平。

5. 鲜味

蛋白质是由氨基酸所组成，同时也是很好的能源。许多氨基酸味道不错，虽然有些是苦的。对于氨基酸也存在多种转导机制。研究得最多的是呈"鲜味"的味精（由谷氨酸或天冬氨酸组成）所引起的味觉。味精似乎存在两条通路，谷氨酸能直接激活对正离子 Na^+ 和 Ca^{2+} 通透的离子通道，由此导致的内向电流引起去极化，开启电压门控的钙通道并引起递质释放，通过谷氨酸通道直接流入的 Ca^{2+} 也可能导致递质释放。这是一个为大家所熟悉的过程，因为谷氨酸门控的通道是大脑中占主导地位的兴奋性神经递质系统的一部分。在第二个味精通路中，谷氨酸和一个 G 蛋白偶联的受体（代谢型谷氨酸受体的一种特殊亚型）结合。这个受体可能降低 cAMP 水平，然后对一些未知的通道进行调节。其他氨基酸还有别的转导通路：比如，精氨酸和脯氨酸可以控制它们自己的通道。呈苦味的氨基酸（如亮氨酸）可能激活其他的第二信使系统。

11.4.5 中枢味觉通路

味觉信息的主要流向为：从味蕾至初级味觉轴突，至脑干、丘脑，最后到达大脑皮层，3 对脑神经携带初级味觉轴突并将味觉信息传至大脑。舌头和腭部的前 2/3 将轴突送至鼓索，后者为第Ⅶ对脑神经（面神经）的一个分支。舌头的后 1/3 有第Ⅸ对脑神经（舌咽神经）的一个分支。在喉部周围，包括声门、会厌和咽部，将味觉轴突送至第Ⅹ对脑神经(迷走神经)的一个分支。这些神经均涉及一系列其他的感觉和运动功能,但是它们的味觉轴突均聚在一起进入脑干,和微小的味觉核(gustatory nucleus)(延髓孤束核的一部分)之间形成突触联系,后者的轴突穿过中线经内侧丘系与丘脑相联系。自味觉核起,味觉通路开始分离。味觉核团神经元和腹后内侧核(ventral posterior medial nucleus,VPM 核)的一组小型神经元形成突触连接,腹后内侧核是丘脑中部与头部感觉信息处理有关的一部分。VPM 味觉神经元然后将轴突送至位于 Brodmann 36 区的初级味觉皮层(primary gustatory cortex)和皮层岛盖区(insula-operculum regions)。通向丘脑和皮层的味觉通路与相应的脑神经是同侧的。丘脑 VPM 部或味觉中枢的损伤,比如外伤,可以引起失味症,即味觉感知的缺失。

味觉对基本行为的控制,诸如摄食和消化(这两者均和附加味觉通路有关),具重要意义。味觉核细胞向脑干许多部位投射,主要是延髓。另外,味觉信息分布于下丘脑和端脑基底部的有关部分。这些结构似乎与食物的可口性以及食欲有关。下丘脑或杏仁核(端脑基底部的一个神经核)的局部损伤会导致一系列摄食行为改变,如慢性摄食过多、厌食、或改变饮食喜好等。刺激杏仁核引起胃液分泌以及内脏活动;电刺激外侧下丘脑则能增加动物摄食,而损伤下丘脑则导致不能吞咽,甚至引发个体死亡。

11.4.6 味觉的神经编码

如果你要设计一个编码味觉的系统,你可能从许多感受基本味觉的特异性的味觉感受器做起(如:甜、酸、咸、苦、巧克力等)。然后你将通过各组轴突,把各种感受器按类型与大脑内同样仅对一种特异性的味道敏感的神经元相连接。在通往皮层的路上,你将寻找对“甜味”和“巧克力味”敏感的神经元,而巧克力口味的冰激凌将使这些神经元快速放电,而只影响很少一些“咸”和“酸”细胞。这就是所谓的“标记线”假说(labelled line hypothesis)。看起来既简单又合乎理性,然而,它与几个事实不符。正如我们已经看到的,单个味觉感受器细胞对刺激的反应是广谱的,即,它们的反应并非特异性的。初级味觉神经纤维的特异性比感受器细胞更弱,在味觉传入皮层的途径中,大多数中枢味觉神经元依然具广谱反应。这就是说,单个味觉细胞对食物的反应往往是模棱两可的,味觉通路的标签并不具明显特征。

有几个理由使味觉系统的细胞具广谱反应。如果一个味觉感受器细胞有数个转导机制,它就会对几种味质有反应,尽管它对某一个或两个的反应更为强烈。另外,感受器细胞的输入汇聚于传入纤维。每个感受器与初级味觉神经纤维形成突触,而初级味觉纤维同时还接受来自同一个舌乳突或邻近舌乳突的数个感受器的输入,这意味着一个纤维可能综合来自数个舌乳突的味觉信息。如果这些感受器之一对酸味刺激最为敏感,而另一个则对咸味刺激最为敏感,那么这个纤维将对咸味和酸味有反应,这种模式将一直延续至大脑。味觉核的神经元来自许多具不同味觉特异性纤维接受突触输入,因而它们的特异性可能比初级味觉纤维更弱。

味觉信息的这种混合似乎意味着对编码系统的设计可能是低效的。那么为什么不使用许多高度特异性的味觉细胞呢?部分的答案是,如果这样的话,我们对感受器细胞类型的需求将是出奇地大。而即便如此,我们也不能对新的味道做出反应。比如说,当你品尝巧克力冰激凌时,大脑是如何从关于味道的模糊信息中发现巧克力和数千个其他可能性的清晰的不同?可能的答案在于一个包括粗略的标记线和群体编码(population coding)特性之间的组合。在这种系统中,大量广谱反应的神经元,而不是少量精确调谐的神经元,被用于对一个特定刺激的特性(如味道)进行辨识。

群体编码组合在大脑感觉系统和运动系统中普遍存在。在味觉的情况下,感受器并不是对所有的味道敏感,多数具广谱反应——比如,对咸味和酸味有反应,而对甜味和苦味没有反应。只有在大量具不同反应模式的味觉细胞存在的条件下,大脑才能辨别不同的味道。一种食物激活一组神经元,使它们中的一部分强烈地放电,一部分中等程度放电,而另一些不放电或甚至被压抑到自发放电(未受刺激时)水平以下;第二种食物使得为第一种食物所激活的神经元中的一部分兴奋,同时也激活其他神经元;然而总体放电模式明显地不同。相应的群体可能甚至包括食物的气味、温度,以及质地所激活的神经元。

11.5 嗅 觉

嗅觉所携带的信息既有令人愉快的,也有令人讨厌的。它与味觉协调,帮助我们辨别食物,也增加我们对许多食物的享受。同时也能提醒我们对潜在的有害物质(如变质的肉)或场所(如充满烟雾的房间)的警觉。以嗅觉而言,坏消息可能比好消息更多。据估计,我们可以闻出的物质中,只有20%闻起来令人愉快。普通人能辨别2 000—4 000种不同物质的气味;职业的香水和威士忌制造者可以辨别出的气味多达100 000种。

气味也是通讯的一种模式。机体释放的称为外激素(pheromone)的化学物质对生殖行为来说是重要的信号,而且它们可以被用来标记疆域、辨认个体以及对外来的入侵者或归顺者等进行标示。虽然许多动物具有完备的外激素系统,但在人体上的功能尚不明了。

11.5.1 嗅觉器官

我们并不用鼻子实现嗅觉。事实上,我们用鼻腔上部一小层薄薄的称为嗅上皮(olfactory epithelium)的细胞实现嗅觉。嗅上皮由3种主要的细胞组成。嗅觉感受器细胞是转导的位置所在。和味觉感受器细胞不同,嗅觉感受器是真正的神经元,它们的轴突直接进入中枢神经系统。

支持细胞类似于胶质细胞,它们的作用在于帮助黏液的产生。基底细胞为新的感受器细胞的来源。嗅觉感受器(和味觉感受器相似)以4—8星期为一个周期,周而复始地生长、死亡和再生。事实上,嗅觉感受器细胞是神经系统中很少几种可周期性替换的一类神经元。

吸气行为使空气在弯曲的鼻腔中穿行,但是只有一小部分空气通过嗅上皮。嗅上皮渗出一层薄薄的黏液,这些黏液不停地流动,每过10 min就被替换掉。空气中称为嗅质的化学刺激溶化在黏液层中,然后与感受器细胞接触。黏液含有一个水基团,含有溶解的黏多糖(糖的长链),各种蛋白包括抗体、酶、和气味结合的蛋白质,以及盐。抗体是必须的,因为嗅觉细胞可以成为一些病毒(如狂犬病毒)和细菌进入大脑的直接通路。同样重要的是嗅觉结合蛋白。它们体积小而且可溶,同时可能有助于将嗅质集中于黏液中。嗅上皮的大小是一个动物嗅锐度的一个指标,人类的嗅功能相对比较弱(尽管我们可以在万亿分之几的低浓度辨别某些嗅质)。人体嗅上皮的表面积只有10 cm^2,而有些狗的嗅上皮表面积可达到170 cm^2,同时狗的嗅上皮每平方厘米中感受器的数量是人的100倍以上。在吸入地面上有味道的气体时,狗可以检测出数小时前某人在那里走过时留下的几个分子。而人却只能在狗舔他们脸的时候才能闻出它的味道。若以丁硫醇为例,人每吸气一次只要有八个分子就能达到阈值;若以β-苯乙醇为例,其浓度低至2.86×10^{-18}时,狗仍能察觉到该物质的存在。电生理研究结果显示,雌性蚕蛾产生的引诱物质,只要有一个分子作用于雄性蚕蛾的嗅觉感受器上即能产生动作电位。

11.5.2 嗅觉感受器神经元

嗅觉感受器神经元具有单个细小的树突,终止于上皮表层的一个小结节上。这个结节中位于黏液层的部分,往往有一些长长的纤毛伸出。溶解在黏液中的嗅质与纤毛表面结合,激活转导过程。嗅觉感受器细胞的另一端是非常纤细的无髓鞘轴突。嗅觉神经纤维集合在一起形成嗅神经(第1对脑神经)。嗅觉神经并非和其他脑神经一样,全部组成一个神经束。相反地,在离开上皮之后,小簇轴突穿过一层薄薄称为筛板的骨质结构,然后进入嗅球(olfactory bulb)。嗅觉纤维是脆弱的,当外伤发生时,比如头部受撞击时,筛板和周围组织之间的力对嗅觉纤维产生的作用是永久的。其结果是嗅觉丧失,即不能闻到味道。

尽管味觉感受器通过许多分子信号系统进行转导,嗅觉感受器却可能只有一种转导机制。所有的转导分子均在纤毛内。嗅觉通路可以被归纳如下:

嗅质与膜上嗅质感受器蛋白结合→激活 G 蛋白(G_{olf})→激活腺苷酸环化酶→形成 cAMP→cAMP 结合特定的阳离子通道的→阳离子通道的开启及 Na^+ 和 Ca^{2+} 的内流→Ca^{2+} 激活的氯离子通道开启→膜的去极化(感受器电位)

cAMP 门控的阳离子通道开启后便产生内向电流,嗅觉神经元的膜电位便产生去极化。除了 Na^+,cAMP 门控的通道还允许大量的 Ca^{2+} 进入纤毛内。然后,Ca^{2+} 诱导 Ca^{2+} 激活的氯离子电流,这可能将嗅觉感受器电位放大。(这和 Cl^- 电流的通常抑制神经元活动的效应正好相反,在嗅觉细胞,胞内 Cl^- 浓度很高,所以 Cl^- 电流会使细胞膜去极化而不是超极化。)如果由此引起的感受器电位超过胞体产生动作电位的阈值,那么动作电位则将沿着轴突传播到中枢神经系统。

有几种原因可以导致嗅觉反应的终止:嗅质会扩散,黏液层的腐化酶也常常使之降解,同时感受器细胞中的 cAMP 也会激活其他信号通路而使转导过程终止。即使嗅质不变,因为感受器细胞在大约 1 min 内对嗅质有所适应,所以其气味强度也会慢慢淡化。

这个信号传导途径有两个特性:前面有感受器结合蛋白,后面有 cAMP 门控通道。感受器蛋白的胞外表面上具有嗅质结合位点。因为人们能够区分数千种不同的嗅质,存在的感受器蛋白的数量真的是非常大。Linda Buck 和 Richard Axel 发现大约有 1 000 种嗅质感受器基因,这是当时所发现的最大的基因家族。每个感受器基因在结构上和其他基因都有些不同,所以由这些基因编码的每个感受器蛋白和嗅质结合的能力都有所不同。另一个令人惊奇的事实是,每个嗅觉感受器细胞似乎均表达这 1 000 种感受器基因中的一种。于是,我们就拥有大约1 000种感受器细胞,每种由其选择性地表达一种特定的感受器基因作为标志。嗅觉感受器层可被分为几大区域,每个区域由一组表达不同感受器基因的感受器细胞组成。在每个区域里,每个感受器类型的分布是随机的。

嗅觉感受器蛋白有 7 个跨膜螺旋,属于一个蛋白超家族。这个超家族也包括各种神经递质的受体。这个超家族的所有蛋白均和 G 蛋白偶联,进而将信号转导至细胞内其他第二信使系统(嗅觉感受器细胞上对应蛋白称为 G_{olf} 蛋白)。越来越多的证据表明:脊椎动物中介导嗅觉信号转导的唯一的第二信使是 cAMP。使用基因工程来制造嗅觉 cAMP 通路的关键蛋白(如 G_{olf})被敲除的小鼠,这些小鼠会不可逆转地丢失很多味道的嗅觉。在神经元中,cAMP 是一个普通的第二信使,但它在嗅觉传导中的作用却是特别重要。有研究显示,嗅觉细胞纤毛中一部分通道直接对 cAMP 发生反应,即是由 cAMP 门控的。环核苷酸门控的通道同样被用于视觉转导:嗅觉和视觉都使用一些非常相似的分子机制。

那么相对少的感受器细胞是怎样对几万种味道进行辨识的呢?和味觉相似,嗅觉也具有群体编码特性。每个感受器蛋白与不同嗅质的结合程度不同,因此相应的感受器细胞对这些嗅质的敏感程度也有所不同。有些细胞对引起它们反应的嗅质的化学结构更具特异性,但一般说来,各个感受器的反应是相当广谱的。其必然结果是,每个嗅质激活 1 000 种感受器中的很多种。嗅质的浓度也很重要,嗅质越多,所产生的反应往往越强。这样,每个嗅觉细胞对嗅质的种类和强度产生模糊的信息。嗅觉中枢通路的作用则在于分析由感受器层传来的所有信息,并用这些信息来对气味做进一步的分类。

11.5.3 中枢嗅觉通路

嗅觉感受器神经元将轴突投射至两个嗅球。嗅球充满着具有令人着迷的树突结构的神经元回路、非同寻常的交互突触和大量的各种神经递质。每个嗅球的输入层均含有 2 000 个称为小球(glomerulus)的球形结构,每个小球直径大约为 50—200 μm。在每个小球内,大约 25 000 个初级嗅觉纤维(来自感受器细胞的轴突),汇聚在大约 100 个第二级嗅觉神经元的树突上。

最近的研究发现,自感受器细胞至小球的投射是惊人地精确。每个小球接受来自嗅上皮广泛区域的感受器轴突。用分子标签方法,对小鼠的每个表达特定感受器基因的感受器神经元做标记——比如说,P1 基因——我们可以看到 P1 标记的轴突均汇聚到每个嗅球的两个小球中。没有一个轴突越出疆域,那么轴突在发育过程中是如何发现自己的路径的呢?这种精确投射在两个嗅球中是一致的,每个嗅球只有一个接受 P1 投射的小球,呈对称分布。每个嗅球中 P1 小球的位置在不同的小鼠中也呈很好的一致性。最后,似乎每个小球只接受一种特定感受器细胞的输入。这意味着嗅球内小球的排列是嗅上皮感受器基因表达的非常有序的投射,这也意味着嗅觉信息的有序投射。

嗅觉信息除了能被小球内、小球间以及两个嗅球间的抑制性和兴奋性相互作用所调节外,嗅球神经元也接受来自高级脑区的下行性轴突系统的调节。

嗅球精巧的回路可能开始将嗅质信息粗略地分类，而这种分类与刺激强度以及与其他嗅质的影响无关。对一种嗅质的精确辨识可能在嗅觉系统的下一阶段作进一步的处理。

嗅球的输出轴突汇入嗅束。每个嗅束对大脑皮层内的初级区域有直接的投射，信息自这里传向丘脑，并最终传向新皮层。如此的解剖结构是嗅觉系统的与众不同之处。所有其他感觉系统在向大脑皮层投射之前均通过丘脑，而嗅觉系统则对具情感、欲求和一定记忆功能的前脑有一个非同寻常的直接的和广泛的影响。嗅觉通路可以部分地总结如下：其始于嗅球轴突，向嗅皮层的几个区域投射，并继而将信息传递至其他结构。通常而言，几个并行通路介导不同的嗅功能，包括对气味的甄别和清醒的感觉、意向性的和情感性的特性，以及完全不同的生殖和哺育行为、留下印记和产生记忆等。嗅味的清醒感知可能是由自嗅结节至丘脑背内侧核至眶额皮层的通路介导的（图 11.6，彩图见插页）。

11.5.4　嗅觉信息的时空表达

在嗅觉系统，我们面临的是和味觉系统一样的困惑。各个感受器对刺激具广谱响应，即每个细胞对很多化学物质敏感。但是，当我们闻同样的化学物质时，我们能容易地对它们进行区别。大脑是怎样做到单个嗅觉细胞所不能做到的事情呢？我们将讨论 3 个重要的概念：① 每个味道是由大量神经元的活动所表达的；② 神经元对特定味道的反应可以组成空间分布图；③ 动作电位发放的时间可以成为特定气味的基本编码。

嗅觉的群体编码和味觉系统一样，嗅觉系统使用大量感受器的响应来对一个特殊的刺激进行编码。通过群体编码方式，你可以想象一个具有 1 000 个不同的感受器的嗅觉系统为什么具有辨别数十万种气味的能力。

1. 嗅觉投射图

感觉投射图（sensory map）是神经元的一个有序组织方式，其与环境有一定的特性有关。微电极记录显示：许多感受器神经元在单个嗅质刺激下有响应，这些细胞广泛分布在嗅上皮的相关区域内。这与各感受器基因的广泛分布相一致。但是，我们已经看见，各种感受器细胞的轴突与嗅球中特定的小球形成突触。如此安排便产生了一个感觉投射图，根据这个投射图，在嗅球的某个特定位置的神经元对某个特定的气味有反应。为一种化学刺激所激活的区域投射图，可以通过特定的记录方法获取。这样的实验显示：当多个嗅球神经元被一种嗅质所激活时，这些神经元的位置构成复杂的但是可重复的空间模式。因此，一种特定化学物质的气味被转化成一个嗅球“神经空间”内特定的投射图，而投射图的形式由嗅质的自然属性及浓度决定。

由于很多原因,每个感觉系统都具有空间投射图。在多数情况下,这些投射图明显地和感觉世界的特性有关。例如,在视觉系统,有视觉空间投射图;在躯体感觉系统,有体表投射图。化学感觉的投射图是不同寻常的,因为刺激本身并不具有空间特性意义。虽然看见一个臭鼬在你跟前走可以告诉你关于那是什么和它在哪里的信息,而气味本身却只能提供关于那是"什么"的答案。(通过移动头部的位置,也只能粗略地为气味定位。)因为嗅觉系统毋需对一种嗅质的空间模式进行投射,这和视觉系统必须对光的空间模式进行投射不同,嗅觉的神经投射存在的意义也许在于其他目的,诸如大量的各类化学物质之间的差异。

但是大脑是否真的用神经嗅觉投射图来区别化学物质呢?我们不知道。为了对投射图进行利用,必须首先读取并理解它。一个设想是,空间投射图并不对气味进行编码,而只是神经系统在相关神经元群体之间(如,感受器细胞和小球细胞之间)形成合适的联系的最有效的途径。有了这个有序的投射图,轴突和树突的长度可以达到最小。如果具相似功能的神经元必须相互为邻,则它们在需要相互连接时可以更为容易地相互找到目标。由此产生的空间投射图也许只是这些发育上需求的一个副产品,而不是感觉编码机制本身。

2. 嗅觉系统的时间编码

越来越多的证据证明,放电的时间模式是嗅觉编码的基本特性。和许多声光信号相比,气味属于慢速刺激,所以动作电位的快速时间特征并不见得是用来编码嗅觉的时间信息的。依赖于峰电位时间的时间编码(temporal coding),可能用于编码气味的质量。很容易找到放电时间重要性的线索。研究者们几十年来已经知道,当感受器接触气味,嗅球和皮层产生活动性的震荡,但依然不知道这些节律的意义。空间气味投射图中也存在时间模式,因为当单一气味出现时,它们的形状有时会变化。

加州理工学院的 Gilles Laurent 和他的同事们为气味的时间编码提供了一些最有说服力的证据。由昆虫嗅觉系统得到的记录表明,同一种味道可以在不同的中枢嗅觉神经元引起完全不同的时间放电模式。通过对这些细胞和不同的细胞群体之间放电时间细节差异的分析显示,气味信息是由放电的数量、时间模式、节律性和细胞间的同步性来编码的。

但是,通过空间投射图的分析,证明信息由放电的时间所携带只是第一步。要证明大脑事实上利用了那些信息,实际上要困难得多。Laurent 和他的同事们在蜜蜂上进行的的实验中描述了在放电反应不变的情况下所出现的气味反应节律的同步化。同步放电现象的丢失是和蜜蜂的对相似气味(而不是广泛的气味分类)辨别能力的失去有关联的。这意味着，蜜蜂对气味的分析不仅需要知道哪个嗅觉神经元放电，而且需要知道它们在什么时候放电。

小　　结

所有感觉系统在结构和功能上非常相似。由于每个轴突只连接到一种类型的感受器，因而不同类型的躯体感觉信息在脊神经内必然保持分开。感觉类型的分离不但在脊髓内存在，在传导至大脑皮层的整个路径中也始终存在。躯体感觉系统以这种方式重复着普遍存在于整个神经系统的主题：几种有关联的但又不同的信息流平行通过一系列的神经结构，这些信息流在传导路径中可发生混合，直至到达大脑皮层后才进行高水平的处理。平行处理感觉信息的例子还有化学感觉、视觉和听觉。

味质分子通过第二信使或是直接作用于通道使味蕾中的味感受器兴奋，经由第Ⅶ、Ⅸ、Ⅹ对脑神经传至各级中枢进行信息整合。味感受器以及味觉纤维的反应均有广谱性，分辨味质的本领依赖于不同群味觉纤维中兴奋水平的比较。

嗅质分子作用于嗅感受器的受体，激活第二信使系统，导致嗅感受器兴奋。嗅感受器对嗅质有特有的反应谱。信号进入嗅球经各类细胞组成的神经网络处理，其特异程度明显增加。尔后由嗅束传至皮层，产生嗅觉。嗅觉信息在其传递过程中受到各种调制，其中包括离中性调制。

参 考 文 献

[1] 阮迪云，寿天德. 神经生理学[M]. 合肥：中国科学技术大学出版社，1992.

[2] 韩济生. 神经科学原理[M]. 北京：北京医科大学出版社，1999.

[3] 徐科. 神经生物学纲要[M]. 北京：科学出版社，2000.

[4] 寿天德. 神经生物学[M]. 北京：高等教育出版社，2001.

[5] Kandel E R, Schwartz J H, Jessell T M. Principles of neural science [M]. 3rd ed. New York: Elsevier, 1991.

[6] Mark F Bear, Barry Connors, Michael Paradiso, et al. Neuroscience: exploring the brain [M]. 2nd ed. Lippincott Williams & Wilkins, 2002.

[7] David Julius, Allan I Basbaum. Molecular mechanisms of nocieption [J]. Nature, 2001 413: 203-210.

[8] Christina Zelano, Noam Sobel. Humans as an animal model review for system-level organization of olfaction [J]. Neuron, 2005, 48: 431-454.

[9] Kristin Scott. Taste recognition: food for thought [J]. Neuron, 2005, 48: 455-464.

第12章 运动系统

运动是动物维持生存和繁衍的基本功能之一。如动物通过运动获取食物和逃避敌害,从而得以生存及其种族的繁衍。随着动物的进化,运动功能得到不断地发展和完善。在人类,由于大脑的发展,运动达到了更高的水平,例如钢琴家对手指的运动的精确控制,体操运动员对躯干和肢体活动的完美驾驭等。

中枢神经系统对运动进行正确的控制,需要不断地接受外周的感觉信息传入。感觉信息可以到达控制运动中枢各个结构,对于编制运动程序和执行运动活动起着必要的反馈调节作用。在发起运动之前,神经系统根据传入的外周感觉信息进行编制运动程序;在运动的执行过程中,神经系统还要根据不断反馈到中枢的感觉信息纠正运动偏差,使运动顺利地达到预定的目标。

运动是由中枢神经运动系统控制。运动系统发出的指令到达外周的运动器官,通过肌肉的收缩来完成动作。运动系统是以等级性方式组成的,即脊髓、脑干和大脑皮层运动区;其中最低级的脊髓要接受较高级的脑干和大脑皮层运动区的下行控制。这三个运动中枢在功能上是平行的,其中任何一个都能够独立于其他两个来控制运动。在运动系统中,脊髓介导反射性运动和简单的运动,大脑皮层运动区则发起复杂的随意运动。小脑和基底神经节也参与了运动的发起和控制。脊髓的反射活动均是由感觉传入信息所引起的,小脑要根据感觉信息来协调运动,而大脑皮层则要根据感觉信息做出正确的运动计划和编制正确的运动程序。

在运动系统中,高级中枢(脑)向脊髓给出一个运动指令,低级中枢的脊髓则对来自脑的下行指令进行执行;此外脊髓可以在没有高级中枢参与的情况下控制一些比较简单的反射性肌肉活动,即使是对一些复杂的运动,高级运动中枢也只是给出一个运动指令,而不对运动的所有细节进行具体的指示。因此,运动控制可以划分为两部分:脊髓对协调的肌肉收缩的命令和控制及脑对脊髓运动程序的命令和控制。在本章中,我们将从这两方面讨论运动的控制。

12.1 运动的脊髓控制

运动的中枢控制是分等级的，脊髓是这个等级中层次最低的一个结构。高级运动中枢（大脑皮层运动区）主要给出运动指令，而低级运动中枢——脊髓，主要是执行运动指令，并能独立地产生一些反射活动。

在脊髓中，分布了大量的运动神经元，这些神经元支配骨骼肌并控制其收缩活动。因此，任何形式的运动，包括脊髓本身能够完成的反射性运动和大脑皮层引起的随意运动都需要通过运动神经元才能得以实现。此外，在肌肉中存在体感受器——肌梭和腱器官，这些感受器分别为运动系统提供了需要适时地得到有关肌肉收缩的长度和张力变化的信息，从而对肌肉的收缩活动进行有效的控制。

在脊髓中，还有大量的中间神经元，这些神经元中的一些起内在起搏器作用。这些中间神经元和运动神经元、感觉神经元一起构成神经环路，这些神经环路可以介导构成运动的一些基本反射活动、复杂的反射活动和节律性活动（如行走）。因此，脊髓具有引起某些协调性运动的运动程序（motor programs），并对协调的肌肉收缩进行命令和控制。

12.1.1 脊髓运动神经元和运动单位

脊髓运动神经元分成两类：α 和 γ 运动神经元。α 运动神经元的胞体大小不等，直径达到 25—150 μm。它们的轴突经前根离开脊髓后直接支配骨骼肌纤维。一个 α 运动神经元主要有 3 种传入来源：背根神经节细胞，运动皮层和脑干的运动神经元，以及脊髓中间神经元。α 运动神经元的轴突在离开脊髓走向肌肉时，其末梢在肌肉中分成许多小支，每一小支支配一根骨骼肌纤维。在正常情况下，当这一神经元发生兴奋时，兴奋可传导到受它支配的许多肌纤维，引起其收缩。由一个 α 运动神经元及其所支配的所有肌纤维就组成了一个完成肌肉收缩活动的基本功能单位，称为运动单位（motor unit）（图 12.1a）。运动单位的大小，决定于神经元轴突末梢分支数目的多少，一般是肌肉愈大，运动单位也愈大。肌肉收缩就是由一个运动单位和多个运动单位的共同活动引起的。支配一块肌肉的 α 运动神经元集合被称为运动神经元池（motor neuron pool）（图 12.1b）。γ 运动神经元的胞体分散

在 α 运动神经元之间。与 α 运动神经元相比，其胞体较小，直径达到 15—25 μm。γ 运动神经元的轴突也经前根离开脊髓，支配骨骼肌的梭内肌纤维。γ 运动神经元的兴奋性较高，常持续放电调节肌梭敏感性。在安静和麻醉的运动中都观察到，即使 α 运动神经元无放电，一些 γ 运动神经元仍持续放电。与 α 运动神经元一样，γ 运动神经元的末梢也是释放乙酰胆碱作为递质的。

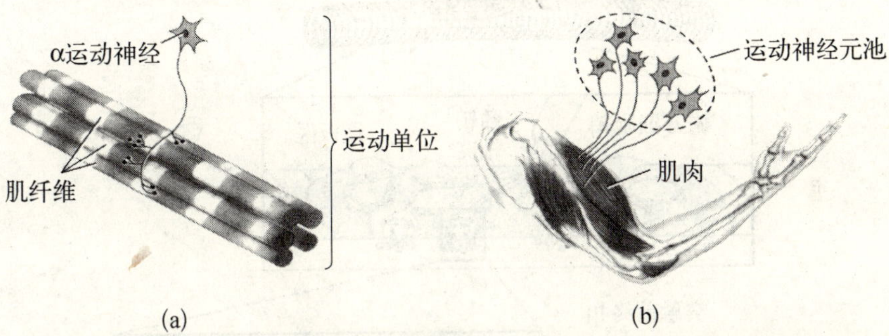

图 12.1　一个运动单位和一个运动神经元池　(Mark F Bear 等，2002)
(a) 运动单位指一个 α 运动神经元和它所支配的所有肌纤维。(b) 运动神经元池指支配同一块肌肉的所有 α 运动神经元。

α 运动神经元与肌肉之间形成突触末梢被称为神经-肌肉接头(nerve-muscle junction)(图 12.2)。神经-肌肉接头是由接头前膜、接头间隙和接头后膜(运动终板，end-plate)三部分组成。接头前膜即神经轴突的细胞膜，是运动神经末梢嵌入肌细胞膜的部位，在它的轴突终末内有许多含乙酰胆碱(acetylcholine，ACh)的递质囊泡；接头后膜，又称终板膜，即肌细胞膜，较一般的细胞膜厚，并且有规律地向细胞内凹陷形成很多皱褶。在接头后膜上有许多 N 型 ACh 受体，它们集中分布在皱褶开口处。在终板膜表面还分布有胆碱酯酶，它可将 ACh 分解为胆碱和乙酸。接头间隙充满了细胞外液。

α 运动神经元通过在神经-肌肉接头处释放神经递质与一根肌肉纤维进行通讯。由一个突触前动作电位所引起的 ACh 释放，ACh 通过接头间隙与终板膜上的 ACh 受体结合，并在终板膜上引起一个类似于神经元兴奋性突触后电位的去极化反应(excitatory postsynaptic potential，EPSP；也称作终板电位，end-plate potential)。兴奋性的终板电位从而触发肌细胞产生一个可沿肌细胞膜扩散突触后的动作电位。与神经元的兴奋性突触后电位不同的是，终板电位的幅度很大，大约有 70 mV，是触发肌细胞动作电位所需去极化幅度的 3—4 倍。因此，运动神经元每有一次冲动到达终末，都能够使肌细胞产生一次动作电位。动作电位将引起肌纤维一次机械收缩。

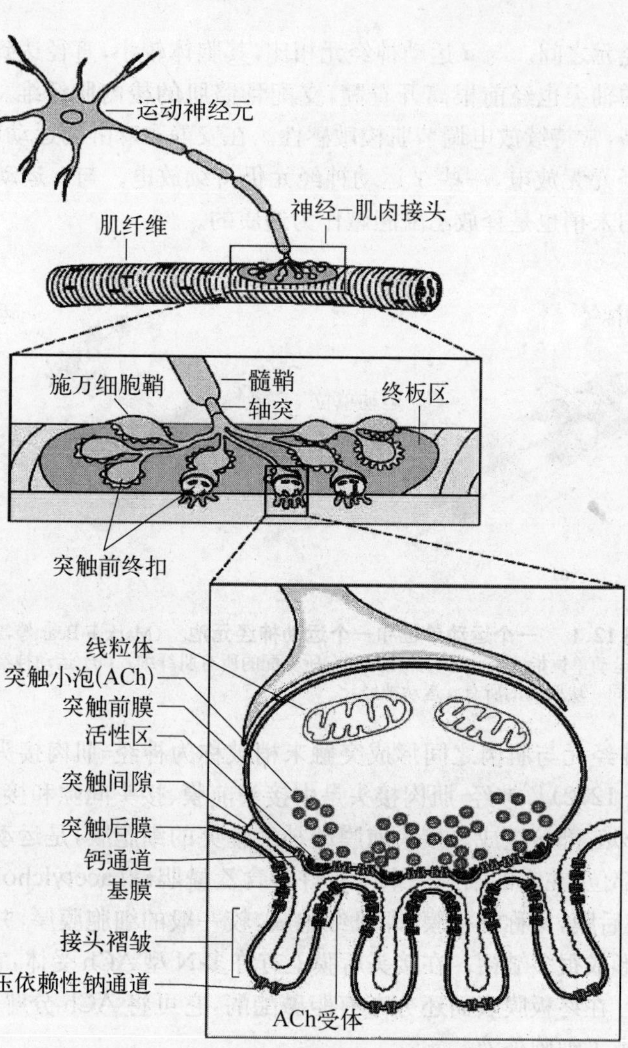

图 12.2 神经-肌肉接头的结构 (Kandel 等,1991)

根据运动单位的收缩速度、收缩时所能达到的最大张力将它们分成两种类型:快运动单位(fast motor unit)包含易疲劳肌纤维,这类运动单位的收缩和舒张速度快,收缩时能产生很大的张力;慢运动单位(slow motor unit)包含耐疲劳的肌纤维,这类运动单位产生的收缩张力小,它们有高度的对抗疲劳能力,可以维持一个恒定的收缩张力达1小时之久。这两类运动单位在大多数肌肉中都存在,但各类运动单位在某一特定肌肉中占有的比例却有所不同。对大多数肌肉来说,这两类运动单位的数量大致是相当的。此外,这两类运动单位的 α 运动神经元胞体及其轴突的大小也是有区别的。与慢运动单位的运动神经元相比，快运动单位的运动神经元胞体较大，轴突直径较粗，轴突的传导速度较快。这两类运动单位的神经元放电性质也不同，快运动单位的神经元偶尔会发生高频的爆发性发放，每秒可达到30—60个脉冲；而慢运动单位的神经元则以相对稳定的低频放电活动为特征，每秒达到10—20个脉冲。

运动神经系统通过两种办法来调节肌肉收缩的张力。第一种办法是通过增加单位时间里运动神经元动作电位的发放频率，从而增加运动单位产生的张力，这一机制被称为运动单位的发放速率调制(rate modulation)现象。神经或肌肉动作电位的持续时间仅1—3 ms，但是肌肉对一次刺激所产生的单收缩(single twitch)的收缩期和舒张期需要的时间为10—20 ms，因此运动神经元发放频率的增加可以使相继发生的肌肉单收缩就可以叠加起来。当运动神经元的高频率的发放，肌肉在相继两次动作电位之间来不及舒张，就被叠加起来，从而产生强直收缩(tetanus)现象，其收缩张力大大地增加。通常运动神经元的发放频率保持在一个狭窄的范围内。对于产生一个稳定的随意性肌肉收缩来说，要求运动神经元的最低发放频率大约是8 Hz，而对于产生一次强烈的肌肉收缩，运动神经元的发放频率通常不超过30 Hz。另一种增加肌肉张力的办法是激活更多的运动单位使它们参加到肌肉的收缩运动中来。激活的运动单位越多，肌肉产生的张力就越大，这一机制称为运动单位的募集。运动单位的募集遵循大小原则(size principle)，最小的运动单位被先募集，而最大的运动单位却被后募集。这种依运动神经元胞体的大小，而使运动单位逐步参与到运动反应中来的募集现象，在肌肉的反射性和随意性运动中都是存在的。由于运动单位的募集遵循大小原则，因而在肌肉的收缩过程中，慢运动单位总是首先被募集，随后是快运动单位被募集。运动单位依运动的剧烈程度而被有次序地募集是有意义的，它可以使得调节肌肉张力的任务简单化。由于这一机制的存在，高级中枢不必具体地考虑要用多少个运动单位，用什么样的运动单位，以及将哪一些运动单位组合起来才能产生一个特定的肌张力，只需要在总体上决定将多少突触驱动力释放到特定的运动神经元池上去就可以了。运动单位的顺序性募集机制和频率调制机制两者并不是互相排斥的，当一个运动任务需要缓慢地增加肌张力时，运动单位就会逐步地被募集，而它们的发放频率也同时会逐渐地增加。

12.1.2 骨骼肌的收缩原理和兴奋-收缩耦联

由运动神经元兴奋到肌肉收缩的基本过程是：α运动神经元的兴奋导致运动神经元轴突末梢释放ACh激活突触后膜上的ACh受体，从而引起突触后膜(肌细胞终板膜)上的一个大的EPSP(终板电位)。EPSP在肌纤维上触发一个动作电位,这个动作电位进一步触发 Ca^{2+} 从肌纤维的细胞器内释放,肌浆内 Ca^{2+} 浓度的升高可引起肌肉的收缩。当细胞器的回摄作用使肌浆内 Ca^{2+} 水平降低时,肌肉就会松弛下来。

1. 肌纤维的结构和肌肉收缩原理

肌肉是由许多肌纤维组成,而每个肌纤维内有大量的圆柱状肌原纤维(myofibril),肌膜上扩散的动作电位能引起肌原纤维收缩。肌纤维由一层可兴奋的细胞膜包裹,该膜被称为肌纤维膜(sarcolemma)。每一条肌原纤维都由暗带(dark band,A带)和明带(light band,I带)交替排列。其中暗带的长度较为固定,但是明带的长度在外力的作用或肌肉的收缩时是可以变化的。明带中央有一条Z线,两条Z线(Z line)之间的区域被称为肌小节(sarcomere)(图12.3a)。肌小节是肌肉收缩和舒张的基本功能单位。肌原纤维由粗细两种蛋白肌丝按照一定的方向排列组成。其中粗肌丝位于暗带,细肌丝位于明带,它从每个肌小节的Z线开始向两侧明带伸出,插入暗带至H带的边缘。

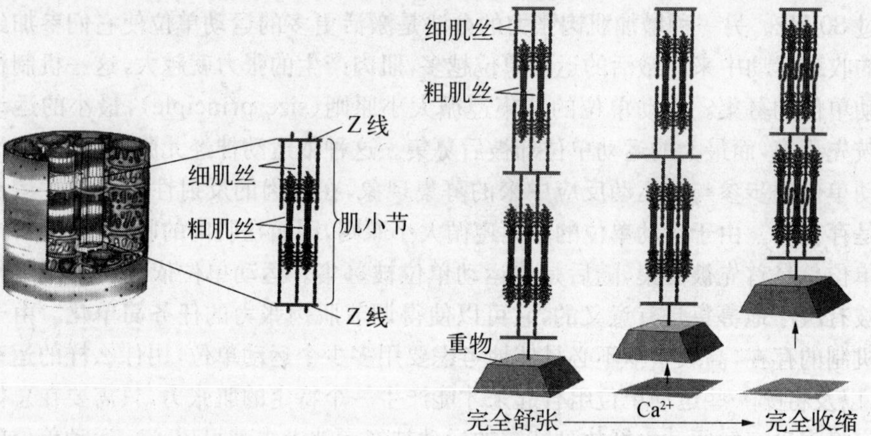

图12.3 肌原纤维的结构和肌肉收缩的滑丝模型 (Mark F Bear 等,2002)
(a) 肌原纤维的微观结构。(b) 肌肉收缩的滑丝模型(sliding-filament model),当两根细肌丝在粗肌丝上相向滑动时,肌小节缩短。

肌肉收缩原理的滑行学说(sliding filament theory)(图12.3b):当细肌丝沿粗肌丝滑动时,相邻的Z线相向移动而彼此靠近,使肌小节的长度变短,从而使整个肌原纤维和肌纤维缩短。粗细肌丝相对滑行之所以发生,是由于粗肌丝和细肌丝中两种主要的蛋白之间的相互作用，这两种蛋白分别是肌凝蛋白（myosin）和肌纤蛋白（actin）。当肌浆中的 Ca^{2+} 浓度升高时，细肌丝的肌钙蛋白（troponin）与 Ca^{2+} 结合时，使细肌丝的原肌凝蛋白结构发生改变并暴露出肌纤蛋白和肌凝蛋白结合位点（图 12.4）。这种分子之间的结合就发生构象的变化，从而使分子发生扭动，而分子的扭动将导致粗肌丝相对细肌丝的移动。肌凝蛋白和肌纤蛋白结合的同时，需要消耗腺苷三磷酸（ATP）。所以只要有 Ca^{2+} 和 ATP 存在，肌肉的收缩就持续发生。当肌浆中的 Ca^{2+} 浓度降低时，Ca^{2+} 和肌钙蛋白解离，肌钙蛋白占据了肌纤蛋白上的结合位点，肌凝蛋白不能结合肌纤蛋白而相互作用。

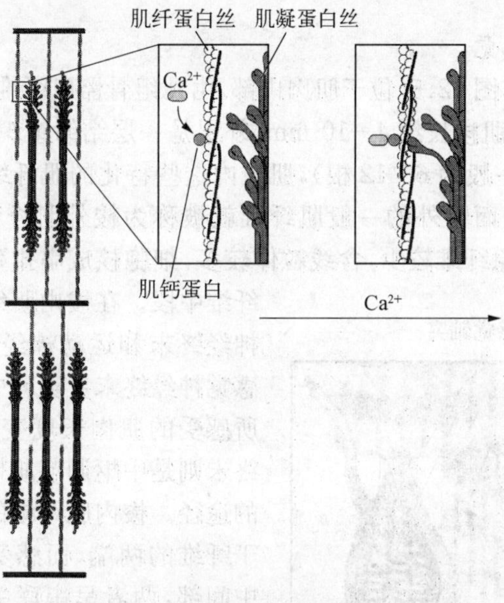

图 12.4 肌肉收缩的分子机制 （Mark F Bear 等，2002）
Ca^{2+} 和肌钙蛋白的结合使肌凝蛋白的头附着在肌纤蛋白上，然后肌凝蛋白的头扭动，从而引起粗细肌丝相向滑动。

2. 兴奋-收缩耦联

Ca^{2+} 参与肌肉收缩，起重要的作用，而 Ca^{2+} 浓度的变化与肌原纤维的肌管系统密切相关。肌管系统是包围在每一条肌原纤维周围的膜性囊状结构，主要由两套管道系统组成。其中一套肌管的走向方向与肌原纤维相垂直，被称为 T 管。沿肌膜扩散的动作电位能沿 T 管的管道网络到达肌浆网（sarcoplasmic reticulum），深入到肌纤维内部。另一套肌管是肌浆网，它与肌原纤维走向平行，是一种储存 Ca^{2+} 的细胞内包囊。其中 T 管膜上的电压敏感性蛋白与肌浆网上的钙通道蛋白能相互作用。当α运动神经元的兴奋引起终板电位,进一步诱发肌细胞膜上一个动作电位,这个动作电位可以沿T管传导进入肌细胞内部。到达T管的动作电位导致其膜上的电压敏感性蛋白的构型变化,从而导致肌浆网上钙通道打开,结果胞浆内的 Ca^{2+} 浓度增加。随之 Ca^{2+} 与肌钙蛋白结合释放肌纤蛋白和肌凝蛋白结合位点,从而触发细肌丝沿粗肌丝滑动引起肌肉的收缩。浓度升高的 Ca^{2+} 被钙泵从肌浆中转运到肌浆网内腔。胞浆中的 Ca^{2+} 浓度降低时,与肌钙蛋白结合的 Ca^{2+} 就会解离,于是肌肉就舒张下来。

12.1.3 运动单位的脊髓控制

1. 来自肌梭的本体感觉

肌梭(muscle spindle,图12.5)位于肌肉内部,由几组骨骼肌纤维组成,中部膨大而两端缩小呈纺锤形。肌梭长约4—10 mm,外层是一层结缔组织的包囊,包囊内有一组特化的肌纤维(一般为6—12根),肌梭内这些特化的肌纤维被称为梭内肌纤维(intrafusal fiber),而囊外的一般肌纤维就被称为梭外肌纤维(extrafusal fiber)。梭内肌纤维含肌原纤维较少,含线粒体较多,细胞核成串排列或集中在肌纤维中段。在梭内肌纤维上有感觉神经终末和运动神经终末的支配,感觉神经终末负责向中枢传递肌梭所感受的肌肉长度变化信息,运动终末则是中枢调节肌梭感觉敏感性的途径。梭内肌纤维的收缩成分位于纤维的两端,而感受装置位于其中间部,两者呈串联关系。梭内肌纤维的收缩并不能增大肌肉的收缩张力,但它的长度变化却可被感觉神经终末所感受。有髓鞘的感觉神经纤维进入肌梭时失去髓鞘,轴索分成多支,分别以环状或螺旋状末梢包绕梭内肌纤维中段的含核部分。这些到达梭内肌纤维上的感觉神经终末实际上就是肌梭的感受部分——本体感受器。当梭内肌纤维被牵拉,即加负载于肌梭上使其被

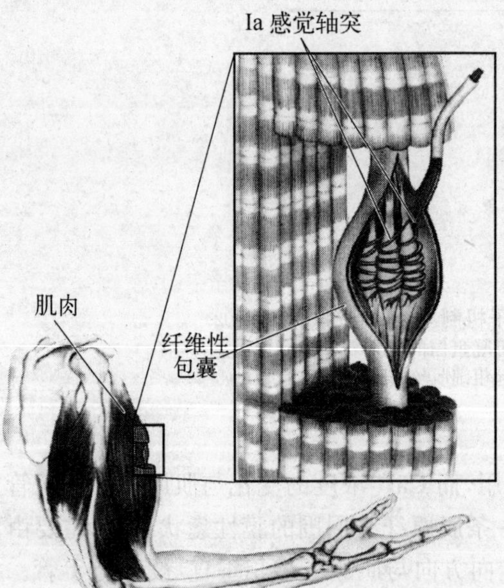

图12.5 肌梭和它的神经支配 (Mark F Bear 等,2002)

拉长时，这些感觉传入纤维上的发放就会增多。这是因为梭内肌纤维被拉长的同时使得感觉传入终末也相应地被拉长，从而激活了这些神经终末上的牵拉敏感离子通道，通道的开放改变了流入细胞的离子电流，使得细胞膜去极化并产生动作电位。当牵拉停止，即除去肌梭的负载时，梭内肌纤维放松，感觉传入纤维上的发放频率就相应减少。肌梭广泛分布于全身的骨骼肌中，四肢肌较躯干肌多。

当骨骼肌受到外力牵拉而伸长时，能反射地引起受牵拉的同一块肌肉发生收缩，称为牵张反射(stretch reflex)。牵张反射有两种类型，一种为腱反射(tendon reflex)，也称位相性牵张反射；另一种为肌紧张(muscle tonus)，也称紧张性牵张反射。腱反射是指快速牵拉肌腱时发生的牵张反射。例如膝反射，当叩击髌骨下方的股四头肌肌腱时，可引起股四头肌发生一次收缩。此外，属于腱反射的还有跟腱反射和肘反射等。这些腱反射的感受器为肌梭，传入神经纤维的直径较粗(12—20 μm)，传导速度较快(90 m/s 以上)，效应器为同一肌肉的肌纤维，反射反应的潜伏期 0.7 ms 左右。腱反射为单突触反射，传入神经纤维经背根进入脊髓灰质后，直达前角与运动神经元发生突触联系。当叩击肌腱时，肌肉内的肌梭同时受到牵张，同时发动牵张反射。因此肌肉的收缩几乎是一次同步性收缩。腱反射主要发生于肌肉内收缩较快的快肌纤维成分。

肌紧张是指缓慢持续牵拉腱时发生的牵张反射，其表现为受牵拉肌肉能发生紧张性收缩，阻止被拉长。肌紧张是维持躯体姿势最基本的反射活动，是姿势反射的基础。肌紧张与腱反射的反射弧基本相似，感受器也是肌梭，但中枢的突触接替可能不止一个，即可能是多突触反射，其效应器主要是肌肉内收缩较慢的慢肌纤维成分。

牵张反射主要是使受牵拉的肌肉发生收缩，但同一关节的协同肌也能发生兴奋，而同一关节的拮抗肌则受到抑制(交互抑制)，但并不影响其他关节的肌肉，伸肌和屈肌都有牵张反射，但脊髓的牵张反射主要表现在伸肌。屈肌的牵张反射表现不明显，主要表现为它的拮抗肌(即伸肌)受到抑制。牵张反射(尤其是肌紧张)的主要生理意义在于维持这种站立姿势，因此伸肌比屈肌的牵张反射明显符合生理情况。

2. γ运动神经元

在哺乳类动物，梭内肌纤维和梭外肌纤维通常是由不同的运动神经元支配的，即梭外肌纤维是由脊髓 α 运动神经元支配，而梭内肌纤维是由 γ 运动神经元支配的。γ 神经元支配梭内肌纤维，并通过 Ia 纤维投射到 α 运动神经元后调节梭外肌纤维。γ 神经元支配梭内肌纤维构成的 γ 环路：γ 运动神经元→梭内肌纤维→ Ia 纤维→α 运动神经元→梭外肌纤维。

这种γ环路，可改变肌梭敏感性，间接调节肌紧张和肌运动。当脊髓运动神经元接收到高位中枢的指令时候，α运动神经元被激活，梭外肌纤维收缩，肌肉缩短；同时，γ运动神经元也被来自高位中枢的指令激活，从而造成α-γ共同激活（图12.6）。γ运动神经元在肌梭两端支配梭内肌纤维，激活梭内肌纤维肌梭会两端收缩，从而牵拉了肌梭的非收缩性中心区并激活Ia传入纤维。这一作用将使感受终末的发放增加，从而提高了传入终末对作用于梭内肌纤维上的牵拉刺激的敏感性。有实验研究发现，Ia传入纤维的发放如实地反映了手指关节弯曲速度不规则性。当手指弯曲速度加快的瞬间，Ia传入纤维的放电频率降低，而当手指弯曲速度减慢

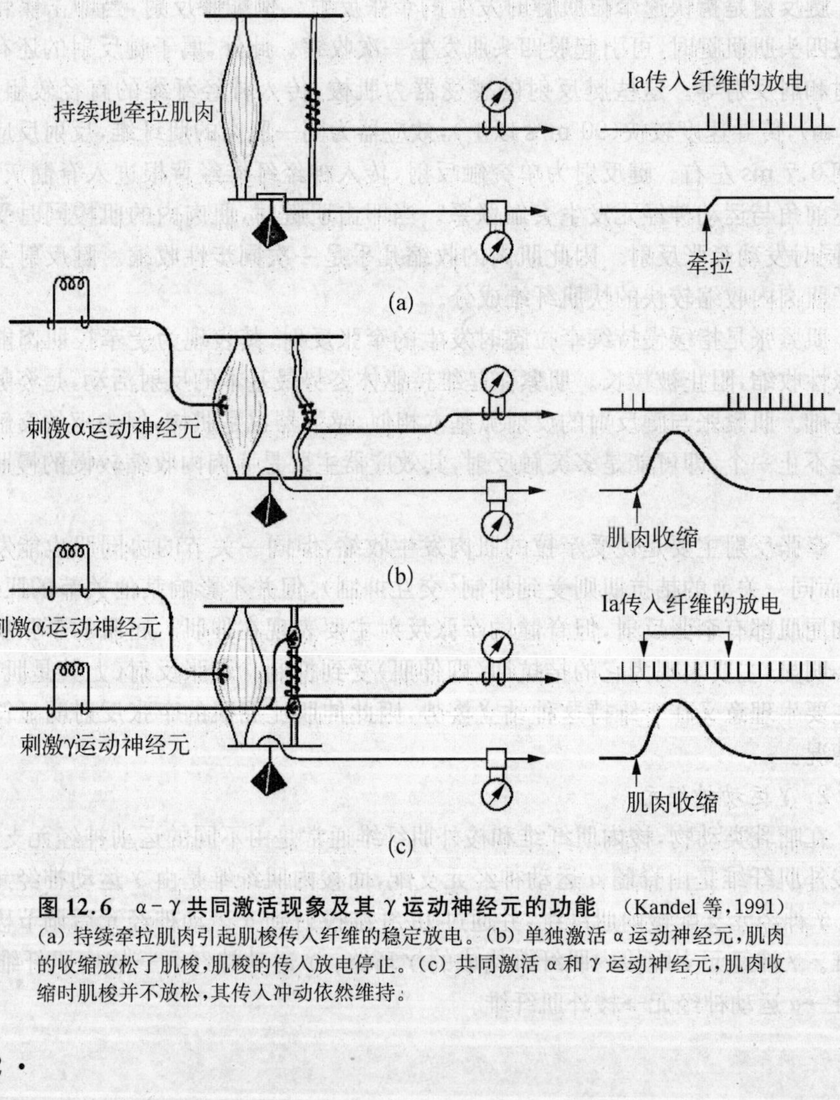

图12.6　α-γ共同激活现象及其γ运动神经元的功能　(Kandel等，1991)

(a) 持续牵拉肌肉引起肌梭传入纤维的稳定放电。(b) 单独激活α运动神经元，肌肉的收缩放松了肌梭，肌梭的传入放电停止。(c) 共同激活α和γ运动神经元，肌肉收缩时肌梭并不放松，其传入冲动依然维持。

的时候,Ia 的传入放电频率随之增加。这表明,在运动过程中肌梭对肌肉长度的微小变化是非常敏感的,而这种敏感性依赖于 γ 运动神经元对肌梭敏感性的调节。如果没有 γ 运动神经元对梭内肌纤维的调节作用,肌梭的发放将会由于肌肉缩短时所导致的梭内肌纤维放松而减少或中断。

3. 来自高尔基腱器官的本体感觉

除了肌梭,骨骼肌中还有另一种感受器,即腱器官(tendon organ,图 12.7)。腱器官是一种长约 1 mm、直径约 0.1 mm 的纤细包囊状结构,位于肌肉和肌腱的接头处,与骨骼肌纤维呈串联关系。在腱器官的包囊中,胶原纤维束分成细束,形成发辫样结构。每一个腱器官都被一根 Ib 纤维所支配。牵拉肌腱会使胶原纤维拉直从而挤压 Ib 纤维终末,使神经终末变形而引起它们的放电。

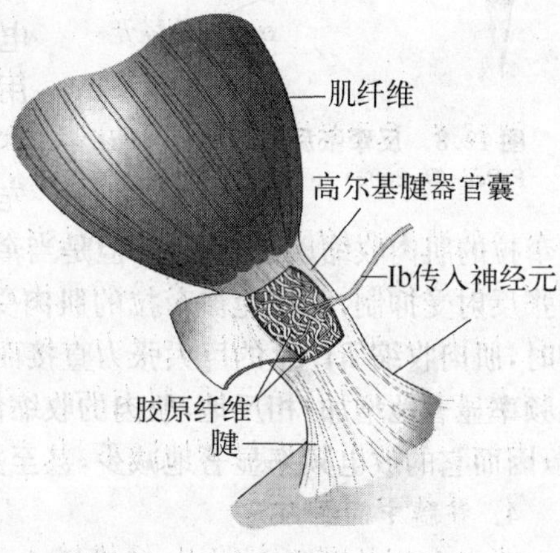

图 12.7　高尔基腱器官　(Mark F Bear 等,2002)

腱器官与梭外肌纤维呈串联关系,其功能与肌梭功能不同,是感受肌肉张力变化的装置。当梭外肌纤维发生等长收缩时,腱器官的传入冲动发放频率不变,肌梭的传入冲动频率减少;当肌肉受到被动牵拉时,腱器官和肌梭的传入冲动发放频率均增加。因此,腱器官是一种张力感受器,而肌梭是一种长度感受器。腱器官和肌梭一起向运动中枢提供肌肉主动收缩和被动牵拉时的长度和张力变化信息。由于肌肉收缩的长度变化与其所作用的关节的角度变化有直接的关系,因而由肌梭所提供的肌肉长度信息可被中枢用来确定躯干和肢体各节段之间的相对位置。

Ib 传入纤维进入脊髓后,与腹角中的中间神经元形成突触联系,这些中间神经元中的一些与支配同一块肌肉的 α 运动神经元形成抑制性联系。这就构成了另一种脊髓反射,即反牵张发射(reverse myotatic reflex,图 12.8)的基础。这一反射环路的功能是调节肌肉的张力在一个适度的范围内。当肌肉张力增加时,α 运动神经元的抑制作用加强,肌肉的收缩则减慢;当肌肉张力下降时,α 运动神经元的抑制作用减弱,肌肉的收缩则加强。因此,腱器官所提供的肌肉张力信息对于维持肌肉的收缩张力有重要的作用。例如,当用手握住某个物体的时候,随着肌肉持续收缩所出现的疲劳现象会导致手的握力(收缩张力)逐渐减小,腱器官可以感受

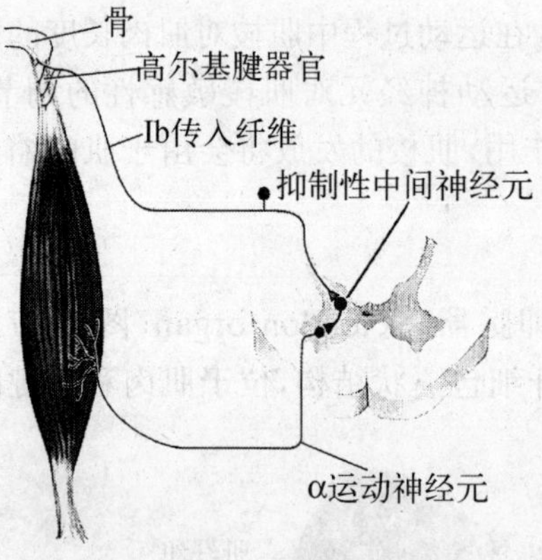

图 12.8 反牵张反射环路 (Mark F Bear 等,2002)

到肌肉的张力变化,这对于中枢提高运动神经元对骨骼肌的驱动力,克服肌肉的疲劳和维持肌张力处于相对恒定的水平有重要意义。

尽管肌梭和腱器官都是肌肉中的感受器,但是它们对肌肉的被动牵拉和主动收缩产生不同的反应。实验研究发现,当肌肉受到牵拉时,肌梭被拉长,并且肌梭的传入放电频率增加。但是腱器官几乎不受牵拉作用,因而腱器官在肌肉被拉长时放电频率基本不会变化。因此,当肌肉受到牵拉时,首先兴奋肌梭的感受装置发动牵张反射,引起受牵拉的肌肉收缩以对抗牵拉;但是当牵拉力量进一步加大时,则可兴奋腱器官使牵张反射受抑制,以避免被牵拉的肌肉受到损伤。当肌肉受到刺激而发生主动收缩时,肌肉收缩所产生的巨大张力直接而有效地作用到腱器官上,因而腱器官的放电频率显著地增加;相反地,肌肉的收缩使得平行于梭外肌纤维分布的肌梭长度缩短,因而它的放电频率显著地减少,甚至完全停止。

4. 脊髓中间神经元

来自高尔基腱器官的 Ib 纤维输入,对于 α 运动神经元的作用完全是多突触的,即这种作用是通过脊髓中间神经元的介导而实现的。实际上大多数到达 α 运动神经元的输入是来自脊髓中间神经元。脊髓中间神经元接受初级感觉轴突、脑的下行轴突和下行运动神经元轴突侧支的突触传入。同时,脊髓中间神经元本身也彼此相互连接而形成环路,这种环路能够对多种输入作出反应,并产生能够导致一个协调性肌肉收缩活动的运动程序。

(1) 抑制性输入。在脊髓的反射运动中,中间神经元起了关键性的作用。例如在牵张反射时,为了补偿一群肌肉的拉长,需要通过牵张反射使屈肌收缩,但是这一过程需要其对抗肌(伸肌)的舒张。这种一群肌肉的收缩伴随着其对抗肌舒张的过程称为交互抑制(图 12.9)。在牵张反射中产生交互抑制,这是由于 Ia 传入纤维的侧支与抑制性脊髓中间神经元形成突触联系,而这些抑制性中间神经元恰与支配对抗肌的 α 运动神经元发生抑制性的突触联系。交互抑制也被下行通路用于克服强劲的牵张反射。假定肘部屈肌接受随意运动命令进行收缩,对抗肌(伸肌)因此受到牵拉而激活牵张发射弧,从而强烈地对抗关节的屈伸。但是在下行通路激活屈肌 α 运动神经元的同时,也激活支持对抗肌 α 运动神经元的中间神经元,这些中间神经元则可抑制对抗肌α运动神经元的活动。

(2) 兴奋性输入。在脊髓,与抑制性中间神经元一样,在屈肌反射(flexor reflex)和交叉伸反射(crossed extension reflex)通路中的中间神经元也接受来源于传入纤维的兴奋性输入。屈肌反射是指皮肤受到伤害性刺激时,该侧肢体出现屈曲运动,关节的屈肌收缩而伸肌弛缓,是一种保护性反射。反射的大小和刺激的强度有关。如刺激强度更大,则可在同侧肢体发生屈肌反射的基础上,出现对侧肢体伸展的反射,称为交叉伸反射。屈肌反射和交叉伸反射的环路非常复杂。这一反应的速度远比牵张反射的速度慢,表明从感觉刺激到协调的缩腿动作之间有一些中间神经元的参与。例如痛觉刺激引起的屈肌反射,痛觉信号进入脊髓后,激活多个脊髓节段的中间神经元。这些中间神经元最终兴奋α运动神经元,这些α运动神经元就是那些控制被刺激侧支肢体屈肌的运动神经元。

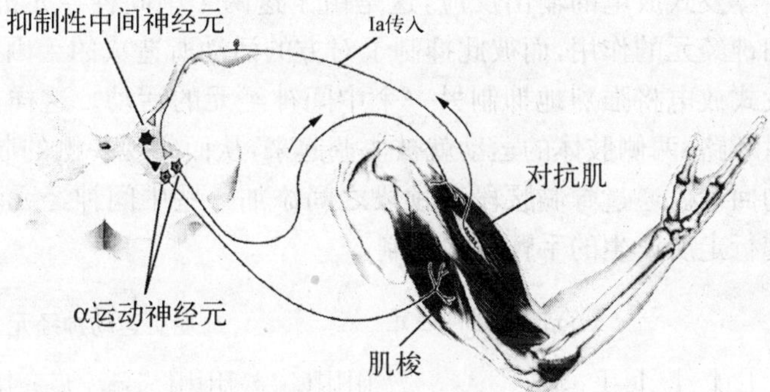

图12.9 同一关节屈肌和伸肌之间的交互抑制 (Mark F Bear 等,2002)

5. 行走时脊髓运动程序的发生机制

行走是一种节律性运动。实验研究已经证明了,节律性行走运动的基本节律中枢位于脊髓。例如,实验者在猫中脑部位切断脊髓与高级中枢的联系,电刺激横断部位以下的一个叫做中脑行走区的局限部位,动物依然可以产生行走运动,并且伴随刺激的强度增加,行走的速度也越快。在脊髓和脑干之间横断,猫仍能产生四肢交替的协调运动。在正常情况下,局部的脊髓环路可以协调肌肉群的收缩活动,以产生节律性的行走运动。这一产生节律性运动活动的神经环路被称为中枢模式发生器(central pattern generator)。

神经环路是如何产生节律性模式的活动?目前研究发现中间神经元就是最简单的模式发生器,细胞膜特性使其具备了起搏器特性。Sten Grillner 等研究七鳃鳗的游泳机制发现,当七鳃鳗的脊髓被分离后,电刺激脑下行轴突的残存部位可以使脊髓产生交替的节律性活动，这种节律性活动模拟了游泳时脊髓的活动。在进一步的实验中，Sten Grillner 发现激活脊髓中间神经元上的 N-甲基-D-天门冬氨酸(N-methyl-D-aspartate，NMDA)受体就可以产生交替的节律性活动。激活 NMDA 受体使细胞膜产生去极化反应，并且 Na^+ 和 Ca^{2+} 流入细胞内；Ca^{2+} 进入胞内激活 Ca^{2+} 依赖的钾通道，使细胞膜产生超极化反应；Ca^{2+} 停止流入胞内，钾通道关闭；膜去极化，并重复循环过程。因此，脊髓中间神经元起内在起搏器作用。但是，脊椎动物中的起搏器神经元并非仅仅是产生节律性活动，实际上还包容在相互联系的神经环路之中。正是它们内在的起搏器性质和它们相互之间的突触联系这两个因素的结合产生了节律性活动。

行走是由一个稳定的输入兴奋两个中间神经元所发起的，这两个中间神经元分别与控制屈肌和伸肌的运动神经元相联系(图 12.10)。这两个中间神经元对连续性输入产生爆发式放电的输出反应，这是由于这两个中间神经元都通过另一个(抑制性)中间神经元的作用，而彼此抑制了对方的活动所造成的。因此，一个中间神经元的爆发式放电将强烈地抑制另一个中间神经元的活动。这样，通过脊髓的交叉伸肌发射环路，两侧肢体的运动就被协调起来，从而实现一侧的肢体的伸出和另一侧肢体的回缩。通过脊髓腰段和颈段之间添加一些中间神经元环路联系，就可以解释伴随行走所产生的手臂摆动机制。

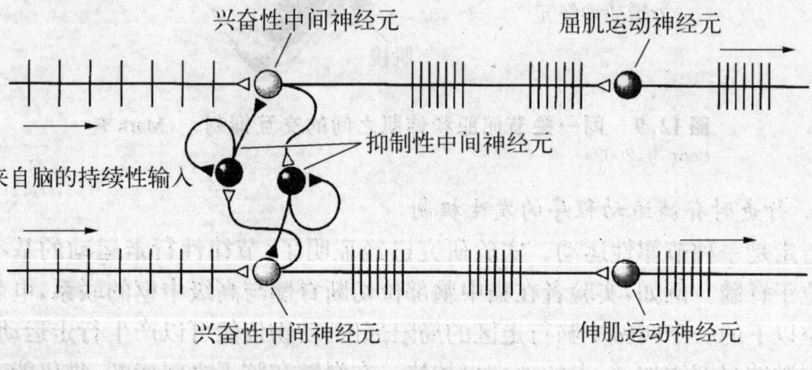

图 12.10　节律性交替活动的可能神经环路　(Mark F Bear 等，2002)

实际上，除了脊髓环路之外，正常的行走还需要多种的神经控制，这些神经控制包括：局部脊髓环路在中脑行走区行走信号的紧张性驱动下，协调许多关节上肌肉的舒缩活动，以支撑躯体和推动躯体向前；神经系统必须在行走时保持移动中的躯体平衡，根据环境的变化和整个行为的目的调整行走的步态；网状脊髓通路、红核脊髓通路和皮层脊髓通路对脊髓环路的下行指令对调节行走时肌肉收缩的强度有重要调节作用;皮层和皮层下一些运动神经系统结构参与对目标定向性行走运动。

12.1.4 小结

中枢运动系统是以等级性结构来控制运动的,脊髓则处于最低水平层次。在运动系统中,高级运动中枢的运动指令是通过脊髓α运动神经元引起肌细胞的收缩而实现躯体的运动。从运动神经元的兴奋到肌肉的收缩活动,要先后经历一个神经与肌肉间的接头传递过程和一个肌细胞本身所发生的兴奋-收缩耦联过程。除α运动神经元,脊髓中还有大量的对肌内梭纤维支配的γ运动神经元,这些γ运动神经元可以调节肌梭的敏感性。此外,这些运动神经的正常功能要依赖于肌肉本身的肌梭和腱器官提供的关于肌肉长度和张力变化的信息。在脊髓中,还有大量的中间神经元,这些神经元中的一些起内在起搏器作用。这些运动神经元和中间神经元、感觉神经元一起构成复杂神经环路,这些神经环路可以介导构成运动的一些基本反射活动、复杂的反射活动和节律性活动(如行走)。

12.2 运动的脑控制

中枢运动系统是以等级性结构来控制运动的,大脑皮层是运动控制的最高水平,而脊髓则处于最低水平。随意运动是一个十分复杂的过程,可以分为运动的计划(motor planing)、运动的编程(motor programming)和运动的执行(motor execution)。目前认为,随意运动的设想起源于皮层联络区(cortical association area)。运动的设计在大脑皮层和皮层下的两个重要运动脑区——基底神经节和小脑半球外侧部(即皮层小脑)中进行,设计好的运动信息被传送到运动皮层(中央前回和运动前区),再由运动皮层发出指令经由运动传出通路到达脊髓和脑干运动神经元。在此过程中,运动的设计需在大脑皮层和皮层下的两个运动脑区之间不断进行信息交流;而运动的执行需要小脑半球中间部(即脊髓小脑)的参与,后者利用其与脊髓、脑干和大脑皮层之间的纤维联系,将来自肌肉、关节等处的感觉传入信息与大脑皮层发出的运动指令反复进行比较,并修正大脑皮层的活动。外周感觉反馈信息也可直接传入运动皮层,经过对运动偏差的不断纠正,使动作变得平稳而精确。

12.2.1 大脑皮层的运动功能

大脑皮层中央前回的运动区主要控制躯体运动，其他如感觉区、视觉、听觉、广大的联合区等都和运动机能有密切关系。大脑皮层一方面发出锥体束直接和脊髓联系，另一方面还通过脑干和脊髓间接联系。大脑皮层和小脑基底神经节之间也有交互的密切连接。

1. *大脑皮层运动区*

运动皮层是额叶一个界限清楚的区域(图 12.11，彩图见插页)。初级运动皮层(即 4 区，M1)位于中央前回中央沟的前面，前运动区(即 6 区，PMA 和 SMA)位于初级运动皮层之前并与其相接。初级运动皮层和肌肉之间有比较直接的关系，刺激初级运动皮层引起特异的运动，产生运动的刺激阈值也最低。前运动区和肌肉之间相隔更多的突触，在功能上更为复杂。刺激次级运动区时需要较强的刺激才能引起运动，而且所引起的多为较复杂的运动。损毁灵长类的初级运动皮层所引起肌肉的瘫痪或轻瘫，而损伤次级运动区会引起较不显著和较特殊的运动障碍。中枢运动系统是以等级性结构来控制运动的，而大脑皮层是运动控制的最高中枢结构。大脑皮层主要起重要的运动发起和控制随意运动的功能。通常我们把大脑皮层控制躯体运动的部位，即皮层 4 区和 6 区称为皮层运动区。

2. *初级运动皮层参与运动的编码*

初级运动皮层与躯体运动之间存在着精细的功能定位关系，即一定的皮层代表区支配一定的部位，即一一对应的关系。大量的研究证明，初级运动皮层是按躯体定位组织的。在大脑皮层功能定位，从图 12.12 所示的躯体运动定位图

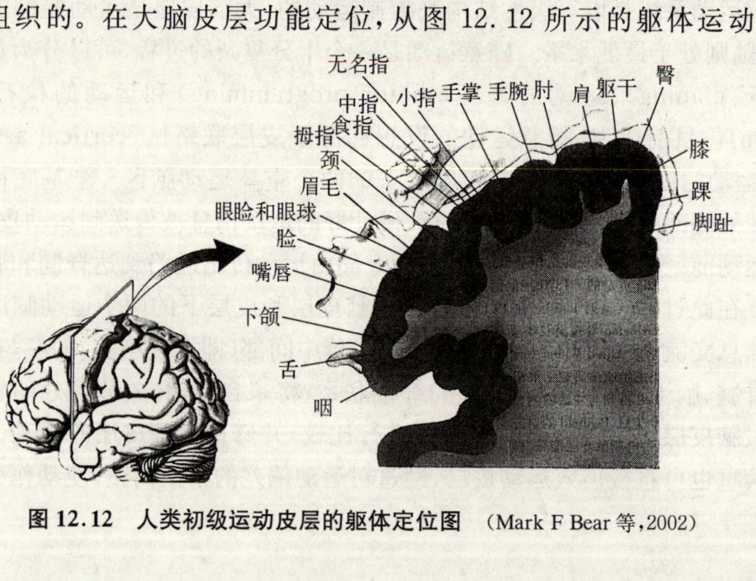

图 12.12　人类初级运动皮层的躯体定位图　(Mark F Bear 等，2002)

(somatotopic map)可以看出,初级运动皮层的下方支配头面部肌肉活动,而初级运动皮层的上方支配四肢和躯干的活动。另外,负责精细运动的躯体部位,均在初级运动皮层上均占有较大的代表区。因此,躯体运动定位图反映了初级运动皮层上的某一特定区域与其所控制的躯体某一特定部位肌肉之间的功能关系。

初级运动皮层通过锥体系和锥体外系和肌肉之间有比较直接的关系。用刺激和损毁的方法已经证明初级运动皮层参与运动的发起和控制。但是初级运动皮层是怎么参与运动的发起和控制的?运动的那些参数是如何受初级运动皮层控制的?

初级运动皮层参与运动力量和速度的编码。一些研究通过操作式条件反射的方法(operated conditioned reflex,即要求动物根据信号的提示完成一个特定的动作,从而获得食物奖赏)训练猴子,使猴子学会根据一定的信号的提示做一定的动作,并同时记录猴子运动皮层单个神经元的放电活动和相关肌肉的肌电活动,从而观察神经元的活动和运动的关系。研究发现,在猴子做腕关节屈伸运动的同时,初级运动皮层腕关节代表区中的一些神经元分别在动物做屈腕或伸腕动作之前和之中都有放电活动,特别是这些神经元的放电活动总是在导致腕关节屈曲或伸展的屈肌或伸肌发生收缩之前就显著地增加。显然,神经元在肌肉收缩之前和收缩之中放电活动增加是与运动的发起和控制过程有关的,因此这一实验结果有力地证明了初级运动皮层与随意运动的发起和控制之间的密切关系。实验者进一步研究发现,大多数初级运动皮层神经元的放电频率和产生的肌力大小有关。对动物腕关节屈肌施加外加负载,使得屈肌要发挥更大的肌力才能克服加大了的运动阻力而将腕关节弯曲时,该神经元在动物屈腕之前和屈腕的过程当中放电频率显著增加。但是,对伸肌施加负载,使外加负载变成协助腕关节的屈曲和对抗腕关节的伸展时,该神经元在腕关节发生屈曲之前或在屈曲的过程当中都不再放电。这是由于在加大伸肌的负载后,腕关节的屈曲不再需要屈肌的主动收缩,只需要拮抗肌(伸肌)的放松就可以被动地达到。这一实验结果说明初级运动皮层神经元的活动可以为肌肉收缩的力量编码,却不为腕关节移动的方向编码。另外,还有一些研究者发现少数初级运动皮层神经元的放电活动与肌肉收缩力量的变化速度相关,即肌肉收缩时达到最大张力的变化速度越快,它们的放电频率也就越高,因而与这些神经元的运动速度的控制有关。

初级运动皮层参与运动方向的编码。Apostolos Georgpouls 等对运动的方向在皮层神经元活动中的编码进行了深入的研究(图 12.13)。他们通过训练猴子按照信号的提示,将把手从屏幕中央的一个起始点移动到周围 8 个不同目标中的任一个上去,同时记录初级运动皮层神经元的放电活动。研究发现,初级运动皮层神经元的放电活动随着运动方向的变化而改变,即神经元在猴子将把手移向某一个特

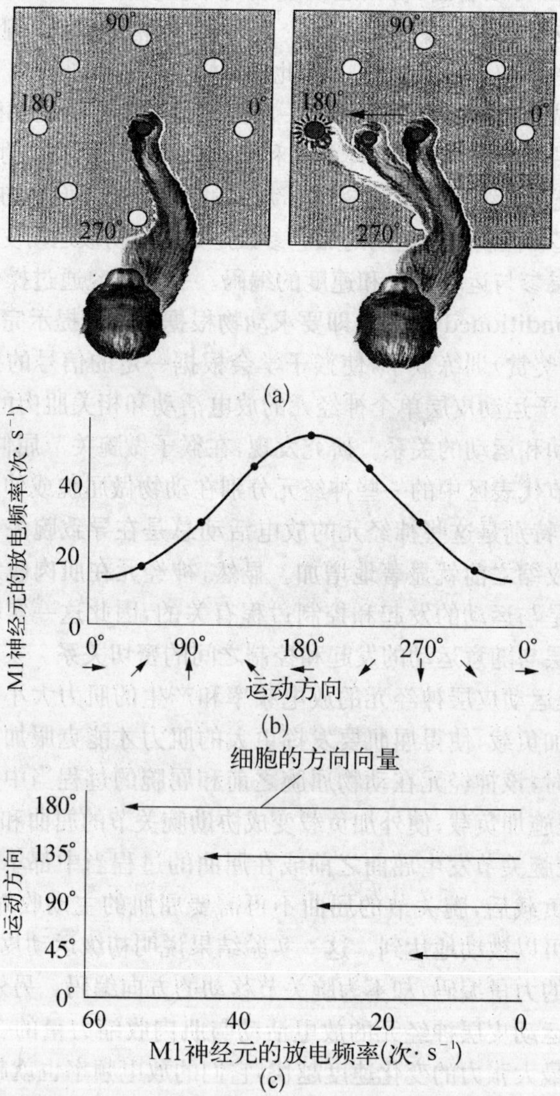

图 12.13　上肢向不同方向运动时初级运动皮层神经元的反应　(Georgopoulos 等,1882)　(a) 确定神经元放电频率和猴子上肢运动方向关系;(b) 初级皮层神经元活动的调谐曲线,当猴子上肢向左移动时放电频率最高;(c) 方向向量与神经元放电频率关系,向量的长度与放电频率成比例。

定的方向时放电频率最高，于是这一运动方向被称为该神经元的“最优方向”(preferred direction)。随着运动方向逐渐自“最优方向”偏离时，神经元的放电频率逐渐降低，而当猴子将把手移向与优势方向完全相反的方向时，神经元停止放电活动。研究结果表明，一个神经元在把手向较大范围内的各个不同方向运动时都有不同程度放电活动。因此，一个神经元的放电活动并不能决定运动的方向。Georgopoulos 等进一步研究观察发现运动的方向是由一群神经元的活动来决定的。他们观察了某一群神经元中单个神经元的“最优方向”，在把手向某一方向移动时记录这一群神经元的放电频率，计算出这群神经元的运动方向(图 12.14)。计算结果表明，神经元的群体运动方向与实际运动目标的方向非常接近(图12.15)。这一研究发现说明，运动的方向不是由一个神经元而是由一群神经元的活动来决定的。

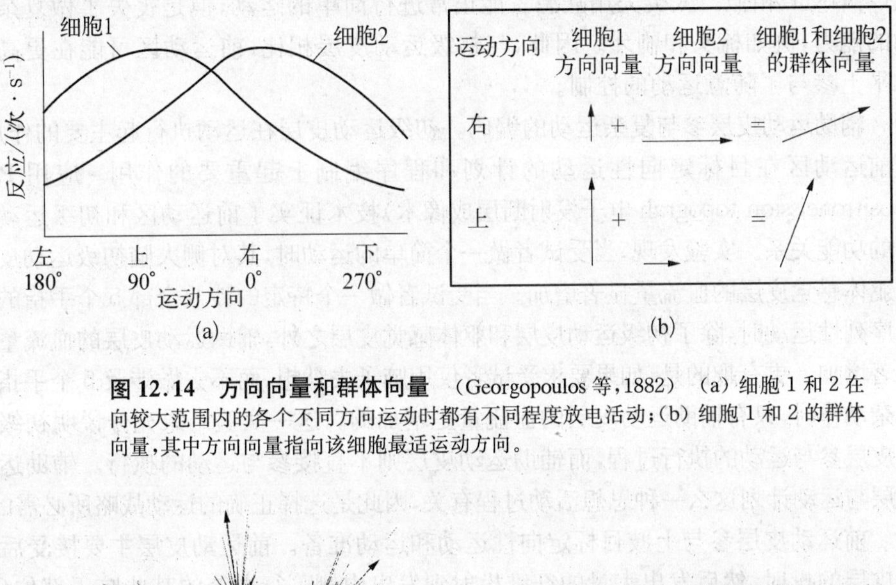

图 12.14　方向向量和群体向量　(Georgopoulos 等，1882)　(a) 细胞 1 和 2 在向较大范围内的各个不同方向运动时都有不同程度放电活动；(b) 细胞 1 和 2 的群体向量，其中方向向量指向该细胞最适运动方向。

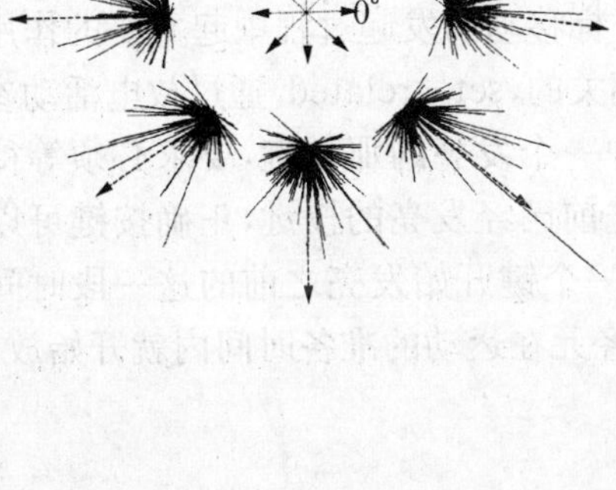

图 12.15　通过群体向量预测运动方向　(Georgopoulos 等，1883)　每一簇线反映了许多神经元的方向向量，线的长度代表了每个细胞在 8 个方向中某个方向的运动中发放频率。对每个方向来说，单个方向向量可被合成一个群体向量(虚线表示)，该群体向量就预示实际运动方向。

3. 辅助运动皮层和前运动皮层参与运动的准备过程

前运动区包括前运动皮层和辅助运动皮层,其中前运动皮层位于6区的外侧部分,而辅助运动皮层则位于半球的内侧部分。与初级运动皮层一样,辅助运动皮层和前运动皮层也是按躯体定位组织的。与初级运动皮层相比,刺激前运动皮层和辅助运动皮层常引起复杂的运动,而且需要较强的刺激强度和较长的刺激时间。损毁初级运动皮层会影响肌肉收缩力量和运动速度,然而损毁前运动皮层和辅助运动皮层却影响运动制定正确策略的能力。例如,当辅助运动皮层和前运动皮层受损后,猴子表现出一种运动策略上的缺陷:猴子不会绕过挡在前面的透明的塑料板去取所看见的食物,而是试图径直去取食物,结果一次次地撞击面前的挡板。猴子的这种运动的缺损与人类的辅助运动皮层,或后顶叶皮层受损所出现的失用症(apraxia)相似。人类失用症患者能正常进行简单的运动,但是丧失了做复杂运动的能力,例如梳头和刷牙。因此,与初级运动皮层相比,前运动区可能在更高的水平上参与了随意运动的控制。

辅助运动皮层参与复杂运动的编码。初级运动皮层在运动执行起主要的作用,而前运动区在目标定向性运动的计划和程序编制上起重要的作用。应用PET(positroneission topograh 电子发射断层成像术)技术证实了前运动区和初级运动皮层的功能关系。实验发现,当受试者做一个简单的运动时,其对侧大脑初级运动皮层和躯体感觉皮层的血流量显著增加。当受试者做一个特定的涉及全部5个手指的复杂序列性运动时,除了初级运动皮层和躯体感觉皮层之外,辅助运动皮层的血流量也显著增加。更有趣的是,如果要求受试者仅用脑子去默想,而不去做涉及5个手指的复杂动作时,只有辅助运动皮层的血流量是增加的。这一实验结果充分说明初级运动皮层参与运动的执行过程,而辅助运动皮层则不直接参与运动的执行。辅助运动皮层与运动计划这么一种思想活动过程有关,因此是选择正确的运动战略所必需的。

前运动皮层参与上肢目标定向性运动和运动准备。前运动皮层主要接受后顶叶皮层的投射,然后发出大量的纤维投射到发出内侧下行系统的某些脑干部位(特别是网状脊髓系统)去,也有部分纤维投射到控制躯干中轴和近侧肌肉的脊髓部位。由此可知前运动皮层主要参与控制躯体中轴肌肉和肢体近侧的肌肉活动,在将躯干朝某个方向运动和将手臂朝某个目标移动的发起过程中起重要的作用。在前运动皮层中,有大量的神经元(和设置相关的,set-related)通过放电活动参与了运动的准备过程。训练猴子去按一排键中一个发亮的那个键,要求必须等待该按键下方的按键开始发亮时才能去按那个先前已经发亮的按键,正确按键可以获得食物奖赏。因此,在一个键发亮之后到下一个键开始发亮之前的这一段时间可以视为运动的准备时间。实验发现,一些神经元在运动的准备时间内就开始放电,而且这种神经元的放电是有方向特异性的,它们只是在猴子准备去向某个方向上运动时才出现放电,而运动开始后停止放电。因此这些神经元的活动显然是与运动的准备过程有关的。

初级运动皮层和前运动皮层在运动指令的产生、运动参数的制定,以及运动的发起和执行中起关键作用。但是,一个精确的运动还有赖于另外两个皮层下神经系统,即小脑和基底神经节对运动的协调作用,下面将介绍它们的结构和功能。

12.2.2 小脑对躯体运动的调节

小脑(cerebellum)是一个重要的运动调节中枢。小脑的作用主要是维持躯体平衡、精确控制肌张力和协调随意运动。小脑并不直接发起运动和指挥肌肉的活动,而是通过对脑下行运动系统的调节作用间接地参与运动控制。小脑损伤后,运动会变得缓慢、不协调和不精确,即所谓运动共济失调(ataxia)。

1. 小脑的结构

小脑位于颅后窝,在脑桥和延髓的背面。其结构呈菜花状(图 12.16a)。它由外层的灰质(即小脑皮层)、内部的小脑白质和位于白质中的三对小脑深部核团(即小脑核团)所组成。小脑外表面是有大量的相互平行的横向窄沟,这些沟将小脑分成若干个小叶(louble,图 12.16b)。根据这些横向窄沟中最深的两条,即原裂和后外侧可以将小脑横向地分为三个主要的叶:前叶、后叶和绒球小结叶。另外,也可以根据小脑表面中线两侧的两条纵向的浅沟将小脑纵向分区,即这两条纵向之间的纵向细条是蚓部(即内侧区),蚓部两侧即小脑半球。

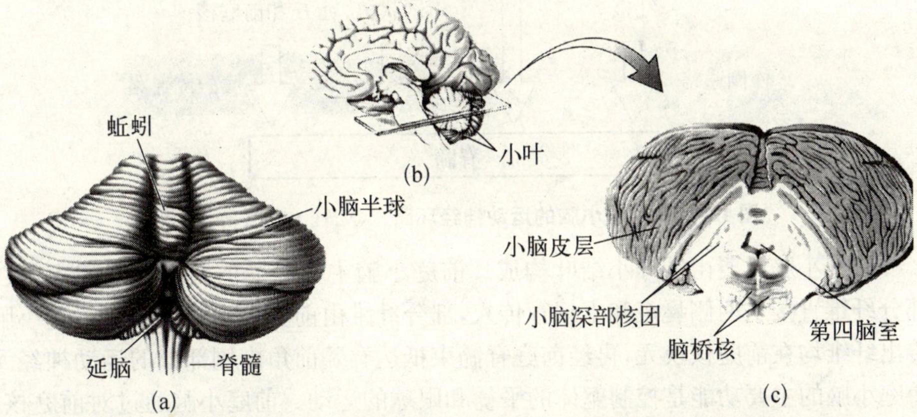

图 12.16 人类小脑结构 (Mark F Bear 等,2002) (a) 小脑背面观,显示蚓部和半球;(b) 小脑的正中矢状面,显示小脑的小叶;(c) 小脑的横切面,显示小脑皮层和深部核团。

2. 小脑的纤维联系和功能

小脑的传入联系主要来自前庭系统、脊髓和大脑皮层等处。因此，小脑相应地被划分为三个不同的功能区，这三个功能区分别是前庭小脑（vestibulocerebellum）、脊髓小脑（spinocerebellum）和皮层小脑（cerebrocerebellum）。小脑的传出纤维既不直接支配肌肉，也不到达脊髓，而是到达大脑皮层运动区和脑干的运动核团，通过影响这些脑区神经元的活动而间接地调节运动(图 12.17)。

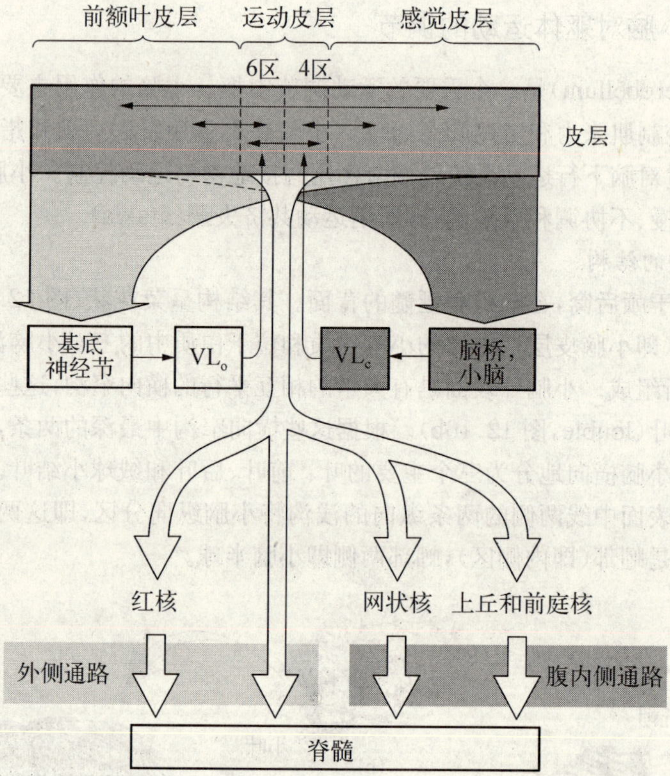

图 12.17　通过小脑的运动神经环路　(Mark F Bear 等,2002)

前庭小脑主要由绒球小结叶构成。前庭小脑主要接受前庭器官的传入，其中部分纤维直接从两侧囊斑和半规管传入，部分纤维由前庭核中间接地投射到小脑。传出纤维均在前庭核换元，再经前庭脊髓束抵达脊髓前角内侧部分的运动神经元。前庭小脑的主要功能是控制躯体的平衡和眼球的运动。前庭小脑通过对前庭核的作用，经前庭脊髓束影响脊髓中支配躯体中轴肌肉的运动神经元的兴奋性活动，从而间接地控制了躯体中轴肌肉收缩活动，因而具有控制躯体平衡的作用。此外，前庭小脑也接受经脑核传来自外侧膝状体、上丘和纹状皮层等处的视觉传入，因此它通过对眼外肌的调节而控制眼球的运动，从而协调头部运动时眼的凝视运动。前庭小脑病变的患者出现躯体平衡和眼球运动功能紊乱，倾倒和眼球震颤(nystagmus)等症状。

脊髓小脑由小脑中线的蚓部(内侧区)和小脑半球的中间区构成。这部分小脑主要接受脊髓传入纤维的投射，也接受视觉和听觉的纤维投射。脊髓小脑的顶核投射到前庭外侧核和延髓网状结构，也经丘脑腹外侧核上行投射到运动皮层。因此，小脑蚓部通过顶核的上行和下行投射，控制了发出腹内侧下行系统的中枢部位，从而间接影响躯体中轴和肢体近侧的肌肉活动。间位核投射到红核或丘脑腹外侧核，最终到达运动皮层，从而间接控制肢体远端的肌肉活动。脊髓小脑主要功能是利用感觉反馈信息控制肌肉的张力和调节正在进行过程中的运动，协助大脑皮层对随意运动进行适时的控制。脊髓小脑在执行其功能时必须及时地获取利用来自大脑皮层的内反馈信息和来自外周的外反馈信息。目前认为，当运动皮层向脊髓发出运动指令(motor command)的同时，还通过锥体束的侧支向脊髓小脑传递有关运动指令副本(即内反馈信息)；另外，由运动指令发起的运动也激活了外周皮肤、肌肉和关节等处的感受器，它们的传入冲动以及视、听觉传入等到达脊髓小脑(即内外馈信息)。脊髓小脑将来自这两方面的反馈信息加以比较和整合，察觉运动执行情况和运动指令之间的误差，一方面向大脑皮层运动区发出校正信号，修正运动皮层的活动，使其符合当时运动的实际情况；另一方面通过脑干-脊髓下传途径调节肌肉的活动，纠正运动的偏差，使运动能按运动皮层指令的预定目标和轨道准确进行。脊髓小脑受损会丧失利用外反馈信息来协调运动的能力，患者的运动变得笨拙而不准确，表现为随意运动的力量、方向及限度不能得到很好地控制，被称为运动共济失调(ataxia)。

皮层小脑是指小脑的外侧部。它不接受外周感觉的传入，而主要与大脑皮层感觉区、运动区和联络区构成回路。从大脑皮层这些区域传入皮层小脑的纤维经脑桥核转接而发散到对侧皮层小脑，皮层小脑的传出纤维经齿状核换元，再经丘脑外侧腹核换元，然后投射到大脑皮层。皮层小脑的主要功能是参与随意运动的计划和运动程序的编制过程。目前认为，一个随意运动的产生包括运动的计划和程序编制，以及运动程序的执行两个不同的阶段。小脑和基底神经节均参与随意运动计划的形成和运动程序的编制。就小脑而言，皮层小脑参与计划和运动程序的编制，它与基底神经节一道接受并处理来自感觉联络皮层的运动意念信息，编制运动指令并传输给运动皮层去执行，脊髓小脑利用外周的反馈信息对运动进行管理。小脑外侧区的损伤除了引起患者远侧肢体的肌张力下降和共济失调之外，另一个重要的症状是运动起始的延缓。

12.2.3 基底神经节对运动的调节

基底神经节(basal ganglia)是皮层下一些核团的总称,位于大脑两半球的深部,是运动系统的一个重要结构。和小脑一样,基底神经节也参与了运动的计划和编制。

1. 基底神经核的组成及纤维联系

基底神经节包括尾核(caudate nucleus)、壳核(putamen)、苍白球(globus pallidus)、丘脑底核(subthalamic nucleus)和黑质(substantia)(图12.18)。尾核和壳核被称为纹状体(striatum)或新纹状体(neostriatum)。苍白球则被称为旧纹状体(striatum)。苍白球可分为内侧和外侧两部分,黑质可分为致密部和网状部两部分。其中纹状体是基底神经节的主要接受核团,而苍白球是基底神经节的主要输出核团。

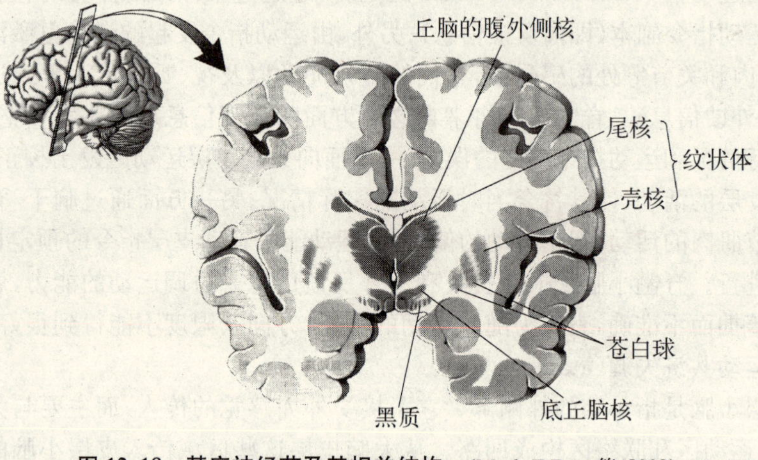

图12.18 基底神经节及其相关结构 (Mark F Bear 等,2002)

纹状体是基底神经节与丘脑和皮层纤维联系的中心。投射到基底神经节的传入纤维几乎都到达纹状体,这些传入主要来源于大脑皮层和基底神经节内部的黑质。大脑皮层区域,包括皮层联络区、初级运动皮层和初级感觉皮层,都有纤维投射到纹状体。从中脑的黑质到基底神经节的传入纤维构成了黑质纹体束(migrostriatal boundle),终止于纹状体。

基底神经节的传出主要有两条途径:一是通过丘脑的腹前核(ventral anterior nucleus,VA)和腹外侧核(ventral lateral nucleus,VA)到达初级运动皮层辅助运动皮层和前运动皮层的投射；另一个是到达脑干运动核团的投射。从基底神经节到大脑皮层的传出投射包括直接传出通路和间接传出通路两部分，其中直接通路起源于尾核和壳核，经苍白球内侧部直接投射到丘脑的 VA/VL 复合体，而间接通路较为复杂，它的纤维投射起源于尾核和壳核，到达苍白球外侧部，然后经底丘脑核又回到苍白球外侧部，再从苍白球外侧部投射到丘脑的 VA/VL 复合体。

2. 基底神经节的神经元环路及其功能

基底神经节接受大脑皮层的纤维投射，其传出纤维经丘脑前腹核和外侧腹核，又到达大脑皮层，从而构成基底神经节与大脑皮层之间的神经环路。这一环路可分为直接通路和间接通路两条途径(图 12.19)。直接通路是指从大脑皮层的区域到纹状体，再由纹状体发出纤维经苍白球内侧部后，到达丘脑前腹核和外侧腹核，最后返回大脑皮层运动前区和前额叶的通路。大脑皮层对新纹状体的纤维投射是兴奋性的谷氨酸能；而从新纹状体到苍白球内侧部以及从苍白球内侧部再到丘脑的纤维投射都是抑制性的 GABA 能，即新纹状体抑制苍白球内侧部，而苍白球内侧部又抑制丘脑。因此，当新纹状体活动增加时，丘脑和大脑皮层的活动增加，这种现象称为去抑制(disinhibition)。

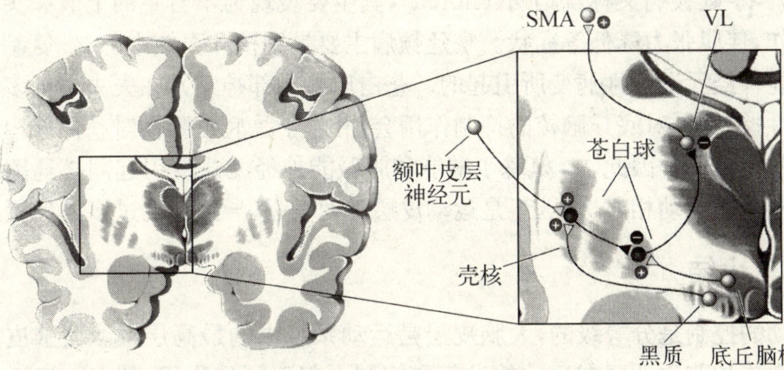

图 12.19 基底神经节运动环路 (Mark F Bear 等，2002) 标有“+”的突触为兴奋性突触，标“-”的为抑制性突触。

间接通路是指在上述直接通路中的新纹状体与苍白球内侧部之间插入苍白球外侧部和丘脑底核两个中间接替过程的通路。这条通路中同样存在去抑制现象，即新纹状体到苍白球外侧部和苍白球外侧部到丘脑底核的投射纤维都是抑制性的。因此，当新纹状体活动增加时，丘脑底核的活动增加。而丘脑底核到达苍白球内侧部的纤维投射为兴奋性的谷氨酸能，对苍白球内侧部神经元起兴奋性作用，从而加强苍白球对丘脑的抑制作用。因此，间接通路活动的净效应是增加基底神经节对丘脑的抑制作用，而不是产生像直接通路那样的去抑制效应。

3. 基底神经节病变所引起的疾病

基底神经节的病变会导致以下两类主要的疾病。

(1) 肌紧张过强而运动过少性疾病：这类疾病的典型代表是帕金森病(Parkinson disease)。帕金森病又称震颤麻痹(paralysis agitans)，其主要症状是全身肌紧张增高、肌肉强直、动作缓慢，并缺乏产生随意运动的能力。运动症状主要表现在动作的准备阶段，而动作一旦发起，则可以继续进行。研究已经表明，帕金森病是由于投射到纹状体的黑质多巴胺能神经元的退变所造成的。直接通路上的黑质多巴胺能神经元对尾核和壳核中等多棘细胞的输入是兴奋性的，这个兴奋性的作用是由这些中等多棘细胞上的多巴胺 D1 受体介导的。所以，当这些多巴胺能神经元发生病变时，会引起直接通路活动减弱，于是尾核和壳核中等多棘细胞的兴奋性也减少，这就使苍白球内部神经元的活动以及它们对丘脑 VA/VL 的抑制作用加强，从而导致丘脑 VA/VL 对前运动皮层的激活作用减小。因此，临床上给予多巴胺的前体左旋多巴(L－Dopa)来治疗帕金森病。

(2) 肌紧张不全而运动过多性疾病：这类疾病主要是亨廷顿病(Huntington disease)。亨廷顿病又称舞蹈病(chorea)，其主要表现为不自主的上肢和头部的舞蹈样动作，伴肌张力降低等症状。亨廷顿病主要是尾核和壳核中的 γ-氨基丁酸能和胆碱能神经元退行性病变所引起的。苍白球外侧部神经元在失去中等多棘细胞的抑制性控制后，对底丘脑核的抑制作用会加强，于是底丘脑核对苍白球内侧部的兴奋性效应减弱。因此，γ-氨基丁酸能和胆碱能神经元病变引起间接通路活动减弱而直接通路活动相对增强，于是运动皮层活动增强，导致运动过多的症状出现。

12.2.4 小结

运动的控制是分等级的，大脑皮层是运动系统中的最高层次。大脑皮层的初级运动皮层和前运动区在运动的发起和控制中起不同的作用，其中初级运动皮层负责运动执行，而前运动区负责生成运动计划和程序。此外，基底神经节和小脑构成了运动系统的两个皮层下环路，不仅参与了运动的计划和编程，而且参与运动的执行。但是，基底神经节和小脑在运动的执行过程中起不同的作用，小脑主要对随意运动进行适时的管理和调节，而基底神经节在复杂运动计划这样一些更高的层次上参与了运动的调节。

参考文献

[1] 寿天德. 神经生物学[M]. 北京：高等教育出版社，2001.

[2] 韩济生. 神经科学原理[M]. 北京：北京医科大学出版社，1999.
[3] 阮迪云，寿天德. 神经生理学[M]. 合肥：中国科学技术大学出版社，1992.
[4] 徐科. 神经生物学纲要[M]. 北京：科学出版社，2000.
[5] Brooks V B. The neural basis of motor control [M]. New York：Oxford University Press，1986.
[6] Ito M. The cerebellum and neural control [M]. New York：Raven Press，1984.
[7] Georgopoulos A P，Kalaska J F，Caminiti R，et al. On the relations between the direction of two dimensional arm movements and cell discharge in primate motor cortex [J]. Neurosci.，1982，11：1527 - 1537.
[8] Georgopoulos A P ，Caminiti R，Kalaska J F，et al. Spatial coding of movement：a hypothesis concerning the coding of movement direction by motor cortical populations [M]// Massion J，Paillard J，Schultz W，et al. Neuronal coding of motor performance. Exp. Brain Res. Suppl.，1983，7：327 - 336.
[9] Georgopoulos A P，Kalaska J F，Caminiti R，et al. Interruption of motor cortical discharge subserving aimed arm movements [J]. Exp. Brain Res.，1983，49：327 - 340.
[10] Kandel E R，Schwartz J H，Jessell T M. Principles of neural science [M]. 3nd ed. New York：Elsevier，1991.
[11] Mark F Bear，Barry Connors，Michael Paradiso，et al. Neuroscience：exploring the Brain [M]. 2nd ed. Lippincott Williams & Wilkins，2002.

第13章 学习和记忆

13.1 学习和记忆

学习和记忆是动物中枢神经系统最重要的高级功能之一。通过学习，人和动物可以根据经验主动改变自身行为以适应不断变化的外界环境，从而在进化中得以生存。同时，学习和记忆与大脑感觉和运动系统的功能和发育密切相关，并在相当程度上对人的思维和自主意识的形成起着决定性的作用。因此学习和记忆的神经基础被公认为是脑功能研究的一个核心问题。

从巴甫洛夫提出条件反射的概念起，对学习和记忆的神经生物学研究已经走过将近一个世纪。在最近二三十年，伴随着分子细胞生物学等学科和技术的成熟，神经生物学也有了令人瞩目的发展。而自2000年Eric Kandel由于其关于神经突触的修饰的分子细胞机理的发现获诺贝尔医学与生理学奖起，21世纪人们对学习记忆的神经基础的研究进入了综合运用多学科手段、在多个层次上交叉探索的新阶段。

13.1.1 学习和记忆的心理学定义与分类

学习和记忆是相互联系但不尽相同的两个过程。在学习(learning)中，人或动物获得外界知识，并从而改变对外部刺激的反应；而通过记忆(memory)过程，外部知识则在神经系统中编码、储存并在以后读取出来。学习和记忆不是单一的神经过程，它涉及神经系统的不同部分在各个层次以不同方式的参与。基于这种复杂性，人们从不同的角度对学习和记忆可以有不同的分类。

1. 非联合型学习和联合型学习

如前所述，学习过程涉及对外部知识的获取。而这种获取表现为个体对外界刺激的反应发生了变化。非联合型学习(non-associative learning)是一种简单的学习形式,即在刺激和反应之间不形成某种明确的联系。包括习惯化和敏感化。习惯化(habituation)是指当一个不产生伤害性效应的刺激重复出现时,对该刺激的反射性行为反应逐渐减弱的过程。所谓"熟视无睹"就是习惯化的例子。敏感化(sensitization)通常则是指当某些刺激反复出现时,对该刺激的反应逐渐加强的过程。另一种敏感化的现象是,在一个强的伤害性刺激之后,对其他弱刺激的反应也可能明显增强。"一朝被蛇咬,十年怕井绳"可以说是这类敏感化的例子。

2. 联合型学习(associative learning)

即在刺激和反应之间形成某种明确的联系。包括经典条件反射(classical conditioned reflex)和操作式条件反射(operant conditioned reflex)。

(1) 经典的条件反射,指一个条件刺激(conditioning stimulus, CS)和一个非条件刺激(unconditing stimulus, US)所分别引起的两种反应之间可建立起联系。能引起非条件反射的刺激称为非条件刺激,而与非条件反射无关的动因则称为条件刺激。在巴甫洛夫的实验中,铃声是条件刺激,食物是非条件刺激(可以直接引起唾液分泌)。狗经过铃声与食物联合刺激训练后,听到铃声就会分泌唾液。中国古代"望梅止渴"的故事也是经典条件反射的生动例子。在经典条件反射中,条件和非条件刺激的时间顺序非常重要,条件刺激必须在非条件刺激之前。

(2) 操作式条件反射(operant conditioned reflex)也称工具性条件反射(instrumental conditioned reflex),指动物完成一个正确的操作,就会得到奖赏或免于处罚。操作和强化刺激间形成了某种联系,强化刺激通常是食物和水,已被广泛应用于对动机行为(motivational behavior)的研究。

3. 记忆的分类

(1) 短期记忆(short-term memory)和长期记忆(long-term memory)

通过学习获取的知识必须以一定的方式存储,并在一段时间后读取出来,才能导致个体行为的改变。这一"存、取"过程也就是我们所说的记忆。根据存、取之间所需的时间不同,人们通常把记忆粗略分为短期记忆和长期记忆。短期记忆(又称工作记忆)的时间尺度一般是数秒钟到数分钟,受注意等认知过程限制。短期记忆一般只能存储少量信息。在特定情况下,短期记忆系统存储的信息可以被转移到长期记忆系统,并在此得到强化与巩固,达到几小时、几天甚至终生。这与现代的计算机技术中的内存和硬盘的存储功能有类似之处。

短时记忆和长时记忆有着不同的神经机制,一般认为,短时记忆可以用神经网络的持续兴奋以及神经元的短期可塑性来解释,而长时记忆则涉及神经元的长期可塑性,并与神经元的长期结构变化有关,包括新的突触形成等有关。

(2) 陈述性记忆(declarative memory, explicit memory)和非陈述性记忆(non-declarative memory, implicit memory)

① 陈述性记忆指可以用言语表达出来的记忆类型,又称显晰型记忆(explicit memory)。它依赖于对信息的获得和回忆的意识表达,依赖于评价、比较和推理等认知过程。陈述性记忆包括情景记忆(episode memory)和语义记忆(semantic memory)两种形式。情景记忆指的是对发生于特定时间、特点地点的特定事件或情节(events)的存储(或提取),而语义记忆则指的是关于客观世界的事实(facts)和概念的一般性知识。比如你去重庆旅游,记忆中这个山城路途的艰难以及那里的浓雾,这就是情景记忆;而通过旅游你得知重庆是中国的一个直辖市以及重庆所拥有的人口数量等可以描述的事实,则为语义记忆。

② 非陈述性记忆具有自主或反射的性质,故又称反射性记忆(reflexive memory),它的形成或读出不依赖于意识或认知过程。需重复测试或练习才能逐步形成。这种类型的记忆主要表现为对操作某些作业的完善,几乎不能用语句表达出来,所以又称为隐含性记忆(implicit memory)。非陈述性记忆主要包括感知觉和运动技巧,程序和规则的学习,又称程序性记忆(procedure memory)。这种记忆经常是终生的。例如,一个人学会游泳或骑自行车后便不会忘却。需要指出的是,某些陈述性的记忆可以经过不断的重复测试转变为非陈述性的记忆,比如开汽车。

13.1.2 学习和记忆的行为学研究

1. 经典条件反射和操作式条件反射

巴甫洛夫条件反射是经典条件反射的特例。巴氏在实验中先摇铃再给狗以食物,狗得到食物会分泌唾液。如此反复,摇铃也可引起狗唾液的分泌。操作性条件反射的行为实验则需要动物的主动参与。例如将饥饿的大鼠放到测试箱中,在箱的一侧墙壁上有凸出的压杆。大鼠偶尔压杆,获得了食物,只要动物一饿了,就会去压杆。前者可用于从低等到高等所有的动物,研究运动性学习和记忆的神经回路,并可用于记忆痕迹的定位问题。后者一般只适用于大鼠、猫和猴等高等的哺乳类动物,可用于短时记忆神经机制的研究,又可用于分辨学习等研究。

2. 迷宫学习模型

这是一类与空间学习和记忆有关的行为模型,最常用的迷宫行为模型有三种:Y 迷宫、八臂迷宫(图 13.1)和 Morris 水迷宫。

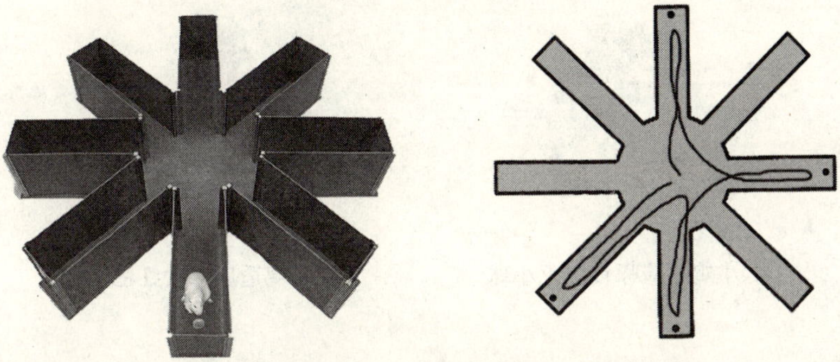

图 13.1 八臂迷宫示意图

Y 迷宫、八臂迷宫这类食物奖赏型迷宫任务能够检测啮齿类动物海马的空间参考记忆和前额叶脑区空间工作记忆。当动物在迷宫中寻找食物时，动物要根据迷宫周围的视觉标志，记住它已经搜索过的臂，以避免重复进入同一个臂，从而有效地获取食物。这种类型的记忆能指导进行中的行为，被称为工作记忆(working memory)。Morris 水迷宫测试海马的空间学习记忆能力。啮齿动物在此任务中需要根据水池周围的视觉标志找到藏在水中平台的位置，从而得以休息。动物寻找平台的路径和所需的时间作为测量空间学习速度的指标。而在学习训练后，经过不同时间(例如一两天)，实验者可以将动物重新放入平台已被去掉的水池。这时，根据动物是否花更多时间在原来平台的位置寻找来检测其记忆是否保存完好。

3. 几种研究记忆过程的行为模型

常用的两种较简便的适用于研究记忆的模型是一次性被动回避(step-through)(跳台法和避暗法)。

跳台实验是检测动物学习和记忆功能的常用方法。动物在放入箱底为通电铜栅的反射箱后学会跳到箱内的橡皮台上以躲避电击。动物跳台潜伏期的长短和错误次数的多少是测定动物学习和记忆能力的指标。跳台潜伏期短，错误次数少，表明动物学习能力强。避暗法将多功能条件反射箱平放在桌边使跳板悬空，大鼠背对着门洞放在跳板上，大鼠找到门洞进入反应箱后用适宜电压电击大鼠，重复训练后再将大鼠背对门洞置于跳板上，测定步入潜伏期(Step through latent，STL)，潜伏期长说明记忆保持能力良好。这两种行为模型均以大鼠为实验动物，主要适合于研究记忆的巩固(memory consolidation)和记忆的保持(memory retention)。

另一种研究记忆的行为模型是小鸡一次性厌恶回避反应(图 13.2)。小鸡一次性厌恶回避模型上可以将记忆分为短期记忆、中期记忆和长期记忆，因此这一模型适用于研究不同时期记忆的神经基础，也便于研究记忆的巩固过程。

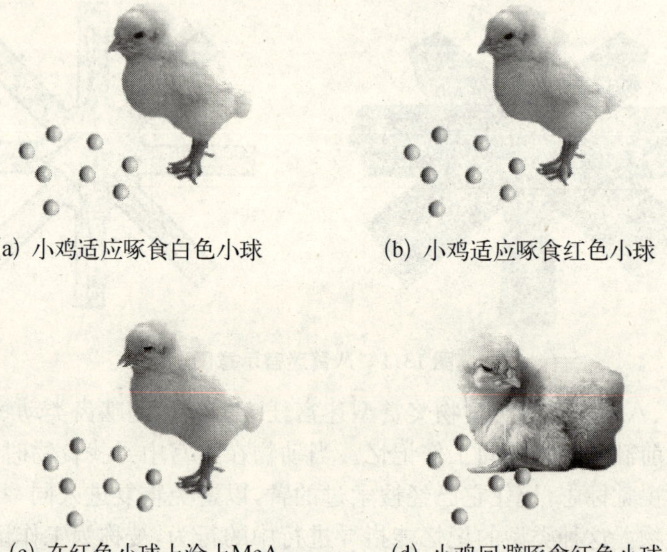

(a) 小鸡适应啄食白色小球　(b) 小鸡适应啄食红色小球

(c) 在红色小球上涂上MeA，小鸡啄食后出现行为反应　(d) 小鸡回避啄食红色小球

图 13.2　小鸡一次性厌恶回避反应实验

13.2　学习和记忆的神经基础

巴甫洛夫认为有关条件反射的神经基础在大脑皮层。受巴甫洛夫的观点影响，Lashley 企图也在大脑皮层寻找记忆痕迹的定位。他利用毁损皮层的方法来研究在训练前和训练后毁损某一皮层的特定区域对行为的影响，并认为记忆痕迹广泛储存于大脑皮层中，没有明确的定位。1949 年，加拿大心理学家 Hebb 提出了关于学习记忆过程中突触传递改变的一个重要理论——Hebb 理论，他设想在学习记忆过程中相关的突触发生了某些变化，导致突触连接的增强和传递效能的提高。"When an axon of cell A is near enough to excite B and repeatedly or persistently takes part in firing it, some growth process or metabolic change takes place in one or both cells such that A's efficiency, as one of the cells firing B, is increased" Hebb 理论对现代神经科学有关学习和记忆的研究有着深远的影响。

不同类型的记忆有不同的神经结构和回路参与，高等的哺乳动物脑内至少有两个与记忆相关的系统。一个以边缘系统为主要环节，与认知性记忆有关，是陈述性记忆的神经回路(图 13.3)；另一个系统以基底神经节为主要环节，与习惯的获得和适应性反应的记忆有关，是非陈述性记忆的神经回路(图 13.4)。

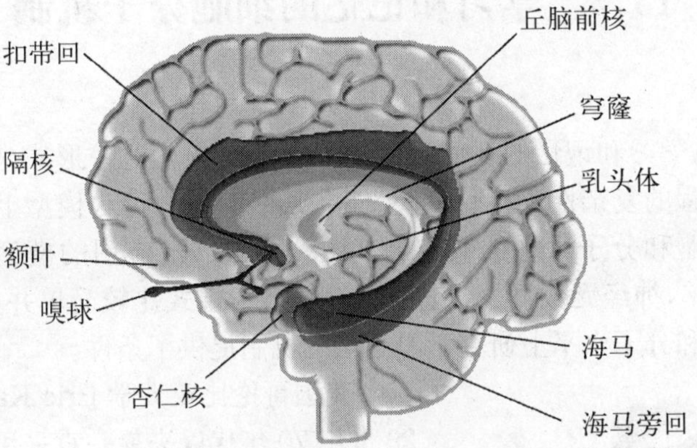

图 13.3　陈述性记忆的神经回路

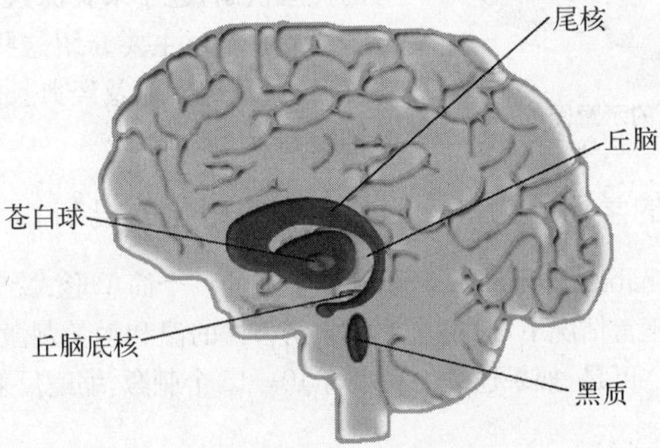

图 13.4　非陈述性记忆的神经回路

边缘系统(limbic system)，包含了边缘叶和有关皮质下的结构。边缘叶包括隔区(胼胝体下区、终板旁回)、扣带回、海马旁回、海马结构(海马、齿状回)；有关皮质下结构包括杏仁体、下丘脑、丘脑前核等，其功能与情绪和记忆有关，另外还参与内脏活动的调节和个体生存与种族繁衍功能。

基底神经节(basal ganglia)是皮层下一些核团的总称。主要包括纹状体、丘脑底核和黑质。纹状体又包括尾核、壳核和苍白球，尾核和壳核合称新纹状体，苍白球称为旧纹状体。

13.3 学习和记忆的细胞分子机制

一般认为,学习和记忆的存储主要是以突触的变化这一形式来实现的。由于学习和记忆过程的复杂性,以前人们只能在某些简单的行为模型上对学习和记忆的机制进行细胞和分子水平的研究。其中一个被广泛应用的模型是海兔神经系统:其结构简单,神经元数目少,胞体比较大,行为模式比较简单并为人们所了解,因而为从细胞和分子水平上研究学习记忆的机制提供了条件。

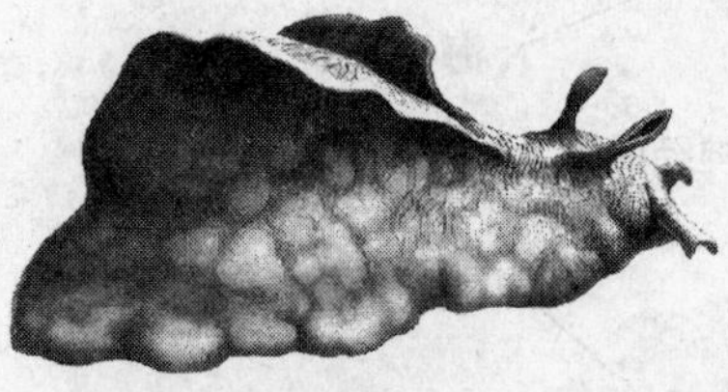

图 13.5 海兔的示意图

美国哥伦比亚大学 Eric Kandel 实验室自 20 世纪 70 年代以来就一直采用海兔(图13.5)缩鳃反射模型,研究非联合型学习和联合型学习的突触机制,近年来又深入研究长时记忆的分子机制。本章主要介绍这些有关习惯化、敏感化、经典条件反射及经典长时程突触可塑性的细胞和分子机制。

13.3.1 简单的学习行为——习惯化和敏感化的机制

(1) 习惯化(habituation)是一种隐含性学习的一个简单形式。海兔有一种缩鳃反射(图 13.6):正常情况下,对喷水管的非伤害性的温和触觉刺激可以引起喷水管和鳃的回缩反射。可是,如果连续给喷水管 10—15 个刺激,缩鳃反射则会减弱。

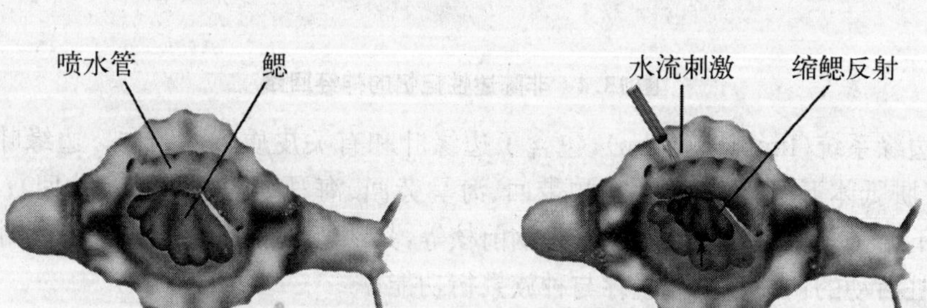

图 13.6 海兔的缩鳃反射

人们对海兔的缩鳃反射进行的详细研究表明，给喷水管的一个温和刺激导致支配喷水管的感觉神经元兴奋，并引起运动神经元(L7)兴奋性突触后电位，从而导致缩鳃反射的肌肉收缩。反复刺激后，感觉神经元在运动神经元上产生的突触后电位逐渐减小，因而缩鳃反射逐渐减弱甚至消失(图 13.7)。定量分析发现感觉-运动突触的传递效率降低是由于感觉神经元突触前动作电位诱发的神经递质囊泡释放数目减少。其原因可能是突触前膜上 N 型 Ca^{2+} 通道的失活，造成 Ca^{2+} 内流减少。

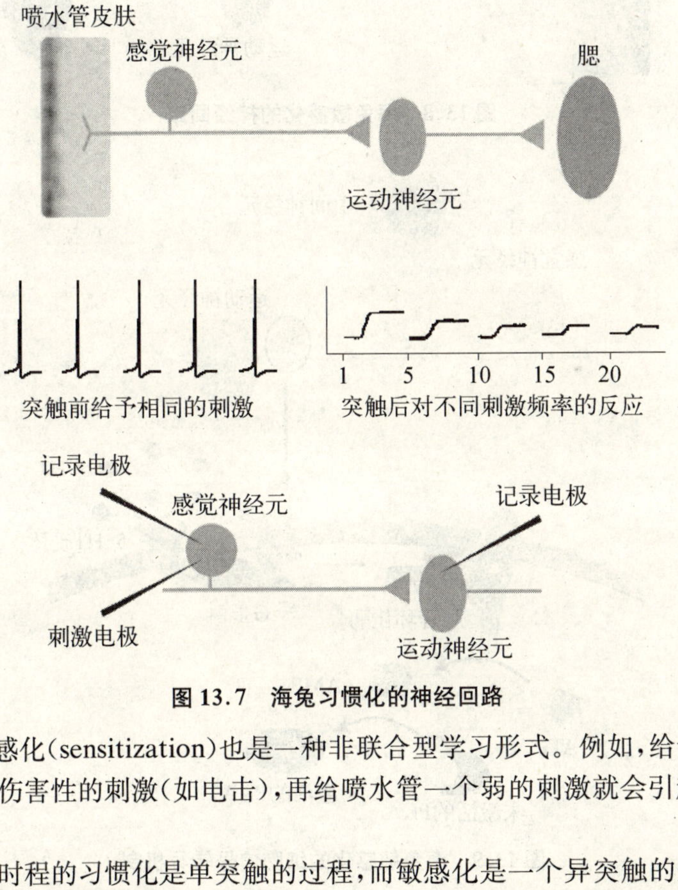

图 13.7　海兔习惯化的神经回路

(2) 敏感化(sensitization)也是一种非联合型学习形式。例如，给予海兔头部或尾部一个伤害性的刺激(如电击)，再给喷水管一个弱的刺激就会引起较强的缩鳃反射。

海兔短时程的习惯化是单突触的过程，而敏感化是一个异突触的过程。突触传递的增强是由于刺激尾部引起 L29 释放 5－HT 能中间神经元的调节活动导致的(图 13.8)。

如图 13.9 所示，5－HT 能中间神经元在感觉神经元上形成突触前的轴突-轴突突触。尾部的强刺激引起中间神经元释放 5－HT，并与感觉神经元上的5－HT

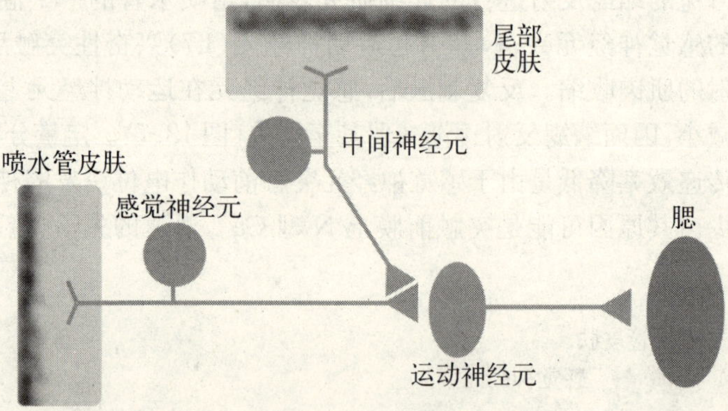

图 13.8 海兔敏感化的神经回路

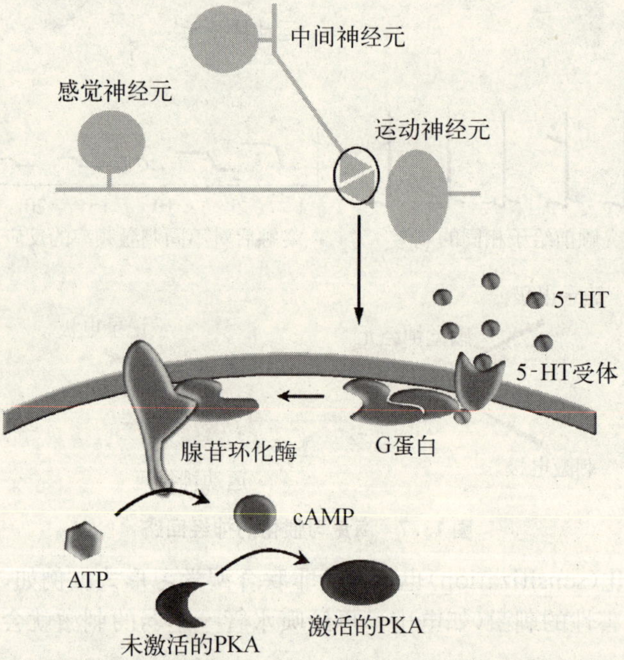

图 13.9 海兔敏感化的细胞信号转导机制

受体结合，从而激活三聚体 G 蛋白 Gs。Gs 激活腺苷环化酶产生第二信使 cAMP，cAMP 激活 cAMP 依赖的蛋白激酶 PKA。PKA 使钾通道磷酸化导致通道关闭，延长动作电位，这就促进 Ca^{2+} 内流增加，从而促进感觉神经元末梢释放更多的递质。

13.3.2 经典条件反射的机制

经典条件反射是一种联合型学习形式，其机制比敏感化复杂，一般既有突触前机制，也有突触后的机制。以海兔的缩鳃反射为例，尾部的强电击（非条件刺激，US）将引起强的缩鳃反射，喷水管弱的刺激（条件刺激，CS）一般并不引起强的缩鳃反射。然而经过多次 CS 与 US 的联合刺激后，单独用 CS 就可引起较强的缩鳃反射，并可维持数天之久（图 13.10）。

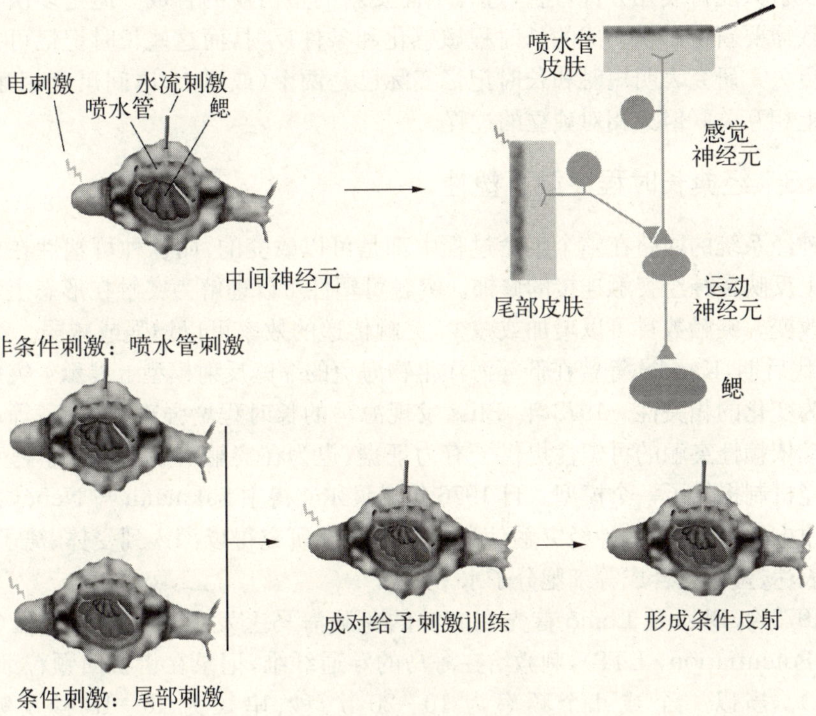

图 13.10 海兔的缩鳃反射

海兔缩鳃经典条件反射的突触前信号通路与敏感化的信号通路类似。尾部的非条件刺激激活易化性中间神经元（L29），释放 5－HT，通过 G－蛋白途径激活腺苷环化酶。同时，条件刺激引起该感觉神经元产生的动作电位导致 Ca^{2+} 内流并激活 Ca^{2+} 结合蛋白钙调素，Ca^{2+}/钙调素又引起更多的腺苷环化酶激活，两者结合导致更多的 cAMP 产生。更多的 cAMP 产生意味着更多的 PKA 激活，引起更多的钾通道磷酸化，从而使感觉神经元的动作电位时程延长，从而使得神经递质释放量明显增加。

在海兔缩鳃经典条件反射的突触后机制的关键是运动神经元上的N－甲基-D－天冬氨酸(N－methyl－D－aspartate, NMDA)型谷氨酸受体。在静息状态下，NMDA受体通道被Mg^{2+}阻塞。在经典条件反射中，条件刺激和非条件刺激适当结合。突触后运动神经元去极化导致Mg^{2+}从NMDA受体通道中移开，这时感觉神经元释放的谷氨酸递质与NMDA受体的结合可以导致Ca^{2+}流入细胞。Ca^{2+}流入激活运动细胞的信号通路，产生逆行信使导致突触前感觉神经元的递质释放量增加。

在许多敏感化和经典条件反射实验中，人们发现少量的训练引起的敏感化或条件反射只能持续几分钟，这些过程不需要新的蛋白质的合成。但是多次训练可以导致需要新蛋白质合成的长时程敏感化和条件反射，而这些长时记忆可持续数天或更久。研究表明短时和长时记忆实际已是两个(或以上)时间尺度相互重叠、机理上相互关联但又相对独立的过程。

13.3.3 经典长时程突触可塑性

神经系统的回路在整个生命过程中都是可以改变的，而这种可塑性在很大的程度上反映在神经突触连接的修饰。突触可塑性可以理解为突触在形态上和功能上的改变。突触数目可以增加或减少，突触传递的效率可以增强或减弱。20世纪60年代后期，Kandel等曾在低等海洋生物海兔的缩鳃反射模型上展示了突触传递和行为变化的相关性。1973年，Bliss发现海马的长时程增强现象，为高等动物脑内活动依赖性突触的可塑性提供了有力证据，也为在突触水平上研究学习和记忆的神经机制提供了一个模型。自1976年诺贝尔奖得主Sakmann与Neher发明了膜片钳电生理技术后，神经突触信息传递可塑性研究得以深入到受体、离子通道、基因表达、蛋白质合成等细胞分子水平。

1973年Bliss及Lomo首先在麻醉的兔脑海马上发现了长时程增强(Long-term Potentiation, LTP)，刺激给在海马的穿通纤维，记录在齿状回颗粒细胞(图13.11)。当以一个或几个频率为10—20次/秒、串长为10—15秒及频率为100次/秒、串长为3—4秒的电刺激作为条件刺激，随后的单个刺激引起的群体峰电位(population spike, PS)和群体兴奋性突触后电位(population EPSP)的振幅增大，群体峰电位的潜伏期缩短。这种易化现象持续的时间可长达10 h以上。Bliss将这种单突触诱发反应的长时程易化称为长时程增强，简称为LTP。1983年Collingridge等发现NMDA(N－甲基-D－门冬氨酸)受体通道复合体在LTP过程中起重要作用，进一步深化了对LTP在大脑学习记忆中作用的理解。至于突触传递效能的变化是发生在突触前传递信号的细胞，还是发生在突触后接受信号的细胞，则是自20世纪80年代后期始神经生理领域中一个非常热门的课题和争论的焦点。目前人们一般认为,LTP形成和维持可能是突触前和突触后机制的联合作用的结果,而近期的一些重要进展以突触后机制为主。

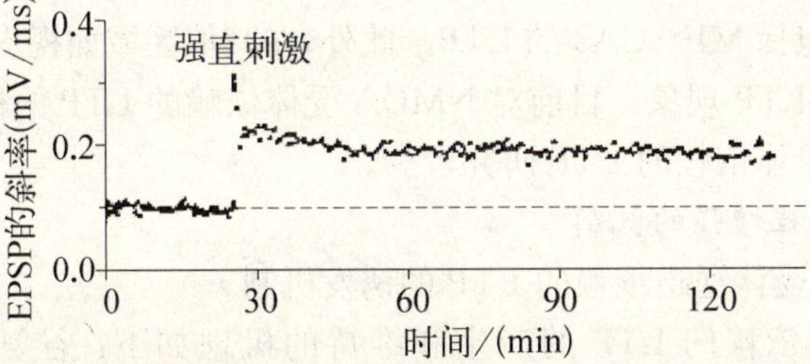

图13.11 海马的长时程增强现象 (Bliss & Lomo, 1973)
LTP(长时程增强)是指:给突触前纤维一个高频强直刺激,突触传递效率和强度将明显增强,这种增强效应可维持数小时至几天的现象。

海马有三条主要的兴奋性通路:① 前穿通纤维(perforant pathway)到齿状回的颗粒细胞;② 从颗粒细胞到CA3区锥体细胞的苔状纤维(mossy fiber);③ 从CA3到CA1锥体细胞的Schaffer侧支(schaffer collateral)(图13.12)。这些通路的单突触连接上均能诱导出LTP,但不同部位的LTP可能有不同的神经机制:例如,在CA1区LTP主要是通过突触后NMDA受体所介导的,而在CA3区的Mossy纤维LTP的诱发则与NMDA受体无关。

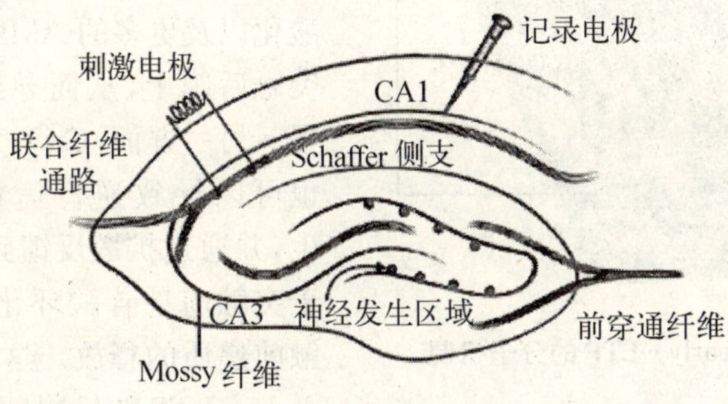

图13.12 海马的三条兴奋性通路 (Pittenger & Duman, 2007) 除文中提到的三条通路外,联合纤维通路是从大脑另一半球相应区域投射过来的。另外,成年大脑中新生神经元可以在神经发生区域产生。

海马的LTP,特别是CA1区LTP有三个基本特征:① 协同性(Cooperativity):诱导LTP需要很多纤维同时被激活;② 联合性(Associativity):有关的纤维和突触后神经元需要以联合的形式一起活动;③ 特异性(Input-specificity):所诱导的

LTP 对诱发过程中被激活的输入路径是特异的，在其他输入路径上不产生 LTP。

人们通常根据 NMDA 型谷氨酸受体阻断剂的作用将 LTP 分为两类：① NMDA受体依赖的 LTP，包括 SC－CA1 和 PP－DG 的 LTP；② 非 NMDA 受体依赖的 LTP，包括 MF－CA3 的 LTP。此外，在其他区域如视皮层、小脑、中膈和内膝体都发现了 LTP 现象。目前对 NMDA 受体依赖的 LTP 的机理研究较详细，而对非 NMDA 受体依赖的 LTP 研究较少。

1. 海马长时程增强的机制

(1) NMDA 受体通道依赖的 LTP 的诱发机制

NMDA 受体依赖的 LTP 的产生和维持的机理如下：谷氨酸(Glu)受体有 NMDA 受体和非 NMDA 受体(Q，K 受体)，NMDA 受体可以通过 Ca^{2+}，但非 NMDA 受体不能通过 Ca^{2+}。一般情况下，由于 NMDA 受体被 Mg^{2+} 堵塞，非 NMDA 受体(如 AMPA 受体)在突触传导中起主要作用。高频刺激使突触后膜去极化，进而使位于 NMDA 受体通道内的 Mg^{2+} 移开，这样与谷氨酸结合 NMDA 受体通道打开并介导 Ca^{2+} 内流。胞内 Ca^{2+} 浓度升高后又激活钙/钙调素激酶(Ca/CaMK)等激酶信号通路，进一步引起 AMPA 受体的磷酸化以及更多的 AMPA 受体被募集到突触后膜上，从而导致突触电流的增强。另一方面，Ca^{2+} 介导的激酶信号也可以导致逆行信使(如 NO)的产生，并通过扩散反馈到突触前膜，作用于突触前鸟苷酸环化酶，从而易化突触前递质的释放。这就是后来所说的 early－LTP 的机制(图 13.13)。

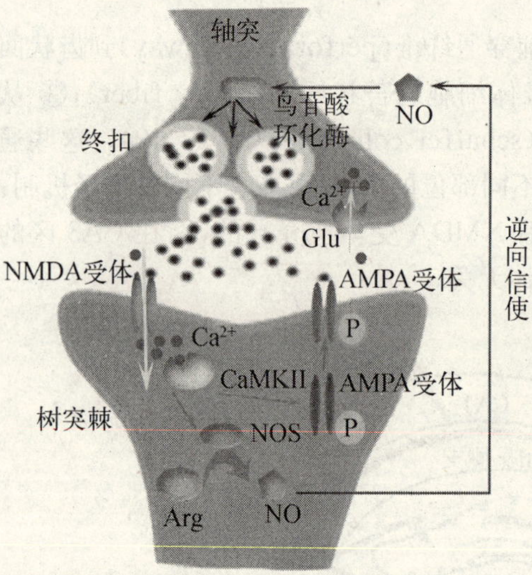

图 13.13 early－LTP 的分子机制

(2) 非 NMDA 受体通道复合体依赖的 LTP

MF－CA3 区域的 LTP 不同于海马其他区域的 LTP，表现在：① MF 末梢区域 NMDA 受体的密度比海马其他区域少得多；② MF－CA3 突触的 LTP 不被 NMDA 的拮抗剂 D－AP5 阻断；③ MF－CA3 突触不展示联合的 LTP。这种 LTP 的机理目前仍有争议，但一般认为 MF－CA3 突触的 LTP 不依赖于 NMDA 受体。而另一方面，一些实验表明，与 SC－CA1 区 LTP 相仿，MF－CA3 区突触 LTP 的产生也需要突触后细胞内 Ca^{2+} 浓度的增加。已知 SC－CA1 突触 Ca^{2+} 是通过突触后膜 NMDA 受体通道进入，提高 Ca^{2+} 浓度。而关于 MF－CA3 突触 Ca^{2+} 的起源还不清楚。一个可能途径是电压依赖性 Ca^{2+} 通道（Voltage-gated Ca^{2+} channel）：高频强刺激产生的去极化足以激活电压依赖性 Ca^{2+} 通道，Ca^{2+} 进入突触后，激活一系列生化反应。同时，在高频强刺激下，MF－CA3 突触的神经递质或神经调质的大量释放可能提供联合信号与突触后 Ca^{2+} 浓度增加协同作用产生 LTP。例如，MF 除释放 Glu 外，还释放脑啡肽（Naloxone，一种鸦片制剂的拮抗剂）能阻断 MF－CA3 突触 LTP。

(3) LTP 有短暂的早期和稳定的晚期阶段

与其他形式的学习记忆机制相仿，LTP 也有阶段性，并一般被粗略分为早期和晚期两大类。例如，一个短暂的高频强直刺激串产生的 LTP（称为早期 LTP）可以持续几十分钟到一、两个小时；而多个强直串反复刺激引起的所谓晚期 LTP 可持续至少 24 小时之久。早期 LTP 不需要新的蛋白质的合成，而晚期 LTP 则需要新的蛋白质和 RNA 的合成。SC－CA1 和 MF－CA3 通路的早期 LTP 机制是非常不同的。但是这两条通路的晚期 LTP 都需要新的 mRNA 和蛋白质的合成，并且通过 cAMP－PKA－MAPK－CREB 信号通路介导（图 13.14）。

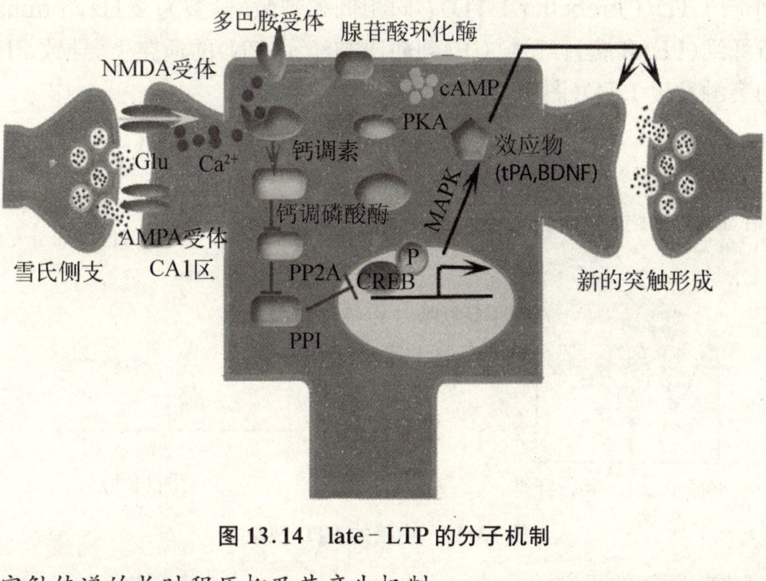

图 13.14　late－LTP 的分子机制

2. 突触传递的长时程压抑及其产生机制

(1) 突触传递长时程压抑现象

突触可塑性的另外一种形式，长时程压抑（long-term depression，LTD）也是神经科学研究的热点。1978，Lynch 实验室使用频率为 1 Hz，100 个脉冲刺激 Schaffer 侧支，记录到突触传递效率的压抑效应，但只维持了几分钟。1992 年，Dudek 等人发现，使用 1 Hz，900 个脉冲的低频刺激 Schaffer 侧支，能在 CA1 的颗粒细胞记录到稳定的、持续的、传入特异性的 LTD。之后，在海马的其他兴奋性通路、视皮层和小脑也都诱导出稳定的 LTD。因抑制现象可以持续数小时以上，故称之为长时程压抑(LTD)。这一现象首先在小脑进行了系统研究，并认为与小脑的某些记忆功能有关。

根据诱导条件和表达方式的不同，LTD 主要有以下几种类型：

① 同突触的 LTD(Homosynaptic LTD)：它是突触前活动和突触后中度激活时发生的突触 LTD。长时间低频刺激(如 1—5 Hz，5—15 min)作用于海马的传入可以引起海马部位的同突触 LTD；高频短串刺激(50—100 Hz，1—5 s)却能在纹状体的突触引起同突触 LTD。

② 异突触的 LTD(Heterosynaptic LTD)：它的出现不是由于突触前终末的强直所致，而是相邻突触的突触前终末接受了强直刺激所引起的一种伴随现象。

③ 联合性 LTD(Associative LTD)：异相低频刺激(典型为 5 Hz)和高频刺激同时作用于不同的传入纤维，可以在接受高频刺激的通路上观察到 LTD。

④ 小脑 LTD(Cerebellar LTD)：同相低频刺激(典型为 2 Hz，5 min)同时作用于平行纤维(PF)和爬行纤维(CF)到蒲氏神经元(PN)的通路上，导致 PF 通路上被刺激的突触发生 LTD(图 13.15)。

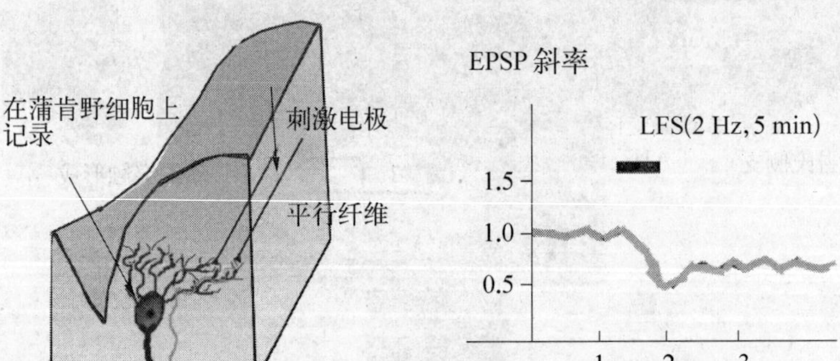

图 13.15　小脑的 LTD 现象

(2) 小脑 LTD 的机制

Ito 等(1982)报道，如果以 4 Hz，25 s 的刺激同时作用于 PF 和 CF，可以诱发 LTD。研究表明，CF 对诱导 LTD 的作用主要是引起足够强的突触后膜去极化，

激活电压门控性 Ca^{2+} 通道，使$[Ca^{2+}]_i$ 升高。PF 对诱导 LTD 的作用则在于激活非 NMDA 受体(AMPA 受体和 mGlu 受体)。mGluR 可激活 PLC，使 PIP_2 水解形成 IP_3 和 DG，最终使$[Ca^{2+}]_i$ 升高。AMPA 受体则可能通过 Na^+ 内流起作用。综上所述，诱导小脑 LTD 需要突触后膜发生以下变化：① 刺激 CF 诱导的 Ca^{2+} 经电压门控性 Ca^{2+} 通道内流；② 刺激 PF 诱导 mGluR 的激活引起的$[Ca^{2+}]_i$ 升高；③ 刺激 PF 诱导的 Na^+ 经 AMPA 受体通道内流(图 13.16)。

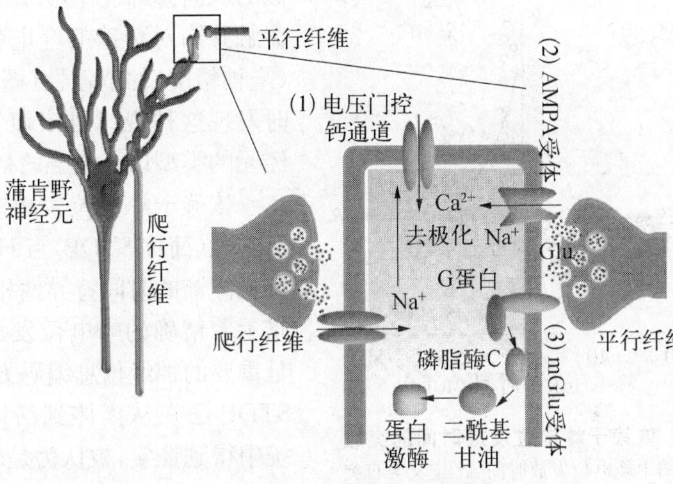

图 13.16 小脑 LTD 的分子机制

类似于 LTP，逆行信使 CO 和 NO 在某些脑区也参与 LTD 的诱导，新蛋白质的合成可能参与 LTD 维持。

3. 依赖于峰电位发放时间的突触可塑性(Spike-Timing Dependent Plasticity)

Hebb 假说(见第二节)的一个关键特性是其时间性：只有当细胞 A 参与激活细胞 B 时，细胞 A 发放在细胞 B 之前，细胞 A 和细胞 B 之间突触连接增强。这种活动诱导的突触修饰的时间特异性可能与生理功能有关，例如学习和记忆，是时间特异性的。在 Bliss 等人首先于 1979 年在兔子的海马中齿状回(Dentate gyrus)发现 LTP 之后，Levy 和 Steward 更深入研究了联合性突触修饰时间特异性。通过刺激海马齿状回的两条传入通路，他们发现这两条通路激活的时间顺序对于突触修饰非常重要。当弱的通路与强的通路同时激活，或在强的通路之前 20 ms 激活就能诱导出 LTP；而当时间顺序相反时，则得到 LTD。

20 世纪 90 年代后期，Markram，Sackmann 等人通过对两个相连的皮层第五层锥体神经元的双全细胞纪录，发现突触前与突触后细胞峰电位(spike)的重复配对可以诱导产生突触修饰，其结果也与突触前后峰电位的次序有关：若突触前峰电位发生于突触后峰电位 10 ms 之前，该突触将增强(LTP)；若突触前峰电位发生于突触后峰电位 10 ms 之后，该突触将减弱(LTD)。这一过程中，突触后细胞产生的峰电位可以沿树突逆向传播到突触的位置从而与突触前峰电位一起作为突触修饰的联合信号。毕国强与蒲慕明在体外培养的海马神经元中也发现类似的双向修饰规律，并系统地得到了突触修饰对精确的峰电位发放时间(毫秒精度)的依赖性(图 13.17)，同时发现这种规律也依赖于突触后神经元的类型以及突触的初始强度。

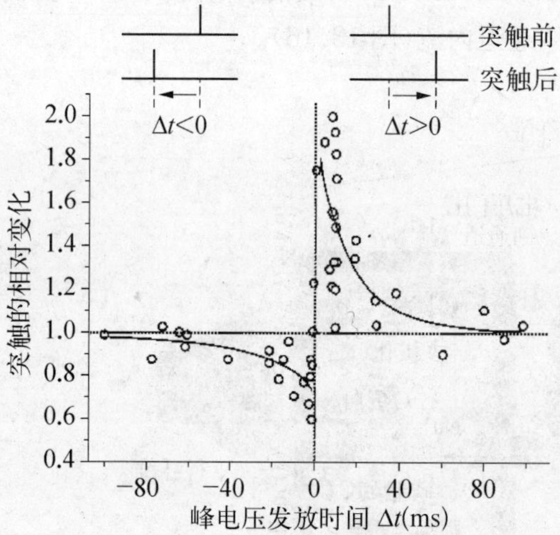

图 13.17　依赖于峰电位发放时间的突触可塑性　图中峰电位发放时间 Δt 定义为自突触前到突触后神经元动作电位的时间差。突触的相对变化为特定 Δt 的突触前后峰电位配对模式重复刺激 60 次的结果。

依赖于峰电位发放时间的突触可塑性(简称 STDP)与 Hebb 假说中突触修饰的时间特异性相当吻合，并暗示着精确的峰电位发放时间可能是重要的神经信息编码方式。目前，STDP 已在从离体到活体的多种系统中得到证实，被认为是较有生理意义的突触可塑性规律。而另一方面，在不同脑区、不同细胞类型、不同突触位置、甚至同一突触在不同条件下，STDP 的具体形式也有所不同。因此，STDP 的分子细胞机制是当前神经可塑性研究中的一个重要话题。

与传统强直刺激或配对方法引起的 LTP 和 LTD 类似，STDP 也依赖于 NMDA 受体以及下游的激酶等分子信号通路。根据已知的实验结果，我们可以对 STDP 的诱发过程作一些定性的描述：在时间依赖的 LTP(tLTP，图 13.17 中 STDP 时间窗口的右侧)中，突触前活动释放的谷氨酸与突触后 NMDA 受体结合，而后突触后细胞峰电位的逆向传导使突触后膜去极化，移开 NMDA 受体的通道中的 Mg^{2+} 离子，细胞外 Ca^{2+} 内流，激活下游的各种激酶如 CaMKII 等，从而产生 tLTP。在时间依赖的 LTD(tLTD 图 13.17 中 STDP 时间窗口的左侧)中，突触后细胞峰电位的逆向传导使突触后膜去极化并激活电压依赖的钙离子通道(voltage-dependent calcium channel，VDCC)导致瞬间 Ca^{2+} 内流，而后突触前活动释放的谷氨酸导致突触后 NMDA 受体的低水平激活以及进一步的 Ca^{2+} 内流，从而激活下游的 calcineurin 和 PP1 等并产生 tLTD。在某些类型的突触中，突触后代谢型谷氨酸受体(mGluR)激活磷脂酶 C(phospholipase C，PLC)，而 PLC 通过产生 IP_3 激活内质网 IP_3 受体。外钙流入和内钙释放启动了内源性大麻(endocannabinoid，eCB)的合成和释放，并逆向作用于突触前 CB1 受体，抑制递质的释放，从而可能导致 tLTD。

上述基于传统 LTP/LTD 分子信号理论的描述尚不能完全解释 STDP。传统理论认为，内钙浓度总体增加的高低是决定可塑性方向的关键因素，高钙对应着 LTP 而低钙对应着 LTD。然而现有实验表明，在 STDP 中，有时 tLTP 和 tLTD 诱导出的内钙浓度峰值非常接近，但可塑性则方向相反。一个新的可能解决方案是对传统理论进行修正：除内钙总体或峰值浓度外，钙离子变化的整个时空动态过程，如上升速率、衰减速率、在各个不同稳态的时程，以及内流源的位置等，都可能在下游分子信号的激活中起重要作用。另外，研究表明，对内钙的动态特征的干预，如对影响动作电位和突触电位幅值和时程的 K^+ 通道、影响峰电位的逆向传导的局部抑制性传入、介导钙离子内流的 NMDA 受体亚型等的调控，都能对 STDP 产生显著影响。各种神经递质，如乙酰胆碱、去甲肾上腺、多巴胺等，根据各自下游信号的不同，对 STDP 的影响也各自不同。这些调控机制导致的 STDP 定量规律的多样性可能在学习、记忆等复杂生理过程中起微妙而关键的作用。

13.4 强 化 学 习

强化学习(Reinforcement Learning)这个概念最早是 20 世纪初心理学家在观察动物学习过程中提出的。20 世纪 50—60 年代，工程师在工程控制论和人工智能的理论研究中建立了多种数学模型希望解决控制和学习的优化过程。20 世纪 80—90 年代，Andy Barto 和 Rich Sutton 在计算机科学理论的研究中归纳总结前人的研究成果提出了现代的强化学习理论。而生理学家则借鉴了他们的理论研究成果来分析强化学习：生物体通过和外界环境的互动优化自己的行为模式以期获得对自身最为有利的结果或避免坏的结果。

13.4.1 强化学习理论的历史渊源

强化学习理论的重要来源是心理学。早期心理学用尝试-错误学习(trialerror learning)来描述学习过程，其中就用到了强化和强化学习这些概念。Thorndike(1911)提出了效应规则(law of effect)来归纳这种学习过程，如果动物在特定情景的行为导致的后果使动物满意，那么当这种情景再次出现时，这种行为就更倾向于再次发生；而如果后果是使动物不舒服，那么这种行为再次发生的几率就变小。这其中包含了两个重要的特征：选择性和关联性。在随后的20世纪50年代的人工智能的研究中，科学家把尝试-错误学习作为工程原则，并建立了许多模型。20世纪50年代末期科学家在设计控制器时提出了一个最优控制(optimal control)的概念。Richard Bellman 等人建立了一个经典数学模型来描述最优控制，在这个模型中最优控制被描述为 Markovian 决策过程(Markovian dicision process, MDP)。这些都是现代强化学习理论和名词的重要来源。稍后的20世纪60年代则第一次在工程学中提出了强化和强化学习的概念。

最终 Andy Barto 和 Rich Sutton 20世纪80年代对上述理论进行归纳和总结，提出了现代的强化学习的理论。他们提出强化学习理论作为一种计算模型(actor-critic)来解释和模拟目的引导的学习和决策机制，提出了在强化学习系统中除了学习者和环境以外有四个主要元素：策略(policy)、奖励功能(reward function)、评价功能(value function)和环境模型(model of environment)。策略就是把个体感受到特殊环境状态和个体在各种状态下的反应进行匹配的过程，通常策略是随机的；奖励功能就是对每一个感受到的状态分配一个奖励值。它决定对个体来说什么是好什么是坏；评价功能就是决定从长远看什么是有利的。奖励基本上从环境直接获得，而价值则必须从个体的生活经历中事件的顺序进行反复评估；环境模型则是用来模拟环境的行为，例如模型可以根据现在的状态和行为来模拟下一个状态和奖励。模型是个体用来做计划的。

13.4.2 强化学习的神经机制

虽然 Andy Barto 和 Rich Sutton 的强化学习理论主要是为了解决计算理论问题，但是越来越多的神经科学的实验结果也支持这种理论。时间差学习(temporal difference learning, TD learning)理论发源于动物学习心理学：动物通过比较二次强化物和初始强化物获得强化效应，即通过对相同事件时间上连续性的评估来驱动学习。这个理论中重要的一个参数就是时间差异(Temporal Difference, TD)，它是基于以往学习过程的概算来对当前的概算进行近似，当存在时间差(Temporal Difference Error)时，这种特定形式的误差可以被用来学习对获得奖励的预测，而这种预测可以用来学会通过选择合适的行动使利益最大化或者惩罚最小化。系统通过获得奖励或者惩罚不断调整自身的行为来获取对自身最有利的结果。根据这个理论可以推测如果不存在时间差异时，生物体则不能进行学习。实验中给予生物体刺激A，然后给予奖励B（强化物）。通过学习，单独给予刺激A就会引起生物体某种可测量的变化D，表明这时奖励B已经是可预期的。然后同时给予生物体刺激A和刺激C，然后给予奖励B。根据强化学习理论，这个强化物B已经是完全可以预期到的，刺激C只产生最小的预测误差，生物体对新刺激C的学习将被阻断。实验证实即使刺激A和刺激C和奖励B进行多次匹配，测试时单独给予刺激C完全不能产生变化D。这表明在动物的强化学习中，是预测差而不是刺激-强化物的联系起着关键的作用。运用功能核磁成像（fMRI）研究人特定脑区在强化学习中的活动变化则发现，在学习中对奖励的预期差是存在的，而且用强化学习的理论模型完全可以根据相关参数预测测试体的相应选择。

强化学习是一种高级的学习模式，它不仅涉及学习和记忆的机制，还涉及奖励系统。在生物体中一个核心的问题就是大脑中奖励信号是如何表达和计算的。目前公认奖励主要和多巴胺（Dopamine）有关。实验证明当预先阻断多巴胺受体后，动物不能学会通过压杆来获得食物、水或者性接触。实验也证明阻断多巴胺系统同时阻断了通过Pavlovian条件反射建立的刺激-奖励联系。Wolfram Schultz通过记录多巴胺神经元在强化学习过程中单位放电的一系列经典实验进一步揭示多巴胺神经元活动和奖励的关系。在学习过程中多巴胺神经元活动经历了一个系统变化。在学习初始阶段奖励引起多巴胺神经元活动，在学习过程中然后和条件化奖励预期性刺激相联系。当完成学习后，多巴胺神经元的激活在非预期性奖励和奖励预期性刺激间即时切换。它的一个重要特征就是对事件非预期性的依赖。当奖励是非预期的或者比预期的更好，多巴胺神经元激活；奖励是预期的，多巴胺神经元不活动；当预期的奖励被省略，多巴胺神经元被抑制。因此多巴胺神经元的活动反映了实际奖励和预期奖励的差异（Prediction Error）和不确定性（Uncertainty）。

然而并不是所有的奖励效应都能用多巴胺系统的作用来解释。例如预先阻断多巴胺受体或用6-OHDA损毁伏隔核（Nucleus Accumbens，NAc）对吗啡或海洛因的自给药行为没有影响。对乙醇的条件性位置偏好也不能被多巴胺受体拮抗剂阻断。其他的神经信号系统也可能参与奖励的编码。去甲肾上腺神经元在注意相关的活动中表现出双向的激活-抑制反应，这些反应无疑和事件的非预期性有关，但它们不太可能编码完全的预期差。胆碱能神经元和预期差编码的关系则不清楚。不熟悉的刺激、奖励和厌恶性刺激都可以激活胆碱能神经元，然而完全预期到的奖励也可以激活胆碱能神经元。从内橄榄核（Inferior Olive）到蒲肯野细胞的上行投射纤维、纹状体(Striatum)的强直性中间神经元(Tonic Active Interneuron，TGN)和前额叶(Prefontal Cortex)也参与了预测差的编码。

复习题

1. 学习和记忆可分为哪些类型?
2. 试述学习和记忆的细胞分子机制。
3. 何谓突触可塑性？LTD有哪些类型?

参考文献

[1] 梅镇彤.学习和记忆的神经生物学[M].上海:上海科技教育出版社,1997.

[2] Eric R Kandal，James H Schwartz，Thomas M Jessell. Principles of neural science [M]. 4th ed. McGraw Hill,2000.

[3] John Lisman. Long-term potentiation，encyclopedia of life science [J]. Nature，2001.

[4] 韩太真,吴馥梅.学习和记忆的神经生物学[M]. 北京：北京医科大学,中国协和医科大学联合出版社,1998.

[5] 陈戈明,蒋敏捷,陈志雄.突触传递长时程抑制的研究进展[J].生理科学进展,1997,28:259-261.

[6] Schultz Wolfram. Multiple dopamine functions at different time courses [J]. Annu Rev Neurosci.,2007,30：259-288.

[7] Guoqiang Bi，Muming Poo. Synaptic modification by correlated activity：Hebb's postulate revised [J]. Annu. Rev. Neurosci.，2001,24：139-166.

(汪　铭　张继川　毕国强)

第 14 章　认知神经科学和行为

认知神经科学(Cognitive Neuroscience)是新兴的交叉学科,它的主体是心理学。心理学是研究人类行为的科学,主要研究脑的活动及其特点和规律。人既有生物性,又有社会性,所以心理学涉及的范围非常广泛,包括感觉、知觉、注意、学习和记忆、语言、思维、推理、智力,以及动机、情绪、人格个性、社会行为和非正常心理等方面。

认知神经科学的研究路线可以用一个三角形来表示:三角形的顶端是行为科学(心理学),下面的两个角是神经科学和计算机科学(Gazzaniga, 2000)。

1. 行为科学

我们的目标是研究一个系统(如视觉、记忆等)的行为规律。行为科学在认知神经科学中起了中心的作用,认知心理学、语言学、心理物理等提供了脑的行为、脑做了些什么的详尽的描述。并不是所有的研究对认知神经科学都同样地有用。认知神经科学更需要那些与神经机制直接有关的那些行为的描述,考虑到脑的结构和生理的实验设计可能会获得更有意义的成果。

2. 神经科学

20 世纪 70—80 年代有一些认知神经心理学家试图绕过脑的结构,放弃建立功能和结构的对应关系,而单纯地研究脑的功能。如果可以不了解脑的本身,就可以理解认知的本质,那将是很方便的。不幸的是,要建立认知的理论而缺少生物约束,如果不是不可能,至少是很困难的。基本的原因是计算的空间极大。如何完成一个认知计算问题的解是很多的,而神经生物学可能提供对计算理论基本的约束,这样能有效地缩小搜索空间。同样重要的是,在生物学资料中包含着丰富的线索,它们可以提示究竟哪些是真正发生的,在进化中什么样的计算策略可能出现,所以神经生物学必不可少。神经解剖的意义在于它指明了脑内信息流动的方向,它对脑的某一部分能做什么有强的约束。神经生理学提供,脑是如何表征和处理信息的线索。神经科学多水平多层次的研究,从分子、细胞直到整个脑,都有助于对脑的理解。

3. 计算机科学

计算机科学是第三支柱。近年来神经网络的发展使复杂的网络模型大量地涌现，其中有些模型可以产生与脑相似的行为。这有助于了解这些行为和加工的机制。例如，神经网络帮助我们认识到单个的神经元的选择性不严格，而作为整体的网络的选择则可以很严格和精确。

认知神经科学的研究的意义在于理解我们人类本身、为医学服务和为高技术的发展提供有益的启示。

14.1 基本认知功能

14.1.1 视觉

1. 视知觉的恒常性

(1) 恒常性——视知觉的基本问题

人为什么能看见东西,能识别物体? 通常的回答是: 人有眼睛,眼睛就像照相机或电视摄像机。这个答案并没有错,但是过于简单,未能触及问题的实质。

依光学成像原理，视网膜像的大小与到物体的距离成反比。当人在2米处观看一个物体时,其物体的网膜像仅为在1米处观看时的1/2,但是,人感觉到的物体大小并没有发生显著的变化。这体现了视觉的一个基本属性——恒常性。

一个外部的物体,当它相对人眼的距离、方位、角度(如被旋转)和照明光线发生变化时,它在视网膜上的成像也会有相应的变化,然而人对这个物体的视知觉(即你看到的、感受到的)却是恒定不变的,即知觉到的物体的大小、彩色、形状保持不变。或换一句话讲,人对物体的视知觉,不是简单地由视网膜成像所确定的。依靠恒常性，知觉才能更真实地反映了外部物体所固有的特性。如具备了知觉大小的恒常性,青蛙就可能正确地判断远处的蛇是大的敌害,而不是可食的小虫子。因此,知觉(不仅局限于视觉)恒常性很重要,它是人类感觉系统的基本功能。

当观看 Nike 立方体时,视网膜成像不随时间变化,但是人对前后2个面的知觉(perception)却会发生交替性的改变。这进一步说明了人的知觉不仅与眼睛看到了什么有关,更取决于人脑的加工和解释。

(2) 视觉图像的解释

图 14.1 是一个简单却很有趣的楼梯图，你可能认为其中涂了阴影的两个面属于同一级台阶。然而把书倒转过来再看，那两个面却分别属于两个不同的台阶了！图形分割对知觉非常重要，Hoffman 和 Richards 发现：两个任意形状的曲面作随机穿插时，其相交的边界总是在凹性不连续处。这是客观规律，一个数学定律，或换句话说紧靠在一起的两个物体，它们的分界线一定是凹性的不连续。现在用这个定律去理解分割的变化，在正看时，两阴影面之间的相交线 AB 是在凸处，所以这条线必然不会把两侧面分割开来；倒转后线段 AB 成为凹性不连续的线，它就变为把两个侧面分割开来。

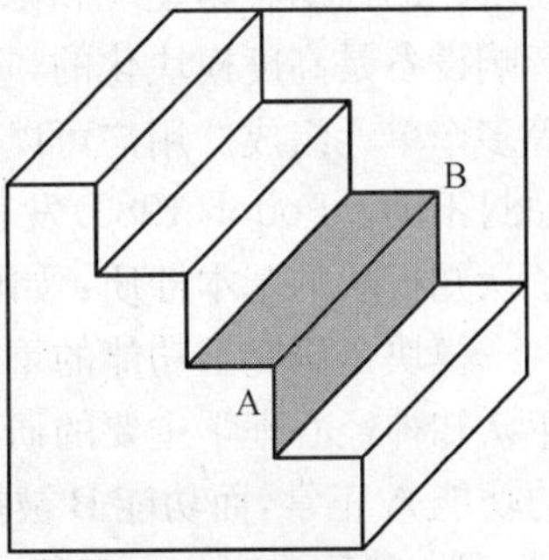

图 14.1　楼梯图
(Hoffman，1983)

(3) RBC 理论

在不断出现的新理论中，Biederman 的 RBC 理论引起了人们的注意。人们使用的词汇是很丰富的，常用词可达数千个之多，而组成这些词汇的基本音素(phoneme)却很少，如英语有 44 个音素，夏威夷语有 15 个。要听懂全世界所有的语言只要 55 个音素就够了。这些数字告诉我们，大量词汇的知觉可以通过数量很少的音素的识别来实现。

这个原则是否也适用于物体的视觉识别呢？Biederman(1987)的回答是肯定的。他提出了通过部件识别(Recognition-By-Components)的模型，简称为 RBC，其中的部件称为几何子(Geon)。几何子是一些简单的凸式图型如：圆柱、长方体、楔型、圆锥等。用轴和截面来描述几何子，而轴和截面又可以用曲直性、共线性、对称、平行和共同的端点这 5 种定性性质来定义。这 5 种性质都有一个重要的特性，即旋转不变性。如两条平行线，其投影总是平行的；曲线的投影也不会变成直线(除了一种角度外)。所以，可以从 2 维投影确定唯一的几何子。这样几何子的知觉就被赋予不变性。因此，也就不再需要 Marr 的重建以物体为中心的 3D 表征这种复杂的计算，这是 RBC 模型最突出的优点。

2. 并行的视觉系统和模块

(1) 并行的视觉系统与模块

生理学和组织学的实验都表明视觉信息是由一些并行系统加工处理，这些系统分别处理形状、颜色、运动等信息。这些系统在组织结构上的分离，以及不同的生理特性对人的知觉会产生什么影响？Livingstone 和 Hubel(1987) 系统地分析了以前的有关视知觉的心理学实验，并且还亲自做了一系列新的心理学实验，她们发现了支持形状、颜色、运动等信息并行处理的心理学证据。

Marr 提出：复杂系统（如思维和脑）很可能向模块化的组织形式发展。因为模块化的组织容易发现和修正错误，一个模块化的复杂系统也就容易不断地改进。音响设备是高度模块化的，它由唱盘、磁带单元、收音单元、功率放大器、音箱、耳机等多个单元组成。用户可以方便地替换其中任何一个单元，而同时保持其他单元原封不动。Fodor（1983）发表了名著 *The Modularity of Mind*，此书从理论上总结了认知模块的基本性质：如信息的封闭性，通路的专一性等。

模块是研究脑功能的重要概念之一，与此同时，"双分离"取代了"联合"成为近年认知神经心理学主要的研究方法。在实验中，如果一组（或一个）脑损伤的病人的功能 A 正常，而功能 B 被损伤；另一组（或一个）病人功能 A 被损伤，而功能 B 仍然正常，就称为双分离现象。它的意义很简单，却非常重要。这说明 A，B 是两个并行处理，相互独立的功能或模块。对模块的一些新的观点，可以看有关的文献，如 Damasio（1990，TINS），Farah（1994）等。

（2）两个视觉系统

物体形状和空间位置的知觉是人类视觉最重要的任务，这两项功能是由大脑皮层中两个不同的系统完成的。Newcomber 分析了两组病人的结果，发现了双分离现象。这揭示颞叶和顶叶的视觉皮层是分别加工物体的形状和空间位置的，以回答"是什么"和"在哪里"这两个问题，即腹和背侧视觉系统。Goodale 和 Milner（1992）基于神经心理学的新发现，认为背侧系统的功能是动作（action）视觉。除物体的空间位置之外，它还提供物体的大小，方位等（原以为只是腹侧系统才有的信息）在指导有目的的动作中所必需的基本视觉信息。所以应该用"how"而不是"where"来表示它的功能。最近的 fMRI 实验进一步证实了上述观点（Goodale，2004）。

（3）视觉识别中的类别特异性

神经心理学实验发现了很多不同类型的视觉不识症，如面孔与一般的物体是可以双分离的。视觉搜索实验还发现类别特异（Category Specific）效应。这使心理学家认为：不同类别的物体的视觉加工可能是不同的，相对分离的。行为学的实验表明：人可以在一秒内识别多达 8 个物体，只要这些物体依次地呈现在注视点。人类这种高效的视觉识别能力，可能来源于视觉加工的类别特异性（category-specific，Treisman & Kanwisher，1998）。

面孔被认为是最具特异性的，一些成像实验发现了专门加工面孔的脑区（FFA），然而对此是有争议的。如 Downing，Kanwisher（2001）的 fMRI 实验显示：在外侧枕-颞皮层有专门加工人体视觉信息的脑区，这支持特异性的观点。但是 Haxby(2001)却发现处理面孔和物体的脑区不是完全独立的,而是分布式的、互相有重叠的(Distributed and Overlapping)。Cohen 和 Tong(2001)对这两种结果和观点做了介绍和评论。

一种流行的,反对面孔特异性的观点是:面孔是由一个通用的专家系统加工的,这个系统负责任何类别物体的精细的、专家式的加工,只要通过大量的学习,就可能成为识别任何一类物体(如鸟、鱼、汽车和人工物体如 greebles)的专家。不过,Duchaine 和 Nakayama(2004)发现:一位面孔不识别症的病人,却依然保持通过学习,成为识别 greebles 的专家,这提示识别面孔和 greebles 是依靠不同的机制。

(4) 视觉刺激的分类反应

猴子 PFC 神经元对视觉刺激的分类反应(Freedman, Poggio 等,2001)。分类(categorization)是指对语义相同的物体作出相同的反应,尽管这些物体的视觉特征可以很不相同。比如有3个物体——红苹果、黄香蕉和红台球,人们可以把苹果和香蕉分为一类(水果),尽管苹果与台球视觉上更相似。分类是一种基本的认知功能。如果我们不能对物体进行(如家具,事物等)分类,那么初级的知觉就是无用的。高等动物大多数的分类功能,是通过学习建立的。猴子可以学会区分动物与非动物、食物与非食物、树木与非树木等。这些知觉分类的神经机制可能在 IT 和 PFC,因为这两个脑区的神经元对图形敏感,并在很多视觉引导的行为中起重要作用。

3. 整体与局部

(1) 整体优先性

在知觉中整体与局部的关系是一个重要的问题。依照特征检测理论,首先进行一个个局部特征的抽提,然后才达到整体的识别。然而,格式塔(Gestalt)学派则强调整体优先。著名的 Navon 实验显示大字母对小字母的报告产生干扰,而小字母对大字母的报告则无影响,这提示知觉的整体优先性。

(2) 内容结构优势效应

1974年 Weisstein 和 Harris 在 Science 发表了著名的论文。被试的任务是报告刺激图形中的目标线段的种类。他们发现:正确报告率取决于刺激图形的结构,当目标线段是三维图形中的一部分时,其正确报告率最高,甚至高于只有目标线段的图形。这是对特征检测理论的严重挑战。依照特征检测理论,目标特征的检测是应该不受其所在的图形的整体性质的影响,这个结果却表明:图形的整体性质决定了报告的正确率。

这个实验的重要意义在于,它清楚地表明:整体对局部加工有作用。现在多数科学家都承认：人脑信息加工是双向的，即从下至上(bottom-up，从局部到整体)和由上向下(top-down)的反方向这两种加工。有人认为，现今的计算机主要采用从下至上的工作方式，它缺乏人脑那种由上向下的加工，这可能是计算机面临困难的一个基本原因。

(3) 局部与整体

当两个物理亮度相等的深灰色小方块，分别位于两个亮度不同的大方块的中央，你会感到在黑色大方块中的小方块，比在浅灰色大方块中的小方块要亮。这是常见和明显的现象，侧抑制是其生理学的解释。

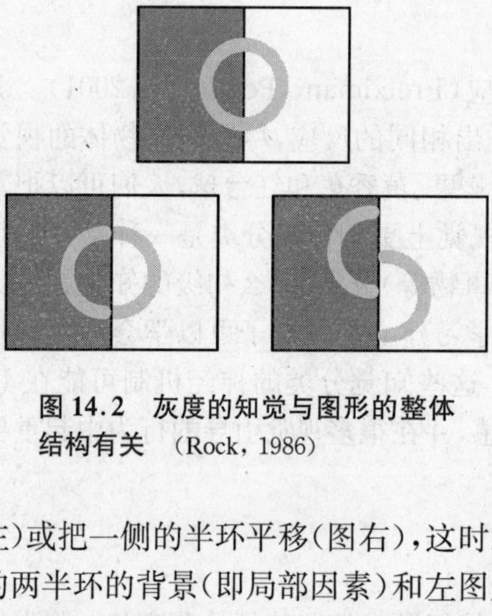

图 14.2　灰度的知觉与图形的整体结构有关　(Rock, 1986)

Adelson(1993)发现：保持局部亮度不变，而只改变图形的三维结构也会影响相对亮度的知觉。用局部相互作用就不能解释这种现象，而用格式塔学派的功能结构(functional context)可予以解释。图 14.2 是更简明的演示，图(上)有一个浅灰色的圆环，它的左半侧为黑背景，半右侧为白背景，依据侧抑制的原理则应导致右半侧的环比左半侧环暗。然而这种预测的结果并没有出现，左右两侧似乎一样。有趣的是用线段把圆环明确地分割为两半(图左)或把一侧的半环平移(图右)，这时就产生了左右两侧明显的差别。图 14.2 中的两半环的背景(即局部因素)和左图及右图的基本相同，图(上)没有出现两半环的差别，是因为圆环本身的整体性，抑制了局部因素的作用。

虽然 Adelson 发现的错觉的神经机理还不清楚，但是这种错觉进一步说明一种刺激性质的知觉是与其他性质的知觉有关的。Douglas 和 Martin 认为：单个神经元一直是几代科学家的灯塔，现在实验和理论工作中出现一些信号，它提示我们正处于一次革命的门槛，单个神经元的统治地位，将被更多的强调神经回路的概念所取代(Douglas，Martin，2004)。我国科学家陈霖和李朝义在这方面做了有意义的工作。

(4) 视知觉组织

部分是如何组织、群集成一个整体是视知觉的一个基本问题，对此作出杰出贡献的是格式塔学派。它的理论是对当时流行的结构主义的挑战。结构主义认为：通过了解简单组成部分，就可以理解复杂的知觉，即把知觉分解成初始的感觉。格式塔心理学反对这种分析的还原论的思想，它认为：部分之间的相互作用产生整体知觉,它不同于部分之合;整体不等于或大于部分之合。格式塔心理学对视知觉组织的研究主要涉及三个方面:群集、图形背景分割、知觉中的参考系。视觉系统基于群集(grouping)定律,把部分组织为整体,如果景物中的一些部分空间上相邻近、或形状相似、或可以形成封闭图形、或作相同方向的运动等等,它们在知觉中就有群集的倾向,在多数情况下,这使得在景观中的物体获得准确的表征。

(5) 特征组合

大量的心理和生理的实验说明:在视觉加工的早期,颜色、方位、运动等基本特征是由相对独立的神经通道并行加工的;这些特征如何最终形成一个完整统一的知觉?这是当前一个重要科学问题——特征组合(binding)。对此有几种理论,Neuron(1999,v24,n1)专辑讨论了此问题。

等级制理论。大多数细胞只对简单特征有反应,有趣的是在猴子的下颞叶有些细胞却对十分复杂的物体有特别的喜好,有人称这些为老祖母细胞。Gross 等(1972),Perrett(1982)和其他人分别发现对猴的爪子、面目和其他复杂刺激有反应的细胞。这些令人兴奋的发现推动 Barllow 发表了著名的论文《单个神经元在知觉中的作用》,提出知觉等级制的模型,他认为高级神经元可以综合大量低级神经元的信息。

集团编码与同步。但是另外一些科学家认为等级制组合有组合爆炸等问题,他们提出了集团编码的假说。Singer 等人在猫的视皮层发现对同一物体敏感的细胞群产生同步活动,这种时间域上的组合提供了集团编码的可能机制。

GMT——以记忆替代计算。为解决等级制理论中组合爆炸这个困难,Poggio(1990)提出一个模型,它演示了在完成一个认知任务所需要的计算量与记忆量之间有一个可互相替代的关系(trade-off),即记忆多,计算就可以少;反之,记得少,就要多计算。就像为了做乘法有两种方法:记住乘法口诀表,这样计算量就很小;或者,不记乘法口诀表,那么就需要多次相加的计算。他提出的数学方法把这种替代关系明确地描述出来,并且认为,脑可以用一种强记忆的方法,即祖母细胞的模式去实现知觉和运动的功能。

注意理论。Treisman 提出简单特征的加工是并行、自动、注意前的;而空间选择性注意可以把这些特征组合起来。

14.1.2　选择性注意

1. 注意的基本功能

我们周围的世界和事物是复杂多样和不断变化的。这些分布在空间、时间和不同属性的信息数量极大。如果大脑对这些信息不加区别,那么要处理的信息就太多，需要的时间太长，甚至多到无法处理的程度。即使能够全部处理，那也是一种浪费，因为这些信息对我们本身的意义不同。节约和高效的方法是有区别、有选择地处理意义不同的信息：选取、加工和记忆与当前任务有关的、有意义的信息，即把我们的加工能力聚焦于这些目标信息；同时忽略与任务无关的信息，抑制干扰信息。这就是注意的主要功能。

下面举例来说明：春节到了，你的朋友坐火车来看你，预定下午 2 点到。你 1 点半就到了火车站，之后在站前广场随意地东张西望。在听到车站报告此次列车到站后，你就兴奋起来，不再四处张望，而是集中注意出站口，在不断涌出的成百上千的旅客中仔细搜索身穿蓝色羽绒服(事先约定的标志)的男孩。

Stroop 效应。1935 年美国心理学家 Stroop 发现了一种有趣的现象：对不同的颜色写的颜色单词(如用红色写的"蓝"字)的颜色命名时间要长于对颜色块的命名时间。这种颜色单词对颜色命名的干扰称为 Stroop 干扰效应。Stroop 效应很普遍，如对数字个数的计数任务和报告上、下、左、右这四个字的空间位置等实验中都发现了类似的干扰现象。Dyer(1973)首次把目标和干扰子在空间上分离，这就可以研究空间距离、时间间隔、刺激的形式等重要因素的作用，使得 Stroop 效应成为研究注意的基本功能(选择任务有关的目标信息和抑制无关干扰)的理想模型；此效应又十分显著和稳定，因此成为经典的实验模式而被广泛地应用。

由于周围事物与刺激和我们自身的状态及任务都是随时间不断地变化的，因此，与我们关系最密切的信息、与任务直接有关的信息，也是变化的。为适应这样的变化，就需要通过目标驱动和刺激驱动这两种机制，调整控制注意的焦点。

对不同的信息进行选择和注意的动态调控，这是有关注意的两个主要研究方向。

2. 注意的分布——基于空间、物体与特性的注意选择

有关注意的一个重要问题是：注意选择的单位是空间位置、特征属性，还是物体？对此，学者们分别提出了基于位置，基于特征，以及基于物体的选择性注意理论假说，它们分别得到相应的实验结果支持。

(1) 基于空间的注意分布

Broadbent 把注意的分布比喻为手电筒的光柱，注意集中的焦点就像光斑，凡是落在光斑内的物体的加工得到加强，光斑外的则被过滤，被忽略。以后 Eriksen 又提出了变焦式(zoom-lens)等模型。这些观点都强调空间因素，空间相邻性在注意分布中起了关键的作用。然而另外一种理论则认为，由格式塔群集原则确定的物体可能是注意的对象，或注意的选择是基于物体的(object-based)。

(2) 基于物体的注意

Kramer(1991)设计了巧妙的实验以检查相似性(similarity)、封闭性(closure)和空间相邻性(proximity)的作用。被试的任务很简单,只是依据刺激图形中央的连线的种类做出反应,连线是长线段按一个键,若是短线段则按另一个键。在中央连线的两侧还有两条平行的连线,它们或与中央线相同,或不同。当不同时,也会产生类 Stroop 式的干扰。这里的关键是中央连线和两侧连线的两者之间的关系,这种关系有三类:① 属于同一物体。由于两者都是相同的红色并且都处于同一个类封闭区间,这使两者属于同一个物体。② 属于不同的物体。两者颜色不同:中央是红色,两侧为黑色;而且两者不相连。③ 对照。两者颜色相同,但不相连。结果在两者属于同一物体的条件下出现大幅度的干扰,而分属不同物体时的干扰则明显地下降。对照组的干扰也有显著地减少。虽然在这三种条件下中央和两侧连线的空间距离保持不变,但是干扰却发生了明显的变化,这提示,注意的对象很可能是以群集原则组织在一起的物体。这样,当目标和干扰子属于相同的物体时,两者的相互作用就很大,反之,属于不同物体时相互作用就弱得多。

基于物体的理论有一个推论,一旦注意选择了视觉物体的一个特征属性,那么整个该物体的所有属性(包括那些与当前任务无关的属性)都被选择。已经有许多视觉注意的研究的结果支持此推论。例如 Rodríguez(2002)发现,当要求被试对属于同一个层面的两个属性进行判断时,被试的判断成绩要比当要求他们对分属于不同层面的两个属性判断时更好。

(3) 基于特征的注意

此理论认为,注意选择的单位是特征,如颜色、朝向、运动方向等,这可以使人们更有效地发现有特定特征的目标,如穿蓝色的衣服的人(Maunsell & Treue, 2006)。

此外,有实验结果表明:这些不同类型的选择性注意并非互相排斥(Vecera & Farah, 1994)。

3. 注意的控制及神经机制

鸡尾酒会现象与注意的控制。"鸡尾酒会现象"是指,在聚会上发生的与注意有关的现象。聚会上总是有很多的人,大家三三两两地交谈,非常热闹。在这种声音嘈杂的环境中(存在大量的干扰),你依然可以和一两位朋友交谈,即可以把注意集中在此刻与你交谈的朋友的对话,似乎听不到别人的谈话。但是,如果有人说到你的名字,你就可能听到,而把注意转向谈论你的方向。这反映了注意控制的两个基本的方面:① 人们可以集中注意于与当前任务或目的有关的信息,排除其他的干扰。② 当出现与自己密切关系的其他信号时,特别是提示危险的信号,人们的注意可以及时地从当前的任务中撤离,而迅速地转向可能有重要意义的新的信号。

它们分别对应目的引导(goal-driven)和刺激引导(stimuli-driven)的注意控制,或自上而下(Top-down)和从底向上的控制(bottom-up)。这两种注意控制,无疑是非常重要和基本的认知功能(Corbetta & Shulman,2002)。

(1)目标引导的注意

① 行为实验

空间提示实验:Posner 发明的方法是最早和最著名的,并且至今被广泛地应用。方法如下:视觉刺激是一个短暂的闪光,被随机地呈现在视野的左侧或右侧,要求被试者始终盯住注视点,并在看到闪光后,迅速作出反应。实验的关键是每次呈现刺激之前,都有一个提示信号(Cue)。第一,有效的。如一个指向左侧的箭头,它提示刺激将以 80%的概率呈现在左侧;第二,无效的。如指向左侧的箭头,但是,刺激将出现在方向相反的右侧;第三,中性的。如:指向左和右侧的双向箭头。实验发现:有效提示时的反应时间最短,无效提示最长,中性则居中。在这三种条件下刺激是相同的,并且都作用于相同的视网膜区域。因此反应时间的差别反映了注意的作用,如集中注意使信号的检测被加速和易化。

目标及特征的搜索。在 Treisman 经典的模型的基础上,Wolfe 提出了引导式搜索的新模型。此模型包括 2 个阶段:并行和串行。第一个阶段是所有的特征都同时进行并行加工,其结果送给相应的特征地图,使所有具备目标特征的相应位置的单元被激活,它的结果再输入给注意地图。在第二阶段对来自不同特征地图的结果进行叠加和比较,这样目标所在位置的单元激活水平就最高,目标也就被确定了。因此在理想条件下(例如目标和干扰子之间的差别很明显),组合特征目标是可以并行加工的。如果目标与干扰子之间的差别较小,在把特征地图的信号送到注意地图的过程中就会有较大的噪声,这样注意地图处于最高激活水平的单元就不只是唯一的,而是有几个,即数个可能性较大的或目标候选者单元。这时就必须串行地、逐个地检查每个候选者,以最后确定哪个是目标。这个模型的中心思想是利用特征并行搜索的结果,把注意引导到尽量少的、可能性最大的、有限的候选者,而不是不加区别地逐次扫描所有的子图。

② 成像实验

Saenz 等人的实验体现了特征引导的注意控制的整体效应。(Saenz,2002)实验的刺激图形是位于注视点左右两侧的运动点阵(图 14.3a 右)和混合运动点阵(向上和向下 2 个运动点阵,图 14.3 a 左)。3 个运动点阵,在一时间间隔以基线速度运动,在另一时间间隔运动速度稍快。要求被试不能移动其注视位置,并且将注意放在混合运动点阵(目标区域)的一个运动方向上,当看到运动较快时就要按键反应,而忽略对侧的单一运动点阵。

每 20 s，注视点位置会出现提示符（视角 0.5°），提示被试注意向上或向下的运动，而被忽略区域的点运动方向不变。fMRI 扫描总时间为 4 min（图 14.3(a)），分两种条件：same（被忽略区域点的运动与目标点的运动方向相同）和 different（上述两方向相反）。

图 14.3(b) 是 MT 区对于忽略刺激的 BOLD 反应信号（same vs different）的时间曲线：它清楚地表明在方向相同条件下，对于忽略刺激的反应信号明显高于方向不同条件的，即此反应受到注意特征（运动方向）的调制。图(c)是标准化的注意反应调制幅度，可见对 MT 区的调制最大。

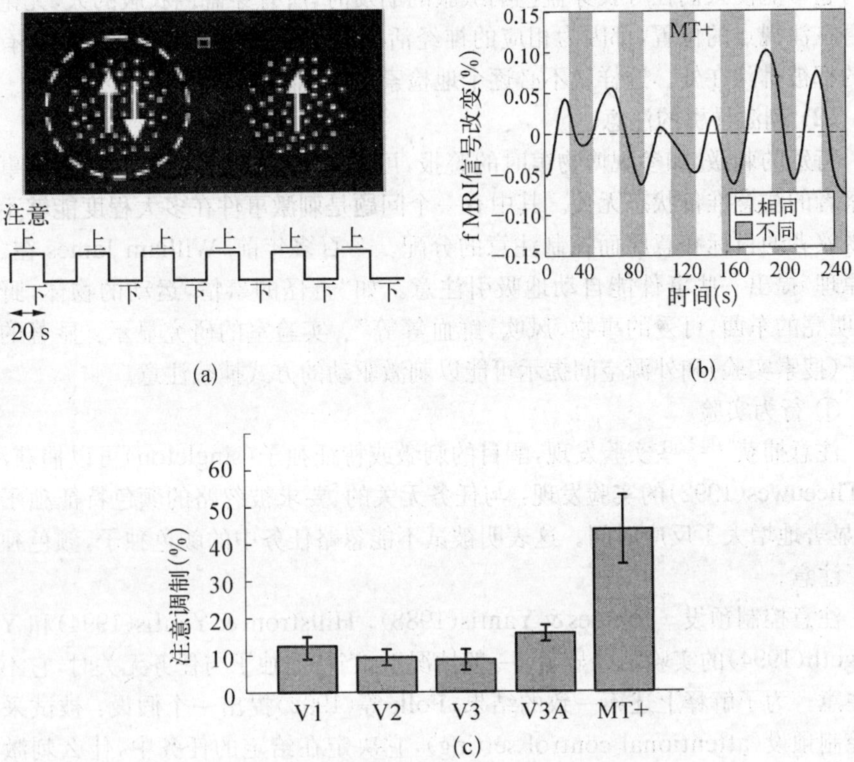

图 14.3　对运动的基于物体的注意　(Saenz, 2002)　(a) 刺激图形和实验过程，虚线标注（实验中不出现）的是需要注意的区域；(b) MT 区对于忽略刺激的 BOLD 反应信号（same vs different）的时间曲线；(c) 标准化的注意反应调制幅度。

为了测量这种效应的一般性，在第二个实验中使用颜色作为受注意特征，得到了类似的结果。这些结果与已经提出的特征相似性增益模型（feature-similarity gain model）一致，基于特征的注意调制了视野内所有位置的神经元对注意的目标特征的增益。基于特征注意的整体效应是选择与行为相关刺激的目标位置。基于特征的信号增强,有助于在视觉搜索中突显和辨认,与此特征相关的外周刺激。

上述实验结果说明：基于特征的注意是一种调制整个视野中的对刺激感觉反应的机制。这一机制,不需要依靠对视觉输入进行精细的初步分析(如物体分割和识别、大范围的刺激比较),就能够创建一个视觉环境表征,以增强与当前行为相关的特征,同时抑制与行为无关的大部分视觉输入。在视觉系统中,要将有限的处理资源集中处理最有用的感觉输入,为此,这一表征是重要的一步(Maunsell & Treue, 2006)。这些结果也给 Wolfe 的引导式搜索模型,提供了可能的神经机制。因为它可能使人们在寻找穿蓝色羽绒服的朋友时,所有穿蓝色衣服的人,无论他们是否在注视点的位置,都因为相应的神经活动的增强,而列入候选人;而所有非蓝色的都被排除在外。这样就不必逐个地检索,这是非常高效的方法。

(2) 刺激导引的注意

特殊的刺激,如参观博物馆时的警报,可以捕获或控制注意,这些刺激事件与观察者的注意准备状态无关。其中有一个问题是刺激事件在多大程度能够不依赖于观察者的目标和意愿而控制注意的分配。一百多年前,William James 在《心理学原理》提出一些事件能自动地吸引注意。如"奇怪的事情,运动的物体,野生动物,明亮的东西,可爱的事物,风吹,鲜血等等"。实验室的研究显示：显著的特征独子(搜索实验)和外源空间提示可能以刺激驱动的方式捕获注意。

① 行为实验

注意捕获　一些实验发现,醒目的刺激或特征独子(singleton)可以捕获注意。如 Theeuwes(1992)的实验发现：与任务无关的、要求被忽略的颜色特征独子的出现,显著地增大了反应时间。这表明被试不能忽略任务中的颜色独子,颜色独子捕获了注意。

注意控制预设　Jonides & Yantis(1988), Hillstrom & Yantis(1994)和 Yantis & Egeth(1994)的实验结果显示：一般情况下,当特征独子与任务无关时,它不能捕获注意。为了解释上述不一致的结果,Folk 等(1992)提出一个假设：被试采用注意控制预设(attentional control setting),它决定在给定的任务中,什么刺激特征将控制注意的分配。当观察者对某个特征或特征集(feature or feature set)采用了主动的注意准备状态时,即注意控制预设为某个特征或特征集,与此特征相一致的刺激将趋于吸引注意,与此特征不一致的刺激就不会吸引注意。Folk 等结果支持此假设。这给出了主动的注意策略和自动的注意捕获之间相互作用的框架。

② 成像实验

醒目的刺激-特征独子　能够有效地探测并优先加工显著的听觉刺激,即使这些听觉刺激是与当前任务无关的，这对于适应的行为至关重要。这种刺激驱动的加工资源的分配，体现了注意捕获。Watkins(2007)使用 fMRI 研究了与这种听觉注意捕获相关的脑活动和行为效应。被试在 5 个短声中搜索目标短声(5 个短声均为 480 Hz，90 dB；其中 4 个标准短声长度为 100 ms，另外 1 个为 50/150 ms 是目标)。2/3 的刺激序列中有与任务无关的特征独子(或频率不同 440 / 520 Hz，或强度不同 70/100 dB)，当无关的特征独子为标准长度的短声时(非目标独子)，则引起行为冲突，使反应时增加，体现了注意捕获，同时激发背侧的前额叶-顶叶网络皮层的活动。但是，目标短声有独子特征时(目标独子)，却没有这种效果。这说明：此背侧网络只有特征独子捕获注意时才会作出反应。相反地，序列中这两种独子特征的出现(相对于没有独子特征的出现来说)都激发腹侧网络(下额叶和上颞叶皮层，superior temporal and inferior frontal cortices)的活动。这与以前的结果一致，提示腹侧网络与探测听觉变化相关，而与听觉变化对注意的重要性无关(即与是否产生注意捕获无关)。

上文说明当前任务是与注意的控制密切相关的，而当前任务又是由人的身份确定，并且随人的自身状态和经验的变化而改变的。下面的实验支持此观点。Seifritz(2003)fMRI 观测到，在父母的杏仁核和相连的边缘区域，对婴儿啼哭表现出更高的激活；然而，非父母则对婴儿欢笑的激活更强。LaBar(2001)的 fMRI 实验发现，当受试者处于饥饿状态时，相对于饱食状态，食物相关的视觉刺激引起了杏仁核、海马旁回及前梭状回(anterior fusiform gyrus)等脑区的更多的反应。这可能是因为人在饥饿时，对食物更敏感、更注意。

(3) 有重要意义的突发事件和刺激

上述的很多行为和成像实验结果显示：特别显著的特征独子，可以捕获注意，但是一般要在与注意控制预设中的特征相一致，即是与当前任务有关的。不过 Theeuwes(2004) 发现在一些条件下，Top-down 的搜索策略不能压制注意捕获(Theeuwes，2004)，更重要的是在实际生活中的有些信息，虽然与人们的当前任务无关，如“鸡尾酒会”上其他人谈论自己名字，博物馆欣赏名画时的警报声，但是却有特殊的意义或对生存至关重要，它们应该具备更高的优先级，可以引起快速的朝向反应，这是注意控制的最主要的功能之一。

① 新奇事件检测与报警系统

探测并对新奇事件作出反应，对在快速变化的环境中生存下来至关重要。有实验研究了大脑对刺激新奇与环境新奇(stimulus novelty，contextual novelty)这两种新奇事件的反应(Ranganath & Rainer，2003)。如果一个刺激出现在意外的环境(context)中，就称它为环境新奇的(如，教室里的裸奔者)。当刺激特别新奇或者奇怪时，它将引起一个朝向反应，使注意资源自动地转向刺激。ERP 实验发现与新奇性联系最直接的电位是 P3a，或者 novelty P3。典型的 novelty P3 实验中，被试要完成对听觉目标的探测任务，使用纯粹的单音刺激，偶尔有环境新奇的声音（如狗叫）夹杂其中。与重复的背景和目标的纯声不同，这些新奇的声音引起了一个皮层电位，峰值在 200—300 ms，在中央及额叶头皮的电极上幅度最大。这个电位的较短的潜伏期表明，新奇刺激很快地调节认知加工，使注意快速朝向（orienting）新奇刺激或事件。P3a 有以下重要特征：在相继出现的新奇刺激中，新奇的 P3a 反应会习惯化；即使与任务无关的新奇刺激，也能引起一个明显的 P3a。

P3a 在人类的报警功能中起重要的作用。我们最近的研究结果显示：在实验的早期阶段，新奇刺激激发的 P3a 在高负载下是显著的，并且与低负载的没有差别，这表明人们的报警系统是完善的。

② 情感性刺激（Emotional stimuli）

Vuilleumier 等人采用事件相关 fMRI，研究大脑对恐惧或中性面孔的反应是否受空间注意的调制。结果显示：注意强烈影响与面孔知觉相关的梭状回（fusiform gyri）的激活（在注意条件下更高），但恐惧引起的左侧杏仁核（left amygdala）的激活却不受注意的影响（Vuilleumier，2001）。Pessoa（2002）的实验采用需要高度注意的任务，则得到与上述不同的结果：杏仁核只在注意的条件下，才对不同情绪面孔有不同的反应，而在非注意条件，则没有不同的反应，右侧的更为明显。虽然 Pessoa 的结果提示，情绪面孔的处理也需要一点注意资源。但是，基于很多实验结果，LeDoux（2003）认为：杏仁核像一只警戒犬，时刻警惕着所有的威胁。它的视觉加工虽然粗糙，但它的反应很迅速，这对生存是非常有利的。Pegna（2005）用 fMRI 揭示："盲视"病人的杏仁核活动，参与处理了那些病人并没有意识到的恐惧性视觉信号。这表明：这些信号通过直接通路抵达杏仁核，而不必通过初级视皮层。

③ 自己的名字——特别的意义和作用

鸡尾酒会现象充分说明自己的名字有特别的意义，在注意控制中有重要的作用。脑损伤病人的严重意识障碍状态包括植物状态（vegetative state，VS）和最小意识状态（minimally conscious state，MCS）。狄海波等（Di HB et al.，2007）应用 fMRI 方法测量经临床严格诊断的成组严重意识障碍患者（7 名 VS 和 5 名 MCS）对熟悉声音唤病人自己的名字（SON-FV）刺激和感兴趣音乐刺激的皮层反应。主要结果：SON-FV 引起 5 名 VS 患者出现初级听皮层激活（"典型激活"）。更有意义的是：SON-FV 引起了其中两名 VS 和所有 4 名 MCS 患者较高级听联合皮层的激活（"非典型激活"）。三个月后的行为检测显示这两名 VS 患者已转变为

MCS。这些结果提示：SON-FV 引起的“非典型模式”激活将能自发转归的 VS 患者从永久性的 VS 患者中区分出来，因而该激活模式可能具有预测价值。

(4) 注意网络及其测试

以认知功能可以定义三种注意网络(attentional networks)。它们的功能是警觉(alerting)、朝向(orienting)和执行(executive)注意。警觉的功能是，获得并维持警觉状态。朝向是选择感觉输入中的信息。执行是解决反应中的冲突。Fan & Posner 等(2002)发明了注意网络测试(The Attention Network Test，ANT)可以用来评价三种注意网络。此测验是提示反应时间与侧翼两种任务的结合，包含了三种注意网络的功能。它要求被试判断刺激中的中央箭头指向左，还是右。中央箭头出现在注视点(fixation)的上或下方，可能伴随有侧翼箭头(一致 cogruent 如：→→→→→ 或不一致：←←→←←)或没有箭头的侧翼线段(中性)。通过测量不同类型的警觉提示(有与无)、空间信号(spatial cues 上与下)和侧翼对反应时的影响，即可获得对三种注意网络的评估(图 14.4)。该测试仅需要 30 分钟，儿童、病人、猴子都可以容易地完成。这个测试任务也可以，并且已经用于脑成像实验和作为基因对注意网络影响研究中的表现型(phenotype)。

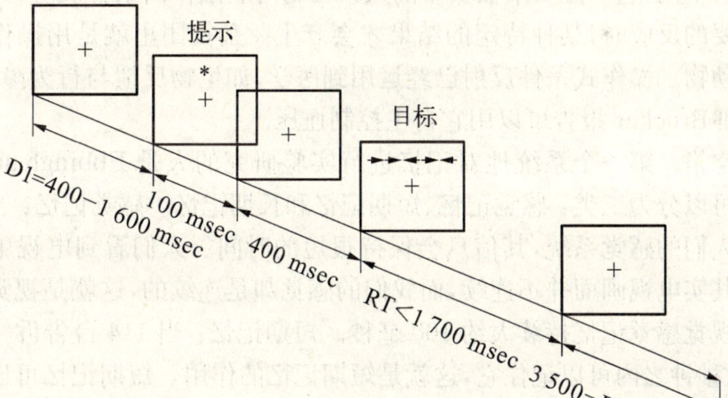

图 14.4　注意网络测试　(Fan & Posner，2002)

4. 注意系统的局限

神经系统处理的有限能力，限制了所注意到的事物和位置的数量。被选择的事物得到加强，这是注意的“光明面”。然而注意集中于一处是需要代价的，也就是说，对没有注意到的事物会产生“功能性失明”(functional blindness)，即注意的“黑暗面”或局限性(综述 Chun，2002)。研究者已经发展出了一批实验方法，用来研究由于非注意(inattention)而造成的知觉缺失(perceptual deficits)。其中三个最常用的任务是非注意盲(inattentional blindness)、变化盲(change blindness)和注意眨眼(attentional blink)。

当把被试的注意负担增加到极限的时候,被试的注意也会"失明",这就是注意眨眼。当连续快速给被试呈现多个视觉刺激(Rapid - Serial - Visual - Presentation RSVP, 8—12 个/ 秒),其中的两个为被试需要报告的目标 1 和 2;当这两个目标在时间上相距太近时(小于 500 msec),被试能报告目标 1,却常常不能正确报告目标 2(即目标 2 没有进入意识)。这种效果很强烈,被试甚至观察不到第二个目标的显著特征,比如它的独特方位。而有独特方位的检测,一般被认为是注意前的,或不需要注意的。

14.1.3 记忆

1. 学习与记忆

学习是人的智能的最重要的组成部分,是适应不断变化的环境的根本能力。

操作式条件反射(Instrument or Operant Conditioning)是一种学习,它与经典条件反射不同,它一定要求被实验的人或动物对刺激作出某种反应,只有在被试作出所需要的反应时,某种特定的结果才会产生。杂技团里就是用操作式条件反射来训练动物。操作式条件反射已经运用到医学,如生物反馈与行为障碍的治疗,如 Mille 和 Brucker 报告可以用它自主控制血压。

记忆空格。第一个系统地对记忆进行实验研究的人是 Ebbinghaus。记忆按保持时间可以分为三类:感觉记忆、短期记忆和长期记忆。感觉记忆:当外界的刺激作用于人们的感觉系统,其信息会保持很短的时间。人们看到电视中的动作是连续的。其实电视画面并不连续,而我们的感觉却是连续的,这就是视觉感觉记忆的作用。视觉感觉记忆持续大约 100 毫秒。短期记忆:当 114 台告诉一个电话号码,人在数秒钟之内可以记住它,这就是短期记忆的作用。短期记忆可以持续更长一些时间,方法是在脑中不断地重复这个号码。第三类是可以持续更长时间甚至终生不忘的长期记忆。

记忆中的信息是以什么样的形式编码的,或记忆的表征是什么?这是一个重要问题。Wright von 用部分报告方法做的实验提示:储存在视感觉记忆中的信息包含刺激物体的物理性质如颜色和空间位置,而不含更深层的信息如刺激的类别(字母还是数字)。而长期记忆是以意义为表征的。

2. 多重记忆

多重记忆这个新概念主要是来源于神经心理学的研究。对多种不同脑损伤病人的记忆障碍的实验研究发现：病人某些记忆功能被选择性地破坏；同时另一些功能又相对保持完好。以及记忆的神经解剖学定位的研究都促使一些神经心理学家提出多重记忆系统的概念(multiple memory systems)。依据运算的种类性质、系统之间的关系和分离等三条标准，Schacter 和 Tulving(1994)把记忆分为 5 种记忆系统。

(1) 程序记忆

程序记忆(Procedural memory)参与多种行为和认知技能及算法的学习。它不存储外界状态的表征，其操作是自动的，不受意识的控制。它是逐渐的、不断积累的学习，因此适合处理不随时间变化的不变性问题(invariances)。其运行与海马系统无关。

很多健忘症和 AD 病人的多种技能并不因记忆障碍的出现而丧失。更重要的是很多文献报告健忘症病人可以学会新的技能，甚至非常复杂的技术，如使用计算机的知识和操作。

(2) 知觉表征系统

它是长期记忆，在文字和物体识别中起重要的作用，它参与启动(priming)等非意识的隐记忆。启动或重复启动是指执行某个任务后，会对以后再次执行同样的任务有易化作用。比如：你读一个单词表，其中包括单词 A，但不包括单词 B，在几分钟或数小时之后，给你另外一个新的单词表，其中有单词 A 和 B，与单词 B 相比，你将会更快更准确地识别单词 A，这就是一种启动现象。这里讲的是知觉启动，是语义前的(presemantic)加工。因此，刺激的物理性质(如字母的大小写，呈现的通道等)起重要的作用。重复启动的易化效应在健忘症病人身上仍然保持完好，这种作用可以持续长达数周而不消失。

(3) 语义记忆

语义记忆(Semantic)存储有关我们周围世界的知识，如法国的首都是巴黎，“勉强”这个词的意思等等。它们是经过多次重复学习而掌握的。

已经报道了很多突出的病例，这些病人有关物体和人物的知识被损坏了。如各种各样的不识症：面貌不识症、物体不识症、颜色不识症、地形不识症、失读症等等，都是分别选择性地破坏了病人有关人的面貌、物体、颜色、地理、文字的知识。比如有的病人不能识别动物，但是能够识别无生命的日常用品。

更系统的研究揭示：语义损伤中有一种有序的等级(hierarchical)现象，高层次的知识比低层次的相对地不易被破坏。有的病人懂得动物与非动物、昆虫与非昆虫的区别，但是低层次性质的知识，如动物是否伤人、产地、特殊的颜色等，则被破坏了。

(4) 情节记忆

情节记忆(Episodic)又称事件记忆,是指自己亲身经历的事件的自传式记忆,它带有时间和地点的标记。如上次春节聚会的记忆历历在目,可以清楚地记住活动的内容、参加的人员、聚会的地点和时间。事件记忆涉及中颞叶和海马及杏仁核系统和额叶。语义记忆与事件记忆不同,是多年重复学习而积累的知识,一般不包含学习这些知识的地点和时间。

(5) 工作记忆

工作记忆(Working memory)是一种短时程的记忆,它的功能是短时保存信息,并且同时加工这些信息。它与阅读、学习、推理等认知功能密切相关,是多种高级认知功能的核心环节。

N - Back 是一个典型的工作记忆任务，在脑功能成像中使用非常广泛。它的刺激是依次呈现的数字(或字母、单词、空间位置等)串 D1 ... Dm- n ... Dm ...，被试的任务是,当听到 Dm 时报告Dm- n,因此被试必须记住和更新 n+1 个数字；这个任务包含了记忆和操作(manipulate，这里是更新)这两个工作记忆的基本加工。

工作记忆是由三部分组成：一个容量有限的中央处理器(central executive，CE)和两个伺服子系统。两个子系统是语音复述回路(phonological loop，PL),它负责语言性信息的存储和处理;和视空间画板(visuospatial sketchpad，VS),它产生和记忆视觉图像。中央处理器(CE)是注意控制系统,它协调和控制来自伺服子系统的信息。和容量有限的注意系统相同,它能选择和执行控制过程及策略。短期记忆的容量是有限的,一般为 7±2，依照工作记忆模型,它等于在 1.5—2 秒时间内能够复述的内容。

CE 有四个基本功能(Baddeley，1996)：① 双任务中的协调(coordinate)能力,双任务是指同时去完成两个分离的任务。② 随机生成(random generation)中的转换提取策略(retrieval strategies)的能力。当按原来的次序从小到大背诵数字1—9,这是非随机的,很容易。随机生成则要求数字的次序是随机的,这必须克服原来固有的习惯模式,需要注意的控制和监督系统(Supervisory attention system)。③ 选择性注意的能力,即把注意集中到目标刺激,同时抑制其他刺激的干扰。④ 保持并加工(manipulate)长期记忆中的信息,如在工作记忆广度(working memory span)的任务中。

工作记忆的神经机制。对脑损伤病人和脑功能成像的研究表明：工作记忆的三个认知功能成分是位于脑的不同区域。其中语音复述回路的功能定位最明确：左侧的颞顶交界区(BA40)是存储语音信息的关键脑区;左侧下额叶(Broca 区,

BA44/6)参与复述(rehearsal)。与此不同,与视空间画板功能密切相关的脑区,主要位于右脑(颞顶交界区 BA40、前运动皮层 BA6 和下额叶 BA47)。这里的左右不对称是相对的,例如,当语音任务的负载较高时,那么右侧的对应脑区也会激活。而背外侧前额叶(BA9/46)是参与 CE 功能的主要脑区。

事件缓存——工作记忆模型中的新成分、新概念。这个经典的工作记忆模型刺激了大量的实验研究,并且成功地解释了大量的实验结果;然而,它也遇到一些问题和困难。例如,在解决与长期记忆(LTM)相互作用的问题中遇到的困难。这来自经典模型中的假设:中央执行(CE)只有单纯的注意功能,而没有记忆存储功能。这个假设受到有关具有严重的健忘症但是智力正常的病人实验的挑战,尽管他们有 LTM 的损伤,但其散文(含有 25 个语义点)的立刻回想成绩却是正常的,这远超过了语音回路和视觉空间画板的能力。经典模型还缺少"组块"(chunking)功能。组块可以使 LTM 中的信息支持短时的顺序回想(serial recall);组块还可以使得短时记忆保持能力达到 15 个单词,远多于 5 到 6 个不相关的单词。经典模型没有为语音和视觉空间两个子系统的相互作用提供任何的机制;也没有机制可以使工作记忆在意识与觉知(conscious awareness)中起作用,而意识与工作记忆被认为是密切相关的。为了克服这些经典模型中的缺陷,Baddeley(2000,2003)提出第四个组分——事件缓存(episodic buffer, EB)新概念。EB 具备有限的存储空间,可以组合各种不同的信息,以形成整合的事件。CE 对它进行注意的控制,它存储的信息是可以被意识的。它的多维编码,使得不同系统的信息得以整合,也使意识可能提供便利的组合和提取加工(Baddeley, 2000,2003)。事件缓存可能与前额叶相关,这得到脑功能成像实验的支持。Gabrieli(2000) 研究了视觉通道内的字母与空间位置的整合。他们发现:只有右侧 PFC 在整合任务中激活增加,而后部脑区则在分离任务时激活增多。张达人等(Zhang DR, 2004) 研究了另外一种不同类型的整合——记忆跨视觉-听觉通道(跨通道)的时间次序,fMRI 实验比较了记忆跨通道与分离通道次序,这两种不同任务时的脑激活模式。结果发现:额叶与顶叶的多个脑区参与了跨通道次序的记忆,而右侧前额叶(dl PFC)在此种跨通道整合中起了特别的重要作用。把此实验与 Gabrieli 的实验进行比较分析,其结果提示:右侧 PFC 可能是工作记忆的核心——事件缓存的脑机制中的重要成分。

3. 外显记忆与内隐记忆

记忆一般包含编码、存储和提取三个加工过程。编码是学习和获取信息的人脑内部的加工,提取是检索和回忆已经存储的信息。提取有外显(explicit)和内隐(implicit)这两种不同的方式,它们的基本区别是显性提取是在意识的控制之下,而隐性提取是无意识的(Schacter, 1993)。一般认为事件记忆和工作记忆是外显性提取,而知觉学习或启动和程序记忆的提取是内隐的。对健忘症病人的研究表明上述不同类别的记忆,以及外显记忆与内隐记忆是相对独立。脑部损伤后,记忆,特别是事件记忆的缺损是最常见的症状,严重的称为健忘症。研究表明,健忘症病人的语言听觉短期记忆、语义记忆、技能和感知学习能力基本是正常的。

Warrington 和 Weiskrantz 研究了健忘症患者的启动效应。在实验中使用分级的不完全的片断图画和文字作为测试材料。每幅图都有五种,其不完整性依次减少,从第 1 张非常不完整到第 5 张全部完整的图。病人的任务是识别这些不完全的图画和单词,每次总是从第 1 张开始,如果被试不认识,就再呈现后面的一张,直到他们报出图画上物体的名称为止。结果令人兴奋,经过多次训练,病人最终能识别那些最不完全的图画和单词。更使人吃惊的是:在数天之后,再次显示那些片断的图和字,尽管被试表述他们从未见过这些图和字,然而患者却能正确地报出它们的名称。这表明病人学习知识及对知识的保持,与对这种知识学习过程的记忆是可以分离的。

Graf 等人的实验进一步探讨这种分离现象,首先让被试读一单词表 A,然后,按四种方式进行测试:自由回忆、提示回忆(提示每个单词的前三个字母)、再认和词填空(即:呈现 3 个字母后,让被试依次说出几个字母以形成一个词)。与正常人相比,健忘症病人在自由回忆、提示回忆和再认三个测试中的得分都要少得多,但是,病人的填空得分和正常人的一样多。词填空与提示回忆的关键区别是,在填空中被试只是报告在头脑中出现的第 1 个单词,而不管此单词是否在表 A 中出现过,这是启动学习。这说明与正常人相比,病人的自由回忆、再认和提示回忆功能有严重缺陷,但是启动学习的能力还是完好的。Schacter 认为启动是隐记忆,而回忆和再认则是显记忆。

4. 知觉学习

知觉学习(perceptual learning)是指经过学习和训练,知觉系统会发生长期的变化,并使其功能获得改进。如:通过 2 周的训练,正常人的超视锐度的阈值(小于视锐细胞的直径),可以从 2.5 秒降低到 2 秒,即可以分辨更微小的差别。

知觉学习的神经机制(Schwartz, 2002)利用 fMRI 的视觉皮层展开技术,直接比较,学习与非学习眼睛的相同视野,所对应的初级视觉皮层的活动。确实发现学习眼有更强的活动。功能连接分析表明,这些与学习相关的改变,与距离初级(或早期)视皮层较远区域的活动无关,这提供了直接的证据,支持学习产生的再组织确实发生在早期视觉加工。

可能的医学应用——知觉学习可以改进成人弱视病人的视力。(Polat, 2004)

研究表明，对一些基本视觉特征（如方位）的知觉学习，可以调节成人的初级视皮层的神经加工。然而，这种低层次的学习是否可能影响高级视觉任务，如识别，却还不清楚。另外，在童年关键期内，如果初级视皮层发育不正常将导致儿童弱视。儿童的弱视可以治疗，而且治疗越早越好。那么成人弱视是否就毫无希望了呢？Polat 研究了成年弱视者的知觉学习。他们发现：成年弱视者通过系统的低层次训练带来的知觉改善，可以转移到高级视觉任务（如识别）。训练使反差敏感性和字母识别成绩提高了 2 倍。这表明：在关键期之后，知觉学习也可以改善正常成人和视觉发育异常成人的视觉系统的基本表征。

老年人脑的可塑性——认知功能的老化，一般被认为是进行性的精神的缺失（mental loss）。新的有力的功能成像证据，促使人们改变这种悲观的论点。在完成工作记忆和事件记忆的任务中，老年人使用了与年轻人不同的脑区，其中特别突出的是，老年人使用双侧脑区（而年轻人使用单侧）。这些发现激发了新的假说：人的终身都具备脑的再组织和可塑性。因此，老年认知功能的降低，可能伴随着可能的代偿（compensation，Reuter-Lorenz，2002）。前额叶（可能还有其他脑区）的适应功能（Duncan，2001），可能与这种代偿有关。

5. 选择性注意与记忆

(1) 工作记忆与注意选择性

尽管有大量关于注意和工作记忆的文章，但很少有人研究这两者之间的相互关系。一些研究中提及了这两者的关系，但是没有提供这两者直接的因果关系。

保持注意的焦点于当前任务直接相关的信息，避免其他潜在的干扰，这是至关重要的认知功能。仅仅简单地告诉被试，去忽视与任务无关的干扰刺激，这并不能阻止对干扰刺激的加工，不能避免干扰。最近的实验揭示：与任务相关的，信息加工的负载的大小和类型，对干扰刺激的加工有重要的影响。高的知觉负载，可以自动地减小对干扰刺激的加工；而在低知觉负载下，干扰刺激将被加工，这就需要主动抑制的机制以减小干扰。这种主动抑制，可能与其他认知控制功能享用共同的资源。这样，高的认知控制（或与额叶相关）负载，则可能使主动抑制降低，导致相反的作用——干扰的增加（Lavie，2005）。

为了研究认知控制负载与干扰刺激的加工的关系。Lavie(2001)进行了双任务实验，把两个相互不关联的任务整合在一起：一个是视觉选择性注意任务，而另一个任务需要工作记忆。在注意任务中，要求被试根据视觉呈现的姓名，判断这是明星还是政治家。姓名是写在面孔上的，面孔可以与目标一致（即面孔与姓名是相同的一个人的）或不一致。同时完成的工作记忆任务的认知负载有高低之分，这取决于记忆一个固定顺序的（低负载）或随机顺序（高负载）的 4 个数字的数字串。数字串是在姓名判断任务之前呈现的，并且要求被试在判断任务完成之后，进行数字再认。结果表明，工作记忆负载的影响是显著的，高负载下的反应时差别（不一致的面孔反应时减去一致的）比低负载下的明显增加，这反映了干扰的增加。更为直接的神经影像学证据，则来自功能磁共振实验。fMRI结果表明：前额叶的一些区域（额下回BA44，额中回BA6）的激活在高负载下大于低负载，这表明工作记忆（认知）负载是与前额叶相关的。最重要的结果是：与面孔加工相关的脑区（双侧梭状回FFA、右侧下枕叶、左侧舌回）的活动，在高负载下的大于低负载。这进一步说明注意任务中的与任务无关的干扰面孔在高工作记忆负载下，得到了更多的加工，因此产生更大的干扰。

(2) 遗忘与主动遗忘

与记忆相反的是遗忘。忘记的原因是什么呢？对此有两种不同的理论：① 自行消退。随着时间的推移，习得知识的神经痕迹就会逐渐地消退。所以间隔时间越长，忘记的就越多。② 干扰。遗忘来源于干扰，原来已经存储的信息由于新的信息的加入而被削弱。已经有很多实验（如Waugh和Norman）说明干扰是遗忘的主要原因。

主动遗忘——通过执行控制以抑制不想要的记忆。Freud提出：不想要的记忆，可以通过把它们扔进无意识（unconscious）来遗忘，这个过程叫做压制（repression）。一个多世纪以来，压制是否存在，一直是有争议的。但是，关于记忆和注意执行的研究表明，人们有执行控制（executive control）功能，它可以减小对干扰刺激的知觉，以克服短期和长期记忆任务中的干扰，停止对刺激的强烈的习惯性反应。这些执行控制机制，是否可以防止不想要的记忆进入意识，或排除不想要的记忆？

为了回答这个问题，Anderson（2001）采用了类似go/no－go实验模式。第一阶段，训练被试记住40组无关的单词对（如ordeal-roach），要求他们看到左边的词，回忆和报告右面的词。第二阶段，要求他们在提取（retrieval）加工中，实施或不实施执行控制（即“想”或“不想”think/no-think）：在想的任务中，当出现单词对中左面的单词（作为提示，cue），要求被试回忆并报告右面的单词。而在不想任务中，要求被试不去想、更不要报告右面的单词，并且向被试强调：不允许一点有关的记忆进入意识。如果被试偶尔报告了，就给他们犯错误的警报音。在这阶段另外的一个操作变量是，“想”和“不想”的次数（0，1，8，16次）。第三阶段，评测“不想”（这个阻止不想要的记忆进入意识的努力）是否会阻碍之后的提取。在这一阶段，要求被试回忆和报告与每个提示单词对应的右面的单词，并且特别强调：不管在第二阶段，此提示单词是要求“想”或“不想”。如果“不想”——这种主动抑制，能够削弱记忆的可回忆性(retrievability),那么测评的结果将显示:“不想”的单词应该比“想”的要差,而且比作为对照的单词也要差。对照单词是指学习过,但是在第二阶段不出现的单词(既不在“想”又不在“不想”中出现,即次数=0)。另外,“不想”的次数越多,成绩可能越低。实验结果(图 14.5)确实符合以上的预期。另外的两个实验:① 给金钱奖赏,以鼓励回忆更多的单词;② 给被试的指导语是与结果相反的提示(即越“不想”的单词,可能记忆的更牢固),这两个实验依然得到相同的结果。第 4 个实验采用独立的(independent)类别提示,其结果说明:“不想”单词的回忆成绩低,不是由于单词对中的两个单词的联系被阻断了,而是因为在第一阶段中学习和储藏的单词本身,在第二阶段被“不想”削弱了。这些结果支持 Freud 的观点:人可以运用主动的执行抑制机制,把不想要的记忆推出意识之外。

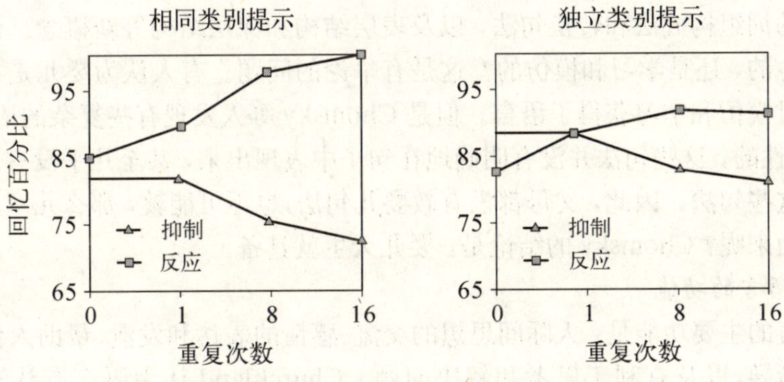

图 14.5 压抑不要的记忆 (Anderson, 2001)

为了鉴别与这种主动抑制(不想)相关的神经系统,Anderson(2004)作了脑功能成像实验,在被试进行第二阶段的“想”或“不想”的任务时,进行 fMRI 扫描。结果显示:双侧的背和腹外侧前额叶皮层(BA45/46,左边更强)、前扣带回(ACC,BA32)和其他几个前额叶皮层及顶叶皮层(IPS,BA7),在抑制(不想)时比“想”时的活动更强。此结果支持这样的观点:这种抑制是主动的,它需要执行控制功能的关键脑区——前额叶的参与。另外一个重要和有趣的结果是:抑制后忘记(Sf,Suppress forget)和抑制后记住(Sr, Suppress remember)的左、右 DLPFC 活动的差异(Sf - Sr),与右侧海马的 Sf 活动的增加(Sf - Sr)之间,存在明显的正相关。这个发现表明:Sf 更强的海马激活是与 PFC 增强的控制相关。这种海马和 DLPFC 的相互作用,产生明确的行为学结果——遗忘,这与通常的海马活动正好相反。(海马活动强,导致更好的记忆)

14.2 高级认知功能

14.2.1 语言

人生活在社会之中，需要不断地和其他的人交换信息和思想，其中最重要的工具就是语言。

1. 语言学

在近代语言学中 Chomsky 的影响最大。他提出了一些新的理论和观点，如语法中的词组构成法和转换句法，以及表层结构和深层结构等新概念。语言的获得是天生的，还是学习和模仿的？这是有争论的问题。有人认为婴儿是在语言环境中通过模仿和学习获得了语言。但是 Chomsky 等人发现有些复杂的语法，如句法，是隐性的，这些句法并没有明确地在句子中表现出来，甚至几乎没有人能明确地讲出这些句法。因此，父母都没有教婴儿句法，也不可能教，那么儿童的句法知识从何而来呢？Chomsky 的结论是：婴儿天生就具备。

2. 语言的功能

语言的主要功能是：人际间思想的交流、感情的表达和发泄、帮助人们行为的控制和指导，以及有利于思考和解决问题。Churchland 认为语言有认知压缩功能，语言有助于对我们周围世界的分类，并能大大地降低复杂概念的复杂性，使其能够被人们运用和操作。例如“螺丝刀”这个词就代表了很多与它有关的信息：视觉形状、用途、使用它时的动作和感觉等等。而“民主”一词所表示的各种不同的概念更是极多的。用一个符号就可以代表很多的概念，这种认知的压缩，使建立更复杂的概念和用这些符号进行思维与通讯成为可能。例如“鹤”这个汉字只有 2 比特；而鹤的图像(相当简化的)却有 2.8 K 比特。

3. 语言和脑

神经语言学通过观察和实验研究脑损伤对语言功能的影响，以了解语言和脑的关系、语言信息加工的机理等。早在一百年前 Broca 和 Wernicke 就已经研究了脑与语言的关系，并开创了神经心理学的新纪元。但是直到 20 世纪 70 年代之前的研究，以现在的观点看，都是比较粗浅的。主要是因为他们对语言本身的理解不够深入，当时只把语言分解为听、说、读、写几大部分，如果由于脑损伤造成的主要障碍是听则为Wernicke失语症，是说的障碍则为Broca失语症等等。而对这些障碍就没有更细致的分析，如听的困难到底是语法性的，还是语义性的则不清楚。Marshall和Newcombe(1973)第一次把语言学的知识运用于神经心理学的研究之中，这标志神经语言学的诞生。从此，大量的成果不断地涌现，加深了人们对脑和语言的认识。

语言的功能是由三个神经系统完成的，它们是非语言的概念区、语言区和中介区(Damasio & Damasio，1992)。对脑损伤造成的色盲和与颜色词汇有关的障碍的研究结果是上述论点的最好例证。颜色概念区位于左右两侧舌回，包含V2和V4区的部分；语音区在左侧后颞叶和下顶叶；在这两个区域之间的是中介区，它位于左侧舌回的颞段，它负责颜色概念和语言之间的双向转换。这个模式也适用于颜色以外其他种类的词汇和语言。

4. 字母和单词的识别及模型

在日常生活中最常见的是单词，而不是不相关的字母串。现在我们关心的问题是：在不相关的字母串和单词中字母的识别有什么区别，以及造成差别的原因。Cattel(1885)首先报告了一种现象：用速示器快速呈现字母或单词，呈现时间为10毫秒。被试能够全部报告4—5个字母，或报告3—4个单词。一般的单词都有4—5个字母，这样3—4个单词中，则包含了十几个字母。这似乎表明在单词中字母的识别要容易得多，又称为内容优势效应(context effects)。Reicher(1969)设计了新的实验，以排除记忆和猜测这两个因素的影响，其结果提供了可靠的证据支持原有的结论。进一步的实验说明单词中的空间的和序列的这两种冗余度(redundance)在上述现象中起了主要的作用。

McClelland和Rumelhart(1981,1982)对内容优势效应进行了系统的研究，提出了著名的相互作用的模型。其基本思想是：首先，呈现的字母串激发了与视觉输入一致的字母检测器的加工。当字母检测器的活动增强后，将激发由这些字母组成的单词的单词检测器。被激活的单词检测器又产生正反馈，使有关的字母检测器的活动水平更高。这样在单词中的字母就更容易识别，因为这些字母比单独一个字母或在无关的字符串中的字母得到更多的兴奋性的输入。这是著名的PDP学派的主要基础工作之一。

14.2.2 视觉意识

1. 理论假设

意识是一个古老而又新鲜的问题。Crick提出：① 脑内大量的运算是下意识进行的，而人们意识到的则是运算的结果。例如看到一个人的背影，我们就能知道他是谁，能想象出他正面的样子。依据 Marr 的理论，这里面的运算过程是：2D 的背面的表征→3D 表征→正面象。我们并不察觉计算的过程，意识到的只是其结果——正面象。② 隐表征和显表征。显表征是无需继续处理的某种符号化了的东西，而隐表征包含了同样的信息，但需要进一步的加工以使其外显或清楚地表现出来。③ 多数的心理学家认为意识与注意和短期记忆有关。注意对完全的意识可能是必需的。现在已经有一些支持上述观点的心理学和生理学实验证据。

意识(awareness)，更具体到视觉意识，与神经活动的关系是什么？这也是从古至今人们一直关心的“心-身”问题。最近 Crick 和 Koch(1995)试图在 2 个假设的基础上，从神经的、还原论的观点(reductionist point of view)来研究这种关系。这两个假设是：

(1) 一个动物想要意识(察觉)到某个物体的一些视觉特征，那么在脑的某个地方一定要有一群相似的神经元(它们可以进行疏编码，coarse coding)，它们的神经放电活动与上述性质是相关的。

(2) 这些神经元必须直接投射到额叶，特别是初级运动皮层(M1，又称第 4 区)。这个区域很大，它包括运动皮层、前运动和前额叶区皮层。第 2 假设是基于视觉意识的生物学意义。参照动物自身的、或前辈的(已经含在基因中)经验，视觉意识可以给出当前视觉景物的最好的解释，这一解释可以持续一段时间以使脑的某一部分能够思索、计划应该作出什么样的反应，并通过主动运动系统或其他某种方式来实现它。第 2 假设的推论是：因为在初级视皮层 V1 与额叶之间没有直接关系，因此仅仅靠 V1 是不能产生意识的；与意识相关的，可能是更高等级的，与额叶有很强的连接皮层，如 MT 和 V4 区。

2. 实验研究

已有两类实验证据支持第 2 假设。

(1) Newsome 和同事们做的一系列精巧的实验发现：MT 的一些神经元对运动刺激的神经放电反应，与猴子对这些刺激所作出的行为反应是高度相关的(Newsome，1990；*Brain* P.701)。刺激这些神经元会影响猴子的行为，也可能影响猴子的视知觉。

(2) He Sheng(何生，1996)等人所做的巧妙的实验。以前心理学家发现两种现象：拥挤效应和方位特异性效应。当刺激中只有单个光栅时，观察者能够准确地报告光栅的方位是 45°，还是 135°。然而，相同的光栅与其他 4 个光栅都在刺激中呈现，并且拥挤在一起时，观察者对光栅方位报告的准确率则下降到随机水平，这就是拥挤效应(crowding)。方位适应是指：观察者在较长时间注视某种方位的适应光栅后，对相同方位的测验光栅的敏感性降低，而对不同方位的光栅的敏感性不变。

把拥挤效应和方位适应效应这两种实验方法巧妙地结合在一起，何生等发现：在拥挤或单个呈现的条件下，适应光栅对测验光栅敏感性的作用是相同的。这表明在两种条件下，适应光栅的方位信息都得到同样好的加工。然而在拥挤条件下，对适应光栅的正确报告率只是随机水平，这又说明方位信息没有进入意识水平。神经生理的实验表明：方位加工是由 V1 完成的，因此，何生的实验结果提示单靠 V1 是不能获得意识的。

14.2.3 通用智力

1. 通用智力

动态智力(fluid)又可称作通用智力(general fluid, gF 或 g)。通用智力是推理(reasoning)和解决新异(novel)问题的能力，是核心的认知功能；而固态(crystallized)智力则是反复学习的技能和静止的知识，如词汇等。人类的智力是复杂的，而且非常重要的。

工作记忆容量(WMC)与通用智力密切相关(Conway,2003)。早期有关 WMC 和推理的研究提示，WMC 可能是 Spearman 的 g 的基础。最近，有关 WMC 中的基本加工更深入的实验发现，WMC 与 gF 确实高度相关，但并不相同。WM 广度的任务中涉及排除干扰的执行控制机制，此机制需要 PFC。

Engle(1999)的实验发现：工作记忆广度任务成绩与通用智力 g 明显相关(r=0.59)，但简单的短期记忆广度却无此种相关。为探讨工作记忆广度任务中的基本加工，他们比较 WMC 高与低的人，在各种不同任务中的成绩，发现：凡是需要排除明显的干扰的任务[无论是前活动干扰(proactive interference PI)、反应竞争，或不适合当前任务要求的习惯性反应等形式的干扰]，其成绩都与 WMC 相关。如 WMC 与从长期记忆中提取信息的速度和正确率相关，但仅在任务中含有反应竞争时。如在一种改进的 Stenberg 扫描实验中，被试需要记忆不同数目(set size)的字母串(如：数目=2,R,W；数目=6,Q,T,P,S,F,K)，在一种条件下，字母串中的字母都是不相同的，而第二种条件：1 个字母既在短的又在长的字母串中出现。WMC 仅在第二种条件中与提取(扫描)速度及正确率相关。特别的是：反应时字母串字母个数的函数的斜率，在低 WMC 的被试比高 WMC 的更陡。更重要的是，这种高低 WMC 被试间斜率的差别，在第一种无干扰条件下不存在；而高 WMC 被试在 2 种实验条件下，斜率没有差异。这说明干扰不影响高 WMC 被试(因为他们的抗干扰能力强)，但影响低 WMC 被试。

从这些实验发现可以得到的结论是：WMC是与执行注意能力相关，这种能力可以在面对干扰时，主动保持与任务目的有关的信息。这是非常关键的，因为在存在大量严重干扰的条件下，记忆表征的自动扩展(spreading activation)或习惯性反应可能产生错误的反应，因此必须予以抑制以保持反应的正确。有趣的是，“低层次”注意任务(双耳听、Stroop效应、视觉朝向和负启动)的实验结果也支持这个结论。如反朝向眼动实验，它要求被试的眼睛向呈现在外周的视觉提示相反的方向运动，这比朝向提示方向的运动，这种习惯性的、反射式任务困难得多。所以，必须压抑习惯性反射才能完成反朝向眼动。此实验发现了相似的结果：WMC与反朝向任务相关，而与正朝向眼动无关；高WMC者错误少，正确反应时短。

2. 通用智力的神经机制

对脑损伤病人的研究，提供了最早的和因果性的证据，因此至今仍然是重要的。这些研究发现，智能行为需要多个脑区的整合性活动。其中特别值得注意的是，额叶损伤的病人通用智力受到损伤，但是静态智力(智商)仍然正常(以WAIS智力量表检查)；相反，后部脑区的损伤，却会导致智商的明显的下降。这些结果提示，通用智力和有目的导向的(goal-directed)行为，比静态智力，可能需要额叶更多的参与。最近的成像实验进一步证实了上述观点。

对通用智力有两种解释：

(1) Spearman：一个普适或g因素。它对很多不同的认知功能都有贡献，都起重要的作用。因素分析发现，对g最好的测试是Raven测试，这是对解决新问题能力的测试。

(2) Thomson：任何认知功能都包括很多不同的加工。因此，g不是一个单一的因素，而是多种认知功能之中所有共有的加工。好的测试中应包含最多的这些共同成分。这一持续了近百年的争论一直没有解决。在Duncan(2000)的成像实验中，被试的基本任务是发现4个刺激之中的畸异者，即其中3个在某种性质上是相同的，而另外一个是不同的，为孤立子。实验包括了三种性质不同的任务：① 空间；② 语言；③ 三重圆。每种任务均有高低两种难度，即具有鉴别意义的性质很难或容易发现。尽管这3种任务性质不同，但是用高g任务激活的脑活动，减去相应低g的，却发现一个共同的激活脑区，这就是外侧前额叶(如BA46区)。很多以前的实验发现，这个脑区在很多广泛的认知任务中都被激活和有贡献。Duncan认为，此结果支持Spearman的观点：通用智力源于一个专门的额叶系统，它控制多种不同的行为。

Gray和Braver(2003)采用个体差异的方法，进一步研究通用智力(gF)的神经机制。48 名被试首先进行瑞文(Raven)测试,然后用 fMRI 扫描。使用语言或非语言的 3 - back 工作记忆任务,并且随机地改变每次 3 - back 任务的干扰程度。它与一般的 3 - back 任务相同,即目标为与前面第 3 个字母相同的字母;但除此之外,还插入一些与前面第 2,4,5 个字母相同的字母(如在刺激序列 D - E - F - F - D 中的 D 就是与前面第 4 个字母相同),这就带来更大的难度。因为目标不能仅靠熟悉性或前面已出现过的字母来判断,而必须依靠准确的次序,这些测试为高干扰的。实验结果:在高干扰的测试中,gF 高的被试(与低 gF 的相比)正确率更高。同时,他们相应的几个脑区的激活水平也更高。回归分析表明:外侧额叶(BA 46/45)和顶叶(BA40)的激活水平与 Raven 测试成绩正相关。

虽然已有的成像实验提示,前额叶与 gF 有关。但这些实验没有直接进行个体的神经活动与 gF 的相关分析,因此,这些非直接的证据,仅仅是对 gF 神经机制的定位加以限定(constrain),而没有详细阐明前额叶对 gF 的认知贡献的作用。Braver 发现,只有在高干扰的条件下,gF 与有关的脑区才有明显的正相关,而在目标及非干扰条件则无关或关系弱得多。这个结果表明:抗干扰是 gF 中重要的认知成分。

智力行为还包括其他的一些子认知成分。如 Koechlin 的 fMRI 实验发现,双侧前部前额叶(FPFC,包括额极 fronto-pola,BA10)只在执行次要任务同时又必须记住主要任务的目的这种复杂的双任务中才被激活。而 FPFC 在仅仅保持任务目的(工作记忆)或在双任务之间分配注意资源时都不会被激活。这说明,这种包含工作记忆与注意资源分配两种成分的整合加工(又称为分枝 branching),是解决复杂问题、推理和计划所必需的,它需要 FPFC 的参与。(人类的 FPFC 比灵长类进化了许多)

3. 人脑与计算机——智能的本质

计算机在数学计算等方面比人强得多,但是在另外一些方面又比人差很多。到底人脑与计算机的同异在何处,智能的本质又是什么?这是一个非常基本的问题。

一种理论认为智能的本质就是计算,所以计算机具备人的智能,甚至有朝一日可能超过人。图灵试验可以检验这种理论。图灵试验认为:如果连专家也不能将一台计算机所完成的工作与人所完成的工作相区别,那么就可以说,计算机也拥有与人同等的能力。

研究显示计算机在一些任务中有优势,而在另外一些任务中却是低能的。如国际象棋被认为是一种最好的智能比赛。1988 和 1989 年,由 Hsu Feng - Hsiung 等卡内基-梅隆大学的四位博士生设计和制造的名为“Deep Thought”的象棋机,先后击败了特级象棋大师 Larsen 和 Miles。象棋机的胜利主要在于它分析棋局的速度极快，可高达 75 万棋局/秒。设计者预计象棋机速度达到 10 亿棋局/秒时，就能击败第一号的特级大师卡斯帕洛夫(1996 年 2 月卡斯帕洛夫以 4 比 2 战胜了 IBM 的弈棋机)，这体现了计算机巨大的优势。

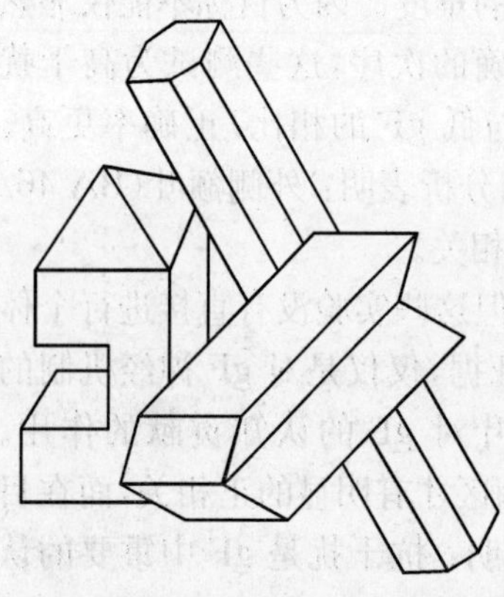

图 14.6　这是几个物体
(Spoehr & Lehmkuhle, 1982)

但是，有很多对人来说很简单的事对计算机却是大难题，这揭示了计算机的低能。例如图 14.6，人看一眼就知道图中有三个物体；但这种分割对计算机则是难题。又如抹黄油，人十几秒就可以做好。然而，人工智能专家 Rosenschei 的实验发现：机器人却要花很长的时间。因为这需要不断地修正动作，调整持刀的角度和压力，精确测量黄油的黏度和计算路径和非线性的程序模型。要完成这些复杂的计算，就是用当今最快的克雷超级计算机(10 亿次运算/秒)也需要几个小时。

计算机是下棋的巨人，但却是抹黄油的侏儒，这就再清楚不过地说明计算机与人脑存在着巨大的差距。这个差别到底在什么地方呢？有两种可能：

(1) 量的不同，如运算的速度。

(2) 质的差异。如果仅仅是量的差别，这就很难解释为什么计算机由于其计算速度的优势可以击败等级大师，而抹黄油却远不如人呢？答案可能是两者有质的差异。探讨计算机(传统的和基于人工神经网络的并行机)与人脑的本质的差异是重要的理论课题。

14.3　以人脑为中心的设计原则

14.3.1　设计中的问题

欧美家庭中常用的炉灶的示意图(见图 14.7 上)，它有四个灶眼和四个一字排列的控制开关。这种流行的设计有什么问题吗？有！让我们设想一下，你用右下方的灶 A 煮牛奶，几分钟后牛奶煮好了，并将外溢，此刻你应该迅速关闭火焰，问题却来了！到底哪个开关控制火焰 A 呢？最可能是 1 或 2，当然也不排除 3 或 4 的可能性。如果你刚到国外，还不熟悉这种炉灶。你需要时间去回忆或逐个试用，可能需要几秒钟才能找到正确的开关，这已经太晚了，厨房里充满了烧焦的牛奶的黑烟。

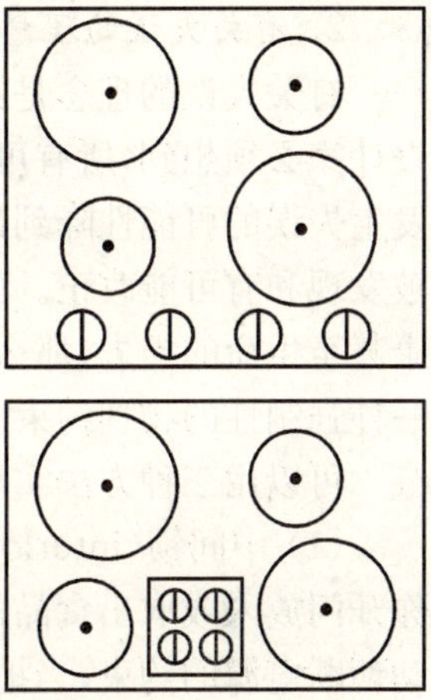

图 14.7　两种不同的设计　（D A Norman，1987）　上为非自然匹配，下为自然匹配。

也许你会抱怨自己太笨了：这么简单的对应关系都记不住，怨谁呢？然而 Norman 教授在 *Psychology of Everyday Things* 一书中尖锐地指出：应该自责的不是用户而是设计师；不是用户笨而是设计师蠢。为什么不把产品设计得更科学，以避免用户使用时出现失误呢？如果采用自然匹配（natural match）的法则，即开关与灶眼建立完全的自然的对应关系（如图 14.7 下），这时，控制开关本身的组织就包括了所有必要的信息。在 4 个开关和 4 个灶之间只有一种对应关系是有意义的。这就是自然匹配的力量所在，它减少了对头脑中记忆的需求，使反应更快更准确。

14.3.2　"以人和人脑为中心"的设计原则

其实这类事情不只限于炉灶，它还与不断出现在市场上的新的家电产品、科学仪器、生产设备，乃至高速列车及卫星与火箭。当你意识到这一点时，就会懂得 Norman 提出了多么重要的原则——在工程设计中必须重视人机界面，合理的设计必须把人脑的工作原理考虑进去。

1. 设计原则

Norman 认为，减少和避免失误的设计原则主要有：

(1) 把所需要的知识放在外部世界中，而不是必须记在用户的头脑中（当然，如果用户通过学习记住了所需的知识，在应用时的效率会高得多）；

(2) 尽量使用所有自然和人工的约束；

(3) 缩小执行与评价之间的距离，如使执行和评价都是可见的；

(4) 树立以用户（最终的直接用户）为中心的设计思想。比如房屋的直接用户是在里面生活或工作的人，而不是开发商；玩具的用户是儿童，而不是生产厂家。所以好的设计，必须考虑个性化和不同人群（如病人、残疾人、老年人等）的生理和脑功能的特点。在计算机及其软件的设计中，Norman 的 *The invisible computer* 可能是一本好的参考书。

2. 有关失误的理念

有关失误的理念是：如果某种错误是可能的，那么就会有人犯这种错。因此，设计家必须想到，所有可能的错误都一定会以某种概率发生。在设计时就应该把发生失误的可能性降到最小，把由这种失误造成的损失减到最低，而且使失误容易被发现和有可能改正。如果某种错误的结果是非常严重的、不可接受的，如人的健康甚至生命的损失，那么就应该采用强制功能。强制功能是防止失误、保障安全的一种强制性的物理约束。

可以用三种方法实现这种功能：

(1) 中间锁(interlock)，它用于确保加工的正确次序。比如：用微波炉时，当你开门放入或取出食品的时候，微波炉管的电源就会自动关闭。如果没有这种自动切断电源的约束，当把手伸入炉内，而忘记关闭电源时，手就会受到强烈的微波辐射的伤害；

(2) 内锁(lockin)，它可能防止过早中断还未完成的操作。比如：计算机上用的软件开关，在关机或退出系统软件前，会检查你刚刚书写的文件是否已经妥善贮存好了，如果没有贮存，它会提醒你；

(3) 外锁(lockout)，用于防止进入危险的地方。比如：公共建筑物的楼梯就应该采用了一种预防火灾，保证安全的设计。当发生火灾时，人们往往顺着楼梯往下跑，以逃离危险。但由于紧张和恐惧、到达第一层楼之后，还可能继续向下跑进地下室，结果被火围困。为了避免这种悲剧，在发达国家，大楼楼梯的最后一层是直接通向出口的安全门——这样有利于在火灾时人员的疏散。如果有人需要进入地下室，就再走一小段路或拐一个弯，找到一个特殊的门，推开这扇门才能走向通往地下室的楼梯。有人会说："火灾只是一种偶然的事故，发生的可能性很小，可是我要经常去地下室，这种设计不是不方便吗?"确实，强制功能会带来某些不便，然而为确保在火灾时不发生人员伤亡的巨大悲剧，这一点小的不方便是值得付出的代价。

另外一个值得考虑的因素是，提示危险的警报信号必须在人们的知觉范围之内。虽然视觉有它的优点，但是也有其缺点，比如：人的视觉注意和视野都是有限的、视线容易被遮挡、需要一定的光照等。所以在很多场合，变化的听觉警报可能更有效。

Psychology of Everyday Things 已有中译本《设计心理学》，另外值得一读的书是 Norman 的《情感设计》(*Emotion Design*)。

3. 认知与法

2005 年发生了一件令人深省的人命案。某公路收费站依有关法规(救护车也要交纳过路费)拦截一辆无法立即交付 10 元过路费的救护车,长达 10 分钟。据医生讲,这可能是导致一名突发心脏病的农妇未能得到及时治疗而死亡的一个主要原因。只因不能付 10 元钱就拦截救护车,这显然是不对的。然而收费站是依法行事,那么问题可能就在于此法规的疏漏。我们在制定法规时,是否应该认真考虑上述避免失误的理念:如果某种错误的结果是非常严重的,不可接受的,如人的健康甚至生命的损失,那么就应该采用强制功能。如规定收费站有收费的责任,但无阻止救护车通行的权利。因为欠交的过路费是可能追回的,而失去的生命则无法再生。

14.4　社会认知神经科学与精神健康

除了身体和生理的健康外,还有心理和精神的健康,它可能更重要。人有个性、情绪和动机,又生活在社会之中,因此,从认知神经科学的角度,研究人的精神健康、社会行为(正常和异常的,及犯罪)已经成为一个越来越重要的研究领域,即社会认知神经科学(Social Cognitive Neuroscience,Adolphs, 2003)。不过本节只讨论与幸福感有关的两个问题。

14.4.1　幸福感与幸福观——如何使自己快乐

生活快乐是人们最主要的追求之一,与此有关的是对自身的生活与社会的满意度或幸福感,最近已经成为国家发展的指标。如何使自己快乐与幸福是人们最关心的问题。

1. 科学研究与理论

(1) 构建快乐

人们自己的观察和实验研究都发现,一些人比另一些人生活得更快乐,这是为什么?Lyubomirsky(2001)认为:认知与动机加工在自我感觉良好(Well-Being)中起了重要的作用。她的构建快乐的理论(Construal theory of happiness)认为:多种认知的动机(motivational)加工,降低和缓解了客观环境因素对主观感觉良好的影响。一些人即使面对逆境或艰难的时刻,依然明显的快乐,他们的这种能力令人赞叹。他们似乎是带着玫瑰色的眼镜看周围的世界,在不幸中可以看到光明,他们可以从日常生活中的一些小事中享受欢乐(北京话: 会找乐子儿)。相反,也有些人尽管在最好的时期,也难以保持长期的愉快。这些人,经常是以灰色的眼镜看周围的事物,很难发现生活中的愉快。看来在自我感受方面,个体差异是巨大的。

研究发现,人们的快乐常伴随着好的收入、身体健康、可靠(supportive)的婚姻和无悲伤事件等。但不断增加的观察发现,这些客观因素对快乐的作用,却远比人们直觉的预期要小得多。它们大约只对人们快乐的个体差异起 8%—15% 的作用。Brickman 的典型调查发现,即使一些非常意外事件,如得到上百万的彩票奖金或因意外事故失去行走的能力,这些对一些人的当前快乐感及将来快乐感的预期作用,都令人吃惊地微弱。

这些结果是否真正说明,客观因素在决定快乐与否之中,只起微不足道的作用? 不少心理学家认为: 人们不是被动地感受生活,而是主动地对所有经历的事件进行认知加工,这包括: 解释、评价、思考和记忆等。因此,每个人可能基本上生活在一个主观的社会世界中。

实验室的研究表明: 自我快乐与不快乐的人, 他们的认知判断的策略是不同的。而这些加工基本上是自动的和下意识的。如在一个实验中,在完成任务之后,被试将得到自己和同伴的成绩。虽然快乐与不快乐的人, 他们的情绪与自我信心都会因同伴的更低的成绩而提高;但快乐的人,相对较少地受同伴更好成绩的影响。其中一个突出的结果是: 不快乐的学生,得低分(而同伴的成绩比自己的更低)却比得高分(同伴的成绩比自己的更高)自我报告更快乐。而快乐的学生,则没有这种对同伴成绩如此敏感的反应。因此,快乐并不是多个好事的必然结果,而是需要人们主动地寻找和享受生活, 即快乐生活。

(2) Easterlin 的快乐生活论

Easterlin(2003)认为上述的观点不全面。他认为,现在流行的两种有关快乐的理论,即心理学的设置标准理论(set point)和经济论,都有缺陷。应该吸取两者的优点形成一种更好的理论。心理学的设置标准理论认为: 每个人,依遗传和个性,都为自己设置了快乐的标准。生活中的事件,如婚姻、失业或严重创伤或疾病,将使一个人的自我快乐感偏离(升/降)这个标准,但是最终因享乐性适应(hedonic adaptation),将使个人的快乐感又回到原有的水平。与此不同,经济的理论认为: 生活环境,特别是收入的增长,对快乐有持续的作用。“收入越多,感觉越好”。从 1972—2000 年,Easterlin 对不同人群(总样本量为 1 500 人),进行了 28 年的跟踪调查,其结果并不完全支持上述两理论。

Easterlin 认为:“标准”理论的关键问题,不在于是否存在适应,而是适应是否是完全的, 即人们是否能完全返回到原有水平和需要多长的时间。下面是

Easterlin 对健康、家庭生活和收入因素对快乐感的作用所作的分析：健康、婚姻与快乐之间的关系。BricKman(1978)发现似乎严重的事故对人们的快乐不起什么作用，但他是与"预期感觉"作间接的比较。此调查样本很小，仅有被试 29 人、对照 22 人。此后的一些调查，有的支持完全性适应，有的不支持。其中最全面的调查为，675 名残疾人与近 1 000 名对照的比较。结果就平均而言，残疾人的快乐要明显低于健康人。而且疾病越严重、障碍越多的人，快乐就更少一些。在这些残疾人中确实存在适应，事故的早期急性的作用明显大于长期效应。对残疾的适应，得益于一些康复手段，如：助听器、轮椅、亲友的帮助与支持等。

年龄因素：在年龄相同的人群，自我报告越健康的人，越感到快乐。而在自我报告健康水平相同人群中，随年龄增加，快乐感却有所提高，这提示适应的存在。其他的调查还表明，婚姻与快乐也是相关的。但是，收入越多越快乐却并不成立。受教育程度，在某种意义上可以反映收入水平，调查表明，受教育多的人比少的人快乐。但是，随着年龄增长和收入增加，快乐感却维持不变，没有提高。这反倒支持了设置标准的理论，对收入而言，完全性的适应似乎存在。

欲望与适应：调查人们对 10 大件(big-ticket consumer goods)的拥有量和渴求程度。其提出的问题为：① 在你认为好的生活中，这 10 大件中哪些是你本人关心和想要的？② 你现在有几件？(从汽车、电视、房子，直到国外度假、游泳池、别墅)。结果表明：人们在现实中拥有的越多，就渴望的更多，拥有量的增加与欲望的增加基本相等。另外的调查表明：人们收入越多，则希望更多的收入。再考虑人们对家庭生活的要求。每个人都渴望幸福的婚姻。调查发现：多于 3/4 的人认为幸福婚姻是快乐生活中的必需条件。但是，真正婚姻幸福的人，仅比一半多一点。如果适应是完全性，那么婚姻不幸的人，最终将放弃这个渴望。但事实上，她们并没有放弃，甚至超过 45 岁后，再婚的机会不多了，多于一半的人仍然有此渴望。

解释快乐：一个更好的理论的核心思想是：人们对与幸福感相关的不同因素的适应能力是不同的。上述的结果显示，对健康和婚姻的适应能力，小于对物质商品及收入的适应能力(例如，对收入的下降，人相对比较容易适应，一段时间后人的幸福感可以恢复；然而，如果健康和婚姻出现问题，就较难恢复到原来的幸福程度)。Scoitovsky 还发现，对文化商品，如音乐、小说、绘画等的适应能力，小于对舒适商品(如房屋，汽车)的适应能力。因此，Easterlin 建议：人的时间是有限的，为了获得最大的快乐，应该把更多的时间用于健康和家庭生活，因为它们对人的幸福感起更大作用，而不是挣钱。然而，现在多数的人并没有这样做。他们把主要时间用在挣钱上，然而收入多了，对收入欲望也随之提高，因而快乐并没有增加。诺贝尔奖得主 Kahneman(2006)也持类似的观点,他认为:有不少人相信,收入越多越快乐,这多为错觉(Focusing Illusion)。

2. 哈佛最受欢迎的幸福课

2006年哈佛最受欢迎的选修课是 Tal Ben-Shahar 博士讲授的积极心理学(Positive Psychology),听课人数超过了哈佛的王牌课《经济学导论》(中国青年报 2007-9-12)。此课为何会在哈佛大受欢迎?哈佛校方的一个调查表明:在过去一年中,80%的学生至少有一次感到非常沮丧、消沉;47%的至少有一次因为太沮丧而无法正常做事;甚至10%的曾经考虑过自杀。一位哈佛毕业生描述:她看过几个心理医生,试过6种药物,休学两个月,来应付自己的心理问题。"我是一个成绩优异的哈佛精神病患者"。因此,很多学生希望解决自己的心理问题,想懂得如何获得真正的幸福。Ben-Shahar 的一个主要答案是:幸福应该是快乐与意义的结合。这个观点是基于积极心理学的研究结果。

3. 积极心理学

Seligman(2004)提出幸福包括三个要素:① 愉快(或者是正面情绪)② 投入(engagement);③ 意义。使自己更幸福的第一条途径是享受乐趣或喜乐,增加正面的情绪(is hedonic, increasing positive emotion)。人们谈到的快乐通常都是指这种幸福。在适当的限度内,我们可以增加关于过去的正面情绪(通过培养感激之心和宽恕),也可以增加关于现在的正面情绪(例如通过品味和留意生活),以及对于未来的正面情绪(比如说建立起希望,乐观)。但是,由此获得的幸福是有限的,因为人们的情绪只能在基因所决定的范围内波动。第二条途径是投入(engage),它伴随在对"满足(gratification)"的追求过程中。满足的主要特点是使我们全心投入,吸引我们。不同的人可以在不同的活动中得到满足:比如,参加一个很棒的谈话,修理一辆自行车,读一本很好的书,教一个小孩儿弹吉他,或者是完成工作中一个很难的任务。要实现自我满意,还要发挥我们自己的优势或特长(strengths),比如说创造力、社交能力、幽默感、坚持不懈,以及对美和卓越的欣赏。虽然使我们满足的事情是令人愉快的,但是它们并不一定通过正面情绪来实现。例如观看经典的悲剧和参与马拉松中获得的满足。在马拉松中,人都有可能感到灰心、疲惫,甚至是生理上的疼痛;但是事后,他们却会把这一过程描述为极其令人满足的。有意义是第三条途径,即发挥自己的特长和力量于自身之外的事物上,并且为之服务,为家庭、朋友、社区,乃至社会做贡献。这赋予我们生命的意义,实现对生命的目标的渴望。

Shahar 的幸福课中的一个例子是有关医院清洁工的研究。一组人觉得自己的清洁工作很无聊,没啥意义,仅仅是赚钱谋生;另一组人却觉得很有意义,因为他们认为自己的工作帮助病人更快地康复。这样他们就在日常工作中找到了使命感和意义，做得很投入，从中也得到了更多的快乐。Peterson 和 Seligman(2005)的研究显示：投入和有意义对生活满意度(life satisfaction)的作用比喜乐更大。正因如此，高位截瘫的桑兰，尽管自身生活有常人难以想象的困难和身体上的痛苦，但是她全身心地投入社会公益活动，让生活有意义。她也从中得到了幸福，所以能经常地微笑。

发挥特长提高幸福感。Seligman 等人(2005)进行了一个很有意义的研究。他们比较了几种方法对提高幸福感的作用，这些方法为写感谢信、记每天 3 件好事和原因、重复做 1 件体现自己特长的事、以新方式发挥特长等，而记日记为对照。结果：写感谢信的短期(1—4 周)效果较好；而记 3 件好事和发挥特长可以提高幸福感，其效果可持续长达 6 个月(图 14.8)。

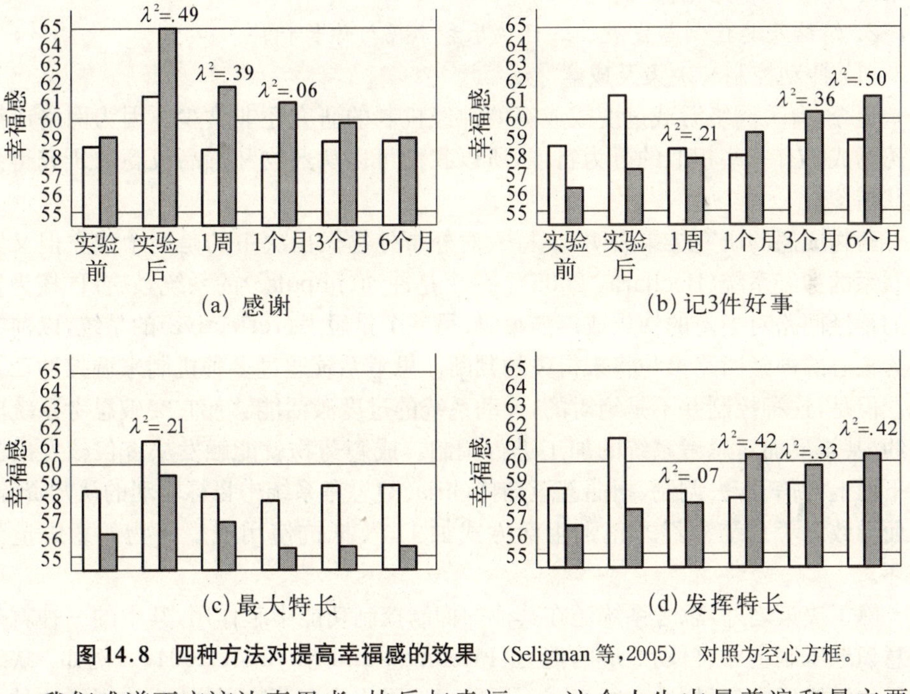

图 14.8 四种方法对提高幸福感的效果 (Seligman 等，2005) 对照为空心方框。

我们难道不应该认真思考，快乐与幸福——这个人生中最普遍和最主要的问题，考虑上述的观点和建议，去设计自己的未来，去快乐生活？比如，在面临地球上有限的能源与物质和日益严重的环境与气候问题，我们应该建立新的幸福观、新的生活方式和时尚，让我们的幸福较少地依靠能源的消耗和对物质的个人占有。

14.4.2 网络游戏问题——认知神经科学的思考与探索

1. 给人快乐和令人苦恼的游戏

网络活动，特别是网络游戏，一方面能促进青少年的心智成长。因为游戏中充满乐趣，玩游戏使人兴奋、愉快，甚至可以获得成就感；通过游戏还可以学习知识和提高认知功能等。网络游戏产业又符合休闲经济及环境保护的需求，其发展十分迅速，对经济有积极的作用。但是，另一方面，也产生了一些严重的问题。如青少年容易被网络内容和游戏所吸引，过多的上网和玩游戏，妨碍学习和身体健康；甚至相当高比例的人，玩网络游戏过度或成瘾，影响了正常的生活和社会行为，以至一些一流大学都规定新生不允许自备电脑。个别极端的人甚至受网络游戏影响而犯罪。这些都引起广泛的社会关注，特别是受害青少年和家长的痛恨，有人甚至称网络游戏为“电子海洛因”。

2. 情绪及其控制与发展——让快乐和幸福与你长相伴

(1) 冲动控制与决策及成瘾

至今，有关网络游戏过度或成瘾的神经机制的研究还非常少。因为网络成瘾与药物成瘾有一些相似的行为特征，所以我们可以从药物和毒品成瘾的研究得到一些借鉴。

药物成瘾的研究结果表明，支持人对外事外物做出决策的是两个独立但又紧密联系的神经系统(Bechara, 2005)：一个是冲动(impulse)的系统，以杏仁核为核心的神经回路对当前的快乐或疼痛编码；另一个是思考(reflective)的系统，以前额叶为核心的神经回路参与将来得失的判断。思考系统通过多种机制来调控冲动系统。但是，这种控制并不是绝对的，冲动系统的过度激活能够使它突破思考系统的制约，甚至反而对思考系统的加工进行调制。成瘾药物就能触发从杏仁核发出的自下而上的信号，去调制、扭曲甚至劫持(hijack)思考系统中目标驱动的认知资源，因而导致思考系统神经非正常生活方式加工，及抵抗使用成瘾药物的意志遭到破坏。

除了决策之外，思考系统还在其他的抑制控制功能中起作用，其中的一种就是有意识地压制主导、自动反应的能力(Friedman and Miyake, 2004)。例如：缺乏深思的过快反应(正如冲动行为或不假思索地服用成瘾药物那样)正体现了这种加工的弱化。这主要涉及腹内侧额叶(VMPC)较为后部的区域，包括扣带回。这些区域损伤的病人常常表现出去抑制(disinhibition)和冲动控制能力低下(Bechara, 2004)。该机制的紊乱与冲动性的人格特征、非深思熟虑的行为倾向(Patton & Stanford 等, 1995)及在负面情绪下行为冲动的倾向相联系(Whiteside & Lynam,

2001)。成瘾者在需要抑制主导运动反应的任务中表现较差,功能成像发现:成瘾者进行抑制控制加工的神经回路活动较弱(Goldstein & Volkow, 2002; Garavan & Stout, 2005)。检验抑制控制功能常用的是 Go - Nogo 任务,如任务中交替呈现字母 X 和 Y,并要求被试在每个字母出现时都做按键反应(Go),除非交替呈现的规律被破坏(No - Go)。Go 的次数远多于 No - Go,所以被试会形成一种见到字母出现即按键的主导倾向,而正确完成任务就需要认知控制的参与,以抑制对 No - Go时的按键——这种错误的反应(Kaufman & Garavan, 2003)。

研究表明,成瘾者不论是沉溺于酒精(Field & Christiansen 等, 2007)、大麻、可卡因(Verdejo-Garcia & Perales 等, 2007)、海洛因(Kirby & Petry 等, 1999; Kirby & Petry, 2004) 还是冰毒,他们都在决策(decision making)能力上表现出明显的损伤。当他们面临选择,即是否要采取能带来当前利益但会招致远期惩罚的行为时,成瘾者容易被当前的利益所吸引而忽略了将来的惩罚。如这些成瘾者在一种赌博测验(Iowa Gambling)中的成绩就低于正常人。

3. 自我调控情绪

自我调节情绪(Self-regulation of emotion)是指个人可以有意识和自主地影响自己的情绪,调节情绪发生的时间,以及如何去体验和表达这些情绪。通过理性思考(rationalization)、再评价(reappraisal)和抑制等多种认知调节方法,可能减小负面的情绪、保持和增加正面的情绪。慢性抑郁症和精神过度紧张等症状,都是负面情绪抑制失调的结果。情绪调节的严重障碍,也可能导致冲动性侵犯他人及暴力行为。因此,它是多种现代心理治疗的核心。然而,有关此调节的神经基础仍不十分清楚。Beauregard(2001)用 fMRI 研究这个问题。实验中,要求被试完成 2 种任务:在观看性爱录像时,激发或抑制性欲和性冲动。他们发现:激发性欲,伴随着边缘及旁边缘系统(如右侧杏仁核、右侧颞极和下丘脑)的活动;而抑制则需要右侧额上回及右前扣带回的参与,这时没有边缘系统的活动。

改变思维方式——再评价以调节情绪。沙翁的名剧哈姆雷特,有一句名言:“本无好与坏,思维使其然。(there is nothing either good or bad, but thinking makes it so.)”人的适应能力是非常强的。人们可以改变思维方式,以改变对某一事物的感受,如减少可怕和有害事件所带来的心理上的冲击。Ochsner(2002)研究了执行这种功能时的脑活动。fMRI 实验中,给被试呈现负面情景的图片,要求被试尽量感受与体验此图片可能激起的情绪。之后是两种不同的任务,注意或再评价。“注意”即要求被试继续体验原有的情绪,而不是去改变它;而“再评价”则要求被试以新的不同的方法去解释此图片,以使原有的负面的情绪不再继续下去。实验前被试要经过训练,以学会再评价。如,看到一位妇女在教堂外哭泣,不要想这

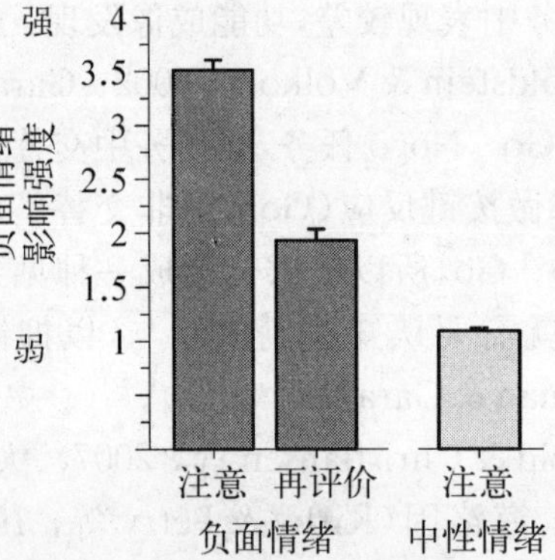

图 14.9　再评价降低负面情绪
(Ochsner, 2002)

是送葬,而是改变思维方式,去想这是喜庆的婚礼。结果：在再评价任务中,被试对负面图画的评分平均为1.90,这明显地低于在注意任务中的 3.48(图14.9)。这表明,再评价确实降低了负面情绪;与此相伴随的是再评价任务中,左腹侧前额叶激活增加,而杏仁核和额叶眶回(与情绪加工直接相关的脑区)的活动却下降了。这种脑区活动之间的负相关表明：前额叶直接参与了调节情绪的再评价,这可能与腹侧前额叶的抑制干扰和行为控制功能(Smith & Jonides, 1999)有关。

4. 前额叶的发展与成熟

以上研究表明前额叶,特别额叶眶回(OFC)是控制冲动行动(impulse)与情绪、作决定和推理判断的关键脑区。这部分脑区的功能障碍可能导致情绪和行为失去控制,这是成瘾的主要原因。而脑发育是从后部至前部逐渐成熟的,位于前部的额叶成熟最晚。要特别强调的是：在成人早期(即 18 岁之后)完成执行和调控功能的主要脑区——前额叶依然在发展(图 14.10,彩图见插页 4),可能在 25 岁才完全成熟(Backman, 2004)。Bennett 和 Baird(2006) 对大学一年级新生进行了脑成像的研究,第 1 次成像检测学生的平均年龄为 18.6 岁,第 2 次检测在 6 个月之后。结果发现：包括扣带回(图 14.10b 中的蓝和黄色区域)等脑区的白质有明显的增加。扣带回等前额叶区,正是负责执行功能、抑制冲动和情绪调控功能的关键脑区。

中国青少年网瘾数据报告(2007)：有关不同职业的网瘾(主要是网络游戏成瘾)比例结果显示：研究生(13.95%)和本专科学生(10.99%)中的网瘾比例都超过了 10%,问题严重。为什么大学生的网络成瘾的比例高于中学生(7.57%)?上述的研究提示：这可能与脑和认知的发展有关,即刚在法律上成年的年轻人(如本科生和研究生),并没有完全地成熟,虽然他们一般知道,什么是正确与错误的行为,但是他们对冲突控制、推理、判断与作决定的能力还没有完全成熟。如果不特别注意控制自己的行为,依然可能产生负面的效应。

5. 个体差异

实验表明,可卡因易感性成瘾的易感性存在个体差别,但是其生物学机制以及环境的作用还不清楚。Morgan 采用脑功能成像(PET)研究了社会等级的作用。开始的 1 年半，每个猴生活在一个屋子内（即单独饲养状），其间测量它们的激素、行为和进行第一次 PET 扫描。之后，每 4 个猴子分为一组进行社会化饲养。在成组社会化饲养 3 个月后，猴子就逐渐分为不同的级别。在等级稳定之后再次进行 PET 扫描，结果发现：高等级猴子的多巴 D_2 受体水平明显高于低等级的（图14.11）。而行为观察发现：高等级猴子自我服用可卡因的次数和剂量，都明显地少于低等组。这可能是因为，高等猴子多巴 D_2 受体水平较高，对可卡因比较不容易成瘾。其他调查（Goldman，2005）表明：基因在药物成瘾的个体差异中，起了重要的作用。

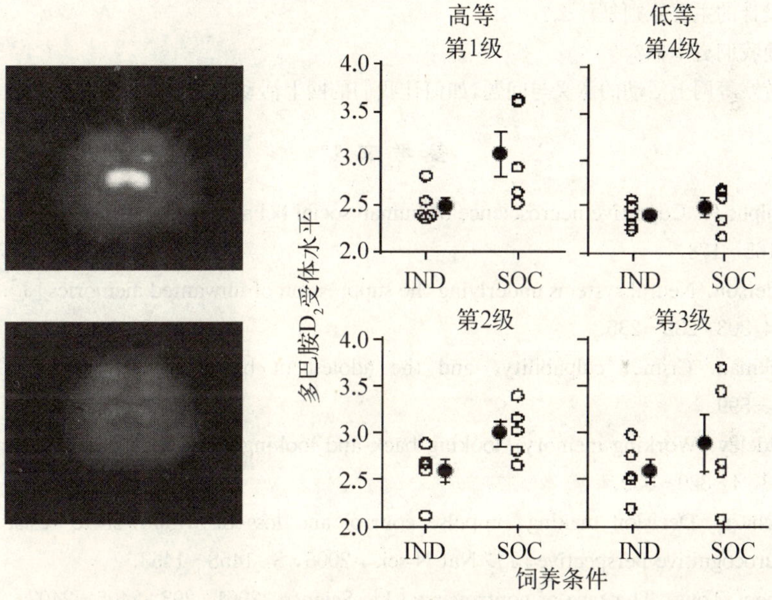

图 14.11　脑功能成像研究结果（Morgan，2002）高等级猴子多巴 D_2 受体水平较高（左上），低等（左下），右实心圆为平均值。

6．快乐、健康地玩游戏和快乐、健康的游戏产业

青少年和法律上刚成年的年轻人的脑结构和认知功能还在发展和变化，这就使他们倾向于冲动行为，容易产生情绪等问题，以至成瘾。此外，在药物和行为成瘾中存在个体差异。为了保护青少年和刚成年的年轻人的身心健康，如何防治网络成瘾，使青少年快乐、健康地玩游戏；和如何针对不同的人群，发展快乐、健康的游戏产业，是社会关心的重要问题。解决这些问题，以及在国家制定有关法规政策（如电影、游戏的分级；防沉迷系统等）时，都应该考虑这些因素。

与此相关的是一个新的重要问题——法律与脑（*Law and the brain*），已经引

起人们的关注。英国皇家学会会刊 *Phil. Trans. R. Soc. Lond. B*(2004)出版了专刊探讨这个课题,其中 Baird 讨论了法律与脑的发展。

复习题

1. 视知觉的恒常性的定义,及它的功能或生物学意义是什么?
2. 注意控制的主要类型及相应的代表性实验或现象是什么?
3. 什么是多记忆系统?这对我们了解和研究健忘症病人有什么意义?
4. 人脑与计算机的主要区别是什么?
5. 产品设计的主要原则是什么?
6. 如何使我们更幸福?
7. 网络游戏等网上活动的意义与问题,如何让我们的网上活动更快乐更健康?

参考文献

[1] Adolphs R. Cognitive neuroscience of human social behaviour [J]. Nat Rev N-sci., 2003, 4: 165-178.

[2] Anderson. Neural systems underlying the suppression of unwanted memories [J]. Science, 2004,303: 232-235.

[3] Backman. Crime, culpability, and the adolescent brain [J]. Science, 2004, 305: 596-599.

[4] Baddeley. Working memory: looking back and lookingh forward [J]. Nat Rev N-sci., 2003, 4: 829-839.

[5] Bechara. Decision making, impulse control and loss of willpower to resist drugs: a neurocognitive perspective [J]. Nat N-sci., 2005, 8: 1458-1463.

[6] Cohen, Tong. The face of controversy [J]. Science, 2001, 293: 2405-2407.

[7] Conway. Working memory capacity and its relation to general intelligence [J]. TiCS, 2003,7: 547-552.

[8] Corbetta, Shulman. Control of goal-derected and stimulus-driven attetnion in the brain [J]. Nat Rev N-sci., 2002, 3: 201-215.

[9] Damasio, Damasio. Brain and language [J]. Sci Am., 1992, 267: 89-95.

[10] Duchaine, Nakayama. Normal greeble learning study in a severe case of developmental prosopagnosia [J]. Neuron, 2004, 43: 469-473.

[11] He Sheng. Attetnional resolution and the locus of visual awareness Duchaine, Nakayama. Normal greeble learning study in a severe case of developmental prosopagnosia neuron [J]. Nature, 1996,383: 334-337.

[12] Kahneman. Would you be happier if you were richer? A focusing illusion [J]. Science,

2006,312：1908.

[13] Maunsell，Treue. Feature-based attention in visual cortex [J]. Trends Neurosci.，2006，29：317 - 322.

[14] Ochsner. Rethinking feelings：an fMRI study of the cognitive regulation of emotion [J]. Julich Centre for Neutron Science，2002，14：1215 - 1229.

[15] Ranganath，Rainer. Neural mechanisms for derecting and emenbering novel events [J]. Nat Rev N-sci.，2003，4：193.

[16] Schacter. Implicit memory：a selective review [J]. An Rev N-sci.，1993,16：159 - 182.

[17] Seligman. Positive psychology progress：empirical validation of interventions [J]. Am Psychologist，2005，60 (5)：410 - 421.

（张达人）

第 15 章　神经内分泌免疫调节

机体是一个整体，机体内环境的稳定，即稳态，是生命存在的基础。稳态是通过对内外各种刺激的识别、应答和调节来达到的。神经系统和免疫系统是机体两大适应系统（adaptive systems）。神经系统依靠感官感受外界刺激，免疫系统依靠免疫细胞（包括淋巴细胞、单核巨噬细胞和粒细胞等）识别细菌、病毒、毒素、肿瘤细胞及各种"异己"抗原。神经系统的信息传递方式是依靠神经纤维上的动作电位、突触间的化学传递和电传递，免疫系统的信息传递则依靠免疫细胞及可溶性免疫分子（如细胞因子）的体液运输。神经内分泌系统与免疫系统存在双向性信息的传递。它们相互联系、互相影响，共同完成对机体功能的调节。神经系统有神经纤维支配内分泌腺和免疫器官，广义地说，内分泌系统和免疫系统可视为神经活动反射弧的传出环节。使这三大系统联系得更为密切的是它们共享相同的信息分子（神经肽类激素、细胞因子）与受体。这就是机体的神经内分泌免疫调节（neuroimmunomodulation）。此学科主要研究神经、免疫和内分泌等三大系统之间多重往返联系，着重研究系统间的信息交流和影响因素，及其生理或病理意义。本章简要介绍神经内分泌免疫调节研究的历史和发展，以及神经内分泌免疫的理论基础和实验依据。我们主要关注以下一些问题：① 中枢神经系统作用的部位如何？即脑区及核团的部位是什么？② 两个系统之间信息传递的信息分子是什么？③ 经过何种通路？④ 发生哪些效应？

15.1　神经内分泌免疫学的历史和发展

受巴甫洛夫学说的影响，Metalnikov 等于 1924 年证明，经典式条件反射可改变免疫反应,说明免疫系统亦接受神经系统高级中枢的影响。这一事实得到反复证实,并已成为心理神经免疫学(psychoneuroimmunology)重要研究领域。1936 年,Selye 分析了一系列伤害性刺激对机体的影响,发现诸如缺氧、冷冻、感染、失血、中毒和情绪紧张等均可引起肾上腺皮质肥大、胸腺萎缩、外周血中淋巴细胞减少等变化,他将这群征候称为"应激"(stress),并确定这些变化系由肾上腺皮质激素分泌过多所致,由此证明了内分泌系统对免疫系统的影响。20 世纪 50 年代以后,由于中枢毁损方法在神经生理学研究中的应用,发现某些中枢神经核团或区域参与对机体免疫功能的调节,如可改变外周血中单核细胞吞噬能力及循环血中抗体深度等。1972 年前苏联学者 Korneva 等发现机体接受抗原刺激后,脑内某些区域神经元放电发生改变。瑞士学者 Besedovsky 等实验也得到类似结果。与此相近,神经内分泌学的发展,下丘脑促垂体激素释放或释放抑制激素如促甲状腺素释放激素(thyrotropin-erleasing hormone,TRH)、促黄体生成素释放激素(luteinzing-hormone releasing hormone, LHRH)、生长抑素(somatostatin,SS)的分离、纯化和鉴定,进一步证明应激是一典型的神经内分泌反应,而应激对免疫系统的影响自然应是神经内分泌系统的调控结果。

早在几十年前,已明确提出神经免疫相互作用的概念,尽管这一概念更多地基于理论推测和假说。如 Besedovsky 等先驱提出了神经内分泌免疫相互作用的标准。

进入 20 世纪 80 年代后期,神经内分泌免疫学渐趋成形,由于技术方法的进步和新的学说和理论的问世,该学科得到快速发展。如图 15.1 所示,William A. Banks 等总结了神经通路、室周器、跨血脑屏障(BBB)转运和 BBB 细胞的分泌等方面与神经内分泌免疫相互作用研究相关的主要进展。

15.2 神经内分泌系统对免疫功能的调节

神经内分泌免疫学的一个重要方面就是神经内分泌系统对免疫功能的调控。神经内分泌对免疫系统的影响体现于一些典型的生理、病理过程或实验过程中,如应激、妊娠、哺乳或条件性免疫应答的产生等。

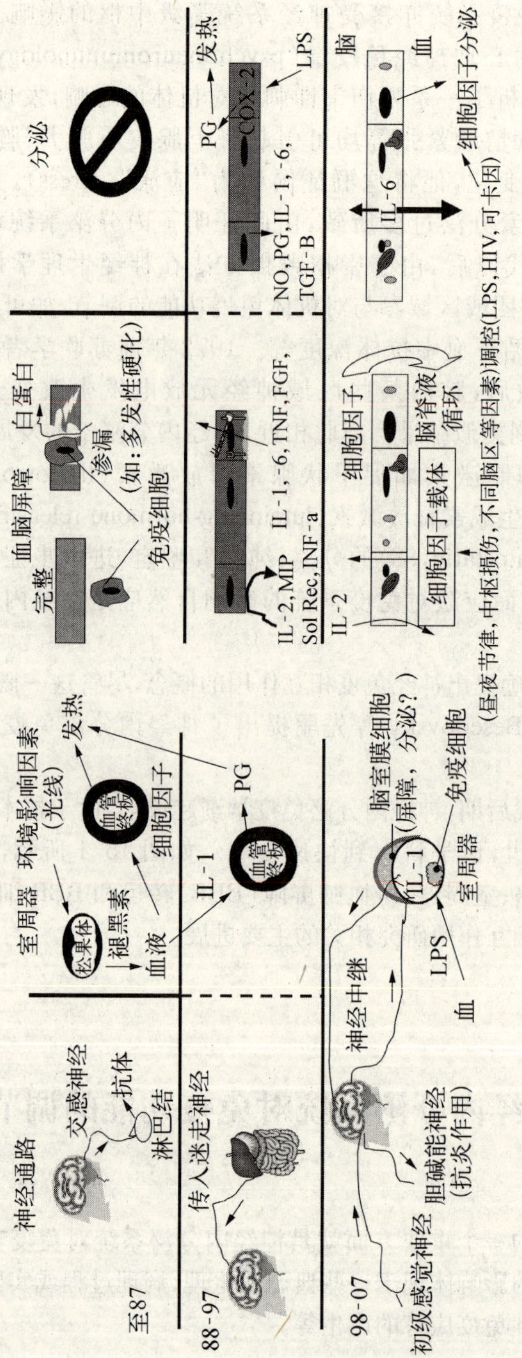

图15.1 神经内分泌免疫调节主要进展示意图（Quan N & Banks WA, 2007）

15.2.1 中枢神经系统影响免疫系统的证据

1. 个性、情绪和应激

(1) 应激。应激一词，首先由汉斯·塞里于 1946 年应用于医学领域，他通过多次临床和实验研究，提出了应激和全身适应综合征的理论。所谓应激是机体在各种内外环境因素刺激下出现的非特异性全身反应，它是稳态要受到破坏，而出现的协同性生理反应，试图维持和保护稳态。

引发应激的因素称应激源。它主要来自三方面：① 外部物质环境：包括自然的和人为的两类因素。如寒冷、酷热、潮湿、强光、雷电、气压等，可以引起冻伤、中暑等反应，严重时可引起疾病甚至残废。② 个体的内环境：内、外环境的区分是人为的。内环境的许多问题常来自外环境，如营养缺乏、感觉剥夺、刺激过量等。机体内部各种必要物质的产生和平衡失调，如内分泌激素增加，酶和血液成分的改变，既可以是应激源，也可以是应激反应的一部分。③ 心理社会环境：大量证据表明，心理社会因素可以引起全身性适应综合征，具有应激性。尤其，亲人的病故或意外事故常常是重大的应激源，因为在悲伤过程中往往会伴有明显的躯体症状。研究表明，在配偶死亡的这一年中，丧偶者的死亡率比同年龄其他人要高出很多。

应激的症状：简单地说，可以把应激理解为压力或刺激。当人受到应激作用时，人就会产生一种相应的反应，并在新的情况下逐渐地适应。应激对健康具有双重作用，适当的应激可提高机体的适应能力，但过强的应激(不论是良性应激还是劣性应激)使得适应机制失效时会导致机体的功能障碍。

(2) 应激的神经内分泌反应

① 蓝斑(LC)-去甲肾上腺素能神经元/交感-肾上腺髓质系统。蓝斑为中枢位点，上行主要与大脑边缘系统有密切的往返联系，中枢效应与应激时的兴奋、警觉、紧张、焦虑的情绪反应有关；下行主要至脊髓侧角，调节交感-肾上腺髓质系统，外周效应表现为血浆肾上腺素、去甲肾上腺素浓度的迅速升高，儿茶酚胺分泌增加，引起一系列的心血管反应，胰岛素分泌减少，胰高血糖素分泌增加。

② 下丘脑-垂体-肾上腺皮质激素系统(HPA)。室旁核为中枢位点，上行主要与杏仁复合体、海马结构等有广泛联系，中枢效应与 CRH(可能是应激最核心的神经内分泌效应)和 ACTH 密切相关；下行主要通过促肾上腺皮质激素释放激素(CRH)和肾上腺皮质(通过 ACTH)进行密切往返联系，外周效应表现为 GC(糖皮质激素)分泌的增加。HPA 轴兴奋时，使 CRH 分泌，进入腺垂体使 ACTH 分泌增多，进而增加 GC 的分泌。GC 促进糖异生，对胰高血糖素、儿茶酚胺等的脂肪动员有允许作用，可提高心血管对儿茶酚胺的敏感性，还有稳定溶酶体膜等作用。

③ 应激可引起广泛的神经内分泌变动。如抗利尿激素(ADH)升高、促性腺激素释放激素(GnRH)降低、胰高血糖素升高、胰岛素降低、T3 降低、T4 降低等。

这些引起应激的因素可分为躯体性、心理性和混合性三类。在应激反应时神经内分泌系统的功能都会发生明显的变化，尤其是下丘脑-垂体-肾上腺皮质系统和交感-肾上腺髓质系统的功能会发生明显的变化，这些变化可以通过多种途径，在不同的水平影响免疫系统的功能。现有资料表明，应激对免疫系统的影响十分复杂，当急性应激反应时，免疫反应增强，而持续强烈的应激反应，则常造成免疫功能抑制，甚至紊乱，诱发免疫性疾病。

2. 免疫反应可以条件化(条件性免疫反应)

条件性免疫反应(conditioned immune response)是指根据巴甫洛夫经典条件反射模式，将某一中性刺激与一些能够引起机体免疫反应的刺激(即非条件刺激unconditioned stimulus, US)相结合，经强化后，在 US 完全不存在的情况下单独给予(通常称为再现，以下同)该中性刺激，仍然出现近似于或大于单独 US 的免疫学效应；或该中性刺激与少于先前剂量的 US 结合再现时，也取得等于或优于非条件刺激全量的免疫学效应。此时该中性刺激被称为条件刺激(conditioned stimulus,CS)，整个反应过程称为条件性免疫反应。

1896 年，Mackenzie 医生曾在 *JAMA* 上报道，对玫瑰花粉产生过敏性哮喘的病人，见到人造玫瑰花时也出现哮喘。20 世纪 20—30 年代，法国巴斯德研究所进行了一系列实验性研究。他们以豚鼠和兔为对象，以注射细菌或细菌毒素使血中白细胞计数和抗体滴度升高为非条件刺激，以搔抓皮肤或以热金属片刺激皮肤作为条件刺激。当条件刺激与上述非条件刺激相结合(强化)后，再给予条件刺激时，可引起白细胞计数和抗体滴度升高，说明免疫反应已形成了条件反应。1975 年 Ader. R 采用以免疫抑制药物环磷酰胺为非条件性刺激(US)，以饲饮糖精水的味觉刺激为条件刺激。同时给大鼠上述两种刺激，经过一段时间(3 日)后，再单独给予糖精水(CS)，可引起免疫抑制，表现为 T 细胞依赖性抗体合成减少，而对照组均无此反应，说明已建立起能改变免疫应答的行为式条件反应。1985 年，Spector N. H 应用 NK 细胞激活剂——多聚肌苷酸多聚胞苷酸(poly I - C)作为非条件刺激，樟脑气味作为条件刺激，在小鼠也建立起了条件性免疫反应，结果引起脾脏中 NK 细胞活性增高。以后单用樟脑(CS)亦可观察 NK 细胞的活性上升。

条件性免疫反应要求条件刺激在先，非条件刺激在后。如果两者结合的顺序颠倒则不再出现阳性反应。它还要求训练过程规律进行，包括每次训练开始、持续的时间、条件刺激与非条件刺激的间隔时间等均不能变动。而且，它与经典条件反射一样，如果某一条件性反应一旦建立，在一定时间内机体对条件刺激表现阳性反应，但反复给予条件刺激而不结合非条件刺激(强化)时,阳性反应渐减弱直至消失。至今依然不采用“反射”一词,而采用意义更广泛的“反应”一词来描述免疫反应条件化的现象。因为对免疫反应条件化的一些基本问题还不了解,例如这一“反射”的反射弧仍不清楚。但条件性免疫反应仍被广泛认为是大脑皮层参与免疫调节的一个佐证。

3. 毁损和电刺激实验

大面积毁损小鼠左侧的大脑半球,可导致 T 细胞数量和反应性下降,NK 细胞活性下降,而对 B 细胞和巨噬细胞无影响。毁损前下丘脑可导致有核脾细胞和胸腺细胞数量减少,对有丝分裂原 ConA 诱导的 T 细胞增殖反应下降,NK 细胞活性下降。前下丘脑毁损还可抑制迟发性皮肤高敏反应,对致死性过敏症有明显的保护作用。这些变化大都是暂时性的。有些作用还可被垂体切除所逆转,提示这些作用是由神经内分泌机制介导的,说明下丘脑前部直接或间接参与了对体液和细胞免疫功能的促进作用。

毁损边缘前脑结构也可影响免疫功能,且通常是增强作用。Roszman 等发现毁损背侧海马或杏仁复合体可导致脾细胞和胸腺细胞数量一过性增加,对 ConA 诱导的 T 细胞增殖反应一过性增强。这种作用也可由垂体切除而逆转,提示其通过神经内分泌机制介导。另有人发现,毁损海马对体液免疫的影响因毁损的区域和/或破坏的纤维联系而有所不同。小范围地毁损其他一些脑区如扣带皮质、中央杏仁核和基底内侧杏仁核,可导致细胞免疫反应的改变。

毁损脑干特定部位也导致免疫反应的改变。Masek 等发现毁损延髓尾侧网状结构和尾侧脑桥可抑制迟发性过敏反应。而毁损尾内侧网状结构和中缝核,则增强这种反应,毁损网状结构还可导致胸腺退化。由于许多神经元群都和网状结构形成纤维联系,所以很难确定参与调节这些免疫反应的神经元的递质。但有证据表明,中枢单胺能系统参与了对免疫反应的调节,因为尾侧网状结构包含了许多儿茶酚胺能神经元,它们主要投射至下丘脑和一些边缘结构;而尾侧中缝核则主要由向下丘脑和边缘系统投射的 5 - HT 能神经元构成。这两个单胺能系统参与调节许多神经内分泌活动,并且与情感和认知过程有关。

4. 妊娠

妊娠时体内的多种激素水平及免疫功能同时发生变化,这时体内存在的复杂情况也是体现神经内分泌免疫网络调节功能的一个极好例证。

胎儿可看作是母亲宫腔内一个同种异基因的移植物,母亲维持胎儿 9 个月的生长发育,即妊娠期间的这种同种异基因的移植的成功,是与妊娠时母亲的免疫功能发生明显的改变有关,主要表现为细胞免疫抑制、保留或增强体液免疫。随着妊娠进展,辅助性 T 细胞 1(Th 1)产生的 IFN - γ 和 IL - 1 减少,而辅助性 T 细胞 2(Th 2)产生的细胞因子,尤其是 IL - 4 增加。这些改变可以保护胎儿和胎盘免受母体细胞免疫功能介导的排斥作用，IFN 的减少，可防止流产。

目前资料认为，妊娠期间免疫功能发生的变化与母体体内多种激素水平发生明显改变密切相关。因为妊娠期间免疫功能的改变与血浆中类固醇激素、雌激素和孕激素水平的明显增加相平行。

15.2.2 神经内分泌的免疫调节通路

神经内分泌系统可以在系统、区域（regional）以及局部（local）等不同水平调节免疫功能。其调节通路可分为所谓激素通路和神经通路。神经内分泌免疫系统之间主要的联系途径如图 15.2 所示。

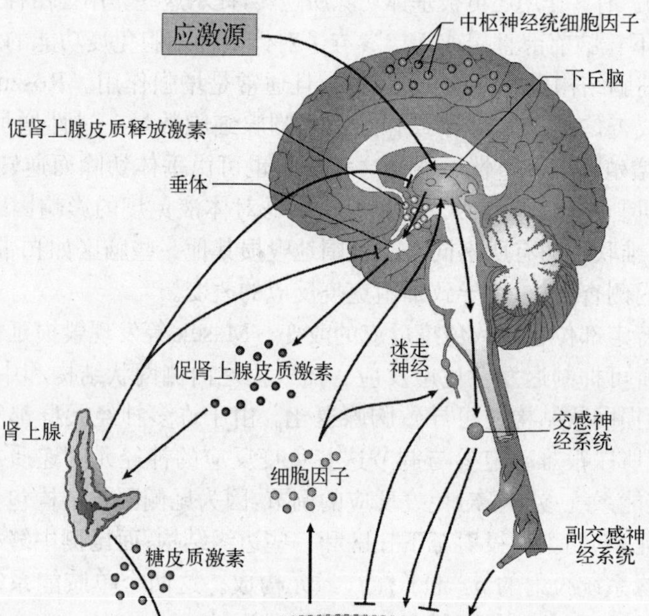

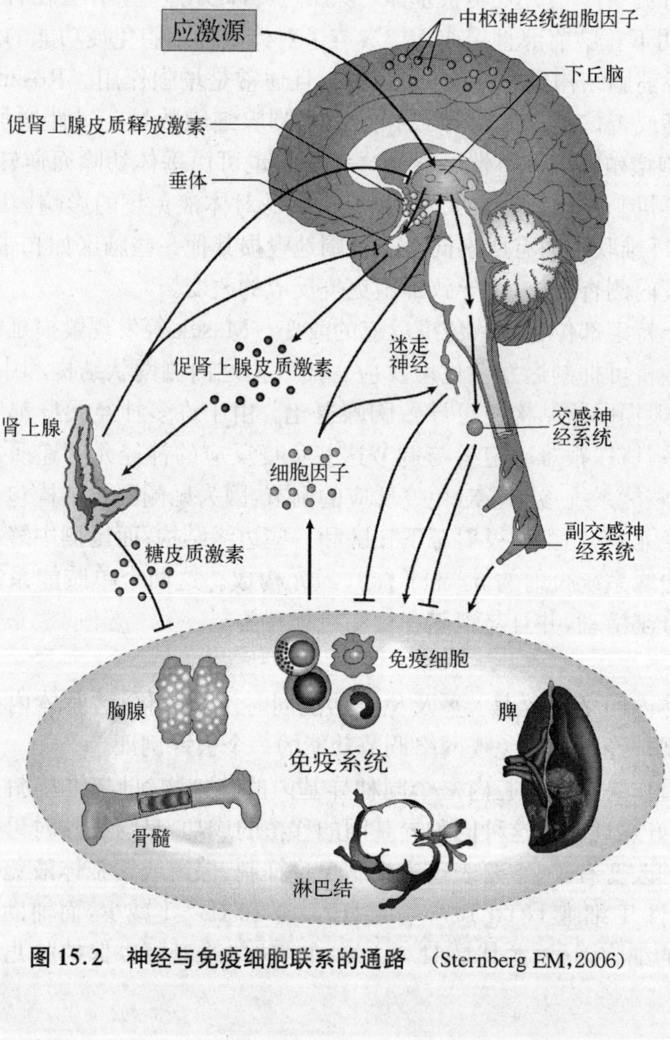

图 15.2 神经与免疫细胞联系的通路 (Sternberg EM,2006)

1. 下丘脑-垂体前叶轴系通路

通过作用于垂体前叶，下丘脑调节5条内分泌轴(axis)，调节新陈代谢、生殖、发育、生长。这5条轴具有许多共同特点，位于某些下丘脑核团的神经元，其轴突投射到正中隆起外带和结节漏斗束，分泌的促垂体激素进入下丘脑-垂体门脉系统并被血液循环运送到垂体前叶。每一种促垂体激素作用于垂体前叶的特定细胞，促进或抑制特定促激素分泌。垂体前叶的促激素由特定类型细胞分泌入血液循环，对靶组织产生内分泌效应。神经内分泌轴的分泌在多个水平上受到反馈调节，使其终产物浓度稳定在调定点上。(见表15.1)

表15.1 下丘脑-垂体前叶神经内分泌轴系

促垂体激素		垂体前叶促激素	促激素的靶组织	分泌的激素
释放激素	释放抑制激素			
CRH		ACTH	肾上腺皮质	GC
TRH		TSH	甲状腺	T3、T4
GHRH	生长抑素	GH	肝脏、成纤维细胞、成肌细胞、软骨细胞、成骨细胞等	生长调节素(IGF-1等)
GnRH		FSH、LH	性腺	性激素：雄激素、雌激素、孕激素
催乳素释放因子？	多巴胺(作用于D_2受体)	PRL	乳腺	

其中，下丘脑-垂体-肾上腺轴系(HPA)是CNS调控免疫应答活动的主要途径之一。刺激下丘脑可通过促肾上腺皮质激素释放激素(CRH)引起垂体释放ACTH，ACTH可促进肾上腺皮质释放糖皮质激素，高浓度的肾上腺糖皮质激素几乎对所有免疫细胞都有抑制作用，包括淋巴细胞、巨噬细胞、中性粒细胞和肥大细胞等。急性应激时通过下丘脑-垂体-肾上腺轴系的作用，对免疫功能产生抑制作用。

内分泌腺释放的其他激素，大多数可作用于免疫细胞，具有免疫调节作用。以下分述主要的神经内分泌激素对免疫功能的影响。

(1) 糖皮质激素(GC)

GC对免疫功能的影响极为广泛。Selye等于1936年首先观察肾上腺皮质提取物可导致大鼠胸腺萎缩。其后证明GC可通过多种途径影响免疫系统，且此效应存在较大的种属差异。

① GC影响胚胎期免疫系统的发育。如小鼠胚胎胸腺在GC作用下,其淋巴细胞表达Thy 1.2抗原增加,而高浓度的GC可杀伤小淋巴细胞。胸腺的上皮细胞对GC尤为敏感。GC引起胸腺萎缩的机制涉及细胞程序性死亡或凋亡(apoptosis),此作用需要核酸内切酶的参与,Ca^{2+}及Mg^{2+}激活核酸内切酶,导致DNA的断裂。GC明显降低胸腺激素的分泌水平,减少胸腺中胸苷激酶(TK)的活性。离体大鼠胸腺细胞接触GC 4小时后,胞浆中RNA降解速率加快。另外,胸腺细胞不同发育阶段对GC的反应有所差异,如人胚胎胸腺中,胸腺前体细胞对GC的敏感性较成熟细胞高。

② GC影响淋巴细胞的生成和骨髓造血机能:如减少骨髓中成熟B细胞数目,提高骨髓中Mφ及粒细胞的集落形成率。

③ GC改变细胞的循环和重新分布:小鼠给予GC后,血中单个核细胞及嗜酸性粒细胞减少。GC可降低淋巴细胞自血中进入淋巴结的数量,但促进淋巴细胞通过血管内皮而进入骨髓腔。

④ GC对淋巴功能的调节作用:第一,GC可降低PHA引起的T细胞增殖反应,这可能与降低IL-2R表达有关。GC还能减弱T细胞的趋化及游走性,抑制脾脏中的B细胞对LPS及PPD的反应,减少Ig合成细胞的数目,改变PWM诱导的PFC形成率。第二,在GC作用下Mφ的APC功能受抑制,且IL-1分泌减少。GC也抑制单核细胞转变成Mφ,抑制皮肤Langerhans细胞的功能。第三,调节NK细胞的功能,如小鼠脾细胞培养中NK细胞活性受地塞米松的抑制。体内药理剂量的GC则减少脾脏中NK细胞数目,但也有相反的报导。

⑤ GC对肥大细胞功能的影响:GC抑制Ag所致肥大细胞脱颗粒反应;减少组织胺的释放;减少嗜酸性粒细胞数目;抑制其趋化反应;降低粒细胞的渗出和吞噬活动;并能对抗某些细胞因子维持嗜酸性粒细胞存活的作用。

⑥ GC对细胞因子产生及生物活性的影响:GC在风湿性关节炎患者可抑制IL-1引起的IL-6基因表达,减弱LPS诱导的TNF-α产生,增加IL-α,IL-1β及IL-6 mRNA的不稳定性,减少IL-2的分泌。GC与GM-CSF联合应用可提高中性粒细胞对IL-1的结合,与造血生长因子协同诱导骨髓细胞表达IL-1受体。GC通过阻抑IL-2R的信号传递,降低免疫细胞对IL-2的反应性。GC受体拮抗剂RV38486能模拟IL-1作用而加强TNT-α的致死及诱生IL-6效应。GC还可对抗IL-1β对胰岛素分泌的抑制效应。

⑦ GC对MHC Ⅰ类及Ⅱ类分子表达的抑制作用:MHC参与T细胞识别粘附及APC功能。MHC表达过低或不表达,可引起严重的免疫缺陷,而表达过高则

可引起自身免疫性疾病。现已证明，GC 可抑制小鼠 B 细胞和巨噬细胞 MHC Ⅱ基因 I－Aβ 的激活。

⑧ GC 对粘附分子表达的调节作用：GC 的另一免疫调控机制涉及 ELAM 及 ICAM。GC 可抑制血管内皮细胞表达 ELAM－1 及 ICAM－1 mRNA 和蛋白分子，此作用可被 GR 拮抗剂 RU486 所阻断。

⑨ GC 对某些酶合成的调节作用：GC 还较强地抑制成纤维细胞合成胶原酶，抑制多种磷脂酶的合成，影响某些金属蛋白酶的表达，促进血管紧张素转换酶(angiotensin-converting enzyme，ACE)及中性肽链内切酶(neutral endopeptidase，NEP)的生成，ACE 和 NEP 可分别降解缓激肽及速激肽等炎症介质。在哮喘及结肠炎症性疾病时，局部组织的速激肽受体 NK1 表达增高，并可介导 SP 的免疫调节及致炎作用。

⑩ GC 对 NO 产生的调节作用：NO 作为细胞内及细胞间信息分子也参与免疫反应，如促进炎症组织的血浆外渗。催化 NO 合成的酶为 NO 合成酶(NOS)，其表达受细胞因子的调控。现已证明 GC 可阻抑 NOS 的基因转录，从而减少 NO 的合成和释放。

可见，GC 对免疫功能的调控主要是抑制性的。当然，在某些实验条件下，较低剂量的 GC 可增强淋巴细胞的增殖反应。(见图 15.3)

近年来，对 GC 的作用机理已有了分子水平的认识。GC 结合于无活性 GR 后，使 HSP 90 及 immunophilin 等蛋白与 GR 解离，有活性的 GR 即可识别糖皮质激素反应元件(GRE)序列。由于 GRE 位于 GC 靶基因的启动子区域，故可诱导或阻抑靶基因的表达。GRE 的数目及相对于转录起始点上的位置可能决定 GC 影响转录的程度。GC 阻抑某些靶基因转录的机制可能和阻抑性 GRE 有关，GR 与此类 GRE 结合后，以空间位阻方式抑制其他转录因子的促转录作用。新近发现，GR 还可直接作用于某些转录因子，从而发挥鞭抗炎效应，如转录因子 AP－1 是由 Fos 蛋白和 Jun 蛋白组成的二聚体。AP－1 促进胶原酶基因的活化。有活性的 GR 可结合于 AP－1 从而抑制胶原酶的合成。AP－1 还参与 T 细胞的活化，促进 IL－2 及 IL－2R 基因的表达等，GC 则通过 GR 的活化和 AP－1 的活性以对抗细胞因子的作用。其他转录因子如 NF－κB 及 NF－AT 等也受 GC 的负性调控。

(2) ACTH

ACTH 为 39 肽，可影响多种免疫细胞。在整体水平，ACTH 的效应至少经由二条途径，其一是刺激 GC 的分泌而间接引起免疫抑制，其二是借助其在免疫细胞膜上的特异受体而直接影响免疫功能。ACTH 纯制剂引起胸腺萎缩及脾萎缩，伴有淋巴细胞数目减少，而去肾上腺后此效应仍然存在。

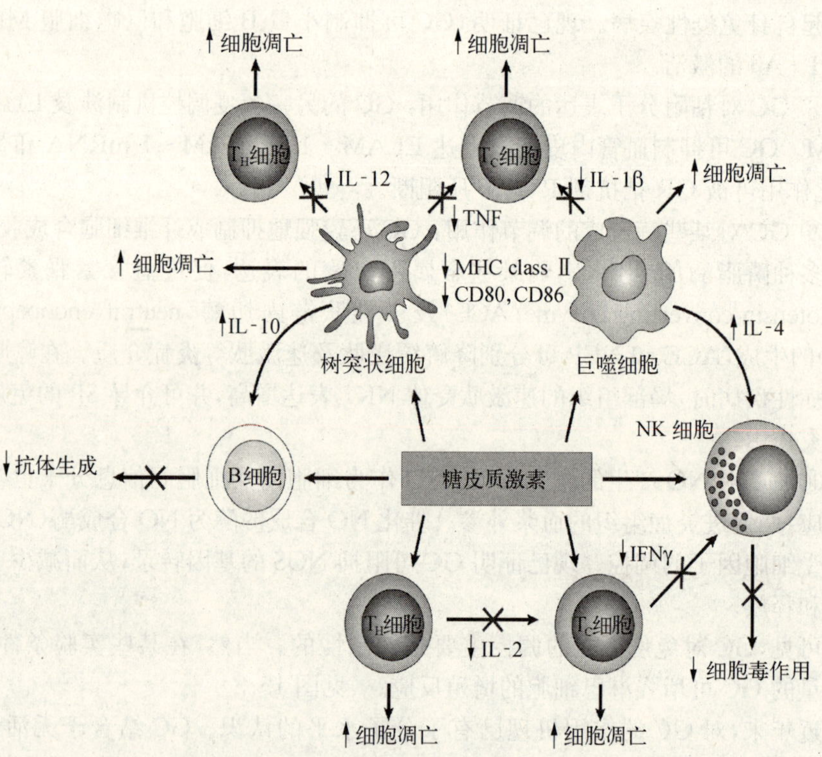

图 15.3　糖皮质激素对免疫细胞的影响　(Sternberg EM, 2006)

① ACTH 对 B 细胞功能的调节：ACTH 在体外可抑制 T 细胞依赖性抗原(如 SRBC)及非依赖性抗原(如 DNP - Ficoll)的抗体反应，减少 PFC 数目。此作用具有明显的 ACTH 分子结构特异性，如 ACTH(1—39)为抑制性的，而 ACTH(1—24)无效。ACTH 还可与 IL - 2 或 DCGF 协同刺激正常的 B 细胞生长和分化。对 BCL1 细胞系而言，ACTH 可能以自分泌方式促进其增殖。

② ACTH 对 T 细胞功能的调节：ACTH 抑制 T 细胞产生 IFN - γ，并调节 IL - 2的生成。新近发现，Jurkat 细胞膜上 CD3 分子的 γ 链磷酸化过程也受 ACTH 的负性调控。ACTH 能增强混合淋巴细胞反应(MLR)中的细胞毒作用。此外，ACTH 能完全阻止 IFN 诱导 Mφ 的杀伤肿瘤活性，并抑制腹腔 Mφ 的 MHC Ⅱ类分子表达。

(3) CRH

作为 41 肽的下丘脑激素，CRH 至少经由二条途径影响免疫机能：CRH 可单独或与 AVP 协同刺激 ACTH 的释放而激活 GC 的分泌，后二者均具有广泛的免

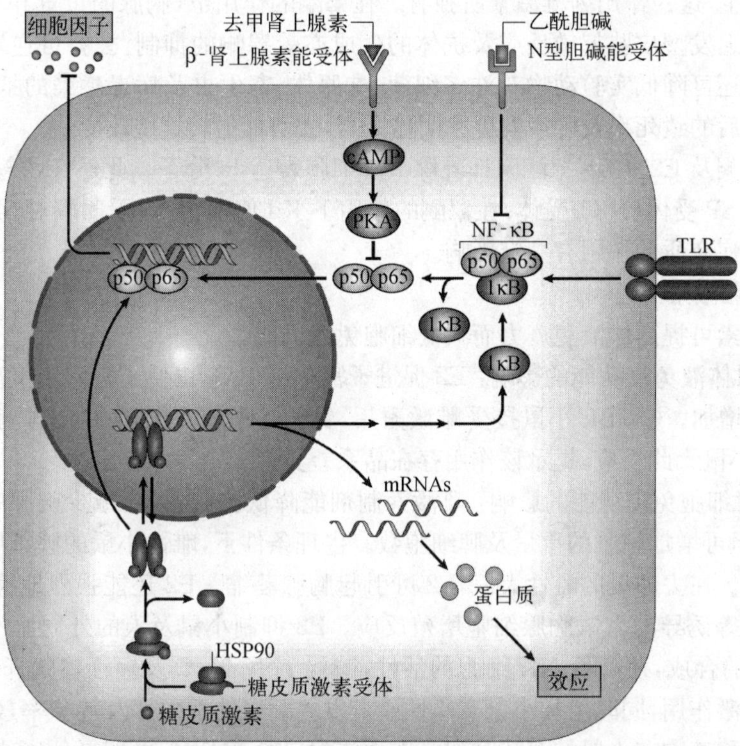

图 15.4　糖皮质激素和神经递质调整免疫细胞功能的机理示意图
(Sternberg EM, 2006)

疫抑制效应;CRH 借助免疫细胞膜上的受体直接影响免疫细胞。鉴于 CRH 可由胸腺及脾脏等免疫器官合成,故 CRH 可能具有重要的生理性免疫调节作用。CRH 抑制人外周血单个核细胞分泌 IL-1β 及 IL-6,CRH 可能首先抑制 IL-1β 的生成,引起 IL-6 继发性分泌减少。妊娠时 CRH 及 GC 的血浆中浓度均升高,故可能抑制母体对胎儿的免疫反应。

也有文献报道了 CRH 的免疫增强作用,CRH 可刺激人外周血单个核细胞分泌 IL-6,抑制 IFN-γ 的分泌,但不影响此类细胞的增殖及 IL-1β 的分泌。有报道 nM 水平的 CRH 能刺激人外周血单个核细胞分泌 IL-2 及 IL-1,增强 LPS 及 PHA 分别对 IL-1 及 IL-2 的促分泌反应,刺激 β-END 的分泌。CRH 亦能促进淋巴细胞的增殖,IL-2R(Tac)的表达水平,并可调节 NK 细胞介导的杀伤细胞作用。

(4) 雄激素

一般而言,睾酮等雄激素对免疫功能有抑制性作用。睾酮可减少人泪腺中

IgA 的产生,这一作用为雄激素所独有。在睾酮的作用下,胸腺的重量和体积均减少。小鼠迟发型皮肤超敏反应及抗体的生成亦受睾酮的抑制,去势可逆转这些变化。睾酮还可降低实验动物对许多细菌、支原体、寄生虫及病毒感染的抵抗力,表现为感染后的致死率及肿瘤发生率明显升高,去势能逆转这些改变。

与孕酮及 E2 相反,睾酮阻抑乳腺上皮细胞表达 Ia 分子。此外,IM－9 系淋巴细胞膜上 SP 受体(NK1 受体)在睾酮的作用下 Kd 值增大,提示睾酮对 SP 这一神经源性炎症介质的作用有一定影响。

(5) 雌激素

雌激素可提高体液免疫力而减低细胞免疫机能。

① 对体液免疫功能的影响:E2 促进子宫分泌 IgG,也使子宫内膜上皮细胞的 IgA 含量增加。C57BL 小鼠接受雌激素后,针对 SRBC 的溶血性抗体滴度上升,而 C3H 小鼠无此反应,提示该作用存在品系差异。

② 对细胞免疫功能的影响:雌激素制剂能降低胸腺重量,减少胸腺中淋巴细胞数目,但可增加脾脏的重量及脾细胞数。生理条件下,雌性小鼠的脾细胞数目也较雄鼠多。在去卵巢的雌性大鼠,E2 可引起胸腺萎缩。E2 还能强烈地抑制 PHA 及 ConA 等诱导的大鼠胸腺细胞增殖反应。E2 抑制小鼠及人的外周血 T 淋巴细胞 DNA 的合成,还降低 NK 细胞的活性,减弱 poly I－C 及短小棒状杆菌对 NK 细胞的刺激作用,同时增加小鼠实验性或自发性肿瘤的发生率及转移率,延长同种异体皮肤移植物在小鼠的存活时间。去垂体大鼠给予 PRL 可恢复免疫功能,而同时切除卵巢后,PRL 不足以完全恢复免疫功能,必须合用 E2 方可奏效。FE 能提高肥大细胞的数目,刺激肥大细胞的功能。

(6) 甲状腺激素

甲状腺激素对体液免疫和细胞免疫均有促进作用。新生及年轻大鼠去甲状腺后,将引起外周血淋巴细胞数目降低,抗 SRBC 的抗体反应下降,脾细胞对 PHA 刺激的增殖反应减弱,这些效应有一定的时间依赖性,即新生大鼠去甲状腺后的上述变化发生于断乳后,而年轻大鼠亦需经 40—60 日显类似改变。可见,甲状腺对免疫机能有正性调控作用。遗传性免疫缺损的 Snell－Bagg 小鼠给予生长激素(GH)及 T4 后可重建其免疫功能。T3 可能增加幼龄小鼠胸腺上皮细胞数目,并增大髓质体积。长期给予 T4 可提高外周血淋巴细胞数量,特别是 T 细胞数目。在小鼠及人,甲状腺激素均促进淋巴细胞对丝裂原的增殖反应,并有明显的剂量依赖关系。

(7) GH

人的 GH 由 191 个氨基酸残基组成,不同种属的 GH 结构和活性有较大的差异。GH 是腺垂体激素中极重要的免疫调节因子。GH 受体是红细胞生成素(EPO)受体超家族的一员,GH 既可借助受体直接影响免疫细胞的功能,也可由胰岛素样生长因子(insulin-like growth factor,IGF)的介导而间接作用于免疫细胞,因 GH 诱导 IGF 的生成,且 IGF-Ⅰ受体分布于所有外周血单个核细胞膜上。GH 可影响免疫系统的各个环节,其中胸腺为其主要的靶器官。

① 小鼠去垂体后胸腺体积和重量减少,淋巴组织萎缩,DNA 合成减少,由抗原诱发的抗体反应减弱,脾脏中 NK 细胞活性下降。大鼠去垂体后表现为胸腺和淋巴结的增殖反应减弱,脾脏中 DNA 代谢速率慢,皮肤移植后排斥反应受抑制,难以诱发佐剂性关节炎,且抗体合成锐减。给予 GH 则可逆转去垂体后的上述变化。

② 儿童期垂体功能低下引起侏儒症,伴有贫血及 EPO 降低。以 GH 治疗则促进生长,增加骨髓中淋巴细胞的数目并加速血尿中 EPO 含量的增高。

③ 隐生遗传性垂体性侏儒小鼠(Snell-Bagg 小鼠)的免疫机能较差,突出表现为胸腺退化早、外周淋巴组织及骨髓中细胞稀少、免疫反应性降低等。以 GH 及 T4 联合处理此株小鼠,可防止胸腺萎缩,提高淋巴细胞数目,恢复免疫机能。GH 的这一作用可能是由胸腺介导的,因去胸腺后 GH 促进免疫功能的作用消失,现已发现 GH 能促进胸腺激素的释放。

④ 衰老时,GH 分泌减少,免疫功能降低。给予 GH 可恢复免疫功能,促进胸腺激素的分泌,可使 T 细胞前体进入胸腺,并延长衰老小鼠的寿命。分泌 GH 的 GH3 垂体瘤细胞移植也可增加胸腺体积和胸腺细胞数目。

⑤ GH 促进正常人 T 细胞集落的形成,并刺激淋巴细胞的增殖。GH 可加强 PMA 对单个核细胞释放 H_2O_2 的刺激效应。GH 还可加强单个核细胞的趋化活性,此作用可被 SS 所拮抗。Mφ 在 GH 刺激下对低密度脂蛋白(LDL)的摄取和降解加速。新近报道证明,重组 GH 可直接刺激 B 细胞增殖及分泌 Ig。

(8) PRL

PRL 存在于所有脊椎动物体内。对低等变温动物,PRL 可能主要参与对渗透压、生长、发育和代谢等的调节。而对哺乳动物及鸟类,PRL 与生殖功能密切相关,如刺激哺乳动物乳腺的发育和分泌乳汁,雄性附性器官的生长和分泌,加速雌体的黄体生成及溶解等。在分子结构上,PRL 与 GH 及胎盘催乳素均相似,且 PRL 与 GH 的各血特异性受体隶属于红细胞生成素受体超家族。同 GH 相似,PRL 也对免疫功能有正调节作用。

PRL 不仅促进乳腺发育和泌乳,还能提高乳腺中分泌 IgA 的细胞数目,淋巴细胞游走进入乳腺。母乳中 PRL 浓度与婴儿血浆 IgG 及 T 淋巴细胞数目成正相关,说明母乳喂养是重要的免疫刺激作用。去垂体动物于肾囊下埋植同种异体垂体后,可恢复多种免疫功能,如抗 SRBC 的抗体形成和对 DNCB 所诱导佐剂性关节炎的发生。

PRL 的免疫调节作用涉及如下方面:① 促进抗体合成;② 刺激法氏囊细胞的分裂增殖;③ 促进胸腺组织的增生,诱导胚胎期胸腺细胞表达 Thy-1 抗原及 T 细胞抗原;④ 与 IL-2 协同刺激 T 细胞的克隆增殖,并诱导其表达 IL-2R。对克隆的 T 细胞 L2 株系,PRL 也与 IL-2 协同诱导其表达干扰素调节因子(IRF-1),C-myc,ODC(鸟氨酸脱羧酶)、组蛋白及 cyclin B 等分子,促进 T 细胞的增殖;⑤ 刺激大鼠 Nb2 淋巴瘤的增殖,并抑制 Dex 引起的 DNA 断裂,防止及对抗 Nb2 细胞的 Dex 作用的凋零;⑥ 激活 Mφ;⑦ 激活 NK 细胞,并与 IL-2 协同诱导 LAK 活性。

总的来看,GH,PRL,甲状腺素和 PGI 等可增强免疫功能;而 ACTH,GC,SST 等具有免疫抑制作用。

2. 神经内分泌调节免疫功能的神经通路

(1) 免疫组织和器官上的神经支配

淋巴组织和淋巴器官具有神经支配是久已周知的事实,这些神经纤维伴随血管穿过被膜而进入淋巴组织,其性质为交感或副交感神经纤维。近年大量工作表明,支配中枢和外周淋巴器官的神经还含有众多肽能神经纤维。

髓髓:脊神经中的内脏纤维伴骨动脉经滋养孔进入骨髓,支配骨髓内血管及实质,与细胞关系密切。这些纤维包括有髓和无髓纤维,其中有 P 物质(substance P,SP)肽能神经纤维。

胸腺:作为中枢免疫器官和内分泌器官,胸腺可接受膈神经、交感神经和副交感神经支配,其中交感神经纤维来源于颈胸段交感神经链,而副交感纤维来源于迷走神经。用免疫组织化学逆行追踪法证实,支配胸腺的迷走神经纤维发自延髓的面后核、迷走神经背核等核团,并接受网状系统的传入冲动,与高级中枢间构成多突触联系。这些迷走神经节前神经元含有高脑啡肽(leucine-enkephalin,L-ENK)和生长抑素(SS)。在发育早期,迷走神经纤维即分布于胸腺,进而形成神经网。这些神经纤维随腺体的发育、成熟和衰退而变化。交感和副交感神经纤维在皮质中成丛分布,游离末梢进入髓质,与各种细胞相邻。血管活性肠肽(vasoactive intestinal polypeptide, VIP)、降钙素基因相关肽(calcitonin-gene-related polypeptide,CGRP)及神经肽 Y(neuropeptide Y,NPY)等阳性的神经分布于大鼠胸腺血管周围,小叶间结缔组织及皮质和髓质的实质内。被膜中有 SP 及 CGRP 阳性纤维和去甲肾上腺素(norepinephrine,NE)能神经纤维分布,并有分支穿插于胸腺实质细胞间，与肥大细胞及巨噬细胞关系密切。已发现 NPY 亦共存于 NE 能神经末梢中。这些事实说明胸腺的结构和机能可受交感和副交感神经活动的影响。一般认为交感神经兴奋可减弱免疫机能，而副交感神经兴奋则作用相反。

脾：来自腹腔神经节的交感神经形成脾神经沿脾门入脾，迷走神经伴动脉入脾，进入脾实质白髓的小动脉束，与淋巴细胞关系密切，尤其在白髓和红髓的交界处。大鼠脾脏白髓中央动脉及其分支上有 NPY，甲硫氨酸脑啡肽（methionine-enkephalin，M - ENK）、缩胆囊素（cholecystokinin，CCK）和神经降压素（neurotensin，NT）阳性神经纤维分布，仅少数进入实质。猫脾脏血管中亦含有 NPY、SP 及 VIP 免疫阳性神经纤维。已发现 NPY 与 NE 共存。这种纤维主要见于脾脏被膜和小梁部位的血管。另外酪氨酸羟化酶（tyrosine hydroxylase，TH）阳性神经末梢可与脾淋巴细胞形成突触联系。

淋巴结：在淋巴结的包膜下及包膜内，可见乙酰胆碱（acetylcholine，ACh）能神经纤维，而 NE 能神经进入淋巴结实质中，绕周边血管成丛分布，少许在实质中游离。在淋巴结的门部、被膜下、皮质与髓质交界及髓质和副皮质区有 SP，VIP，NPY，CGRP 等肽能神经纤维的分布。

淋巴管：交感和副交感神经纤维支配淋巴管，并有区域性特点。另外，肠壁粘膜下层的淋巴小结或 Peyer 氏结与粘膜免疫密切相关，并受 SP 肽能神经纤维的支配。SP 肽能神经纤维还存在于肠绒毛中央乳糜管周围，后者还有 ACh 能神经纤维分布。

以上事实说明，免疫组织和器官受到交感神经、副交感神经和肽能神经纤维的支配。神经纤维对淋巴组织和器官的影响至少涉及以下几方面：① 血流调控；② 淋巴细胞的分化、发育、成熟、移行和再循环；③ 细胞因子或其他免疫因子的生成和分泌；④ 免疫应答的强弱及维持的时间等。

(2) 神经肽及神经递质对免疫功能的影响

① 儿茶酚胺

从支配淋巴器官的神经末梢释放的去甲肾上腺素（NE）及肾上腺髓质释放的肾上腺素（Adr）和 NE，经由 α 及 β 受体影响各种免疫细胞及免疫功能。儿茶酚胺的作用复杂多样，报道不尽相同。异丙肾上腺素可引起小鼠胚胎胸腺细胞表达 Thy - 1 抗原。Adr 可降低人 T 淋巴细胞对丝裂原刺激的增殖反应，降低体液免疫应答，导致抗体合成减少及Ⅰ型超敏反应受抑制。对吞噬细胞影响的研究结果不一致，如 Adr 和 NE 在生理浓度时抑制 Mφ 分泌 IL - 1，而另有报道称 α2 受体兴奋促进 Mφ 释放 TNF。Adr 和 NE 抑制吞噬细胞的趋化游走及吞噬活性。儿茶酚胺还降低移植排斥反应，改善 GVHR。新近发现，儿茶酚胺还可作用于脑血管内皮细胞,促进 MHC Ⅰ类及 MHC Ⅱ类分子表达,但 NE 降低人星形胶质细胞瘤 MHCⅡ类分子的表达。

② ACh

胆碱能药物如氨甲酰胆碱(carbachol)可升高人外周血 T 细胞的 E 花环形成率,此反应可被阿托品所阻断,说明有 M 受体的参与。Ach 还经由 M 受体提高大鼠 T 淋巴细胞的细胞毒作用,促进 PHA 所致的淋巴细胞转化和蛋白质合成。在离体人肺组织,ACh 刺激组胺的释放,此效应亦受阿托品的拮抗。低剂量的 ACh 直接刺激肥大细胞释放组胺。ACh 参与肠敏反应的发生,如牛乳中含 β-乳球蛋白,可引起对牛乳的过敏反应。β-乳球蛋白能诱发迷走末梢释放 ACh,可为肠道内源性免疫介质。

③ 5-HT

5-HT 既可作为神经递质,亦可由血小板及肥大细胞释放。5-HT 能解除 T 细胞增殖的抑制因素,影响 NK 细胞活性,抑制 Mφ 表达 Ia 分子。

④ SP

在多神经肽中,SP 的免疫调节效应研究最为广泛和深入。SP 可影响所有的免疫细胞。

对人外周血淋巴细胞的作用:SP 有剂量信赖性的促进淋巴细胞增殖效应,并加强 ConA 及 PHA 的刺激反应,SP 受体拮抗剂可抑制此反应。因此 SP 可能是 T 细胞的丝裂原或辅助丝裂原。SP 还可刺激小鼠脾淋巴细胞、肠壁 Peyer 氏结及肠系膜淋巴结淋巴细胞的增殖。SP 及其 N 端片断 SP 1—4 可防止大鼠应激所致的胸腺萎缩。SP 不依赖受体介导亦能升高人 T 细胞内 Ca^{2+} 浓度。

对 B 细胞的作用:SP 促进 B 细胞分泌 Ig 的报道较为一致。SP 刺激体外培养小鼠 Peyer 氏结、肠系膜淋巴结及脾脏来源的 B 细胞 IgA 的合成分别增加约 30%,50%及 70%。体内给予 SP 1—7 日后,上述三种组织的淋巴细胞在培养时 IgA 及 IgM 的合成明显增加,此作用为生理性的,因所用 SP 剂量在生理波动范围内。SP 对 IgA 合成的影响最明显,提示 SP 参与调节局部免疫。

SP 对单核-巨噬细胞的作用:SP 既能促进其吞噬和趋化游走活性,又可刺激其的氧化爆发反应(oxidative burst),促进多种介质的释放如小鼠腹腔 Mφ 及人外周单核细胞的 SP 及 SP 1—4 作用下吞噬功能增强,SP 刺激豚腹腔 Mφ 的有氧呼吸,加强花生四烯酸的代谢,生成和放出 O^{2-},H_2O_2,TXB_2,PGE,6 酮 PGF1α,LTC_4 及溶酶体酶 ADGase(β-D-2-乙酰氨-2-脱氧葡萄糖苷酸酶)等,SP 促进人外周血单核细胞释放 IL-1,IL-6 及 TNF-α,促进 IFN-γ 的合成与分泌,诱导小鼠 Mφ 细胞系 P388D1 细胞释放 IL-1,SP 可还与 M-CSF 协同刺激小鼠骨髓单核-巨噬母细胞系的增殖反应。通过以上作用 SP 间接地调节 Mφ 与 T 细胞间的识别、抗原加工及提呈等过程。

对中性粒细胞及嗜酸性粒细胞作用：SP 在生理浓度即可刺激人多形核白细胞的趋化运动，明显增强 C5a 所致的中性粒细胞趋化、游走运动及吞噬杀菌活性。SP 还能促进中性粒细胞粘附于支气管上皮细胞，故可能参与呼吸道的病理过程。此外，SP 可通过肥大细胞而促进粒细胞的浸润。SP 对嗜酸性粒细胞的影响不甚明了，但 SP 同样由肥大细胞脱颗粒而吸引嗜酸性粒细胞的渗出和游走，缺乏肥大细胞的 WBB6F2 - W/Wγ 及 WCB6F2 - SL/SL2 系小鼠无此反应，而当这类小鼠分别移植同种骨髓细胞或局部注射小鼠肥大细胞后，皮下给予 SP 即可引起该部位的嗜酸性粒细胞的渗出反应。

对肥大细胞的作用：在人及多种实验动物均证明了 SP 刺激肥大细胞释放组胺的效应。SP 诱发组胺及 5 - HT 释放反应十分迅速，30 秒内释放量可达最大值的 90%，并依赖于糖酵解和氧化磷酸化过程。SP 的这一作用是由 G 蛋白介导的，不需要胞外 Ca^{2+} 的存在，也不引起 IP3 及 DAG 的含量变化，且 IgE 诱发的组胺释放与 SP 的效应间无交叉脱敏现象。肥大细胞能表达及分泌许多细胞因子，如 TNF - α，IL - 1，IL - 3，IL - 4，IL - 6 和 GM - CSF 等，SP 则选择性地促进肥大细胞系 CFTL12 表达 TNF - α mRNA 及释放 TNT - α。上述作用表明 SP 对肥大细胞的影响与过敏疾病的发生和发展有密切的联系。

对其他细胞的作用：SP 促进成纤维细胞、滑膜细胞等结缔组织细胞的增生，并协同 IL - 1 的致成纤维细胞增殖活性，并可刺激其释放胶原酶及 PGE2。SP 诱发肥大细胞分泌组胺，从而引起血管扩张、血浆外涌及炎性细胞浸润，导致局部充血水肿。在溃疡性结肠炎、十二指肠溃疡、类风湿性关节炎及佐剂引起的实验性关节炎等病变部位，SP 含量明显升高，胸膜腔炎性渗出液中及家兔内毒素休克时血中 SP 浓度也上升，这些事实均提示 SP 作为一种炎性介质参与重要的免疫病理过程。

15.3　免疫系统对中枢神经系统的影响

在机体内环境稳态的维持过程中，神经系统对许多影响机体稳态的生物刺激（如细菌、病毒、异体蛋白，肿瘤发生等）缺乏直接的感知能力，这些刺激则是由免疫系统感知的。免疫系统识别非己物质所带的异己抗原，并被激活，通过免疫应答而对异己成分作出反应。同时，通过释放多种细胞因子和神经肽，作用于神经内分泌系统，引起全身的适应性反应。因此，有人把免疫系统称为“流动脑”或“第六感官”。

长时间以来，脑被认为是是免疫豁免器官（privileged organ）。主要是因为① CNS缺乏淋巴系统（缺乏捕获潜在抗原的淋巴细胞）。② 对于抗原呈递起关键作用的 MHC Ⅰ类和Ⅱ类分子在 CNS 的表达极低。③ 血脑屏障（BBB）的保护，限制了细胞成分和大分子物质自由出入。④ 与其他器官相比，CNS 对移植物的免疫排斥反应要慢得多。

因此如何由外周将免疫分子信息传入到中枢？哪些免疫分子曾受人们重视？这些问题已讨论多年。胸腺素及补体分子曾被作为热点进行过研讨。当今，细胞因子已作为联结免疫系统和脑的主要免疫信息分子而备受重视。

15.3.1 免疫信息向脑的传递途径

1. 脑内细胞因子的表达

CNS 也有自身的免疫系统，大多数细胞因子及其受体在脑内有表达。该系统一方面在正常的生理调控过程中发挥重要的神经保护作用，另一方面还参与多种 CNS 疾病的病理反应，促进疾病的形成和恶化。在感染、炎症、出血和其他脑损伤等病理过程中，脑内胶质细胞、巨噬细胞和神经元等通过级联反应，产生细胞因子，参与对神经内分泌、代谢、神经行为反应等活动的调节。（见表 15.2）

表 15.2 脑中表达的细胞因子和受体

细胞因子		表达的细胞类型			
名 称	类型	神经元	星型胶质细胞	少突胶质细胞	小胶质细胞
IL-1	Th1	C; R	C; R	C; R	C
IL-2	Th1	C; R	ND	R	R
IL-3	Th1/Th2	C; R	C; R	R	R
IL-4	Th2	ND	R	R	R
IL-5	Th2	C; R	C; R	ND	C; R
IL-6	Th1/Th2	C; R	C; R	ND	C; R
IL-7	ND	ND	R	R	R

续表 15.2

细胞因子		表达的细胞类型			
名　称	类型	神经元	星型胶质细胞	少突胶质细胞	小胶质细胞
IL－8	ND	R	C; R	ND	R
IL－9	Th2	ND	R	ND	ND
IL－10	Th2	C; R	ND	ND	C; R
IL－11	ND	C	ND	ND	ND
IL－12	Th1	ND	ND	ND	C
IL－13	Th2	ND	ND	ND	ND
IL－14	Th2	ND	ND	ND	ND
IL－15	Th1	C	ND	ND	C
IL－16	Th1	ND	ND	ND	ND
IL－17	Th1	ND	ND	ND	ND
IL－18	Th1	ND	ND	ND	ND
TNF－α	Th1	R	C;R	R	C;R
IFN－γ	Th1		C; R		R
TGF－β	Th2		C; R	C; R	C; R
GM－CSF	ND	R	C; R	R	R
M－CSF	ND	ND	C	R	C; R

C，细胞因子；R，受体；ND，无资料

2．外周产生的细胞因子免疫信息向脑内的传递

细胞因子是大分子糖蛋白，相对分子质量大（15 000—30 000 之间）。血脑屏障（BBB）是细胞因子入脑的一大障碍。目前认为，外周产生的细胞因子的免疫信息可通过以下途径入脑。

（1）血液中的细胞因子通过脑室周围缺少血脑屏障的部位（如脑的室周器官、延髓最后区、终板血管器等）进入脑实质；

（2）在高血压、创伤、饮酒、发热、缺氧、妊娠、饥饿等的状态下，BBB 通透性增加，在免疫应激过程中，细胞因子有入脑的可能；

（3）少量细胞因子也可能以主动转运方式入脑；

（4）细胞因子和脑血管内皮细胞及小胶质细胞上的受体结合，可以产生很多介质，例如前列腺素（PGs）、NO 等，可作为第二信使传递信息，间接影响脑功能。

3. 免疫信息通过神经途径影响脑功能

免疫信息向脑内传递的另一可能途径是通过外周神经。外周组织和淋巴器官有传入神经纤维，可把信息传递至脑。近年来研究较多的是迷走神经，有人发现，在一些免疫激发状态，如将细菌内毒素脂多糖(LPS)向腹腔内或全身注射时，发热等中枢性反应的出现早于血液中细胞因子浓度的升高，且这些中枢介导的反应可被切断迷走神经所阻遏，因而用体液性细胞因子传递途径不能解释此现象。实验证明迷走神经在免疫信息间神经信号的转换和传递中具有重要的作用。

细胞因子的信息也可通过迷走神经向脑内传递，外周组织和淋巴器官的传入神经纤维，它们具有免疫分子受体，与受体结合后，即可把信息传递至脑。如大鼠迷走神经节状神经节中检查到有 IL－1 受体和环氧酶表达。IL－1，PGs 可以作用于交感感觉神经末梢和迷走感觉神经末梢，它们所产生的神经冲动影响中枢神经系统。

总之，免疫信息传达到脑有两种方式：一是神经机制，如上述迷走神经；二是被称为体液性"流动脑"途径，包括可饱和运输机制，以及通过脑室周围器和通过介质如前列腺素。

15.3.2 细胞因子对 CNS 的作用

1. IL－1

(1) 神经内分泌细胞中 IL－1 的合成

在星形胶质细胞、小胶质细胞、神经元及胶质瘤细胞中均可检测到 IL－1β 及其 mRNA 的存在。垂体前叶 TSH 细胞、肾上腺髓质嗜铬细胞中分别含有 IL－1β 及 IL－1α 的 mRNA。IL－1 在中枢神经系统中的表达受发育、损伤、去神经传入等因素的影响。因此，有人认为 IL－1 可能作为神经递质而参与神经元之间、神经元与胶质细胞之间、胶质细胞与胶质细胞或免疫细胞间的信息传递过程。

(2) IL－1 受体(IL－1R)在神经及内分泌细胞中的分布

海马颗粒细胞和锥体细胞层、脉络膜丛、嗅球、皮层及小脑神经元均有高密度的 IL－1R 分布，而下丘脑外密度较低。IL－1R mRNA 的表达也见于海马神经元、脑桥和脊髓的中缝核系统及齿状回的颗粒细胞，但嗅球、大脑皮层及下丘脑未见 IL－1R mRNA 的表达，因此有人认为 IL－1R 主要由含 5－HT 的中缝核神经元合成，经中缝核的投射纤维借轴浆运输至上述脑区。交感神经节也有 IL－1R mRNA的表达。垂体前叶细胞及 AtT20 小鼠垂体瘤细胞有 IL－1R 的分布，同样，睾丸的 Leydig 细胞及附睾细胞亦存在 IL－1R。新近发现在卵泡破裂前，IL－1R mRNA 以高水平表达于卵巢的初级及次级卵母细胞和颗粒细胞中。胰岛及β细胞也为 IL－1R 免疫阳性。尚未发现肾上腺皮质及甲状腺细胞有 IL－1R 的表达。

(3) IL－1 对神经及内分泌系统的影响

① 神经系统：IL－1 对神经系统的影响是多方面的，仅举例如下。

IL－1 在许多中枢部位如征髓、中脑网状结构、脑干及外侧下丘脑引起发热反应，此作用极为明显，表现为短暂而迅速发作的双峰热。由于 IL－1 生效需一潜伏期，且抑制前列腺素合成的药物亦阻止 IL－1 的作用，故 IL－1 的发热效应可能由类花生酸产物及β－END 所介导。

IL－1 促进家兔、大鼠和猫非快动眼睡眠（non-rapid eye movement sleep，NREMS），但不影响快动眼睡眠（rapid eye movement sleep，REMS）。当人处于 NREMS 时，血浆 IL－1 达高峰。猫 CSF 中 IL－1 水平也与睡眠时程相关。IL－1β 分子中 208—240 肽段对家兔有致热及催眠作用，但此肽段不能影响胸腺细胞的增殖，提示 IL－1 可能以活性代谢片段形式调节睡眠。蓝斑内注射 IL－1 促睡眠作用 6 倍于 IL－2 及 IL－3 的效应。

中枢注入 IL－1 可抑制摄食行为，抑制胃排空和胃酸及胃蛋白的分泌，并具有较广泛的镇痛效应。

IL－1 具有较强的促进星形胶质细胞及小胶质细胞的增殖效应，并促进胶质细胞合成 TGF－β1，M－CSF，IL－6，IL－8，MCAF 和 PGE2，增加脑啡肽原 mRNA 的表达，降低胶质细胞 SP 受体的表达。

IL－1 能诱发视上核神经元放电，此效应涉及 PG 的合成及 GABA 能抑制性中间神经元。但也有报道 IL－1β 减弱下丘脑内葡萄糖敏感神经元的电活动，并引起大鼠海马列锥体细胞元的突触抑制，后者可能与 SS 在 IL－1β 作用下分泌增加有关。

IL－1 增强 GABA 受体功能，可促进 Cl^- 的运转，增加通透性。IL－1 作用于神经元，诱发外向慢电流，伴有钠电导下降。IL－1 的电生理效应可引发 AVP 及 OT 的释放。

IL－1 对各种中枢神经递质的合成及代谢有明显的影响，如降低下丘脑内 NE 的含量，提高其代谢产物 MHPG 的浓度，增加 5－HT 的代谢产物 5－HIAA（5 羟吲哚乙酸）在脑脊液及海马中的含量。

IL－1 可激活 CRH 神经元，促进 CRH 基因的表达，此作用系由 PG 介导的。IL－1 还抑制下丘脑分泌 LHRH，并影响 GHRH 和 TRH 等的分泌。

脑室内给予 IL－1 或人为促进脑内 IL－1 的合成可引起明显的外周免疫抑制效应，如 NK 活性降低、淋巴细胞对丝裂原刺激反应降低、IL－2 分泌减少等。此效应系由 CRH 及交感神经系统介导的，由此亦形成神经内分泌免疫调节环路。

在外周神经系统，IL－1 增加交感神经节中 SP 的合成，促进雪旺氏细胞的增殖及 LIF 的 mRNA 表达。IL－1 还提高胆碱乙酰化酶（choline acetyltransferase，ChAT）的活性而促进 ACh 的合成，诱导神经生长因子（nerve growth factor，NGF）mRNA 的生成。

② 内分泌系统：IL－1 对垂体前叶、肾上腺皮质和髓质、性腺、甲状腺以及胰岛等内分泌系统有广泛的影响。

IL－1 对垂体前叶激素的作用研究较多，但尚存争议。在体实验发现，IL－1 或并用 IL－6 均能提高血浆中 ACTH 浓度，与 IL－6 及 TNF－α 协同增加 ACTH 对 LPS 的反应。有报道提示 IL－1β 经儿茶酚胺的介导在正中隆起水平调节 ACTH 的分泌。长期缓慢给予 IL－1β 也观察到 ACTH 及皮质激素的升高。雄性大鼠注入 IL－1 后，其 LH 分泌降低。IL－1 还可刺激 GH，TSH 及 LH 的分泌，而抑制 FSH 的释放。IL－1 对 PRL 分泌的影响报道不一。IL－1 通过类花生四烯酸产物的介导而刺激 IL－6 的分泌。IL－1 对 β－END 分泌的刺激作用可能是 PKC 介导的，但也有报道认为此效应主要与 fos 及 jun 的表达升高有关而不涉及 PKC。

在肾上腺皮质，IL－1α 及 IL－1β 以时间和剂量依赖形式，通过 PGE 等的介导而促进皮质醇的释放。也可由肾上腺皮质内部的 CRH 及 ACTH 系统介导而促进去垂体大鼠皮质酮的生成。IL－1α 或 TNF－α 可调节肾上腺髓质嗜铬细胞合成 ENK，VIP，NT 及 SP 等神经肽。

IL－1 在睾丸可明显抑制 Leydig 细胞合成睾酮，因 IL－1 可阻抑 17－α 羟化酶－C17－20 侧链裂解酶（P450C17）的表达，而后者为睾酮合成的关键酶。IL－1 也具有抑制卵巢鞘膜间质细胞合成类固醇激素的效应，并影响生殖细胞的成熟和发育。

在甲状腺，IL－1 抑制甲状腺激素的分泌，也促进 FRTL－5 甲状腺细胞株表达 c－myc，刺激甲状腺细胞的增生。

IL－1β 能降低血浆中胰岛素水平，抑制胰岛细胞释放胰岛素。

2. IL－2

(1) 神经内分泌系统中 IL－2 的分泌

正中隆起和弓状核等部位的 IL－2 免疫染色较强。海马锥体细胞层和齿状核的颗粒细胞层也有较高的 IL－2 表达。IL－2 表达还见于尾核、下丘脑、蓝斑及额叶皮层。

(2) IL－2R 的分布

Tac 抗原在中枢神经系统中的分布与 IL－2 的免疫阳性区域相吻合。^{125}I－

IL－2的结合位点仅见海马结构和小脑分子层。受损后海马列中 Tac 表达上升 17 倍。由于 IL－2 及受体的分布重合，提示二者在局部产生特定效应或相互诱导表达。垂体细胞膜上也有 Tac 的抗原的分布。

(3) IL－2 的作用

IL－2 对神经内分泌系统有广泛的影响，可能参与某些病理和生理过程，举例如下：

① 向第三脑室微量输注 IL－2，腹内侧核神经元的放电频率增加，室旁核及视上核的神经元电活动也增强，IL－2 可能促进 AVP(ADH)的释放，参与调控机体的水平衡。

② 向脑内不同区域如第三脑室和蓝斑等微量注射 IL－2，可特异性地引起清醒大鼠嗜睡，且皮层脑电图(ECoG)的功率谱亦发生改变，对 IL－2 催眠作用的最敏感脑区为蓝斑，向蓝斑急性输注 IL－2，4—5 日后慢性睡眠时程明显增强。已知蓝斑参与睡眠调节，故 IL－2 作用可能有病理生理意义，如感染患者常出现嗜睡反应。

③ 尾状核及黑质内微量输注 IL－2，引起非对称性姿势改变，如大鼠向注射同侧倾斜，偶尔呈旋转状态，提示 IL－2 可能抑制黑质及纹状体的 DA 系统。于背侧海马及腹内侧下丘脑等处输注微量 IL－2，动物运动增多，探寻行为加强。

④ IL－2 还可抑制离体海马脑片在 K^+ 刺激下所致的 ACh 释放，但 IL－1 及 IL－4 均无此效应。IL－2 尚能减弱海马神经元的长时程增强现象(long-term potentiation，LTP)。

⑤ IL－2 具有较强的神经内分泌效应，与 IL－1，IL－6 及 TNF 一样，参与免疫反应对下丘脑－垂体－肾上腺皮质轴系的激活。

⑥ IL－2 刺激胶质细胞表达髓鞘碱性蛋白(myelin basic protein，MBP)及其 mRNA 的表达，促进大鼠少突胶质细胞的分化，对少突胶质细胞有细胞毒素作用。

⑦ IL－2 还可能参与多发性硬化症(MS)的病理过程，因脑内 MS 斑块中心及边缘区 IL－2 的免疫阳性染色增强。

3. IL－6

(1) IL－6 及 IL－6R 在神经及内分泌系统的分布

大鼠脑内星形胶质细胞在刺激下可生成 IL－6 mRNA。正常大鼠脑内也有 IL－6及 IL－6R 分布，脑外伤后，二者的表达均升高。大鼠正常的垂体前叶培养细胞能稳定生成较多的 IL－6，且主要由滤泡星形细胞(follicolostellate cell)所分泌。各种人垂体腺瘤中均有 IL－6 及其 mRNA 的表达，某些瘤体中甚至 20%的瘤细胞为 IL－6 免疫染色阳性。垂体前叶中的 IL－6 合成和分泌受许多因素的影响，如 IL-1，TNF-α，垂体腺苷酸环化酶激活肽(PACAP)，GRP，LPS 等都可刺激 IL-6 的释放，其中 IL-1 的作用涉及 PLA2 和 PLA1，为类花生酸依赖性的。PACAP 及 CGRP 的效应是由 PKA 介导的。

(2) IL-6 的细胞内分泌效应

IL-6 通过 PLA2 介导的方式刺激下丘脑释放 CRH，也可作用于正中隆起促进 CRH 的分泌，但不影响 AVP 的释放。对星形胶质细胞，IL-6 促进 NGF 合成。IL-6 可刺激清醒大鼠 ACTH 的释放，促进 FSH，LH 及 PRL 的分泌。

4. TNF-α

(1) TNF-α 的合成及分布

TNF-α 在神经及神经内分泌组织中的合成及分布报道较少。在人脑的小胶质细胞中发现 TNF-α 的生成。人 D54-MG 恶性胶质瘤细胞也有 TNF-α 及其受体表达。星形胶质细胞在 LPS，IFN-γ 及 IL-1β 的诱导下也可生成 TNF-α。

(2) TNF-α 的中枢神经效应

TNF-α 有中枢致热效应，并促进星形胶质细胞表达脑啡肽原，对人胶质瘤细胞有下调 SP 受体的效应。TNF-α 可诱导人胶质瘤细胞合成 IL-8 及 MCAF，能减少实验性脑肿瘤的体积。TNF-α 可降低神经元胞体的K^+电导，从而诱发去极化反应。于脑脊液中输注 TNF-α，观察到血脑屏障的通透性增加，白细胞渗出增多。

(3) TNF-α 对内分泌的影响

TNF-α 可影响各种垂体前叶激素的分泌。离体条件下 TNF-α 对 ACTH 分泌的影响报道不一。有文献称 TNF-α 抑制多种下丘脑释放激素对垂体前叶激素分泌的刺激效应，尤其是抑制 ACTH 的分泌，TNF-α 还抑制培养的垂体前叶细胞分泌 GH；也有报道说明 TNF-α 可明显刺激 ACTH，TSH 及 GH 的分泌，并刺激 PRL，LH 及 IL-6 的释放，TNF-α 降低胞内 cAMP 的含量，PG 可能介导 TNF-α 对 TSH，GH 及 ACTH 分泌的促进作用。TNF-α 刺激 PRL 分泌的效应，涉及 Ca^{2+} 动员。在 TNF-α 的作用下有 15% 的垂体前叶细胞内 Ca^{2+} 浓度有变化。TNF-α 对垂体前原代培养细胞有剂量依赖性促增殖效应，抗 TNF-αMcAb 可阻断此反应。另外，TNF-α 可促进人胎儿胰岛 β 细胞的增殖，并抑制人类的黄体功能。

5. IFN

IFN 可明显促进成年大鼠小胶质细胞表达 MHC 抗原及 FcR，并刺激超氧离子的生成。IFN-γ 能减轻实验性变态反应性脑炎的病变程度，影响雪旺氏细胞表达 MHC 抗原。向海马神经元微电泳 IFN-γ，可剂量依赖地刺激其放电活动。离体垂体前叶细胞在 IFN-γ 作用下，分泌 PRL 及 IL-6。但另有报道发现 IFN-γ 通过

FSC 介导而抑制 ACTH,PRL 及 GH 的分泌。IFN－α 2 体内给药,可提高人血浆中 ACTH 及皮质醇的浓度。IFN－γ 可抑制培养的人甲状腺细胞表达 HLA－DR 抗原,抑制 T3 的释放和对碘的摄取。

6. 其他细胞因子

IL－4,IL－7,IL－8 对海马神经元有保护性作用。M－CSF 存在于神经元、小胶质细胞及神经母细胞瘤细胞中,人胎儿小胶质细胞含 M－CSF 较少,但可受 LPS 诱导表达较多的 M－CSF 及其 mRNA。M－CSF 抑制小胶质细胞在基础及诱导条件下表达 MHc Ⅱ类分子,但星形胶质细胞不受 M－CSF 的影响。M－CSF 对小胶质细胞而言可能起着自分泌调控作用。GM－CSF 影响小胶质细胞的分化,诱导其不依赖 IFN－γ 功能。(见表 15.3)

表 15.3　细胞因子对 CNS 的作用

细胞因子	产生细胞	效　应
Ⅱ－1	巨噬细胞 星形细胞 小胶质细胞	发热,诱导慢波睡眠,抑制摄食中枢,活化小胶质细胞,促星形细胞增殖,促下丘脑释放 CRF,促垂体释放 ACTH 及内啡肽,升高糖皮质激素的水平,促进黄体激素、生长激素、甲状腺刺激激素分泌,抑制促性腺激素分泌,诱导生长激素释放激素分泌,促进神经生长因子合成
Ⅱ－2	T 细胞 胶质细胞	促少突胶质细胞增殖、分化抑制中枢神经系统释放乙酰胆碱,促进 ACTH 和内啡肽释放,对摄食行为有明显的抑制作用
IL－3	T 细胞 胶质细胞 神经元	促进神经元突起伸展 促进中枢性胆碱能运动性神经元生长并诱导其分泌
IL－6	T 细胞 巨噬细胞 纤维母细胞 星形细胞 小胶质细胞	延长胆碱能运动性神经元的生存时间,促 ACTH 分泌
GM－CSF	星形细胞 活化 T 细胞	促进中枢胆碱能运动性神经元生长,诱导其分化
M－CSF	星形细胞	促小胶质细胞增殖,神经元的营养因子

续表 15.3

细胞因子	产生细胞	效　　应
IFN-α	白细胞 星形细胞	发热，诱导睡眠，抑制摄食中枢，减轻吗啡戒毒症状，镇痛
IFN-γ	T细胞	对小胶质细胞、星形细胞刺激产生 MHC Ⅱ类分子
TNF-α		促下丘脑释放 CRF，促进胆碱能运动性脊髓神经元的分化，抑制摄食中枢，引起发热，脱髓鞘

15.3.3 免疫细胞产生的神经肽和激素

免疫细胞在促有丝分裂原和超抗原的诱导下可以产生神经肽或激素。最先发现的是淋巴细胞和巨噬细胞可以产生 ACTH 和内啡肽，其氨基酸序列与垂体内分泌细胞中的 ACTH 和内啡肽完全相同。以后又证明免疫细胞分泌的其他肽类，如 GH，LHRH 的氨基酸序列与内分泌系统分泌的也相同。同时，下丘脑释放的肽类激素如 GHRH，TRH，CRF，AVP 等也能刺激免疫细胞合成和分泌肽类激素，而生长抑素可阻断这种作用。免疫细胞产生的神经肽和激素，至今已鉴定出有 20 余种之多，见表 15.4。

表 15.4　免疫系统产生的神经肽和激素

细胞来源	激素和神经肽
T淋巴细胞	ACTH, TSH, GH, PRL, END, M-END, IGF-1
B淋巴细胞	ACTH, END, GH, IGF-1
巨噬细胞	ACTH, END, GH, P物质(SP), IGF-1
脾细胞	LH, FSH, CRH
肥大细胞及中性粒细胞	VIP, 生长抑素
巨核细胞	神经肽 Y
胸腺细胞	b-EP, M-END, VIP, GH, PRL, LH, GnRH
胸腺上皮细胞	ACTH, b-END, GH, FSH, LH, TSH, OXT, OT, AVP

1. POMC 族肽

前阿黑皮素(pre-proopiomelanoeortin，PQMC)为 ACTH 的前体分子，也是

促脂激素(β-LPH)、促黑素(α-MSH)及β内啡肽(β-END)的前身。人外周血淋巴细胞及脾细胞在病毒感染及内毒素作用下,可分泌 ACTH 和 β-EP,与垂体分泌的 ACTH 和 β-END 结构一致,小鼠脾脏中部分 Mϕ 及大鼠某些淋巴细胞则稳定生成这些激素;PGMC mRNA 可表达于 Mϕ 及淋巴细胞中;淋巴细胞产生的 ACTH 也能引起肾上腺皮质激素的分泌,因此,有人将其称之为"淋巴-肾上腺轴(lymph-adrenal axis)"。

2. 垂体激素

已证明人外周血 B 细胞在葡萄球菌肠毒素 A(SEA)的刺激下可分泌促甲状腺素(TSH);人 T 细胞性白血病细胞株 Molt-4,能稳定生成 TSH。Con A 可提高淋巴细胞中 GH 及 PRL 的 mRNA 水平。T 细胞和 B 细胞也可稳定生成 GH。在造血及淋巴组织,IM-9 淋巴母细胞系及 Jur-kat 细胞存在有控制 GH 和 PRL 表达的转录因子 Pit-1/GHF1,这些细胞亦含有 GH 及 PRL 的分子及 mRNA,因此,GH 可以旁分泌方式调控淋巴细胞和造血细胞的增殖和分化。GH 在这些细胞中的合成及分泌可能主要受局部生长因子及类固醇激素的调控。

3. 下丘脑激素

大鼠脾脏及胸腺的淋巴细胞中含 LHRH 及其 mRNA,序列与下丘脑中存在的 ACTH 的序列相同。人外周血中 CD4+及 CD8+T 细胞可表达 LHRH 及其 mRNA。CRH 及 CRH mRNA 存在于大鼠胸腺和脾脏中,且与下丘脑中 CRH 及其 mRNA 结构及序列相同。CRH mRNA 主要表达于胸腺及脾脏中的淋巴细胞内。这些细胞的 CRH 分泌不受 IL-1 的影响,但脂氨化酶抑制剂则可加强 CRH 的分泌,这些特征与下丘脑 CRH 的分泌调节不同。人外周血淋巴细胞和中性粒细胞也有 CRH 分子及其 mRNA 的表达。在大鼠炎症组织如风湿性关节囊滑膜细胞和中性粒细胞也有 CRH 分子及其 mRNA 的表达,以上事实提示 CRH 可以旁分泌或自分泌的方式参与免疫调控。

此外,胸腺上皮细胞可合成血管升压素(VP)及缩宫素(QT)。大鼠白细胞可合成 GHRH。人嗜酸性粒细胞可合成 SP。在血小板、肥大细胞及单核细胞中均发现有 VIP 或 SS 的免疫阳性物质分布。

复　习　题

1. 试述 HPA 轴的免疫调节作用及细胞因子对 HPA 的作用。
2. 神经-内分泌系统调节免疫功能的主要通路及其各自主要信号分子是什么?
3. 细胞因子 IL-1 对中枢神经系统的作用是什么?

参考文献

[1] George P. Chrousos，Neuroendocrine and immune crosstalk [M]. Annals of the New York Academy of Sciences，2006，1088：1 - 412.

[2] Quan N，Banks W A. Brain-immune communication pathways [J]. Brain Behav. Immun.，2007，21(6)：727 - 735.

[3] Ziemssen T，Kern S. Psychoneuroimmunology — cross-talk between the immune and nervous systems [J]. J Neurol.，2007，254 Suppl. 2：Ⅱ8 - 11.

[4] Sternberg E M. Neural regulation of innate immunity：a coordinated nonspecific host response to pathogens [J]. Nat. Rev. Immunol.，2006，6(4)：318 - 328.

[5] Eskandari F，Sternberg E M. Neural-immune interactions in health and disease [J]. Ann N Y Acad Sci.，2002，966：20 - 27.

[6] Heijnen C J. Receptor regulation in neuroendocrine-immune communication：current knowledge and future perspectives [J]. Brain Behav. Immun.，2007,21(1)：1 - 8.

[7] Steinman L. Elaborate interactions between the immune and nervous systems [J]. Nat. Immunol.，2004，5(6)：575 - 581.

[8] Webster J I，Tonelli L，Sternberg E M. Neuroendocrine regulation of immunity [J]. Annu. Rev. Immunol.，2002，20：125 - 163.

[9] Wrona D. Neural-immune interactions：an integrative view of the bidirectional relationship between the brain and immune systems [J]. J. Neuroimmunol.，2006，172(1 - 2)：38 - 58.

（陈向涛）

第 16 章　神经系统疾病

神经退行性疾病是指临床表现、神经病理和病因相关的一组疾病，常见于阿尔茨海默病（Alzheimer's disease，AD）、帕金森病（Parkinson's disease，PD）、亨廷顿氏病（Huntington's disease，HD）等。随着人口老龄化的发展，神经退行性疾病特别是阿尔茨海默病的发病率呈明显上升趋势。本章主要介绍阿尔茨海默病和帕金森病的发病机理及治疗方法。

16.1　阿尔茨海默病

阿尔茨海默病（Alzheimer's Disease，AD）又称老年性痴呆，是由德国病理学家 Alois Alzheimer 在 1907 年首次报道而得名。AD 是一种慢性、进行性的神经系统变性疾病，在临床上主要表现为渐进性的认知功能和行为障碍，从早期出现的近记忆力丧失和处理日常事务的困难到严重的智力衰退和语言障碍直至最后的痴呆和死亡。AD 患者特征性的病理改变是主要出现在海马和大脑皮层等处的细胞外的老年斑（Senile plaques，SPs）（图 16.1）和细胞内的神经元纤维缠结（neurofibrillary tangles，NFTs）（图 16.2），同时还伴随神经元和突触的退化等。SPs 可分为经典斑和弥散斑两种，主要由淀粉样蛋白沉积而成。NFTs 主要由双股螺旋细丝（paired helical filaments，PHFs）构成，PHFs 的主要成分是异常磷酸化的 Tau 蛋白。AD 发病与年龄密切相关。根据发病年龄和家族聚集性，AD 可分为家族性 AD（FAD）和散发性 AD（SAD），大部分 AD 为散发型。近年来的流行病学资料显示我国 65 岁以上的老年人 AD 患病率约为 5%，85 岁以上约为 30%。另外，女性的发病率较男性高。如今，AD 已经成为了严重影响人类社会最常见的一种痴呆症,我国现有老年性痴呆患者超过600万。在西方国家,AD已是继心血管疾病、肿瘤、中风之后第四位死亡原因,也是花费最多的疾病。

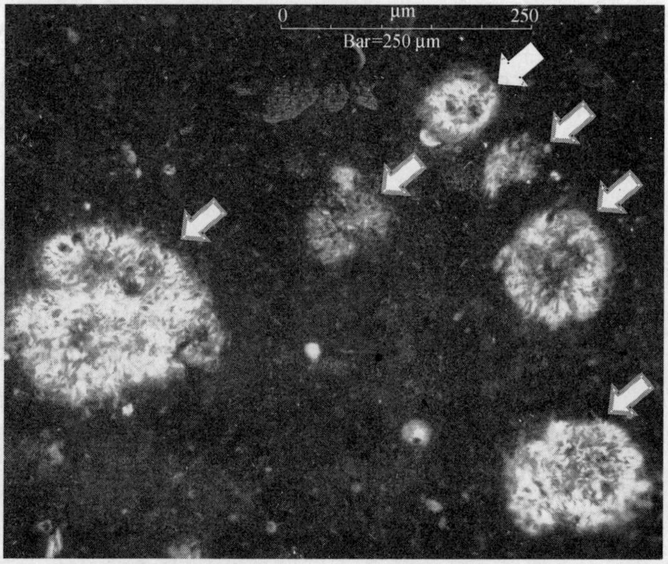

图16.1 箭头所指为AD人脑切片硫磺素S(Thioflavin S)荧光染色的老年斑

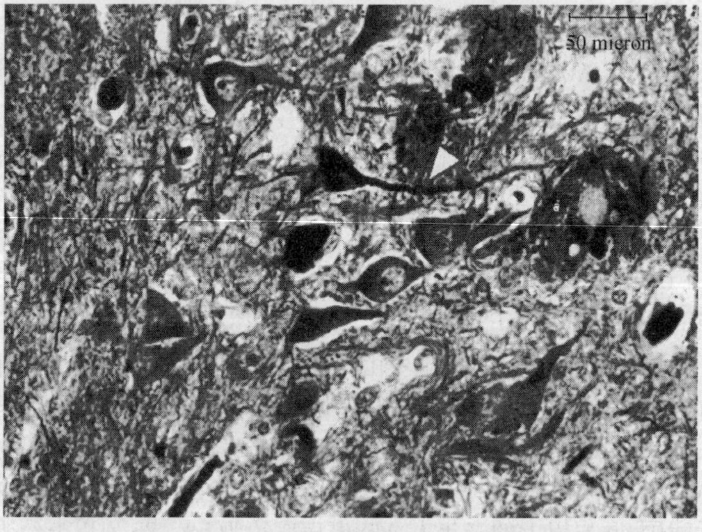

图16.2 箭头所指为AD人脑切片Bielschowsky银染的神经元纤维缠结

16.1.1 AD的发病假说

目前,AD的病因和发病机制尚不十分明确。在探讨AD的病因及发病机制过程中,出现过很多发病假说,其中主要有遗传学假说、Aβ假说、Tau蛋白异常磷酸化假说、神经递质生化假说、氧化应激假说、细胞凋亡假说和内分泌失调假说等。

1. 遗传学假说

研究表明,AD至少与四种基因有关,即21号染色体上的淀粉样蛋白前体(β-amyloid protein precursor, APP)基因,14号染色体上的早老素1(presenilin-1, PS-1)基因及1号染色体上的早老素2(presenilin-2, PS-2)基因,和位于19号染色体上的载脂蛋白E(apolipoprotein E, ApoE)基因。APP基因、早老素-1基因及早老素-2基因的突变均可直接增加Aβ的合成,从而可促进老年斑的形成。ApoE基因则可参与老年斑和神经元纤维缠结两方面的病理过程。

ApoE由299个氨基酸组成,分子量为34 kDa,是血浆极低密度脂蛋白(very low density lipoprotein, VLDL)、高密度脂蛋白(high density lipoprotein, HDL)、乳糜微粒(CM)等脂蛋白的组分,能够与低密度脂蛋白受体结合,在血浆胆固醇和甘油三脂的代谢中发挥作用。ApoE蛋白具有三个亚型(isoform):ApoE2,ApoE3和ApoE4,其区别在于112位Cys和158位的Arg。ApoE3为一种较普遍的亚型,其112位为Cys,158位为Arg。ApoE2 112位和158位都是Cys,ApoE4则在112位和158位均为Arg。ApoE基因型和老年痴呆之间有着密切的联系,并且在发病过程中具有基因-剂量效应。1993年Stritmatter发现ApoE4等位基因在迟发型FAD和散发性AD患者中分布较广,此后经许多研究结果得到证实。研究表明,ApoE-ε2等位基因可以降低AD发病的几率,推迟AD发病的时间,而ApoE-ε4等位基因则增加AD发病的几率,使AD发病的时间提前。用敲除ApoE基因的转基因小鼠研究也表明,ApoE决定着AD病发作的年龄风险,ApoE4作用明显地提前疾病发作年龄,其主要作用是通过促进淀粉样多肽的沉积,使其转化成纤维状聚合体。在以基因背景导致AD发病的因素中,ApoE-ε4等位基因大概可以达到40%—50%。ApoE-ε4等位基因还可以增加受感染个体脑中的Aβ水平,在ApoE转基因鼠模型中可以看到ApoE对Aβ沉积和神经炎斑块形成的影响。

2. Aβ假说

AD关键的神经病理特征之一是存在老年斑(SP),而Aβ在细胞外聚集后的沉积构成了老年斑的核心。Aβ产生和清除的失衡是Aβ假说的核心事件,继而引起神经元的退化、死亡,最后导致痴呆(图16.3)。Aβ是一个含有40-42个氨基酸的肽,由β淀粉样蛋白前体蛋白(APP)经β分泌酶水解产生。生理状态下的Aβ是可溶的,低浓度时不表现神经毒性。病理情况下的 Aβ 会形成致密纤维状的聚合体,变成不溶性的 Aβ,并在神经组织中沉积表现出神经毒性。近年来,许多证据支持这样一个假说,那就是 Aβ 能够引起神经元的退化和死亡。首先,Aβ 前体蛋白(APP)基因的突变可以引起家族性老年性痴呆(FAD),这就强烈支持 APP 基因和老年性痴呆(AD)之间的联系。体外实验结果表明,Aβ42 具有细胞毒性,其毒性大小呈现浓度依赖性,培养基中 Aβ 42的浓度越高,细胞的存活率越低。体外培养及 AD 转基因鼠体内实验表明,Aβ 可以引起神经元凋亡。在体外培养的原代神经元中,Aβ 42 与 Aβ 40都能够下调抗凋亡蛋白 Bcl－2 的水平,同时,Aβ 42还能够上调促凋亡蛋白 Bax 的表达。这一特征支持了 Aβ 在老年性痴呆(AD)中的地位。AD 患者脑内部分区域突触数目比对照组明显减少,尤其是海马和大脑皮层的突触丧失最为显著。有资料显示,AD 患者在老年斑区的突触密度明显减少,表明了 AD 患者的突触丢失与 Aβ 沉积有一定的关系。研究发现 Aβ 的沉积是先于神经元纤维缠结(NFT)的发生的早期发病事件,从症状前到出现症状,以及后继的痴呆进行性加重的过程,与脑内 Aβ 水平的增加明显相关。

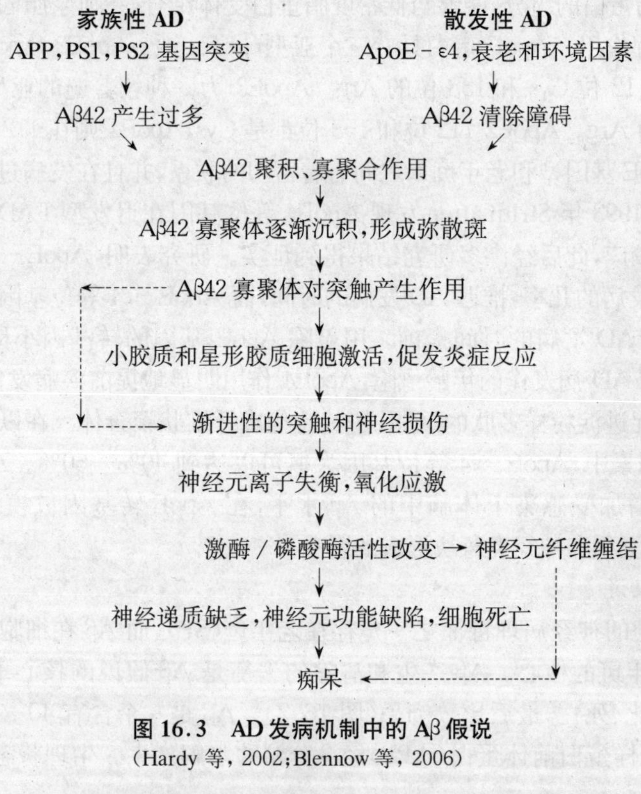

图 16.3　AD 发病机制中的 Aβ 假说

(Hardy 等, 2002;Blennow 等, 2006)

3. Tau 蛋白异常磷酸化假说

Tau 蛋白是微管相关蛋白家族的一员，在很多生物体内广泛表达，在微管与轴突上其他细胞骨架成分发生作用时维持微管的稳定性。在人类，Tau 蛋白主要在神经元中表达，在病理条件下也能在胶质细胞中表达。在正常人脑组织内 Tau 蛋白的磷酸化主要是一些丝氨酸和苏氨酸残基被低水平的磷酸化，这种正常的磷酸化有助于 Tau 蛋白正常生理功能的维持，而过度磷酸化的 Tau 蛋白则部分或完全地丧失了其生物学活性。因此，AD 中过度磷酸化的 Tau 可能会损害轴突的细胞骨架和轴突运输从而导致神经元的变性。在 AD 患者脑内 Tau 蛋白的磷酸化程度是正常人的 3—4 倍。实验结果表明，异常过度磷酸化是 Tau 蛋白聚集形成 NFTs 的首要因素。根据 Tau 蛋白的磷酸化状态、溶解性和生理活性，AD 患者脑内的 Tau 蛋白可分为三种：未异常磷酸化的功能性的 Tau 蛋白(Tau)、缓慢可溶的异常磷酸化的 Tau 蛋白(AD P－Tau)和聚集成 PHF 样结构的 Tau 蛋白(PHF－Tau)。研究发现，异常过度磷酸化的 Tau 蛋白能竞争结合正常的 Tau 蛋白，并抑制其与微管的结合，导致微管解聚，轴突运输障碍，从而引起神经和突触功能的缺失(图 16.4)。研究还发现，Tau 蛋白过度磷酸化及异常聚集时伴随有细胞毒性作用及细胞退行性改变。

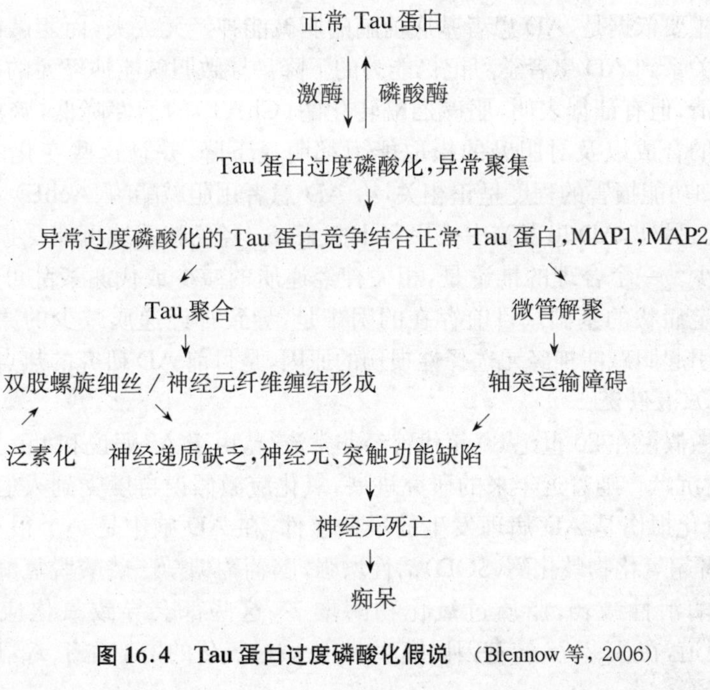

图 16.4　Tau 蛋白过度磷酸化假说　(Blennow 等，2006)

蛋白质的磷酸化状态主要取决于蛋白激酶与蛋白酯酶的相对活性。研究表明，体内参与 Tau 蛋白磷酸化的可能激酶有周期蛋白依赖性激酶-5(cyclin-dependent kinase-5, CDK-5)、糖原合成激酶-3(glycogen synthase kinase-3, GSK-3)、钙/钙调素依赖性蛋白激酶(calcium/calmoduli-dependent protein kinase Ⅱ, CaMK Ⅱ)、环磷酸腺苷依赖性蛋白激酶(cyclin-AMP-dependent protein kinase, PKA)和丝裂原激活的蛋白激酶(mitogen-activated protein kinase, MAPK)等。研究发现,AD 患者脑内 CDK-5 的活性比正常对照组增高;在 AD 患者脑内虽没有检测到 GSK-3 活性的改变,但是其表达量比对照组增高。AD 海马 CA1 区神经元特别容易形成 NFT,而脑内这些细胞内的 CaMK Ⅱ激酶含量较高。Simonian 发现大多数形成 NFT 的神经元能与 CaMK Ⅱ共表达,结果提示 CaMK Ⅱ可能参与 AD 脑中 Tau 蛋白的过度磷酸化。另外,AD 患者脑中 CaMK Ⅱ-α 能够与过度磷酸化的 Tau 蛋白共存,但 CaMK Ⅱ-α 和过度磷酸化的 Tau 蛋白在 AD 海马 CA1 区神经元内的共存比例较低,提示可能有其他因素共同参与 Tau 蛋白的过度磷酸化。

研究表明,蛋白磷酸酯酶的活性降低也能导致 Tau 蛋白的异常磷酸化。另外,糖基化、泛素化和硝基化等在 Tau 蛋白的异常磷酸化过程中也起着很重要的作用。

4. 神经递质生化假说

神经递质生化假说是 AD 发病机制中的经典假说,构成了目前临床治疗 AD 的基石。其主要依据是,AD 患者基底前脑的胆碱能神经元丢失,而胆碱能神经元的丢失直接关系到 AD 患者学习记忆能力的下降。导致胆碱能神经元的丧失或破坏的原因不清,但有证据表明,胆碱乙酰转化酶(ChAT)的活性降低,脑皮质和海马乙酰胆碱的合成以及对胆碱的摄取能力都明显下降,并且这些变化的程度与 AD 患者认知功能损害的程度呈正相关,给 AD 患者用胆碱酯酶(AchE)抑制剂可以改善症状。另外,AD 患者脑中去甲肾上腺素、5-羟色胺系统可能受损,多巴胺也有轻度减少。一个合理的推论是,相关神经递质的减少或代谢紊乱可能是 AD 患者产生特定症状的基础。目前存在的困难是,导致神经递质减少的原因不清。寻找 AD 时引起胆碱能神经元选择性损伤的原因,是目前 AD 研究的热点和难点。

5. 氧化应激假说

氧化应激假说在 20 世纪 80 年代曾经非常流行,由于 Aβ 假说和 tau 蛋白假说的兴起,一度沉默。随着近年来的研究进展,氧化应激假说再度受到人们的关注。研究表明,氧化损伤是 AD 病理发生的早期事件,在 AD 脑中是一个很重要的特征。AD 患者超氧化物歧化酶(SOD)活性增强,脑葡萄糖-6-磷酸脱氢酶增多,谷氨酰胺合成酶活性减弱,脂质过氧化物酶增多,这些都会导致氧化应激增加。Pratico 等报道,在 Tg2576 转基因鼠模型中,脂质过氧化的增加先于 Aβ 斑块的形成，提示在Aβ沉积形成以前，脑的氧化损伤就可能促进Aβ斑块的形成。有趣的是，Uryu等用同一个转基因鼠模型证实了重复的脑损伤加速了Aβ斑块的形成，脂质过氧化和认知功能损害。在脑老化的漫长过程中脑的氧化损伤不断加剧是一个不争的事实，也符合AD的发病过程。氧化应激假说在AD发病机制中受到的挑战是其特异性的问题，它很难解释为什么在老化过程中，同样面对氧化损伤，一些人罹患AD而另一群体则可幸免。一个合理的推论是，氧化损伤是脑老化或AD早期发生改变的一个重要环境因素，在特定的遗传背景下引起AD相关病理改变，从而导致AD。目前的研究多聚焦在氧化应激导致AD样病理改变的分子机制。

6. 细胞凋亡假说

随着细胞凋亡在肿瘤研究领域中的飞速发展，细胞凋亡在AD发病中的作用日益引起人们的关注。近年来的研究显示，细胞凋亡与AD的发生、发展存在密切关系。实验表明，Aβ能增加培养基中脂质过氧化(LPO)的水平并使细胞发生凋亡，而松果体素则能够显著降低LPO水平并抑制由Aβ引起的细胞凋亡。另外，与凋亡有关的Caspase2，Caspase3在Aβ引起的细胞凋亡过程中起着重要的作用，p53基因和Bax与AD患者脑内神经元的凋亡也存在一定的关系。Aβ在神经元内沉积的过程中，p53基因被激活，增加的p53既可降低细胞内源性Bcl-2蛋白的表达又可激活Bax，从而诱导神经元的凋亡。随着细胞凋亡研究的技术、方法和指标的日益成熟，研究人员常将细胞凋亡作为神经毒性的一个指标。需要指出的是，细胞凋亡是一个快速的过程，可在24小时内完成。而AD的病程长达数十年，很难设想细胞凋亡是AD病程中的一个主要事件。在已有的证据中多为体外研究的结果，目前尚缺少体内直接证明细胞凋亡与AD发病之间具有因果关系的证据。

7. 内分泌失调假说

内分泌失调假说也是关于AD发病机制中的经典假说。随着衰老的进程，体内大多数激素的分泌减少。其中与认知功能相关的激素的减少可能参与了AD的发病。近年来，雌激素和松果体素代谢紊乱与AD发病之间的关系受到广泛关注。研究结果表明，雌激素可能参与了AD的发病过程。流行病学调查显示，AD患者的发病率女性高于男性。临床研究显示，雌激素可降低AD的发病率，并能推迟AD发病。雌激素可以促进Ach，DA，5-HT等神经递质的合成，上调胆碱乙酰基转移酶的活性，从而在AD的发病过程中起着重要的作用。雌激素也可促进可溶性α分泌酶的分泌，使APP加工为非淀粉样蛋白，从而防止产生毒性的Aβ片段。另外，雌激素可以有效防止Aβ、谷氨酸和H_2O_2等诱导的神经元凋亡。雌激素还可以作用于胶质细胞来调节生长因子、神经营养因子和ApoE等分子的释放，从而促进神经元的存活和轴突再生。

睡眠-觉醒节律紊乱是AD患者常见的症状之一，体内生物节律调节系统包括下丘脑视交叉上核和松果体的退行性改变被认为是AD患者生物节律紊乱的结构和功能基础。Reiter等早在1992年就发现，老年人合成分泌松果体素的功能减退，AD患者的松果体素水平下降更为明显。有不少证据表明松果体素水平降低和生理节律紊乱与认知功能破坏明显相关。Ohashi等测定了一组老年性痴呆(AD)患者的血清松果体素发现，痴呆患者血清松果体素较对照组分泌降低并且生理节律出现紊乱，而脑脊液松果体素水平的降低可能是AD出现临床症状前的早期事件。更为有趣的是，携带ApoE-ε4/4的AD患者脑脊液中松果体素的水平较携带ApoE-ε3/3的明显降低。

另外，钙稳态失调假说、铝中毒、炎症、病毒感染等可能也参与了AD的发病。总之，AD的发病机制十分复杂，虽有多种假说，但尚无一个假说能够比较完整地解释AD的发病机制，可能是内在原因和外在因素相互作用的结果，这些分子机制之间相互联系、相互影响。随着分子生物学及相关学科的不断发展，我们相信研究者对AD的发病机制必将得到更深入的认识。

16.1.2 AD的治疗

在AD治疗方面，目前尚缺乏特殊的措施，一般采用对症、支持疗法。生活上的照顾和护理极为重要，避免让患者单独从事有可能发生危险的活动，防止意外。如前所述，胆碱能系统的损坏是导致临床上AD病人进行性的认知功能障碍的根源，所以AD的药物治疗主要集中在胆碱能系统功能的修复和重建上，而改善胆碱能系统功能的药物治疗也已经被证实可以缓解和减轻AD的症状。但是这些方法不能从根本上扭转AD的神经元退行性病变过程。目前，针对AD的发病假说，一些具有潜在治疗意义的手段，如靶向于Aβ及其剪切酶的药物等日益成为新的研究热点。其他的替代治疗如雌激素替代疗法、抗氧化剂、神经营养因子、免疫疗法和细胞基因治疗等也在研究中。

16.2 帕金森病

帕金森病(Parkinson's disease，PD)是中老年人另一种常见的神经系统退行性疾病，随着病情的逐渐进展，常合并有单一或多种认知功能损害。PD 的发病率随年龄的增长而增加，最新的研究证实 PD 的发病危险性男性是女性的 1.5 倍。PD 的主要病理特征是黑质致密部多巴胺能神经元显著缺失，残存的神经元内出现路易小体(Lewy Body)。PD 在临床上可分为原发性、继发性和症状性三种。原发性帕金森病是慢性神经系统退行性病变，其主要症状是静止性震颤、肌强直和运动减少。继发性帕金森病又叫帕金森病综合征，主要由中毒、感染、药物、外伤及肿瘤等引起。

16.2.1　PD 的发病假说

多年来，PD 的发病机制一直是国内外学者研究的热点，到现在为止，PD 的病因和发病机制仍不完全清楚，而易感基因和环境因素受到研究者相当的关注。PD 的发病假说主要有遗传学假说、环境因素假说、氧化应激假说、免疫学假说和细胞凋亡假说等。

1. 遗传学假说

近年来的研究已经确认了几种与 PD 相关的基因：突触核蛋白(α-synuclein)基因、parkin 基因、泛素羧基末端水解酶(UCH-L1)基因、DJ-1 基因、PINK1 基因和 LRRK2 基因等，这些相关基因的突变和 PD 的发生发展有着密切的关系，而这些基因的发现可能为深入研究 PD 发病过程中的分子机制提供新的见解。在探讨 PD 的发病机制过程中，α-synuclein 是研究的一个热点。α-synuclein 是路易小体的主要成分，在脑部，α-synuclein 主要集中在皮质、海马和黑质等区域，α-synuclein 的异常聚集对路易小体的形成以及在 PD 发病的过程中都起着至关重要的作用。α-synuclein 通常是处于天然的非折叠状态，但在高浓度时常聚集成具有细胞毒性的寡聚体-初原纤维，并可在胞内形成包涵体。α-synuclein 的过度表达可导致活性氧(reactive oxidative species，ROS)的升高，增加多巴胺能细胞对多巴胺诱导的细胞凋亡作用的易感性。有数据显示，体外培养的过度表达 α-synuclein 的原代细胞中有 20% 左右的多巴胺能神经元的缺失。另外，α-synuclein 的过度表达可诱导大鼠黑质-纹状体系统中细胞和轴突的萎缩，同时伴随有多巴胺能神经元的缺失。为了进一步解释 α-synuclein 的异常聚集在 PD 发病机制中的作用，研究者建立了过度表达 α-synuclein 的转基因 PD 鼠模型，发现该小鼠出现了运动障碍，并同时伴随有多巴胺能神经元的缺失。免疫组织化学结果显示细胞内出现 α-synuclein 异常聚集的病理改变。这些实验结果说明了黑质多巴胺能神经元对过度表达 α-synuclein 的易损性，也支持了 α-synuclein 在 PD 发病机制中的重要作用。

2. 环境因素假说

多年来的研究表明,PD 的发病与经常接触或暴露于二硫化碳、锰、除草剂、杀虫剂和 1-甲基-4-苯基-1,2,3,6-四氢吡啶(1-methyl-4-phenyl-1,2,3,6-tetrahydropyridine,MPTP)等各种危险因素明显相关,是易感基因和环境因素共同作用的结果。MPTP 具有神经毒性,可通过血-脑屏障进入脑中,在单胺氧化酶 B(MAOB)的作用下转化为甲基-苯基吡啶离子(MPP^+),MPP^+ 可被黑质-纹状体多巴胺能神经元重摄取。高浓度的 MPP^+ 可阻断呼吸链,导致三磷酸腺苷(ATP)迅速耗竭,自由基产生增多,最终引起细胞凋亡。近年来应用 MPTP 所建立的动物模型,无论在症状、生化和病理改变上都和人的 PD 极为相似。有证据显示,MPTP 对黑质多巴胺能神经元有选择性的破坏作用。MPTP 能导致神经加压素受体和多巴胺结合位点的减少,这可能加速了多巴胺能神经元的变性过程。另外,MPTP 可造成多巴胺能神经元的能量供应障碍,引起线粒体钙离子转运系统功能下降,胞内 Ca^{2+} 浓度增加,从而导致一些钙离子依赖性酶如一氧化氮合成酶(NOS)的活性增加,使胞内 NO 含量增加,最终引起多巴胺能神经元的死亡。

3. 氧化应激假说

研究结果显示,氧化应激参与了 PD 的发病过程。在正常情况下,脑内的自由基清除系统主要包括谷胱甘肽(GSH)、谷胱甘肽过氧化物酶(GSH-PX)和超氧化物歧化酶(SOD)等,从而确保机体免受自由基的损伤。研究表明,PD 患者黑质部位铁代谢紊乱,铁水平增高,过量的铁作为一种神经毒素诱发了氧化应激,自由基明显增加,GSH 含量明显降低,最终导致多巴胺能神经元的变性、死亡。研究还发现,PD 患者黑质部位 LPO 的增高伴随着线粒体 SOD 的活性增强,另外,PD 患者的黑质线粒体呼吸链中复合物Ⅰ的活性明显降低,而复合物Ⅰ活性的降低可增加黑质细胞对自由基损伤的敏感性,最终也可导致黑质细胞的变性、死亡。如前所述,α-synuclein 的过度表达可触发氧化应激,导致 ROS 的升高,从而在 PD 的发病过程中起着重要的作用。

4. 免疫学假说

近年来的研究结果表明,免疫异常可能也参与了 PD 黑质细胞损伤的发病过程。PD 患者脑脊液中肿瘤坏死因子-α(TNF-α)的水平增加,TNF-α 水平的增加可导致多巴胺能神经元的损伤。另外,PD 患者的血清对大鼠中脑多巴胺能神经元具有细胞毒性作用,并且这种作用是补体依赖性的。研究表明,PD 患者黑质大量活化的小胶质细胞呈现人类白细胞抗原 DR 型(human leukocyte antigen-DR,HLA-DR)抗原阳性,有趣的是,部分活化的小胶质细胞正在吞噬多巴胺能神经元和突触。此外,研究结果显示,许多细胞因子如白介素-1β(IL-1β)、白介素-2(IL-2)、白介素-6(IL-6)、转化生长因子-α(TGF-α)等可能也参与了PD的发病过程。

5. 细胞凋亡假说

有证据显示,PD的发病还可能与老龄化和细胞凋亡有一定的关系,PD患者黑质部位的多巴胺能神经元有凋亡的现象发生,而MPTP动物模型的黑质细胞也有明显的凋亡。研究表明,松果体素对MPTP所诱导的细胞凋亡有明显的保护作用。研究者认为,线粒体介导的凋亡在PD的发病过程中起到了重要的作用。另外,囊泡多巴胺能转运体受抑制可能参与了PD多巴胺能神经元的凋亡,而PD患者多巴胺能神经元凋亡的具体通路一般认为与Caspase-3和Caspase-9有关。

综上所述,PD的发病可能是易感基因和环境因素共同作用的结果。α-synuclein似乎可以将PD发病机制中两大发病假说——遗传的易感性和环境毒素联系起来,通过多巴胺导致的氧化应激作为神经变性乃至凋亡的最后的共同途径。

16.2.2 PD的治疗

PD的治疗目的主要是延缓疾病的进展,控制疾病的症状,提高患者的生存质量。目前尚无中止PD持续进展的特殊疗法,但已有多种药物如多巴类药物、DA受体激动剂、多巴增强药、抗胆碱类药物、多巴胺降解酶抑制剂和单胺氧化酶抑制剂等可减轻症状,提高工作和生活能力。复方左旋多巴是目前最有效的抗PD的药物,它对PD的主要症状的疗效以少动和强直较好,而对震颤则较差。另外,有15%的病例对复方左旋多巴的治疗无效。细胞移植尤其是胚胎干细胞的应用,将会为PD的治疗带来新的希望。

复习题

1. 阿尔茨海默病的主要病理改变是什么?有哪些发病假说?
2. 与帕金森病有关的基因主要有哪些?MPTP参与PD发病的机制是什么?
3. 阿尔茨海默病与帕金森病有没有什么共同的特征?

参考文献

[1] Hardy J, Selkoe D J. The amyloid hypothesis of Alzheimer's disease: progress and problems on the road to therapeutics [J]. Science, 2002, 297(5580): 353-356.

[2] Blennow K, et al. Alzheimer's disease [J]. Lancet, 2006, 368: 387-403.

[3] Corder E H, et al. Gene dose of apolipoprotein E type 4 allele and the risk of Alzheimer's disease in late onset families [J]. Science, 1993, 261(5123): 921-923.

[4] Goedert M, et al. The abnormal phosphorylation of tau protein at Ser-202 in Alzheimer disease recapitulates phosphorylation during development [J]. Proc. Natl. Acad. Sci. U S A, 1993, 90(11): 5066-5070.
[5] Jucker M, et al. Alzheimer: 100 years and beyond [M]. Germany: Springer, 2006.
[6] Pahwa R, Lyons K E. Handbook of Parkinson's disease(fourth edition) [M]. New York: Informa Healthcare, 2007.
[7] 盛树力. 老年性痴呆及相关疾病 [M]. 北京：科学技术文献出版社，2006.

（周江宁　刘雅静）

第 17 章　精神性疾患

精神性疾患是指在各种生物学、社会心理应激的影响下，以大脑功能失调，导致认知、情感、意志和行为等精神活动出现不同程度障碍为临床表现的疾病。与精神性疾患有关的因素主要包括遗传因素、生物学因素、心理社会因素和机体的功能状态等。其中任何一种因素的存在，都可使精神障碍的发生率显著增加。在各种精神性疾患中，以情感性精神障碍和精神分裂症发病率较高。情感性精神障碍包括双相情感性精神障碍、抑郁症和单次发作躁狂症等几个类型，而抑郁症在情感性精神障碍中是最常见的。本章主要介绍抑郁症的发病机制和治疗方法。

17.1　抑郁症发病机制

抑郁症是一种以情绪低落、兴趣减退和快感缺乏为主要症状的精神情感障碍性疾病。抑郁症的发病率较高，女性多于男性，发病年龄广泛，以中年人最多，严重困扰着人们的正常工作、学习和生活。抑郁症是阶段性发作的疾病，每一次发作持续几个月到几年不等，发作间歇期完全正常。抑郁症最严重的后果是自杀，约有15%—20%的抑郁症患者选择自杀来结束他们的生命，因此抑郁症近年来已成为全球关注的重要精神心理疾病。

17.1.1　抑郁症的发病假说

抑郁症是遗传和环境因素共同作用的结果，它的发病机制主要包括单胺类递质假说、神经内分泌假说、神经营养假说、兴奋性氨基酸假说和神经免疫假说等。

1. 单胺类递质假说

多年来的研究表明，抑郁症患者中枢的去甲肾上腺素(norepinephrine，NE)、肾素、5-羟色胺(5-HT)、多巴胺(dopamine，DA)等单胺类递质的水平明显下降。有证据显示，中枢缺乏5-HT可能会引起抑郁。抑郁症患者脑脊液(cerebrospinal fluid，CSF)中5-HT代谢产物五羟吲哚乙酸(5-HIAA)及5-HT的含量明显下降，经过抗抑郁药治疗，随症状的好转5-HIAA也随着回升。5-HT的前体能治疗抑郁症并能增强抗抑郁药的作用，而用氯苯丙氨酸抑制5-HT合成则可以使经治疗缓解的抑郁症复发。各种选择性5-HT再摄取抑制剂(sertonin-specific-reuptake inhibitors，SSRIs)具有良好的抗抑郁作用，此类药物对5-HT能系统的高度选择性作用支持抑郁症的5-HT假说。另外，抑郁症患者脑脊液DA的代谢产物HVA含量下降，而DA前体和DA激动剂均有抗抑郁作用。抑郁发作时，患者β-肾上腺素能受体敏感性升高，而抗抑郁药能降低受体的敏感性，抑制其对NE的再摄取。

然而，单胺类递质假说难以解释抗抑郁药的起效时间的延迟。在用抗抑郁药后，中枢神经系统的单胺类递质很快增高，但临床疗效在用药后6周左右才能显现。此外，基于该假说的抗抑郁药通常只对60%—70%的患者有效，而仅使50%的患者完全缓解，现有的模型和单胺类递质假说无疑不足以揭示抑郁症的生物学机制。

2. 神经内分泌假说

大量资料证明，下丘脑-垂体-肾上腺(hypothalamic-pituitay-adrenal gland，HPA)轴的紊乱可能与抑郁症的发生、发展有一定的关系。HPA轴是机体处理应激反应的基本组成部分，当大脑接受刺激后对下丘脑发出信号，下丘脑室旁核(paraventricular nucleus，PVN)即释放出信使——促肾上腺皮质激素释放因子(corticotrophin releasing factor，CRF)，CRF刺激垂体释放ACTH，ACTH进入肾上腺，肾上腺释出皮质醇。皮质醇水平在抑郁症患者特别是重性抑郁障碍(major depressive disorder，MDD)患者血浆中持续升高，另外，抑郁症患者尿游离皮质醇排出量也是升高的。研究显示，抑郁症患者脑脊液中的CRF水平升高，CRF和CRF受体的表达改变与抑郁症HPA轴的慢性过度激活是一致的。

HPA轴的紊乱可能与海马有关。大多数研究显示重性抑郁患者海马体积是缩小的。在动物模型中，血中过高皮质醇能够增加海马锥体神经元的兴奋毒性，抑制海马齿状回新的颗粒细胞的产生，并且许多这种改变能够被抗抑郁药阻断。海马的损伤与HPA轴功能亢进互为因果，通常情况下，海马在HPA轴应激反应的调节中起抑制作用，在各种应激状态下，海马损伤能增加皮质醇的分泌，由于它的损伤可使 HPA 轴对多种应激源的敏感性增加，从而导致 HPA 轴功能亢进，过多分泌的皮质醇也可以选择性地损伤海马使 HPA 轴功能更加亢进，这就形成了一个恶性循环。

研究表明，HPA 轴功能的亢进产生的高水平 CRH 和皮质醇可通过抑制性腺激素释放激素的分泌使下丘脑-垂体-性腺（hypothalamic-pituitay-gonadal，HPG）轴的活性降低，从而引起睾酮和雌激素的水平下降。睾酮水平的下降与男性抑郁症的发生明显相关，因为给予睾酮治疗取得了一定的疗效。而雌激素水平下降与女性抑郁症的高发病率也有一定的关系，给抑郁症患者补充雌激素有一定的抗抑郁效用。抑郁症女性发病率高主要表现在女性首次抑郁发作明显高于男性，而在持续发作和反复发作方面并无显著差异。尽管 HPA 轴这些紊乱的分子机制尚不清楚，大量的临床研究结果显示该轴的正常化可能是抑郁症状稳定解除的必要步骤。

神经肽系统，如鸦片肽和 P 物质可能也参与了 MDD 的病理过程。研究显示，P 物质能够调节促肾上腺皮质激素和可的松的分泌。神经内分泌假说给 P 物质拮抗剂和 CRF 的拮抗剂、糖皮质激素受体（glucocorticoid receptors，GR）拮抗剂等新药的开发提供了理论支持。

3. 神经营养假说

神经营养因子是一类调节神经存活、突触转导和神经可塑性的家族性因子。BDNF 作为神经营养因子家族的一员，对神经系统的发育和维持起主要作用。研究表明，BDNF 在海马中的基因表达在遭受应激或给予糖皮质激素后反应性减少，而经过长期的抗抑郁治疗，海马内 BDNF 基因的表达上调。细胞水平的研究发现，长期的抗抑郁治疗会产生类似神经营养因子的作用。它可以诱发大脑皮层儿茶酚胺在轴突末端的再生，增加海马的突触可塑性，缓解海马锥体神经元的萎缩。尸检结果显示一些抑郁症患者海马内 BDNF 水平是降低的，而在抗抑郁药处理的患者则未见异常。上述结果提示，BDNF 在抑郁症的发病过程中起着重要的作用，激活海马内 BDNF 信号的药物可能具有抗抑郁效用。

4. 兴奋性氨基酸假说

兴奋性氨基酸的毒性作用与抑郁症的关系越来越受到研究者的关注。如前所述，海马体积的缩小与抑郁症相关。有证据显示，海马的萎缩可能与兴奋性氨基酸的兴奋毒性有关。应激能够增加海马 CA3 区兴奋性氨基酸释放（excitatory amino acid，EAA）和树突萎缩，而兴奋性氨基酸阻断剂处理能够阻止慢性应激诱导的海马萎缩。

临床研究已经证实，抗感染药合用一些 NMDA（N-methyl-d-aspartate）谷氨酸受体拮抗剂有提高情绪的特性。利用动物模型的研究发现,减弱 NMDA 受体功能具有抗抑郁样作用,并能够阻止应激导致的海马神经元形态的改变,而抗抑郁药处理则能够下调 NMDA 受体或通过突触前机制减少谷氨酸的释放。另有研究显示,敲除 NMDA 受体亚基可导致抗焦虑和抗抑郁的效用。

5. 神经免疫假说

近年来的研究发现,抑郁症特别是 MDD 患者先天的免疫系统发生了改变,细胞免疫功能降低,免疫细胞数目发生改变,而细胞因子在抑郁症的发病中可通过影响神经递质的代谢发挥着重要的作用。有证据表明,抑郁症患者白细胞和自然杀伤细胞(natural killer cell, NK)的数目明显增加,但是 NK 细胞的活性是降低的。大多数研究者认为,抑郁症患者免疫细胞的改变和病情的轻重有直接的关系。白介素 1(IL-1)可刺激下丘脑去甲肾上腺素释放,并增强 γ-氨基丁酸的抑制作用,而这些神经递质可通过影响 CRH 的分泌引起血浆皮质醇的增高,这些在抑郁症的发病过程中都起到关键性的作用。

另外,抑郁症和昼夜节律紊乱有密切关系。总之,抑郁症是一个与社会、心理有密切关系的疾病,虽然近年来有关抑郁症的研究取得了很大的进展,但导致抑郁症具体的基因和环境因素至今仍未彻底明确。上述发病假说有助于我们更好地认识抑郁症的病理机制,可以为抑郁症的临床治疗提供理论支持。

17.2 抑郁症的治疗

目前对抑郁症的药物治疗比较成功,其共同点是增强中枢 5-HT 能和/或 NE 能突触传递。治疗抑郁症的药物可分为三大类:

(1) 三环类抗抑郁药。

(2) 选择性 5-HT 再摄取抑制剂(SSRI)。

(3) 单胺氧化酶抑制剂(MAOI)。

三环类抗抑郁药能阻断 NE 和 5-HT 的重摄取,而 SSRI 选择性地作用在 5-HT 能轴突终末抑制 5-HT 的重摄取。单胺氧化酶抑制剂(MAOI)可通过阻断单胺代谢通路而提高突触部位单胺类递质的水平,又能够抑制 5-HT 和 NE 的酶降解,具有抗抑郁作用。这些抗抑郁药的一个局限性是:尽管使用抗抑郁药后中枢神经系统的单胺类递质很快增高，但临床疗效在用药后6周才能逐渐发挥出抗抑郁效应。另外，对严重的病例，通过物理治疗如电痉挛疗法（electroconvulsive therapy，ECT）非常有效，但ECT缓解抑郁症的原理仍不清楚。

复习题

1. 抑郁症的主要症状是什么？有哪些发病假说？
2. 单胺类递质在抑郁症的发病过程中起着怎样的作用？单胺类递质假说有什么局限性？
3. 治疗抑郁症的药物有哪些？其治疗原理是什么？

参考文献

[1] Coppen A，Shaw D M，Malleson A. Changes in 5-hydroxytryptophan metabolism in depression [J]. Br J Psychiatry，1965，111：105－107.

[2] Sheline Y I，et al. Hippocampal atrophy in recurrent major depression [J]. Proc. Natl. Acad. Sci. U S A，1996，93(9)：3908－3913.

[3] Smith M A，et al. Stress and glucocorticoids affect the expression of brain-derived neurotrophic factor and neurotrophin-3 mRNAs in the hippocampus [J]. J. Neurosci.，1995，15：1768－1777.

[4] Bartanusz V，et al. Stress-induced changes in messenger RNA levels of N-methyl-D－aspartate and AMPA receptor subunits in selected regions of the rat hippocampus and hypothalamus [J]. Neuroscience，1995，66(2)：247－252.

[5] Ainsworth P. Understanding depression [M]. Mississippi：University Press of Mississippi，2000.

[6] 蔡焯基.抑郁症基础与临床 [M].北京：科学出版社，1997.

[7] 沈渔邨. 精神病学 [M].第4版.北京：人民卫生出版社，2002.

（周江宁　刘雅静）

第 18 章　神经生物学研究技术与方法

18.1　电生理技术

在神经系统的研究过程中，涉及很多的实验方法，如神经解剖学、生物化学、分子生物学等。但在研究功能的过程中，通常要用到神经电生理技术，特别是在研究细胞或者通道的功能过程中，电生理技术往往更能发挥其优点和长处。另一方面，在神经系统中，信息的传播往往是通过电信号传播的，通过动作电位，突触后电位等形式，神经系统可以将外界的刺激传递到大脑并做出反应。一般情况下，各种生物体在静息或者活动状态时，都可以显示出某种有规律的电现象。神经电生理就是利用神经系统活动时所发生的电信号变化作为指标来分析研究神经系统的活动规律，如神经冲动传递、神经信息的编码、学习记忆等脑高级功能的机制等问题。神经电生理学是研究神经系统功能的最主要研究手段之一，在神经生物学研究中占有重要地位，实验方法从活体动物的实验研究到用来解释单个膜蛋白功能的研究。

18.1.1　生物电现象

生物电现象最早的记载是人们观察某些鱼类的电器官可以放电。在 18 世纪末期，Volta 和 Galvani 等从不同角度证实了电现象不仅是电器官功能的基础，而且是神经和肌肉活动的基础。

细胞能够产生膜电位主要是由于其本身膜的特性。细胞膜是由脂质双分子层和膜蛋白(离子通道、受体、转运体等)组成，其将胞内和胞外液分隔开来，多种膜蛋白对离子的选择性通透造成两侧的离子不平衡，从而产生跨膜电位差。而膜上的通道在不同时期的通透性造成了膜的电位可以发生变化，可以从静息电位到产生动作电位。

电位的变化是离子通透造成的，而离子通过膜上的离子通道就产生了电流，膜通道的开放和关闭可以影响电流，也就是说膜具有电阻（resistor，R）的特性；而电导（conductor，G）是电阻的倒数，和膜表面通道开放数目密切相关。同时因为膜两侧具有电位差，且细胞膜的厚度一般小于 10 nm，所以细胞膜是一个很好的电容器（capacitor，C）。当膜电压发生改变时，膜两侧储存的电荷也将重新分布，所以在稳态电流通过开放的通道的同时会有短暂的电容电流。所以神经元的一些电学特性可以通过一些电学公式进行推导，如前面章节提到的时间常数 $\tau = RC$ 等。

生物电信号一般较小，大多在 0.1 V 以下，如神经细胞膜电位一般是负几十毫伏到正几十毫伏，而一般的脑电、肌电和心电则相对较小，在 10 μV 至 30 mV 左右。

18.1.2　神经电生理设备

神经电生理主要采用电子学和传统神经生理学相结合的方法，利用特定的电子设备、电子仪器研究神经生理现象。所用的电子设备主要有以下三个部分：记录装置、刺激装置和辅助装置。其中记录装置包括电极、放大器、数据获取系统、计算机等，功能主要是将生物体产生的电信号引导出来，进行放大和滤波处理并通过数据采集系统储存在计算机中；刺激装置主要是用于给生物机体提供定性或者定量刺激的电子仪器，如常见的电子刺激器、视觉图像发生器、声音刺激器等，不同的刺激装置提供不同形式的刺激，如电、光、图像、声音等刺激，可对机体不同的系统刺激产生兴奋或者反应；辅助装置主要是光学部分和机械部分等，其中光学部分主要指用来观察标本的显微镜，如在细胞膜片钳中常用的倒置显微镜、脑片膜片钳中用的正置显微镜，以及激光共聚焦显微镜等。机械部分包括用来控制移动微电极的微操纵器，用来减小环境震动及噪声影响的防震台，固定整体动物头部的立体定位仪等。下面将分别介绍一些常用的仪器。

1. 电极

电极主要是用来引导生物标本的电信号，也可以用来给生物标本施加电刺激，有的电极还可以用来施加药物或者染料等功能。根据电极的几何大小可以将其分为粗电极和微电极两大类。

(1) 粗电极（macroelectrode）

是指相对比较粗大的电极，主要是用来记录或者引导脑区数目较多的神经元或者其他区域兴奋细胞活动的电特性。这些电极一般是表面电极，即只是将引导电极放置在活动区域表面，根据容积导体理论可以记录到其下部兴奋性细胞活动而传导到表面的电活动。粗电极一般是金属圆盘、金属圆球或者比较粗的金属线等形状。为了减小干扰，电极所用材料需要具有良好的导电性，一般是金、银或铂等金属，且电极与记录部位的接触阻抗应尽可能低(图 18.1)。这些电极可以用来记录脑电图(EEG)、心电图(ECG)、肌电图(EMG)等自发电位，也可以用来记录诱发电位如视觉诱发电位(VEP)、听觉诱发电位、皮层感觉诱发电位等。

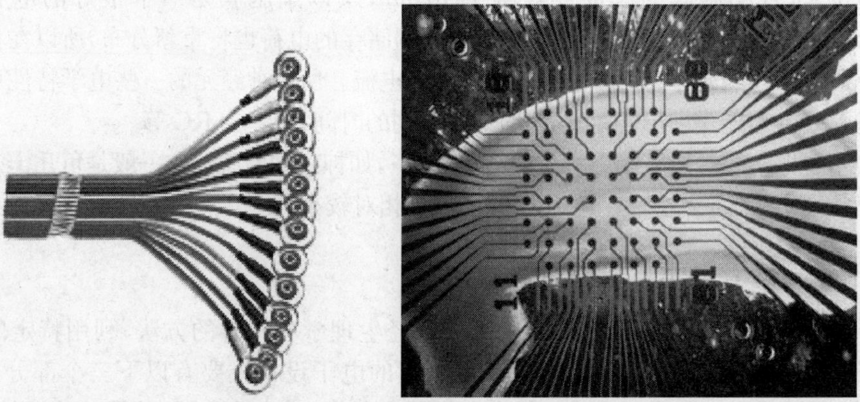

图 18.1　电极示意图　左，圆盘状电极；右，一个海马脑切片放置在 MEA 电极阵列芯片上

(2) 微电极(Microelectrode)

电生理学的核心技术是微电极技术。20 世纪 50 年代英国剑桥大学科学家 Hodgkin 和 Huxley 等采用微电极技术，创建了动作电位的钠学说，同时与澳大利亚科学家 Eccles 采用电压钳技术完成了有关静息电位、动作电位及突触传递的重要研究。

微电极是相对于粗电极来说，一般是指尖端较细的玻璃和金属电极，常常用来记录细胞内或者胞外的动作电位，突触电位或者是某一离子通道的电流等，所以其尖端可以到 1 微米甚至更细，利于刺穿细胞使细胞损害更小。根据所用的材料的不同，微电极可以分为金属微电极和玻璃微电极两类。金属微电极适用于记录细胞外电位和高频信号，具有阻抗低、灵敏度高、机械强度较好等特点。而玻璃微电极(主要还是以 Ag/AgCl 为引导电极)适合记录胞内电位、低频信号或直流电位。目前为了满足不同实验的需要，商品化的微电极种类很多。比如多管电极可以在记录的同时在记录位点局部施加不同的药物，以实时观察细胞或组织的反应；微电极阵列(multielectrode array)则是可以同时记录脑片样本多达 60 个点的场电位记录电极，提供很高的时间空间分辨率(图 18.1)。

2. 刺激装置

(1) 电子刺激器(electrical stimulator)

刺激器是用来给动物或其他可兴奋组织一个定量的或非定量的电刺激，以观察其反应。在神经电生理学实验中主要使用方波刺激，因为可以精确地控制其幅度、间隔以及频率，电子刺激器常与刺激隔离器共同使用(图 18.2)。

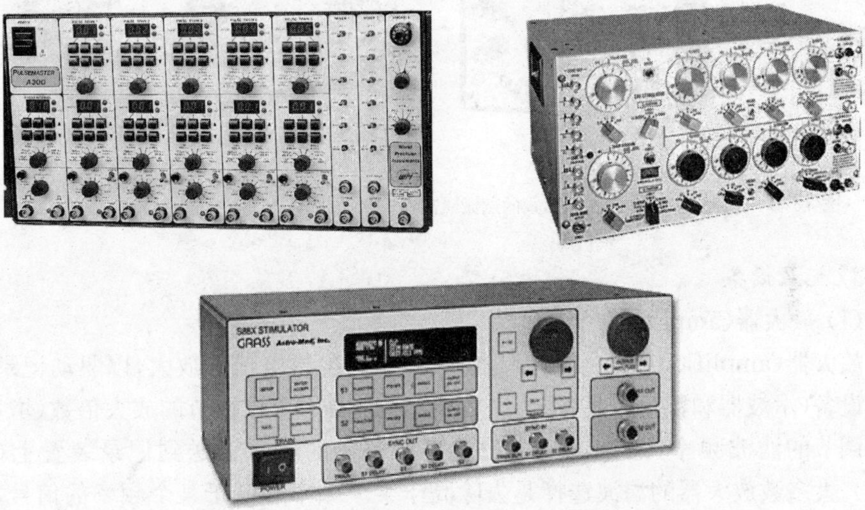

图 18.2　电子刺激器　上图，按钮式、旋钮式双道电子刺激器；下图：数字式电子刺激器

一般的电子刺激器都可以通过调节以下参数来调节刺激强度：输出选择可以控制刺激脉冲的极性，如单相、双相或直流。单相脉冲用得最多，但它将导致离子在电极的积聚；双向脉冲可以通过平衡双向波形的正相和负相电流来减小电极的极化。刺激器一般有不同的输出模式，例如单脉冲、双脉冲、串脉冲、刺激强度(电压、电流)、波宽、延迟等，可以通过这些旋钮来调节刺激强度、频率等实现对不同样品的刺激处理。刺激器通常具有同步或外触发功能，用来使刺激和记录同步，现在的电子刺激器将逐渐配合电脑使用，可以通过电脑单独或者控制刺激器产生各种需要的刺激波形。

(2) 刺激隔离器(stimulus isolator)

刺激隔离器接在刺激电极和刺激器之间，起隔离直流的作用，隔离刺激器输入与放大器输入之间的回路，从而防止了刺激电极的极化和避免了直流成分对组织的持续作用(图 18.3)。它可以有效地减小刺激伪迹，防止刺激信号对生物电信号波形的影响。使用隔离器应记住不要把隔离器任何一个输出端接地，因为这将使隔离作用失效。大多数刺激隔离器不使用市电，而使用电池供电，这是为了更有效地将其输出与地隔离。虽然计算机有取代电子刺激器的趋势，但目前尚无法取代刺激隔离器。

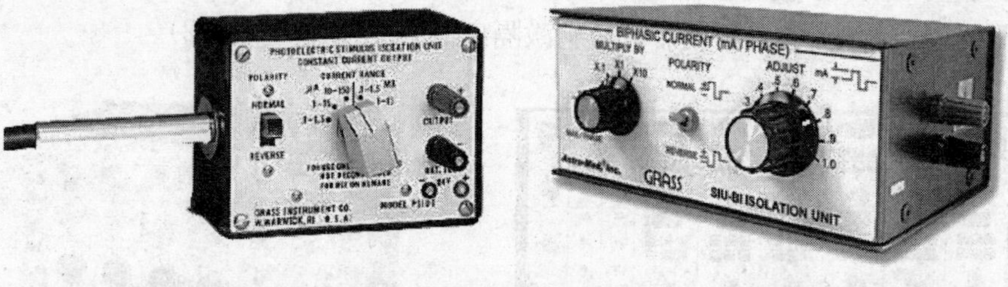

图 18.3　刺激隔离器　不同形式的刺激隔离器，两色接线柱为连接刺激电极使用。

3. 记录设备

(1) 放大器(amplifier)

放大器(amplifier)的主要功能是将较微弱的生物电信号放大，以驱动记录和观察设备(示波器和数据采集系统)。放大器一般具有可以调节的放大倍数(增益)和可调节的滤波频率，通过这两个功能将所需要的信号输送到记录装置上(图18.4)。大多数放大器的滤波选择是去除高于某个频率和低于某个频率的信号，从

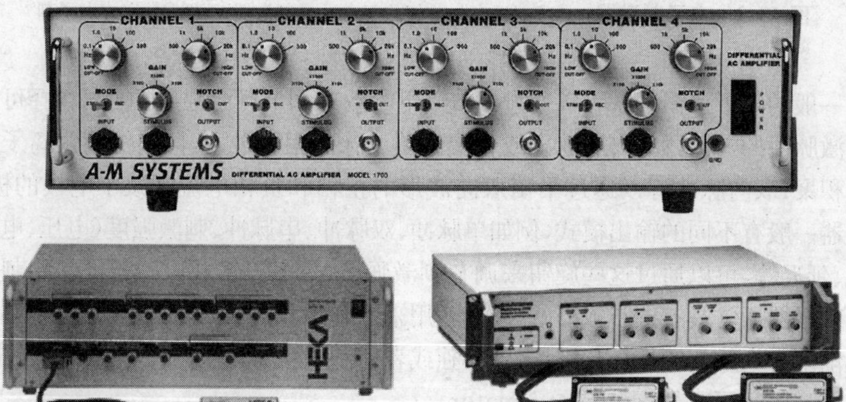

图 18.4　放大器　上图：四道放大器。中图：两种不同形式的计算机控制的双通道膜片钳放大器，可进行电压和电流钳记录。下图为常规手动控制调节的单通道膜片钳放大器。

而只对某一频率范围内的信号进行放大。放大倍数和滤波频率根据所记录信号的幅度和频谱范围确定。放大器一般都有很高的输入阻抗(应高于信号源阻抗100倍),这样可以减小信号电压在电极和标本上的损失。如脑电10—200 μV,频率范围在0.5—60 Hz,需阻抗约数千欧至数十千欧的表面电极;细胞内电位数毫伏至一百毫伏,滤波范围为DC—10 kHz,需阻抗数十兆欧至数百兆欧的微电极;而细胞外动作电位大约0—10 mV,滤波范围10 kHz,需要数兆欧至数十兆欧微电极;通道电流大约0至数pA,滤波10 kHz,而阻抗则需要大于100 MΩ的微电极。

为了避免由于较长的输入线引入50 Hz干扰和输入电容,放大器的输入端应该尽量接近标本。而微电极放大器的探头(probe),不仅可以在增大输入阻抗的同时有效地减少输入电容,而且可以很方便地安装电极并靠近记录标本,从而减小信号引线引入的干扰。

普通的放大器大多采用差分放大模式,放大器一般有三个输入端,其中一个是地,另外两个是信号输入端。放大器所放大的信号是这两个输入端的信号差。这种模式可以有效地抑制50 Hz市电的干扰。这种放大器也可以使用单端输入模式(放大一路输入与地之间的电位差),只需把两个输入端中的一端接地即可。有的放大器还可以选择性地过滤50 Hz交流信号,从而更有效地减小50 Hz干扰。

(2) 数据获取系统(data acquisition system)

数据获取系统主要是采用硬件和软件将从放大器接收来的模拟信号转换为数字信号储存在计算机中,为将来的数据处理做好准备。因为放大器采集的信号是模拟信号(analog signal),要储存在计算机中需要转换为数字信号(digital signal),即模拟到数字信号。同时可以通过计算机软件程序控制调节刺激的输出,将数字信号转变成模拟信号。以前采用的一般是A/D转换卡,可以安装在计算机卡槽中,并根据接口设置好程序。A/D转换卡中的数据采集是通过采集卡中的模数转换器(analogue digital converter,ADC)实现的,就是把放大器输出的电压信号(模拟量)以一定的采样时间间隔数字化,以便在电脑上显示并保存。采样时间间隔(其倒数为采样频率)根据所记录的电信号的频率特性来确定,一般记录细胞内的电压或电流信号需要的采样频率为10 kHz,记录脑电等较慢的电位需要的采样频率约为1 kHz。电脑对刺激的控制通常是采用A/D卡上的数模转换器(DAC)实现的。由于刺激的控制是数字化的,所以可以很方便地产生各种需要的刺激波形。

现在一般都有商品化的与放大器相配套的接口设备和相应的采集程序,而且都有USB接口,安装比较方便。如Axon(Molecular Device)的Digidata系列和

HEKA公司的LIH系列等，都具有16位高分辨率、多通道模拟数字输入输出接口，使用比较方便，但整套价格不菲。Axon的pClamp 10集采集、分析、统计和作图等功能于一身，是经典的膜片钳采样分析软件包(图18.5左下)。

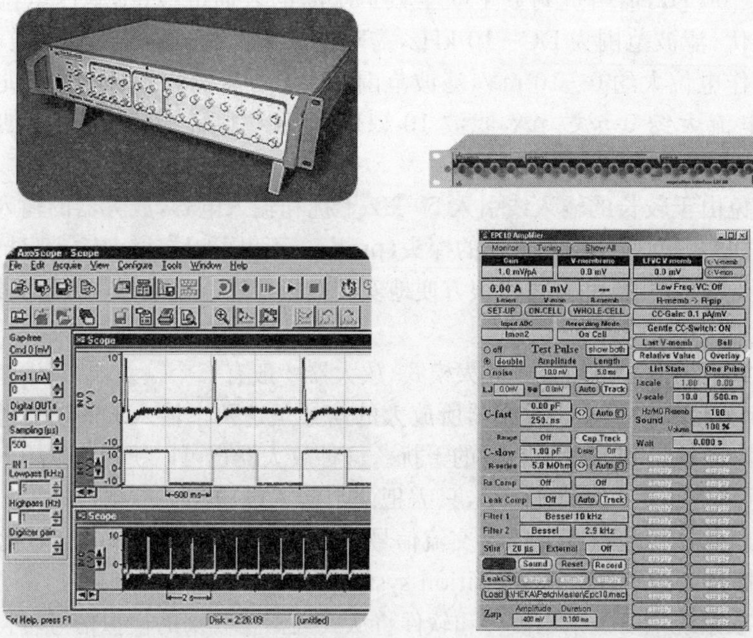

图18.5　不同公司的数据获取系统　上图：硬件；下图：相对应的软件窗口

(3) 神经脉冲甄别器(window discriminator)

在动物神经系统的信息传递过程中，动作电位的波形和幅度一般认为没有多大意义，而神经信息主要是以动作电位频率变化编码的方式传递的。在神经干或用微电极在细胞外可以引导出神经元的动作电位。神经脉冲甄别器的功能就是从胞外记录的信号中提取出各个神经脉冲。在神经脉冲甄别器上，我们可以设定一个幅度阈值，高于或低于阈值的地方就被鉴别为一个神经脉冲，就在其输出端给出一个电压信号，这个信号可以被记录和分析。这样就实现了对神经脉冲的分离鉴别。

计算机生物信号记录分析系统，采用软件方式，可以很方便地对记录的信号进行幅度鉴别，使得神经脉冲甄别器在分析脉冲的过程中不再是必不可少的设备了。实验过程中，实验者可以将所有原始的信号全部记录下来，通过电脑软件可以很方便地实现神经脉冲的鉴别，并可以进行数据处理。不过一般的脉冲鉴别器带有一个扬声器，可以将每个脉冲转换成一次声响，这样为实验者在实验过程中监听细胞的发放频率提供了极大的方便。

4. 光学设备

配置光学设备的主要目的是在电生理实验过程中观察样品及其反应(图18.6)。可以根据不同的实验目的配置适合的显微镜。一般的动物在体实验中,可以配置体视或者解剖显微镜;在单细胞膜片钳记录过程中,可以使用倒置显微镜:因为镜头在载物台下面,所以可以有比较大的空间来移动电极使之接触到记录的细胞。另外可以在镜头上方两侧安装一个较为大且坚固的载物扩展台,可以用来安放微操纵器。在脑片或者组织片记录中,需要正置显微镜,且高倍物镜一般为浸水镜头。一般正置显微镜因为结构所限,其样品和电极可操作空间比较小,但相对来说具有较大的放大倍数,在脑片膜片钳中则采用微分干涉相差(DIC)正置显微镜并配以红外摄像监视装置;更进一步可以使用激光共聚焦显微镜研究突触间以及更微观的神经活动。激光扫描共聚焦显微镜采用激光作为光源,可以使研究者能够采集细胞或组织内部的荧光标记图像、观察细胞或组织内部的微细结构和形态学变化,在电生理观察和记录细胞的生理活动中经常用到。而双光子荧光显微镜则是结合了激光扫描共聚焦和双光子激发,具有较容易穿透标本,对细胞毒性较小,不易漂白等优点,更适合用来观察厚标本和活细胞。

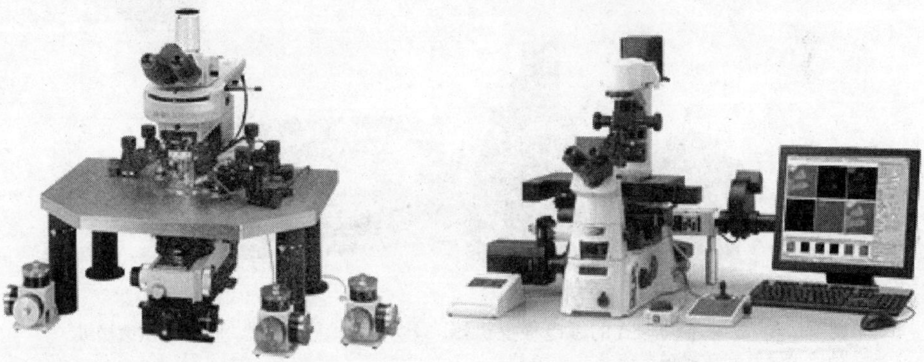

图 18.6 显微镜 左图:正置显微镜;右图:倒置显微镜

5. 机械设备

(1) 微电极操纵器(micromanipulator)

微电极操纵器主要是用来控制微电极的移动,使微电极可以准确地到达所记录或给药的部位。一般的微电极操纵器可以在三维方向上控制微电极的移动(图18.7)。根据操纵器原理的不同,有三种形式的微操纵器可以选择:电动(motorized)、液压(hydraulic)、压电(piezoelectric)。每种都有其优缺点:电动微操纵器小巧坚固并有很好的长期稳定性，但是有时候可能会有反应慢，反应迟滞等现象；液压操纵器则有反应迅速、方便等特点，但某些型号可能出现局部漂移的现象；压电陶瓷微操纵器具和电动微操纵器一样的优缺点，但却具有更好的分辨率。三种微操纵器可以分开使用，也可以是相互之间的组合。由于电子操纵器操作简单，而且可以数字化显示电极移动的距离，所以其使用越来越普遍。不同型号的微电极操纵器具有不同的精度，即可控制的最小移动距离。一般来讲，控制记录电极(尤其是进行细胞内记录时)的操纵器的精度需要 1 μm 或更高，控制刺激和给药的操纵器的精度可以略低。

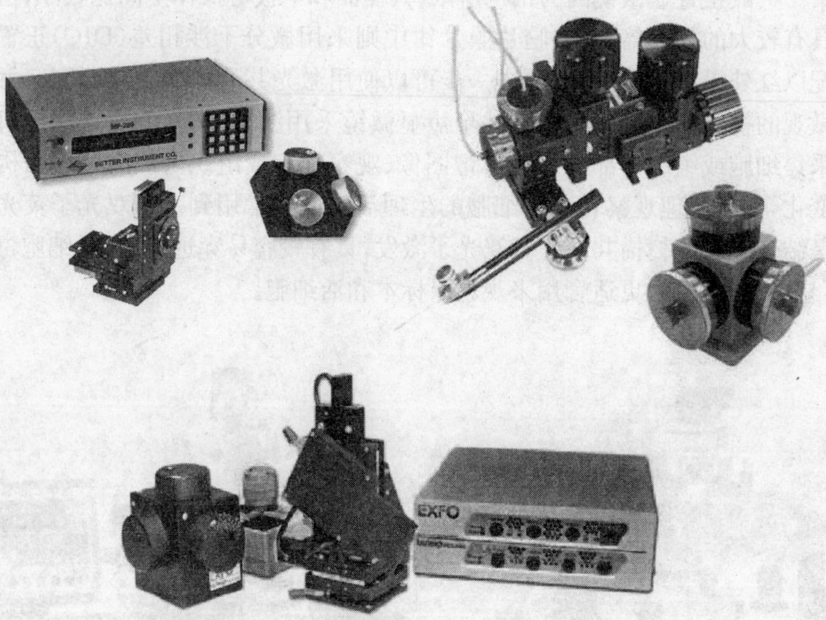

图 18.7　三种不同形式的微电极操纵器　上左：电动微操纵器，上右，液压微操纵器，下图：压电微操纵器

(2) 立体定位仪(stereotaxic apparatus)

在整体动物的实验中，实验者常常需要确定某一大脑皮层区域或脑内某一神经核团的位置，以便对其记录或刺激。这就需要对皮层区域和神经核团进行准确定位。大多数常用的实验动物，如猴、猫、大鼠、小鼠等都有现成的脑图谱供实验者使用。这些图谱都是根据一定的规则，将动物脑制成脑切片，确定神经核团位置，再重组而绘制的。这就要求在根据图谱确定感兴趣的区域时，必须采用相同的定位方式。脑立体定位仪就是以一定的方式固定动物头部从而根据脑图谱进行定位

的仪器，一般由头部固定装置和电极移动架组成，其都安置在一坚固的金属框上，头部固定装置包括固定上颌的上颌固定器和耳棒(图 18.8)。电极移动架由三维滑动尺组成，可作左右、上下、前后方向移动，移动的位置从滑尺刻度上读出。

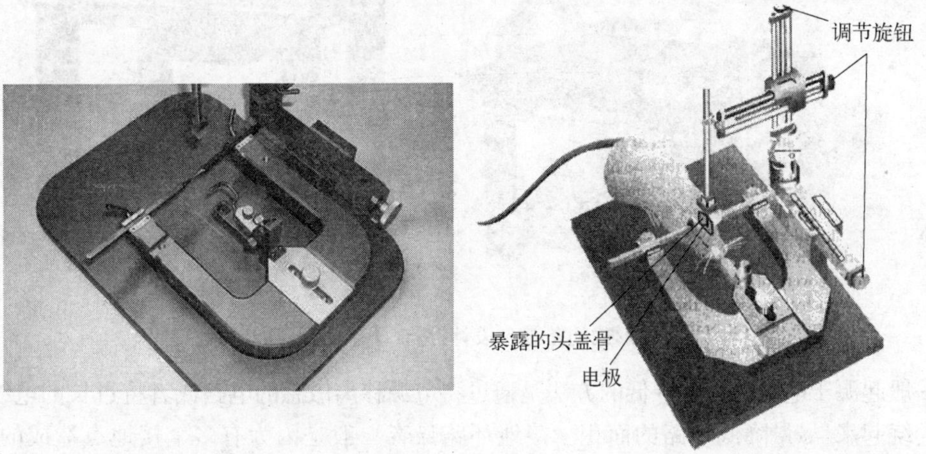

图 18.8　立体定位仪

立体定位仪一般利用颅骨表面的某些标志，如前囟(bregma)、人字缝(lamda)、矢状缝、外耳道及眶下缘等部位与脑表面和脑深部某些结构的相对恒定的关系，借以从外部确定这些内部结构的空间位置。除了固定动物头部的装置外，立体定位仪一般还附带三维微操纵器。

(3) 防震防干扰装置

防震台一般是指在气动装置(压缩空气)上支持的一块厚重钢板。使用时通过气体使钢板下的气囊充满气体，这样外界的震动在传导时可以在气囊被消除，不影响钢板上的实验样品和电极。在膜片钳实验中，细胞膜和记录电极尖端封接后，震动极易使封接断开，从而导致实验失败。目前一般都有商品化的产品可以买到，手工制作也可以达到同样的目的：如采用钢板下放置一些质量好的网球或者类似的内部充满气的具有一定厚度的塑料管等(图 18.9)。

在做电生理实验中，因为记录的是电信号，除了要做好实验设备之间的内部噪声处理之外，最主要的是防止外部的电信号干扰。这些干扰一般可以分为三类：随机电干扰、磁干扰和接地环路干扰。随机电干扰主要来源于灯、电源插座的线频干扰以及计算机的高频干扰，可以通过将记录槽、记录电极等采用锡箔纸屏蔽等方式降低干扰，最好的方式是采用 Faraday 笼屏蔽。磁干扰是由于穿过某一电线回路的磁通量发生了改变而诱发的电流，其特点是干扰信号常常不是正弦波的高频信号，

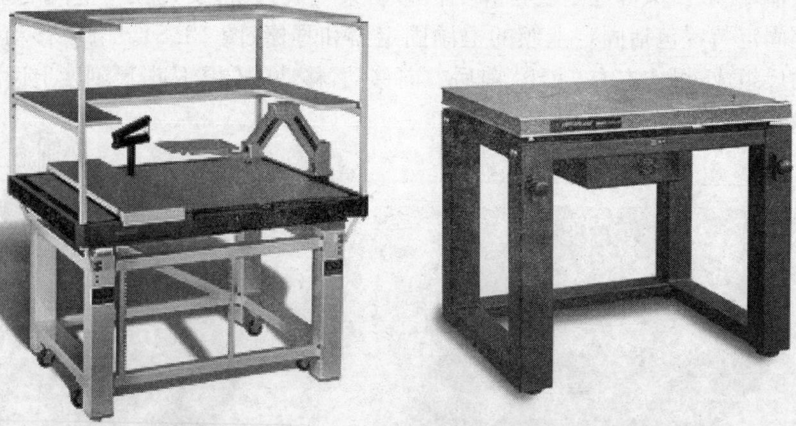

图 18.9　不同形式的防震台设计，适合于电生理、细胞微注射等

一般起源于电源附近。降低的方法是通过将电源移离敏感的电路或者将过长的电线卷绕起来，尽量降低环路的面积。接地环路噪音一般是因为有多个接地点造成的。在这个环路中，可能因为磁场的改变而产生电流，或者因为接地点的不同电位而造成电流的流动。消除的方法也较简单，尽量将所有的接地线连接到同一个接地点。现在一般的建筑都具有良好的接地箱，可以通过这些来消除实验过程中的噪音。

在实验过程中如果出现噪音是很令人沮丧的，不过不要气馁，可以通过逐步排除：首先将所有的仪器和设备关闭，并从电源插座上拔下，然后逐步将各个仪器设备打开，观察是哪个设备或者环路引进了干扰，这个过程中最好能使用一台示波器作为监视。

6. 其他设备

除了以上设备以外，电生理实验还需要其他的一些必须设备，如制作电极需要的电极拉制仪，可以是垂直式或者水平式的（图 18.10）。垂直式通过电加热铂（钨）丝等将玻璃电极加热到熔点，通过重力拉断，一般是两步操作。水平程控拉制仪是采用微电脑控制，可以分别设定拉力大小、拉制的时间、拉制的方式等很多参数，靠电加热铂片或激光（石英玻璃）熔断玻璃毛坯。有些实验在拉制好以后还需要通过抛光仪抛光，使电极尖端更光滑，有利于封接。在配置细胞内/外溶液的过程中还需要标定渗透压的渗透压仪。在做脑片记录之前，还需要将脑/组织切成 100—400 μm 左右的薄片的组织切片机，一般是振动切片机（图 18.11）；切好的脑片/组织片需持续维持恒温、恒流、恒氧，以保持记录过程中脑片的活性，还需要配套的恒温控制仪、特定的脑片培养小槽和蠕动泵等设备。在做药理实验过程中可能还会用到多管灌流加药系统等。众多的生理仪器设备需要合理放置，好的仪器架可以解决这个问题，一般的仪器架设计非常灵活，可方便移动、拆卸与安装。

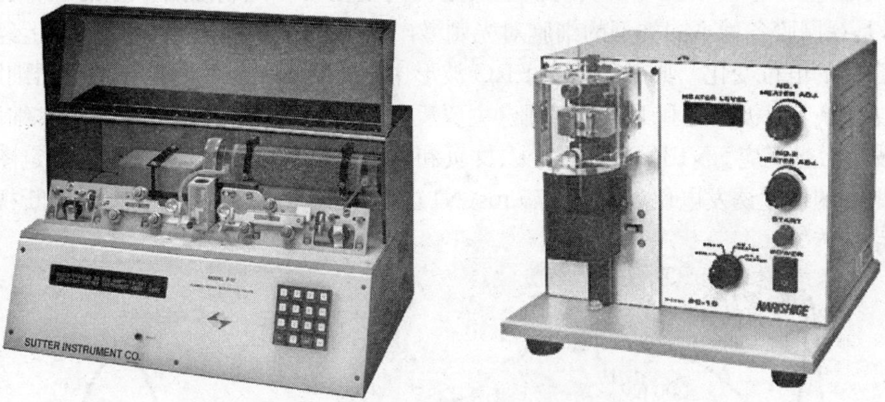

图 18.10　水平和垂直式微电极拉制器

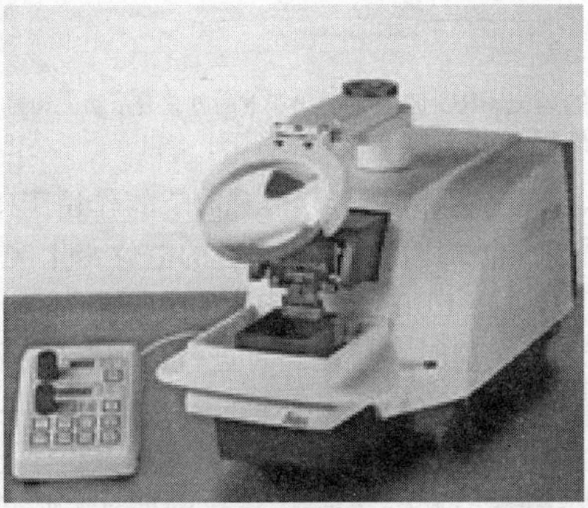

图 18.11　振动切片机

18.1.3　电生理记录技术

1. 场电位记录

(1) 容积导体电位记录

容积导体电位主要是指采用粗电极记录的脑电图(EEG)、心电图(ECG)、肌电图(EMG)、视网膜电图(ERG)和视觉诱发电位(VEP)等，一般都有特定的仪器和电极。动物实验中 EEG 一般需要开颅放置电极，用来监测电生理实验过程中脑的活动。ECG 则用来监测在体动物实验过程中动物的活性,通常采用皮下电极记录 ECG。EMG 是用来记录动物肌肉活动的,特别是电生理记录中要区别 EMG 对其他如 EEG 的干扰等。视网膜电图是视网膜在接受光刺激后产生的综合性电位,是视网膜各种不同类型的细胞对光刺激产生的同步反应,在时间和空间上经过综合后的电位变化。典型的闪光 ERG 波形中(图 18.12),a 波起源于感受器细胞,b 波起源于双极细胞和 Muller 细胞(主要反应),c 波起源于视网膜色素上皮细胞,d 波是撤光反应。VEP 可通过额头、枕页和耳垂分别引导,通过被试注视特定图形而记录的视觉诱发电位,分别在 75 ms(N1),100 ms(P1)处有峰值,可以判断视觉通路的传导。

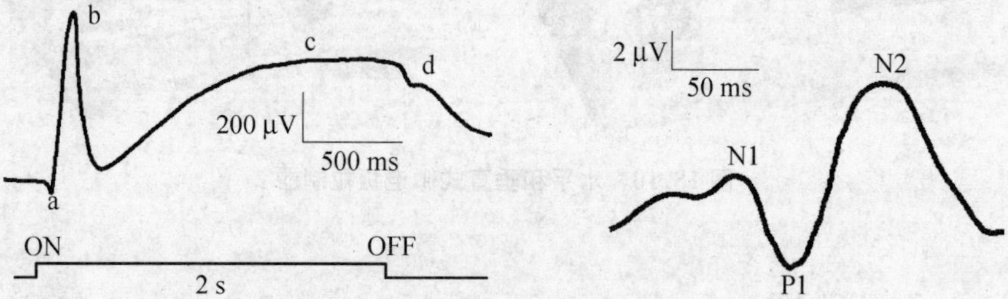

图 18.12　典型的闪光 ERG 波形　曲线下方的方波表示给光和撤光时间;反转棋盘格诱导处的人 VEP。

ERP(事件相关电位)是指外加一种特定的刺激,作用于感觉系统或脑的某一部位,在给予刺激或撤消刺激时,在脑区所引起的电位变化(图 18.13)。作为一种诱发电位,一般是采用多通道 EEG 记录,其具有很高的时间分辨率(毫秒),便于与传统的心理测量指标——反应时有机地配合进行认知研究,且具有无创性。可以同时记录被试在某种认知活动或心理状态下的脑电、肌电和心电,且可通过先进的脑成像软件分析。在感觉神经科学、认知神经科学以及医学等方面具有很好的应用,可以对如语言加工、注意、记忆、精神病、老年痴呆及睡眠等进行研究。

(2) 单细胞胞外动作电位

胞外动作电位是指通过微电极在细胞外记录到的单细胞动作电位,可以使用玻璃或者金属微电极记录,但相对来说金属微电极更理想。所记录到的动作电位一般为双相动作电位(图 18.14),这是由于细胞在发放动作电位时所引起的离子流动不同导致的,钠离子流入细胞导致胞外从零电位变负,而钾离子流出则导致由负变正的过程。胞外记录动作电位一般幅度较小,大约在 100 μV 左右,需要放大器具有较大的输入阻抗。这种记录不需要刺穿细胞,易于操作,且可以长时间记录,不仅可以从细胞体附近记录,而且可以从轴突附近记录。

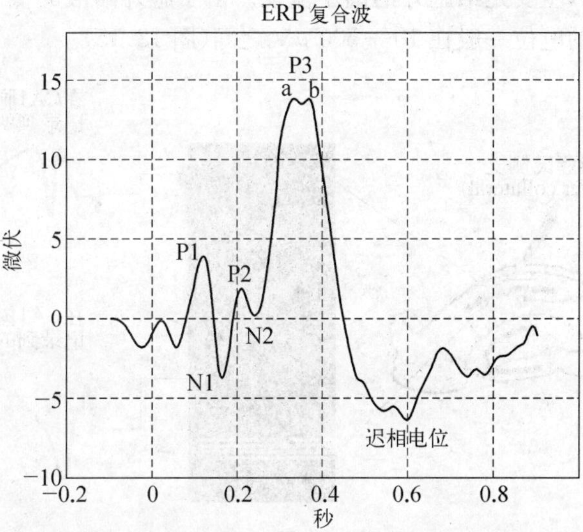

图18.13　ERP波形　P1,事件相关;N1,注意相关;P3,与认知记忆相关的成分

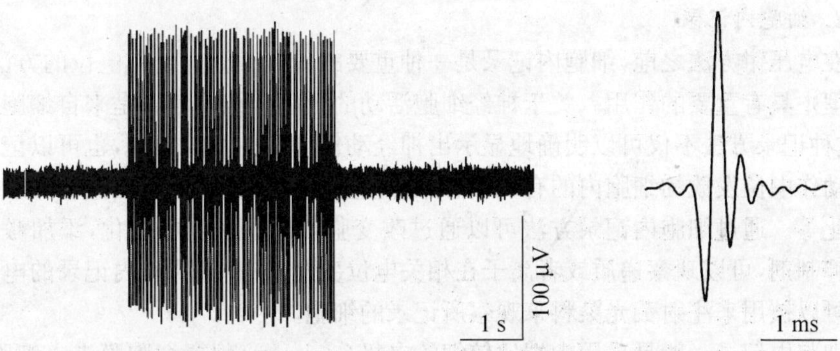

图18.14　单细胞胞外记录的动作电位　左图是胞外记录到的一串动作电位的发放,右图是单个动作电位的放大图,图中可见动作电位是双相的。

(3) 多细胞场电位

可以采用在体或者离体脑片记录的方法,记录特定位置的细胞发放或者突触传递的活动,可以记录到群峰电位(population spikes,PS)或者兴奋性突触后电位(EPSPs)。一般在胞体层主要是PS峰,记录的是多个细胞同时发放的幅度,同步性越好,幅度越大;而在树突层则主要是EPSP,记录的是多个树突的兴奋性突触后电位。在这种模式下,细胞外的场电位通过放大器被记录在计算机等存储工具上,胞外信号比较小，主要是细胞外的离子流动。由于胞外溶液的低电阻以及信号比较小，所记录到的电位一般在 10—500 μV 之间(图 18.15)。

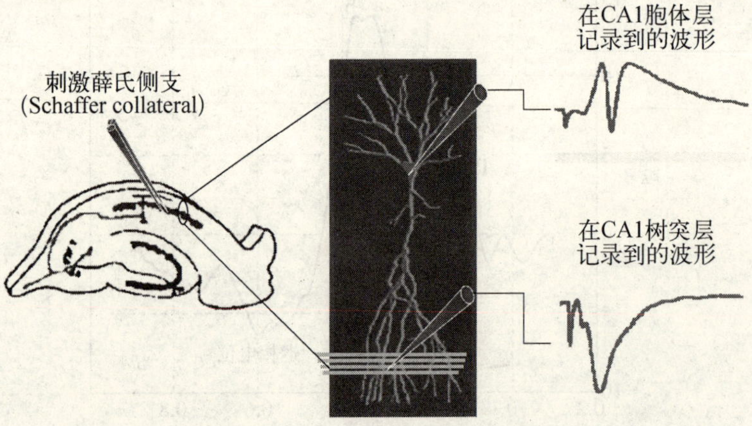

图 18.15　海马 CA1 场电位记录的电极分布及其所记录到的波形
(Sweatt 等，2003)　刺激海马薛氏侧支(schaffer collateral)，分别在胞体和树突区记录到的波形

2. 细胞内记录

在电压钳方法之前，细胞内记录是一种重要的研究细胞内动作电位的方法，在电生理中具有重要的作用。关于神经细胞活动的很多详细的信息是来自细胞内记录，这种记录方法不仅可以明确地显示出神经动作电位的发放模式，也可以记录出引起动作电位发放的细胞内的有关信息，如静息电位的变动、细胞阻抗和突触电位的变化等。通过细胞内记录方法可以通过改变胞内离子浓度的变化，添加激动剂或者抑制剂，可以观察递质或者离子在相关电位变化中的作用；胞内记录的电极还常常可以被用来注射荧光染料来观察所记录的细胞。

细胞内记录一般是采用尖端比较细的电极(<1 μm)刺穿细胞膜进入细胞，主要用来记录细胞内的电压变化，也可以用来进行电压钳制。其所采用的电极一般具有高阻抗，电极内液应与细胞内液相同。刺穿细胞可以使用振动(vibration)或 Buzz 方法。Buzz 是在电流钳模式下通过放大器输出一定的脉冲，使电极尖端产生高频振荡，可以使电极刺穿进入细胞，形成细胞内记录。电极振荡的时间可以调整，Buzz 也可以帮助清除电极尖端可能形成的堵塞。因为电极刺穿进入细胞，对细胞具有一定的损伤，所以决定其记录的时间不可能太长，另外刺穿细胞可能会造成一定程度的漏电流。

在电极接触细胞并进入细胞过程中，可以通过显微镜或者视频设备观察，也可以通过观察电极的电位和阻抗来盲插。电极阻抗在进入到细胞的过程中变化不大，如果有较大幅度的变化则可能是电极被堵住了，应该更换电极。正常情况下，电极在接触到实验样品的时候，应该调整其电位为零；电极在进入细胞后其电位应该是细胞膜电位，会有一个较大的阶跃。进入细胞后，可以通过注射电流来诱发动作电位或者观察电位变化。

3．全细胞记录（膜片钳记录）

(1) 简介

膜片钳技术是在电压钳技术的基础上发展起来的。1976 年德国马普生物物理化学研究所 Erwin Neher 和 Bert Sakmann 博士创建膜片钳技术，给电生理学和细胞生物学的发展带来了一场革命，使人们对离子通道的本质在认识上有了一个质的飞跃。他们也因为自己的创造性工作和对生理学的突出贡献而荣获 1991 年的诺贝尔医学和生理学奖。

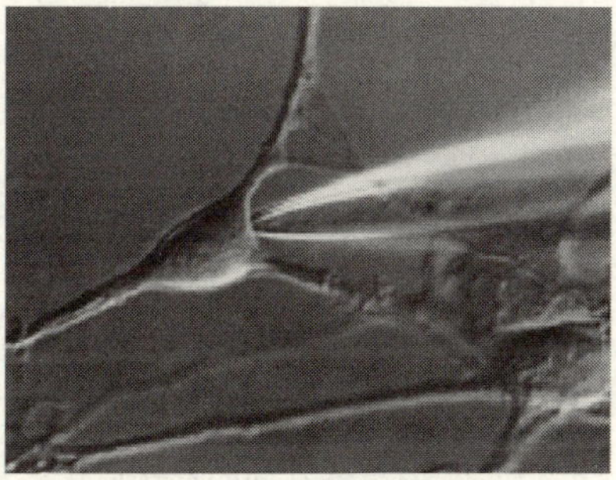

图 18.16　膜片钳记录　(引自 HEKA 公司 patchmaster 用户指南)
一个玻璃电极与神经元细胞膜的接触

膜片钳技术是通过微电极和细胞膜之间形成高阻封接（gigaohm seal），采用电压钳或者电流钳技术对细胞膜上的离子通道电活动进行记录的一种技术（图 18.16）。其基本操作过程是将玻璃微电极轻轻接触到细胞膜表面，给电极尖端施加负压，这样就可以在电极尖端和细胞膜之间形成高阻封接，电阻可以达到 10^9 欧姆（1 GΩ）以上，电极尖端与膜之间的离子不能从二者之间通过，只能从膜上的离子通道进出。通过不同方式可以从膜上得到一小片膜，如果运气好的话，膜上只有一个离子通道，就可以记录单通道电流。

从字面意思理解，膜片钳技术记录的是“膜片”，特别是能够记录到非常微弱的单通道离子电流。但随着技术的发展，除了最初的四种基本记录模式以外（图 18.17），又陆续演变出多种记录技术，如穿孔膜片钳记录（perforated patch clamp）、在体膜片钳记录（in vivo patch clamp）、脑片膜片钳记录（brain slice patch clamp）等等。随着技术的发展，其研究对象也不仅仅局限于离子通道，从电压门控离子通道、配体门控离子通道等到转运体（transporter）、离子泵（ion pump），以及采用膜电容技术研究可兴奋细胞的胞吞、胞吐机制等。与光学影像学结合进一步拓宽了膜片钳技术的应用，如采用荧光探针测定胞内钙离子浓度并检测离子通道功能，采用激光共聚焦可动态研究钙离子的浓度，进而可测定细胞器内的游离钙离子浓度。其应用也推广到药理学、分子生物学、离子通道疾病（channelopathy）等领域，如采用爪蟾卵母细胞内注射特定受体或者通道的mRNA使其表达，对研究特定受体或离子通道结构与功能有很大帮助，人类某些遗传性疾病可能与离子通道的功能障碍有关(如重症肌无力与AChR功能障碍有关)。

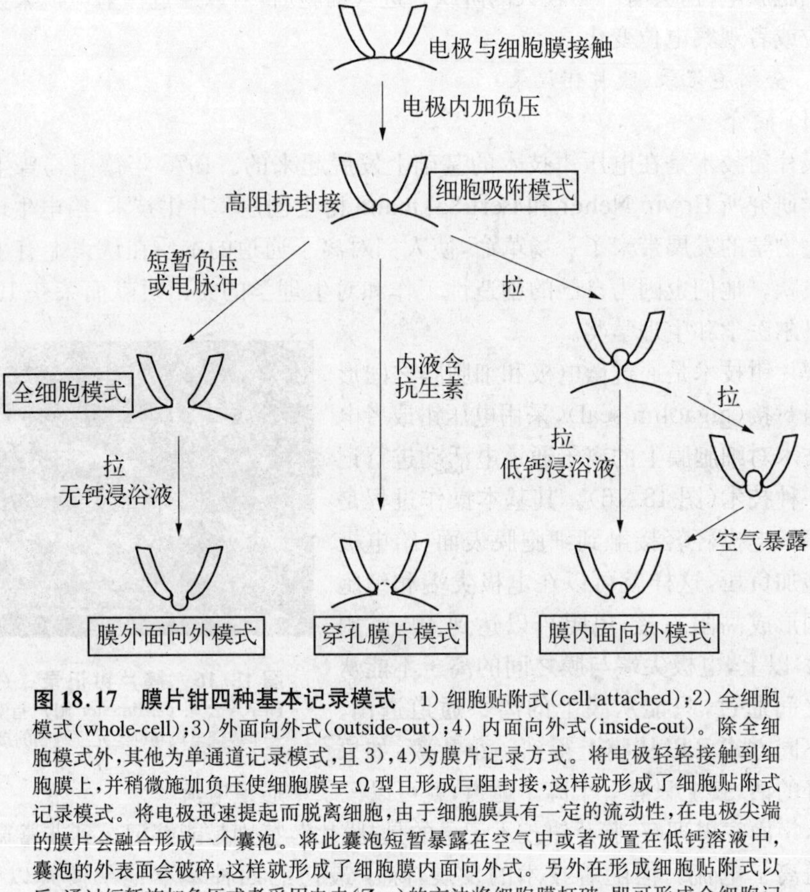

图18.17　膜片钳四种基本记录模式　1) 细胞贴附式(cell-attached)；2) 全细胞模式(whole-cell)；3) 外面向外式(outside-out)；4) 内面向外式(inside-out)。除全细胞模式外，其他为单通道记录模式，且3)，4)为膜片记录方式。将电极轻轻接触到细胞膜上，并稍微施加负压使细胞膜呈Ω型且形成巨阻封接，这样就形成了细胞贴附式记录模式。将电极迅速提起而脱离细胞，由于细胞膜具有一定的流动性，在电极尖端的膜片会融合形成一个囊泡。将此囊泡短暂暴露在空气中或者放置在低钙溶液中，囊泡的外表面会破碎，这样就形成了细胞膜内面向外式。另外在形成细胞贴附式以后，通过短暂施加负压或者采用电击(Zap)的方法将细胞膜打破，即可形成全细胞记录模式。在全细胞模式形成之后，在无钙的溶液中可以将电极缓缓抬起逐渐脱离细胞，由于细胞膜本身具有流动性，在电极上的细胞膜膜片会逐渐融合，就会形成细胞膜膜外朝向溶液的外面向外式。

(2) 膜片钳电极

电生理学的核心技术是微电极技术，20世纪50年代英国剑桥大学科学家Hodgkin和Huxley等采用微电极技术，创建了动作电位的钠学说，同年代澳大利亚科学家Eccles通过微电极采用电压钳技术完成了有关静息电位、动作电位及突触传递的重要研究。而膜片钳技术是在传统的微电极技术上的重大发展，能够记录到小于 1 pA(10^{-12} A)的单通道电流。

① 玻璃微电极

玻璃微电极选材　单通道和全细胞记录对噪声的控制要求不同，所选用的玻璃电极毛坯材质要求也不尽相同，而且还要根据自己实验室的电极拉制仪情况来选用。一般来说需要选择合适硬度的玻璃毛坯：软质(苏打)玻璃适用于全细胞记录，因其在拉制时尖端锥度陡直，可降低电极的串联电阻；硬质(硼硅酸盐)玻璃噪声低，对全细胞和单通道记录都适合。另外玻璃毛坯的内外径要适合放大器上的电极夹持器(holder)，外径一般为 1.2—1.5 mm，内径一般在 1.0 mm，壁厚度在 0.2 mm 以上，管壁厚，相对来说其噪声也就越低。

清洗　如果做单通道记录，需要对玻璃毛坯进行清洗，最好用无水乙醇通过超声处理或重铬酸钾浸泡，蒸馏水清洗后，烘箱烘干。

拉制　膜片钳电极一般情况下其颈部很短，尖端较钝，灌注后阻抗较小，所以需要多步拉制才能达到要求。根据不同厂家的拉制仪，可调节多个参数来控制。一般都是先将玻璃毛坯加热拉细但不拉开(形成电极的颈部部分)，进一步加热并采用稍小的拉力将电极拉开(形成电极的尖部)，此尖端直径一般在 1—5 μm 左右，灌满电极液后阻抗在 1— 5 MΩ 左右。一次实验拉制的电极最好能放置在有盖的盒子中，实验过程中电极应保持干净，最好现用现拉制。

涂胶　在做小电导单通道记录时，需要通过涂抹一定的疏水性物质，以增加壁厚，减少跨壁电容，降低噪声。一般使用的是硅酮树脂 Sylgard #184，它具有疏水性、与玻璃交融密切、非导电性的特性，离尖端越近越好。涂完硅酮树脂的玻璃微电极可通过加热的镍铬电阻线圈烘干凝固，以防硅酮树脂顺着电极流向尖端而影响封接，烘干后才能进行抛光。

抛光　通过一定的仪器设备使拉制的玻璃电极尖端变得更光滑的过程，一般使用的是将玻璃电极尖端靠近加热的铂丝(Narishige，MF-830)，或者使用旋转的毛玻璃将电极尖端磨钝(Sutter，BV-10)。抛光可以使电极更利于封接，形成稳定的封接利于记录时间的延长(图 18.18)。

灌注　电极内液最好通过微孔滤膜过滤，电极最好现用现拉现灌。对于有芯电极或者电极尖端口径较大的，可通过尾端灌注法，直接用注射器通过尾部将电极液灌注，然后将气泡弹出即可。对于电极尖端较细的，可采用负压法将尖端灌满后再通过尾端灌注。灌注时不可全部灌满电极，以免污染电极夹持器，增大噪声。

② Ag/AgCl 电极

在电生理记录过程中，真正引导电信号到放大器的是 Ag/AgCl 电极，而玻璃

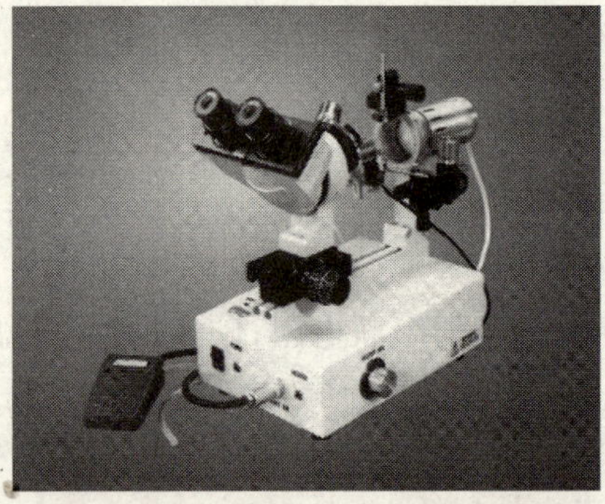

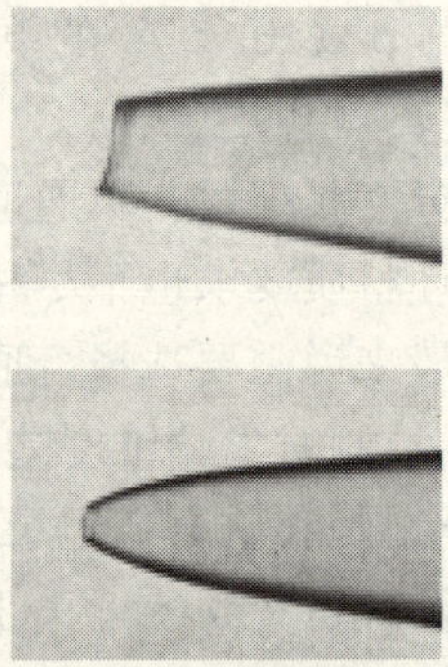

图 18.18　玻璃微电极的抛光　左图为抛光仪，为电极拉制后使电极尖端光滑的装置。右上图为拉制后的电极，右下图为抛光后可以使用的电极。

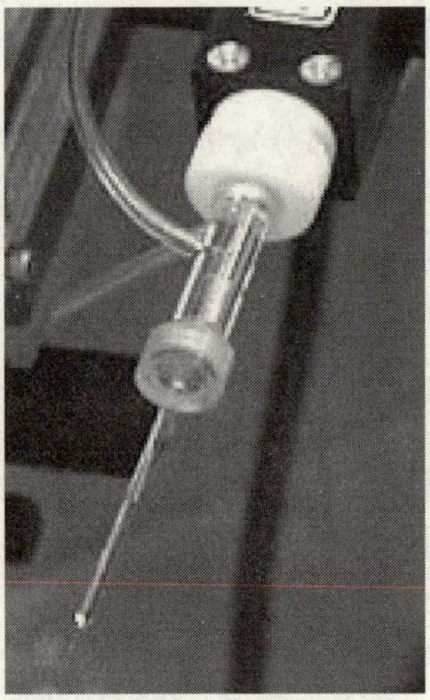

图 18.19　Ag/AgCl 电极　充灌电极液后的电极安装在放大器的电极夹持器(holder)上，电极中黑色为 Ag/AgCl 电极。

微电极及其所灌注的溶液除了能形成巨阻封接外，还起到盐桥的作用(图 18.19)。当有电子流出 Ag/AgCl 电极时，Ag 失去电子形成 Ag^+，与溶液中的 Cl^- 结合形成 AgCl 附着在 Ag/AgCl 电极上。当有电子流入 Ag/AgCl 电极时，AgCl 中的 Ag^+ 得到电子成为 Ag 原子，而 Cl^- 进入溶液，即有

$$Ag + Cl^- = AgCl + e$$

由上式可见，Ag/AgCl 电极具有可逆性，但长时间使用会导致 AgCl 消耗，需要重新电镀，在电镀前，需要用细砂纸将银丝打磨干净，显露出银光亮本色。常用的镀氯化银方法有以下几种：a. 银丝放置在含有氯离子的溶液中(如 150 mM NaCl)，接干电池，正极接电镀的银丝，负极接普通银丝或者银板，待银丝表面上均匀变黑为止。尽量缓慢均匀电镀，颗粒尽量小，如果干电池电流太大，最好能接一个电阻分压。b. 直接将银丝放入次氯酸钠溶液(或者漂白剂)中浸泡 10—20分钟，使银丝表面均匀变黑为止。要注意预留部分光滑银丝以便与 holder 相连。

③ 参考电极

参考电极又称参比电极，或者叫无关电极，在与溶液接触的研究中又称为浴池电极(bath electrode)，一般以盐桥方式和 Ag/AgCl 较为常见。

在溶液中的氯离子变化不大的情况下，可以使用 Ag/AgCl 电极作为参考电

极。但当溶液流动且氯离子浓度变化较大时，可使用盐桥方式作为参考电极，盐桥可以隔离溶液和 Ag/AgCl 电极直接接触，防止 Ag^+ 直接进入溶液中损害样品。一般采用的是琼脂盐桥(Salt-agar Bridge)，即按照琼脂 3∶蒸馏水 97∶KCl 30 的配比，先将琼脂和水加热溶解后放入 KCl，趁热滴入事先制作成的弯管中，琼脂中不能有气泡，盐桥需要配合 Ag/AgCl 电极使用。

④ 碳纤维电极(Carbon-fiber)

碳纤维本身具有强度高，耐腐蚀高温，好的导电导热特性，且具有电磁屏蔽功能。在膜片钳应用中可以检测细胞分泌活动以及神经递质释放机制。其原理是在碳纤维上施加一个氧化电位，此电位可使被检测物质迅速氧化，释放出电子进入碳纤维电极，从而产生可以检测的电流。

(3) 全细胞记录

全细胞记录目前是应用最广泛的膜片钳记录技术(图 18.20)。在早期的膜片钳技术研究中，主要是研究不同离子通道的动力学特征、药理学特性等。在随后的研究中发现，只有使用全细胞记录技术，才能揭示各种离子通道在整个细胞中的重

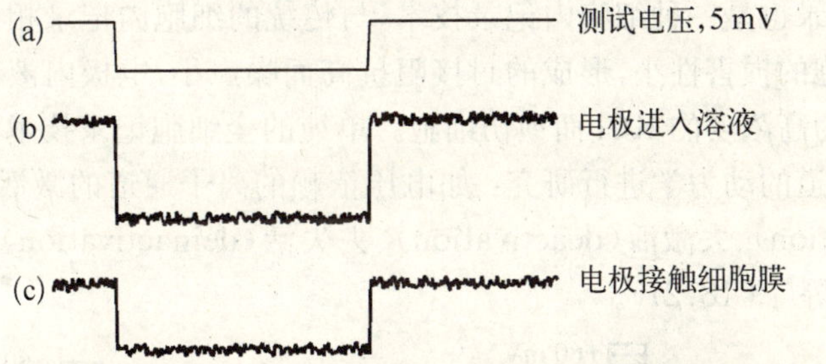

图 18.20　全细胞记录过程　a. 用于测量封接阻抗的方波电压，幅度为 −5 mV；b. 电极进入溶液中，图中高度显示为电流大小；c. 电极接触到细胞(正压释放)，电极与细胞间阻抗加大，电流略有减小；d. 通过负压，细胞膜与电极间形成高阻封接(giga-seal)；e. 快电容补偿后，快电容电流减小；f. 细胞膜被吸破以后，形成全细胞记录模式；g. 慢电容补偿以后

要生理功能。所以目前全细胞记录是膜片钳技术中最常使用的记录模式,不仅可以用来记录离子通道的动力学特性,而且可以进行细胞胞内注射药物或荧光染料,以及进行细胞的胞吐、胞吞机制等方面的研究。

其具体的记录过程如上图所示,破膜过程中可以使用注射器施加负压,或者使用嘴吸,或者使用放大器提供的 Zap 功能。全细胞记录过程中要注意选择细胞,太大则其钳制电位可能会有偏差,太小则不易封接。一般要求电极内液和细胞内液在离子成分、离子强度、渗透压和 pH 值上相一致。故典型的全细胞记录电极内液成分为(mmol/L):KCl 150,NaCl 5,Hepes 10,EGTA 10,$CaCl_2$ 1.0,$MgCl_2$ 1.0。可适当添加 MgATP 等能量物质,并根据实验目的适当替换相关离子。分离神经细胞主要用人工脑脊液(artificial cerebrospinal fluid solution,ACSF),成分(mmol/L):NaCl 124,KCl 2.5,NaH_2PO_4 1.25,$MgSO_4$ 2.0,$CaCl_2$ 2.0,$NaHCO_3$ 26,glucose 10。该液体需要通以 95% O_2 + 5% CO_2 混合气体。如果用 HEPES 作缓冲系,则 ACSF 的成分如下(mmol/L):NaCl 140,KCl 2.5,$MgCl_2$ 1,$CaCl_2$ 1,glucose 25,HEPES 10。

全细胞记录也是一种细胞内记录技术,与传统的细胞内记录相比有一定的优越性,如对细胞的损害性小,形成的封接阻抗高而噪声小,电极内液与细胞内液相类似,不会因为高浓度的 KCl 而损伤细胞。单纯的全细胞记录技术常常用来对电压门控离子通道的动力学进行研究:如电压依赖的离子通道的激活(activation)、失活(inactivation)、去激活(deactivation)、去失活(deinactivation)和 I－V 曲线(I－V curve)等(图 18.21)。

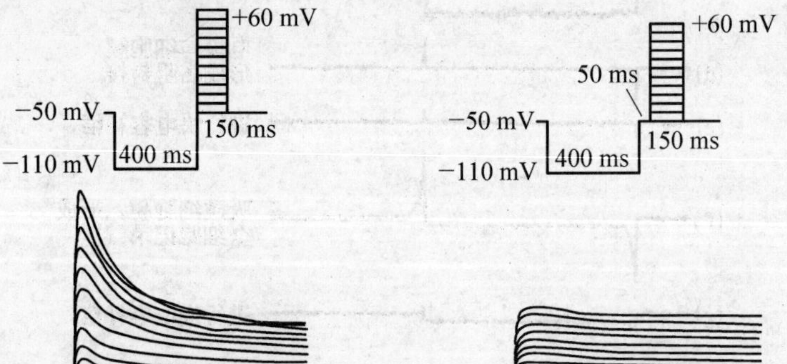

图 18.21 全细胞记录的电流 (Wang Shu 等,2008) (a) 全细胞记录到的 A 型电压门控钾电流;(b) 全细胞记录到的延时整流钾通道电流。上图是用来进行电流分离的电压阶跃模式图。

(4) 单通道记录

单通道膜片钳记录技术主要是指记录单个离子通道的开关，了解离子通道的门控机制、通道的本身特征及可能的结构等。而当时膜片钳技术的出现就是为了了解单通道简单开关闭合的本质，不过随着技术的发展，膜片钳的概念拓展了许多，也不仅仅局限于膜片的记录，特别是在全细胞技术出现以后。

单通道记录的三种模式中，细胞贴附记录的特点是不损伤细胞，且所记录的通道处于生理状态下，且可以通过胞外液加药来研究信号是否经过胞内信号转导产生，但其更换内液比较困难。内面向外式的特点是可以随时更换细胞内液，适合于研究胞内信号转导。外面向外式的特点是便于更换细胞外液，适合于研究配体门控通道，但其细胞内液丢失严重。

单通道电流记录的主要观察指标包括：单通道电导(conductance)、开放概率(open probability)、平均开放时间(mean open time)和平均关闭时间(mean close time)。单通道的数据分析需要用到大量的数学和概率理论，需要和采集软件相配套的分析软件以及其他的统计软件才能完成。

(5) 脑片膜片钳

1966年，Yamamoto和McIlwain首次在脑片上记录了电生理活动，使人们逐渐认识了离体脑片的价值。特别是离体海马脑片的应用，使该技术得到更加广泛的应用并发展到不同的脑区以及脊髓切片。1989年，德国马普实验室的微分干涉相差(DIC)技术以及美国斯坦福大学Blanton的盲法膜片钳技术，将脑片电生理记录与细胞的膜片钳记录结合起来，建立了脑片膜片钳记录技术，为在细胞水平研究中枢神经系统离子通道或受体在神经环路中的作用和机制提供了可能性(图18.22)。目前，脑片膜片钳的研究方法也以此两种方法为主。

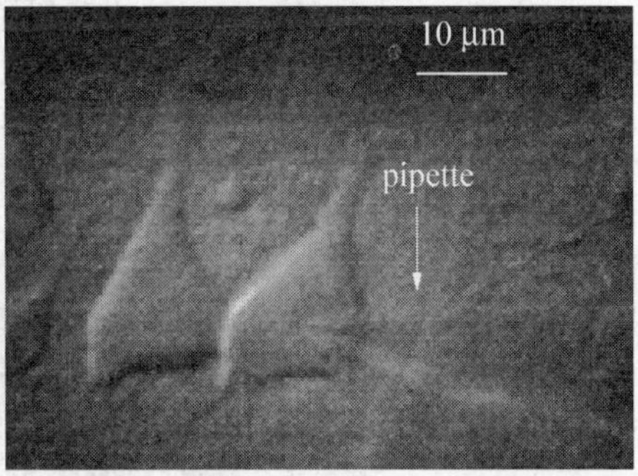

图18.22　脑片膜片钳　通过红外DIC显微镜可以观察到比较清晰的细胞形状，箭头所指为电极。

通过IR-DIC(Infared differential interface contrast)显微镜以及水浸物镜，可以观察到清楚、表面光滑、折光性较好的神经元。电极施加正压后，将记录电极移入脑片视野中，并接近事先选好的神经元，然后，调整电极与神经元的相对位置，利用负压形成稳定的高阻封接。负压或者脉冲破膜，可形成稳定的全细胞记录，并进行串联电阻和慢电容补偿。

脑片膜片钳记录成功的前提是制备活性较好的脑片，也可以根据实验要求采用培养的脑片。在实验条件和技术稳定后，具有较好的可重复性，在神经科学领域应用较为广泛。由于其保持了完整的神经细胞突起和神经解剖通路，所以常用于研究突触的活动。如可记录兴奋（抑制）性突触后电流（电位），自发放突触反应，长时程突触可塑性等。同时因为脑片排除了血脑屏障，所以可以直接在灌注脑片的脑脊液中加入各种激动剂或者拮抗剂，特别适用于在体电生理中不易通过血脑屏障的药物，在神经药理学研究中应用比较广泛。

脑片除了可以根据实验的目的直接改变脑脊液的成分之外，实验者还能借助显微镜准确地放置刺激电极和记录电极，且在电生理学实验结束后，脑片还可用于生物化学或解剖学的分析。海马脑片因为其较易剥离，且剥离后受到的损伤较小，具有高度分化的板层结构和清楚的突触回路关系，是中枢神经系统研究中应用最为广泛的标本之一。其三条通路连通纤维－齿状回颗粒细胞层（perforant path-dentate gyrus，PP－DG）、苔状纤维－CA3区锥体细胞层（mossy fiber－CA3）、雪氏侧支－CA1区锥体细胞层（schaffer lateral－CA1），都可以较准确地记录到特定神经元或突触的反应，使海马成为电生理学研究的理想标本（图18.23）。

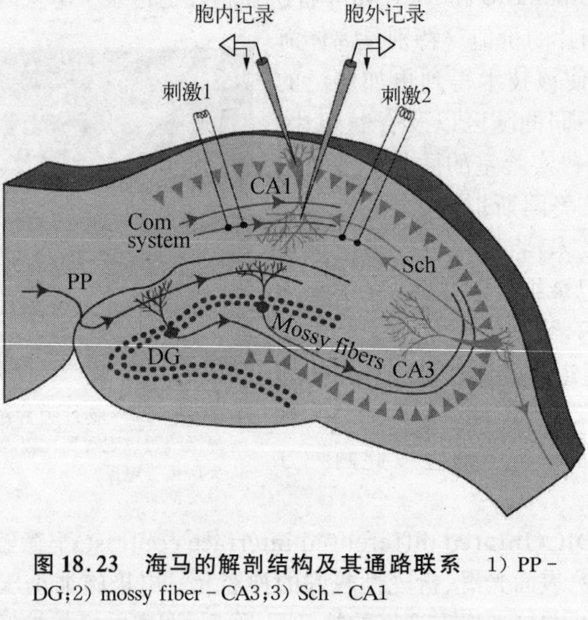

图18.23 海马的解剖结构及其通路联系 1）PP－DG；2）mossy fiber－CA3；3）Sch－CA1

盲法膜片钳技术不仅可以适用于脑片，也可以适用于在体动物膜片钳记录。在脑片上比较简单，如海马脑片，将记录电极放置在锥体细胞层，通过微操纵仪连续下降,并观察电极阻抗的变化,直到形成高阻封接并形成全细胞记录。这个方法比较简单,不需要昂贵的 IR-DIC 显微镜,且可以记录到比较深层的细胞,但对操作技术和实践经验要求较高。

(6) 穿孔膜片钳

根据其记录方式的不同,穿孔膜片钳可以分为两种形式:细胞贴附穿孔膜片(cell-attached perforated patch)和穿孔囊泡(perforated vesicle)。

穿孔膜片钳出现是因为全细胞记录过程中,细胞内液和电极内液是相通的,虽然尽量使二者在成分上相同,甚至加一些能量相关物质,但电极液会稀释细胞内液,甚至会使一些与离子通道和受体紧密相关的物质丢失,造成所记录的数据出现偏差。最好的办法就是不打扰细胞内液而却能记录到相关的全细胞电流。故在1988 年,德国马普研究所的 Horn 和 Marty 使用带有制菌霉素(nystatin)的电极,在细胞贴附方式下记录全细胞电流(图 18.24)。因为制菌霉素可以在细胞膜上形成孔道,这些孔道只允许单价阳离子(Na^+ 和 K^+)和氯离子(Cl^-)通过,而对二价以上离子(如 Ca^{2+} 和 Mg^{2+})均不能通过。因而形成细胞贴附式时,电极内液在电学上是和细胞内液相通的,但不影响细胞内液,维持了细胞的正常功能。与全细胞技术相比较,其具有记录时间长、对细胞损害小等优点,特别是因为没有细胞内液的流失,不会出现 rundown 的现象,更可以用荧光技术测定胞内钙。目前常用的穿孔药物还包括 Amphetericin B 和 Gramicidin。使用时应注意仅在电极尖端利用负压吸入少量含穿孔药物的电极内液,而后端则是正常电极内液。

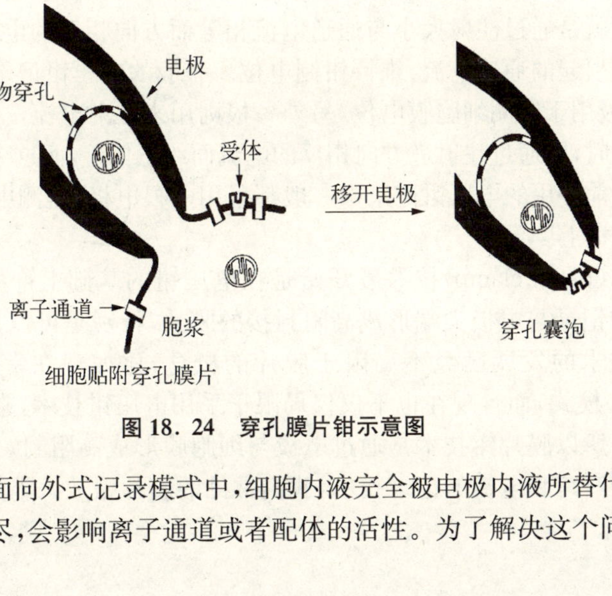

图 18.24　穿孔膜片钳示意图

在正常的外面向外式记录模式中,细胞内液完全被电极内液所替代,内液中的活性成分消失殆尽,会影响离子通道或者配体的活性。为了解决这个问题,在形成细胞贴附穿孔全细胞记录的基础上，轻提电极使膜片从细胞上脱落下来并融合，就形成了穿孔囊泡记录模式，这样既维持了胞内液，又形成了穿孔记录形式。

(7) 其他膜片钳技术

除以上介绍的膜片钳技术以外，膜片钳技术不断向多个研究领域渗透，出现了越来越多的膜片钳的应用技术。如通过对膜电容变化的测定来了解和测量细胞的胞吞或者胞吐过程。细胞的胞吞或者胞吐都是转运大分子物质跨越细胞膜，都会引起细胞膜表面积的变化，从而影响其电容的变化，通过膜电容的变化可以了解胞吞和胞吐的机制。在研究一些感觉信息对脑内特定核团或者通道影响机制的过程就需要采用在体膜片钳技术（*in vivo* patch clamp），一般采用盲膜片钳法或者使用双光子定位技术（two-photon targeted technique），可以对荧光标记的特定神经元在可视情况下进行全细胞记录，深度可以达到 500 μm。研究测量局部离子通道密度或者通道在膜上分布情况时可采用松散封接技术（loose-seal patch clamp），一般采用大尖端(5 — 20 μm)电极，采用细胞贴附式，不形成高阻封接，可记录到大于单通道而小于全细胞的电流。

(8) 电压钳、电流钳和膜片钳的区别

电流钳（current clamp）就是向细胞内注射电流而测定其电压。由于电流的注入将使细胞的膜电位发生变化，引起细胞去极化或者超极化，诱导细胞产生电紧张电位或者动作电位等。电压钳（voltage clamp）是通过维持细胞的膜电位在一定程度而测定因为电位变化所引起的离子通道开放的电流。电压钳是一个负反馈系统，因为维持细胞的膜电位可能不是正常的膜电位，所以会引起离子通道的开放，而钳制电位就是通过注射大小与通道电流相等而方向相反的电流，从而抵消离子通道开放所引起的通道电流，维持钳制电位。一般的电压钳记录中都采用两根电极，一根电极用于监测细胞膜电位，另外一根则用来注射电流，当检测的膜电位偏离钳制电位时，则通过注射进方向相反的电流而纠正偏差，而这个电流则可以被记录下来。目前使用的电压钳记录中一般都采用一根电极，监测电位和注射电流都在这一根电极上。

膜片钳（patch clamp）技术最开始是在电压钳的基础上产生的，主要是因为其可以单纯记录与电极尖端形成高阻封接的膜片，特别是可以记录单通道电流。后来随着技术的发展已经不局限于膜片的概念，比如现在常用的全细胞记录（whole cell）模式，而且现在也不仅仅局限于采用电压钳技术，常常也采用电流钳技术记录。所以膜片钳技术是通过电极与细胞膜形成高阻封，采用电压钳和/或电流钳技术对跨膜电流的记录技术，我们常见的膜片钳放大器一般都是电压/电流钳放大器。

18.1.4　实验仪器配置

1. 在体场电位记录

在体场电位记录主要记录在体动物细胞的电活动，在视觉、听觉、体感以及突触可塑性研究中比较常用，如在体记录 LTP/LTD 实验。一般常用的仪器有：① 脑立体定位仪；② 可记录场电位的放大器；③ 相应的信号转换模块及采样分析软件；④ 电刺激器与隔离器；⑤ 微电极拉制器；⑥ 用于给药的微注射系统；⑦ 恒温及心电监视；⑧ 手术器械；⑨ 计算机等。

2. 离体脑片场电位记录

离体脑片场电位记录主要用于记录各种不同区域的脑片神经元电活动，与在体有相似之处，只是需要对特定区域的脑薄片进行刺激和记录，一般需要以下设备：① 脑片切片机；② 脑片培养、记录小室；③ 脑片孵育槽；④ 正置显微镜；⑤ 微电极放大器以及相应的信号转换模块和采样分析软件；⑥ 温度控制器；⑦ 电子刺激器、隔离器；⑧ 蠕动泵；⑨ 微操纵器；⑩ 防震台与屏蔽网；⑪ 计算机等。

3. 单细胞膜片钳记录

主要是采用培养的或者急性分离的细胞进行单细胞膜片钳记录，一般需要以下设备：① 膜片钳放大器；② 数据模块以及采集和分析软件；③ 微操纵器；④ 倒置显微镜；⑤ 微电极拉制仪和/或抛光仪；⑥ 加药系统；⑦ 可以灌流的细胞记录槽；⑧ 用于加药灌流的真空泵或蠕动泵；⑨ 防震台与屏蔽网；⑩ 计算机等。

4. 离体脑片膜片钳记录

在离体脑片记录的基础上，还需要相配套的膜片钳放大器，配备 IR－DIC 以及水浸镜头的显微镜、红外摄像和监视设备以用来进行观察脑片的细胞形态。

参考文献

[1] 刘振伟. 实用膜片钳技术[M]. 北京：军事医学科学出版社，2006.

[2] 李祥瑞，周逸峰. 生理学和神经生物学实验[M]. 第 2 版. 合肥：中国科技大学生命科学学院，2000.

[3] Rivka Sherman-Gold. The axon CNS guide, a guide to electrophysiology & biophysics laboratory techniques [M]. Union City: Molecular Devices Corporation, 2006.

[4] David Sweatt. Mechnisms of memory[M]. New York: Elsevier academic press, 2003.

[5] Wang shu, et al. Effects of Cd^{2+} on transient outward and delayed rectifier potassium currents in acutely isolated rat hippocampal CA1 neurons[J]. Naunyn Schmiedebergs Aech Pharmacol, 2008, 377(3): 245－253.

（陈聚涛）

18.2 生物显微成像技术

人的肉眼只能观察宏观尺度下生物体的外在表象。而现代生物学,包括神经生物学需要研究肉眼不可以直接看见的细胞以及细胞中各级复杂和细微的结构,以了解生物体相应功能和本质机理。物理学技术的发展为实现这一目标提供了各种显微成像技术。过去几十年来,显微成像从最初的普通微米分辨能力的光学显微技术发展到现在的多种手段,包括可以检测特定分子信号的荧光显微镜、可以检测深层结构的共聚焦及双光子显微镜、具有纳米及亚纳米分辨能力的电子显微镜,以及计算机辅助下的各种扫描显微成像技术。

本章就相应的用于生物成像的物理检测方法,尤其是对近二十年来的新兴观测技术作一简要介绍。

18.2.1 光学显微技术(optical microscopy)

当人们逐步对生物体的外在表象认识清晰的时候,就必然会探索内部构造如此精妙的生物体,究竟是什么让它们拥有着天然的平衡性和精巧性。早些时候,原始的普通光学显微镜就这样诞生了。

早在17世纪,荷兰生物学家列文虎克(Anton van Leeuwenhoek)就亲自制作过一个普通光学显微镜,并且通过它第一次观察到了细胞。19世纪时,西班牙神经解剖学家卡哈尔(Santiago Ramóny Cajal)第一次采用高尔基染色技术,根据在普通光学显微镜下的成像,画出了中央神经系统的精细结构,认为中央神经系统是由无数个神经元组成,并提出这些神经元具有极性,它们之间是通过突触连接起来的。

普通光学显微镜的基本原理是将所要观测的物体放置在物镜的1倍焦和2倍焦距之间,在目镜的1倍焦距之内形成一个倒立的放大的实像,再通过目镜的放大,在人眼观测处形成一个放大的虚像(并最后在人眼视网膜上形成实像)。这种最基本的显微镜的放大倍数可以粗略地用物镜放大倍数乘以目镜放大倍数来计算,但其分辨能力受光学衍射的限制(一般物镜的最小分辨距离与光波长成正比,与物镜的数值孔径成反比)。19世纪末,著名德国物理学家 Ernst Abbe 提出了完善的显微光学理论，并发明了油浸物镜，使得物镜的数值孔径可以大于1。这样，光学显微的分辨极限一般认为在几百纳米的量级。虽然普通光学显微镜下人们通过目镜所看到的是样品的虚像，但现代光学显微镜经常利用CCD对样品的实像进行光电转换，用电信号来记录光信号，并通过计算机上进行图片的显示、储存和分析工作。

1852年，爱尔兰数学与物理学家斯托克斯爵士(Sir George Gabriel Stokes)发现某些物质在一定波长的光照射下，会发出较长波长的光，Stokes称之为“荧光”。1935年Haitinger发现生物组织经过一些有机染料处理后，会在激发光照射下产生高亮度的荧光来。而由于染料分子与生物组织特定结构的结合，人们可以在显微镜下通过荧光观测到高反差的组织结构图像。经过几十年的发展，荧光显微技术已相当成熟，现在已经发明了分别用于标记钙离子、核酸和各种细胞器、细胞骨架的特异荧光染料或通过免疫反应来对特异的蛋白质进行荧光标定的方法。并且发明了将特异的荧光蛋白通过分子生物学手段在细胞体内与特定的蛋白质联合表达用于生物活体观察的荧光技术，以及用于高分辨率活体成像的量子点荧光技术等等。

18.2.2　电子显微技术(electron microscopy)

生命科学所研究的对象，是从生物种群—生物个体—组织—器官—细胞—生物大分子—原子，其间空间跨度十几个量级。受可见光波长的限制，普通光学显微镜的分辨能力在分子尺度的细微结构上就显得不足了，大约半个多世纪前，人用电子束来代替光子束，把普通的光学显微镜(用光路去探测目标)换成电镜(电子束代替光路)，这样就可以得到分辨率高得多的生物图像，我们称射显微镜。

电子透射显微镜的基本原理是用波长比普通光波长短十万倍左右的为相当于普通显微镜的照射光源，在几十到几百万伏的加速电压下加速，经过装置后形成高速的电子束射到样品上。由于样品的结构而使出射电子束不均匀，样品上密度高的区域的散射几率大，相应的出射电子束密度低；而样品上密度低的区域的散射几率小，那么出射电子束的密度就会高。这些密度分布不均的电子打在荧光屏上，会显示出亮度不均的图像，图像的反衬度就反映了样品的结构。最近发展的冷冻电子显微方法(CryoEM)利用快速冷冻的方法来保存生物样品的本来结构，在低温真空中用低剂量的电子束获得高品质的信号，已成为一个新趋势。使用冷冻电镜，通过对不同扫描角度下信号的计算分析还可以得到样品的三维结构。在一些特定条件下，特别是对具有高度对称性的样品(例如，病毒颗粒)，冷冻电镜的分辨率可达到原子尺度。电子透射显微镜要求电子束可以有效地穿过样品进行成像，所以样品通常需要做超薄处理。

电子显微镜的高分辨率使得它获得了“超微世界的眼睛”和“原子尺度”的美誉。在电子透射显微镜问世后，人们又发明了扫描电子显微镜。它的基本原理是利用经磁会聚成的极狭窄的电子束（称为电子探针）去扫描样品，电子探针与样品接触后会反射信号，相当于一个反射式显微镜，可获得高分辨率的样品表面形貌。

18.2.3 扫描探针技术（scanning probe microscopy）

1982 年，Gerd Binnig 和 Heinrich Rohrer 及其同事，利用驱动探针在样品表面扫描的原理方法研制成功了世界上第 1 台扫描隧道显微镜。其基本原理是利用探针与样品近距离（间隔小于 0.1 nm）接触，因二者的微弱电位差而产生微小的隧道电流，隧道电流对距离十分敏感，样品表面的凹凸引起针尖和样品表面距离的变化，进而引起隧道电流的变化。这样我们借助于记录隧道电流的变化，并把信号输入计算机进行处理，就可以得到样品表面高分辨率的形貌图样。扫描隧道显微镜的出现使人类第一次可以清晰地观察单个原子在物质表面的排列状态。利用扫描隧道显微镜，人们还可以随心所欲地排列原子，获得新的物质结构。

在扫描隧道显微镜之后，人们又相继发明了各种扫描探针显微镜，如原子力显微镜，它的原理同扫描隧道显微镜十分相似，它是利用探针尖端同样品表面之间产生极微弱的相互作用力作为探测信号来代替扫描隧道显微镜中的隧道电流，从而达到探测样品表面结构的目的。另外还有摩擦力、静电力、化学力显微镜，以及在扫描隧道显微镜的基础上发展起来的扫描弹道电子发射显微镜、扫描噪声显微镜、扫描热显微镜等等。这些扫描显微技术在材料研究中应用较广，同时也开始应用于观测生物大分子以及细胞的结构研究。

18.2.4 共聚焦激光扫描显微技术（confocal laser scanning microscopy）

一般荧光显微镜对于薄样品可获得清晰的图像，但当样品较厚时，物平面之外的荧光分子也会被激发，而这些光在像平面上是弥散的，因而干扰成像质量。20 世纪 50 年代，Minsky 发明了共聚焦显微成像方法，但直到 20 世纪 70 年代，激光光源和计算机技术的发展才使共聚焦技术真正得以实现。共聚焦的含义就是将聚焦平面以外的成像信息过滤，使其不在最终的成像结果中显示，首先将光线聚焦于一点或一线，然后对所要观察的平面进行扫描，焦平面以外的光线通过检测针孔隔除。

图18.25(彩图见插页)为共聚焦探测的组件光路图,图中激光光源(黄色矩形)前的光阑为光源针孔,检测器(绿色矩形)前的光阑为检测针孔。从光源针孔发射出的激发光经过合适角度的分色镜反射后,通过物镜会聚于样品处,激发样品发出荧光,经过物镜聚焦到检测针孔处,通过检测器(如光电倍增管)采集和放大信号,再经过信号处理,计算机以像点的方式将成像点显示在屏幕上。因为光源针孔和检测针孔位于共轭面上,所以由光源针孔发出激发光进而产生的荧光可以准确无误地被检测针孔接受到,物镜焦平面之外被激发光激发的样品处所发出的自发荧光和干扰光(图中的红色线和黄色线)由于其焦点并不在检测针孔上,因而大多被检测光阑挡住。因此共聚焦技术可以极大地提高成像的轴向分辨率。

在光源针孔处可以设置小的机械转动镜片,开启这些小镜片转动时,可以在样品上进行二维的图像扫描,再调节物镜或载物台的轴向位置就可以得到样品不同层面的二维扫描图像,经过相应的软件处理可以把上述这些不同层面的光学切片整合起来,得到三维重建图像。

共聚焦技术的局限性主要有两个方面:第一,由于激发光需要一定的强度,以使之足以激发出荧光,但是长时间的照射会使荧光样品的能级结构改变,使荧光染料漂白;第二,光毒现象,强激光照射下很多荧光染料分子会产生单态氧或自由基细胞毒素。共聚焦针孔隔除了大部分焦平面之外的弥散荧光,但激发光仍可在这些区域造成严重的漂白和光毒性。

18.2.5　双光子激光扫描显微技术(two-photon laser scanning microscopy)

1931年,物理学家梅耶(Maria Gßppert-Mayer,1906—1972)在她的博士论文中提出多光子激发的概念。其基本原理是当激发光子的密度足够高时,原子与分子一次能同时吸激发光的两个光子乃至多个光子而跃迁到高能级(图18.26)。

超短脉冲锁模激光器的问世为多光子激发荧光染料分子提供了必要的高瞬时能量密度。以锁模激光器为光源,Denk和Webb在20世纪90年代发明了双光子扫描显微技术,其基本光路与一般扫描显微镜相仿,但用大约两倍于单光子激发波长的低能量光子来激发染料分子的荧光。由于双光子激发需要极高的能量密度(激发效率与光子密度的平方成正比),只有在焦点上才有足够的双光子吸收导致有荧光发出,而焦平面之外的染料分子则根本

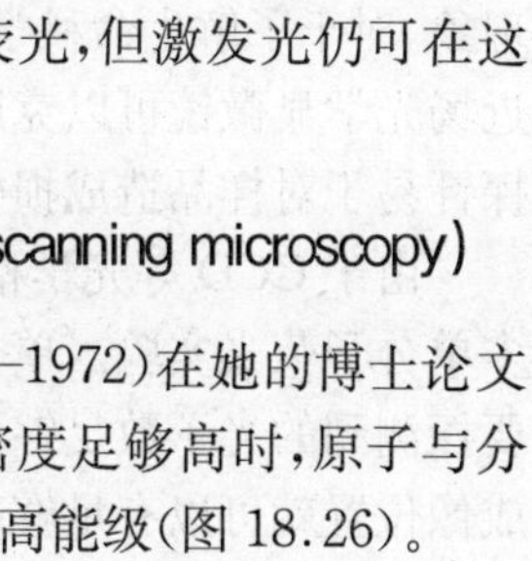

图18.26　光子跃迁到高能级

不会吸收低能激发光子。因此不需要共聚焦针孔，也能获得清晰的焦平面荧光图像，并且由于同样的原因，焦平面之外也不会发生光漂白与光毒效应。再者，因为提高了激发光波长，所以激发光的散射效率减小，所以它对于生物样品的穿透能力就增加了许多。这些特性也使得我们可以更好地观察神经细胞与组织的电活动及形态，在特定的生理、病理条件下的动态变化，极大地推动了神经生物学的前沿进展。

18.2.6 超高分辨率荧光成像技术(super-resolution optical imaging)

普通的光学显微镜将我们的人眼分辨率提高了几百倍，看见了我们未曾看见的尺度。随着生命科学的发展，人们需要看见细胞内部超微尺度的生命活动的现象。普通的光学显微技术因为光学衍射极限的限制而不能满足这一需求，而各种电子显微技术对样品制备的要求也限制了其应用范围。近几年来，人们在光学显微研究中的一系列努力取得了新的突破，陆续发明了一些可以超越衍射极限的方法，如近场光学显微镜(NSOM)、受激发射耗损技术(STED)、光活化定位显微镜(PALM)等等，在这里，着重介绍一下2006年刚刚发展起来的随机光学重建技术(STORM)。

一般说来，远场光学显微镜包括共聚焦和双光子显微镜受光学衍射极限的理论限制，它的分辨尺度受波长束缚，因此人们无法看清小于200 nm的生命结构与现象，对于了解生命科学的本质十分不利，这无疑成为生物光学成像的最大障碍。近场光学显微镜可以克服衍射限制，但局限是不能够探测样品内部的结构，而且其探针易于对样品造成损伤。

由于CCD等光学检测器的灵敏度的提高，人们在近十几年已成功地进行了许多单分子荧光实验。单个发光分子的像实际上是一个高斯形态的点扩散函数，只要探测到的光子数足够多，由计算机算出这个高斯函数的中心位置作为该分子的成像位置就可以有足够高的精度。因此，单分子荧光成像技术的使用突破衍射极限的观察限制有了理论上的可行性。

生物荧光成像通常涉及大量分子。若同时激发这些分子的荧光，它们的点扩散函数将互相叠加，因而成像的分辨率将受到经典衍射极限的限制。随机光学重建以及光活化定位显微的基本思想是利用一种可控开关的荧光物质，这种荧光物质在受到不同波长的光子激励下，可以进入可吸收激发光子发光的正常状态或不能发光的暗状态。这样，在所有荧光分子都进入暗状态之后，可以用很弱的激励光随机地将小部分分子“打开”并进行正常荧光成像测量。只要这些分子足够稀少，其相应的点扩散函数就不会重叠，也就可以分析出这些点扩散函数的中心位置，从而得到每个分子的精确位置。在此之后用另一种激励光将这些“打开”的分子“关闭”或漂白，就可以重新随机地“打开”并定位另外一小部分分子。如此循环操作，利用单分子荧光成像的方法“逐个”记录每个荧光点的位置，最后可以重建整个样品的超高分辨率荧光图像。这种方法问世时间不长，尽管由于速度限制，目前还只能用于固定组织样品，但是已经在显微的清晰能力方面初显威力，它的分辨能力已经达到了 20 nm。

在随机光学重建显微镜中，可以利用不同的荧光物质来实现多色成像，还可以利用散光效应，通过记录在 CCD 上的点扩散函数分布的椭圆率来确定荧光的轴向位置，进而实现随机光学重建的三维成像。利用这种方法所拍摄的生物图像的横向分辨能力达到了 20 — 30 nm，轴向分辨能力达到了 50 — 60 nm。随着荧光材料与检测器的发展，其分辨率还会不断提高，应用范围也会进一步扩大。

物理检测手段在生命科学的发展中已经做出了很大的贡献，它使生命科学的研究者们的眼睛分辨能力提高了几百倍，使科学家们可以从微小的尺度去观察生命过程。随着物理科学和技术的发展，更新的检测手段还会不断出现，并推动生命科学研究的进步。

参 考 文 献

[1] 郑国锠，谷祝平．生物显微技术[J]．北京：高等教育出版社，1993.

[2] 高绍璞，陈彦，张震东．现代生物显微技术的现状与发展趋势[J]．安徽农业科学，2003，31(2)：243—245.

[3] 陆同兴，路铁群．激光光谱技术原理及应用[M]．合肥：中国科学技术大学出版社，2006.

[4] 娄雪林，陈良怡．多光子检测技术在生命科学中的应用[J]．生命科学，2001，13，5.

[5] 刘爱平，王琦琛．细胞生物学荧光技术[M]．合肥：中国科学技术大学出版社，2007.

[6] Michael J Rust，Mark Bates，Xiaowei Zhuang. Sub-diffraction-limit imaging by stochastic optical reconstruction microscopy (STORM)[J]. Natrue Methods，2006，3，10.

[7] X Michalet，et al. Quantum Dots for Live Cells，in Vivo Imaging，and Diagnostics [J]. Science，2005，307(538).

[8] James H Rice. Beyond the diffraction limit：far-field fluorescence imaging with ultrahigh resolution [J]. Mol. BioSyst，2007，3：781 - 793.

（毕国强　徐　程）

18.3 脑功能成像技术

18.3.1 脑功能成像主要技术

脑功能成像是大有希望的新技术，主要包括正电子成像(PET)、功能核磁共振(fMRI)、脑电(EEG)、脑磁(MEG)和穿颅磁刺激(TMS)。评价脑功能成像技术有三个重要参数：空间分辨率、时间分辨率和敏感性。PET,fMRI 和 EEG 各有优点和局限：PET 的敏感性高，并且具有生物化学的特异性，但时间分辨率较低；EEG 的时间分辨率很好(msec 级)，并且可以反映活动的极性，但其空间分辨率低；fMRI 时间分辨率(sec 级)和空间分辨率(mm 级)都比较高。fMRI 是目前最常用的功能成像技术，也是本节的重点，而脑电、脑磁和穿颅磁刺激只做简要的介绍。

18.3.2 脑功能成像的医学应用与前景

在疾病的诊断与预测，以及药物与手术等治疗和康复的评价中，功能与行为是最重要的指标。脑功能成像，是直接观测脑功能活动的最先进的方法，因此在临床医学中有广泛的应用前景。

1. 脑功能检测与手术计划

(1) 脑功能检测。在没有病理改变的情况下，功能成像却可以揭示病人的脑功能的异常，因此它可能是更好方法。对老年人记忆功能的成像研究显示了这种可能性。Cabeze,Tulving 等人(1997)比较健康的老年人(平均 70.5 岁)和正常青年人(25.7 岁)的记忆功能和相应的功能像(PET)。尽管这些特别健康的老年人的再认和回忆的成绩与年轻人没有显著的差别，但是，他们的脑活动成像却有很多的区别。PET 显示：编码时青年人脑局部活动的增加，出现在左前额，提取时在右前额；而老年人编码时前额活动无增加，提取时双侧前额都增加。此外还发现随年龄的增长，一些局部脑区出现活动的降低，提示这些区域信息加工能力的衰退。而另一些脑区活动的增加，则可能反映功能上的补偿。这些发现非常重要。它表明：在脑出现结构和病理变化之前，甚至记忆成绩还没有降低的情况下，一些有关脑区的加工能力和策略或记忆的神经机制已经有了变化。脑功能成像可以探测到这些早期的变化,因此就检测脑认知功能的障碍而言,它比一般的行为测验更敏感、更直接。

(2) 手术计划与指导。癫痫是多发的严重疾病。外科手术是治疗顽固性(药物治疗无效)癫痫的方法。然而,如果手术不当,切除了仍然担负语言、记忆等重要功能的脑区,就会造成严重的后遗症,如健忘症和语言障碍。为了避免后遗症,术前必须经过多种复杂的检查,如颅内深部电极、电刺激和 Wada 测验等。这些不但费用很高,还有一定的危险,有时还得不到清楚的结果。所以需要脑功能的无创伤性准确定位,而这正是 fMRI 的优势。因此,癫痫手术前的 fMRI 具有广泛的应用前景,是医学研究的前沿之一(Richardson, 2004)。

2. *药物疗效与动力学*

脑功能成像在药理学研究中也有重要的应用价值。PET 具备生物化学的特异性,在药理学研究中有重要意义。最近新的发展是,磁共振在药理研究中的应用,这被称为药理磁共振(pharmacological MRI, phMRI)。PhMRI 研究心理药物(psychopharmacological agent)的效应,这些效应作用于脑内大范围神经网络的认知活动。PhMRI 可能提供宝贵的信息,这包含药物动力学、神经系统的可以适应多种认知任务的神经递质机制、药物与基因的相互作用、神经生理药物对疾病和脑老化的疗效等(Honey & Bullmore, 2004)。

(1) 基因与药效。单胺在脑内起了几种关键的作用,单胺类药物如 Amphetamine(AMP)可以用来治疗神经-精神疾病,同时也会成瘾。Amphetamine 临床效果是可变的,对某些人的情绪和认知功能起好的作用,而对另外一些人则起副作用。这可能与不同人群的单胺系统的功能,及其相关基因存在差别有关。Matlay 等人(2003)成像实验表明,这可能是因为药物(AMP)与 *COMT* 基因型之间,存在复杂的相互关系。从志愿者中筛选出 10 名 v/v,11 名 v/m和 6 名 m/m 的被试。实验任务为数字 N-back。在两次 fMRI 扫描前,分别口服安慰剂或 AMP,结果:① vv 组在 3 种负载下,服 AMP 的 PFC 的活动都低于服安慰剂的,这反映了 AMP 使 vv 组的 PFC 的反应更有效。② mm 组与 vv 不同,服 AMP 仅在 1—2-back 条件下使 PFC 活动下降,但在 3-back 这种高负载下,PFC 活动却上升了,即反应效率下降。同时这伴随着 mm 组被试在 3-back 条件下,服 AMP 比服安慰剂的正确率下降,反应时增加。这可以用 PFC 的功能与多巴(DA)水平呈倒 U 型的模型,以及 v 组的 DA 基础水平相对较低来解释。

(2) 脑对葡萄糖反应的时间特性(动力学)。已知下丘脑在葡萄糖代谢中起重要的作用,但是人的下丘脑对葡萄糖反应的时间特性(动力学)还是不清楚的。Liu(刘一君),J. H. Gao(高家红)等(2000)发明了一种新方法,通过分析每个像素

(voxel)的时间曲线中的最高值,及所有像素的最高值的时间分布,可以估计脑内反应的时间窗(Time Windows)或时间特性。他们用这种方法发现,在注射葡萄糖之后脑内的活动有两个峰,它们分别出现在 1.1—2.7 和 7.7—12.8 分钟。而这两个峰分别反映了不同的脑区的生理活动。前一个峰出现在前运动(SMA)、前扣带和额叶眶回等皮层,这可能与感觉和内脏信号的整合,以及食欲与味觉等有关;更重要的是第二个峰出现在下丘脑,且其活动与血液中的胰岛素浓度明显地相关。这提示,此方法可能成为药物(和食物)动力学研究的有用工具。

3. 基因功能的脑功能成像研究

人类结构基因组测序完成之后,分子与细胞生物学的研究中心,已转向基因组的功能。基因的功能最终应在整体水平表达,大约 70% 的人类基因,要在脑或神经回路中表达。脑功能成像,是直接观测脑功能活动的最先进的方法,因此,它在基因组功能(乃至药物基因组,或更广泛的 Bio - X 组)研究中有巨大的潜能。

脑功能成像——研究基因功能的敏感方法。因为基因和非基因因素(如环境),都对人类的认知加工与行为的个体差异有作用。其中基因作用所占的比重,虽然不容易确定,但是基因的作用无疑是显著的。然而通过传统的行为学调查方法,所得到的结果一般比较弱,而且不一致。这是因为行为学,一般只能研究行为反应的最终结果(只有正确率,和反应时这两种指标)。基因和非基因因素,对脑内活动的时空模式的影响可能是不同的,比如某基因的作用是正的,而非基因因素是负的,这样在行为学结果中,基因的作用就会被掩盖。既然基因和非基因因素,可能作用于不同的脑区、神经回路,或者不同的认知加工阶段;而脑功能成像,又可以直接与全面地观测这个时空活动,这样,功能成像就可能把基因的作用分离和提取出来。因此,它比一般的传统方法更敏感,可以在较小的样本(通常十几人)中就可能探测出基因的作用。传统方法却需要几百,甚至上千的被试(Glatt,2002)。

(1) 采用 fMRI 技术,Hariri 和 Weinberger(2003)直接研究了 *BDNF* 基因型与记忆相关的海马活动的关系。选出携带 3 种不同的 *BDNF* 基因型总共 28 名志愿被试(其中 14 个 v/v,12 个 v/m,2 个 m/m。v 与 m 这两组在性别、年龄、教育、*APOE* - 4 的分布、IQ 方面是匹配的)。认知任务为:复杂的场景记忆与再认。在学习(编码)阶段,被试观看,并且对图画分类(室内还是室外的);之后为再认,即判断呈现的图画,是否是刚刚看过的。呈现的图画是中性的(neutral emotional)。行为观测结果:再认记忆正确率 v 组为 91.6%,明显地高于 m 组(84.5%;$P=0.02$)。fMRI 结果:与前人发现一致,所有被试的双侧海马,在编码和提取都有明显的激活,而且在这两阶段的激活区,有相当多的部分是重合的。与预期相同,val 组的海马活动,在编码和提取两阶段均比 met 组要更强。而这种基因差别对下颞叶(IT)和顶叶,这些与时空信息加工相关脑区的活动,则没有影响。采用分级回归(hierarchical stepwise regression)分析了基因对海马活动和记忆成绩的作用。发现:只有 *met* 与左侧海马活动,在编码($P=0.005$)和提取($P=0.035$)的相互作用是明显的。其对个体记忆成绩差异的作用分别为:编码25%,提取5%。

上述结果表明,*BDNF* 基因的作用在时间和脑区两方面,都有特异性,即它主要调制与编码相关的海马活动。值得注意的是,两组在编码阶段的正确率无差别(v组=94.9%,m组=93.2%,$P>0.20$),即在行为水平没有发现差别;然而,更敏感的fMRI却在神经活动的水平检测出,基因对个体记忆成绩差异起了关键调制作用,此作用主要发生在编码这一时间段。

(2) 在Egan等人(2003)的另外的研究中,进一步证实了 *BDNF* 基因与记忆以及海马活动的关系(表18.1)。行为测验显示:携带 *met* 基因人的记忆(故事的延时回忆)明显低于 *val* 基因的;与此相应的是,在工作记忆(n-back)的fMRI实验中发现,met组的双侧海马有异常的过高的活动。

表18.1　有关 *BDNF* 基因记忆功能的行为和成像实验中的样本 (Egan, 2003)

	val/val	val/met	met/met
行为实验			
病　人	138	56	9
同　胞	206	85	14
对　照	91	36	6
成像(健康人)			
组-1	8	5	0
组-2	12	5	0

(3) 早期预测老年痴呆

老年痴呆(AD)是一种严重的神经退行性疾病。虽然至今尚无治愈的方法,但早期干预与对症的医疗,则可以减轻病情和延缓病程。因此,早期准确地预测AD,是有重要意义的。

已知 *APOE*-4基因是AD的危险因素,但并非所有携带 *APOE*-4基因的人都会得AD。利用脑成像比行为学更敏感的优点,探索早期预期AD,成为人们追求的目标。Bookheimer,Small等人(2000)开创性的初步实验获得了可喜的结果。

实验中的被试(47—82 岁)16 人为 *APOE* - 4 携带者,14 名为对照。事件记忆是 AD 病人最早出现的,也是最严重的认知障碍,中颞叶(medial temporal lobe)是事件记忆的最关键脑区。因此采用无关单词对的,联想性学习与记忆——这个对中颞叶损伤特别敏感的测验。(事件记忆的本质是建立新的联系,即在原有的一般知识结构中加入时间、地点以及新的事物之间的联系,成为一个具体生动的个人的记忆。无关联想正是需要建立新的联系,因此是体现这一本质的重要的测试。)在学习阶段,被试听 7 对无关单词,如:上与脚、表格与鲜花,共重复六次,每次都有 30 秒的休息。最后为测验,即被试听到第一个单词后,要回忆(不出声地)与此配对的第二个单词,测验重复 6 遍。在 fMRI 扫描之后两年,又进行了的无关单词对联想记忆测验。

关键的实验结果是:左脑激活体积与两年以后的记忆成绩的下降显著地相关,即 fMRI 的结果可以预测以后的记忆成绩——这个 AD 脑功能损伤的关键指标。这样 fMRI 的信息与 AD 危险基因相结合,就有可能早期(在还未出现临床症状,还没有记忆成绩下降之时)预期 AD。

以上三个实验都显示:脑功能成像确实是研究基因功能的敏感的方法,并且具有重要的科学意义和潜在的医学应用前景。

18.3.3 实验设计与方法

1. 成组设计和减法原则

PET,fMRI 的基本实验模式是成组设计(block design)和采用减法原则。成组设计是把几次相同的任务放在一组,为任务组,在任务组之间是对照组。减法原则是:如果我们感兴趣的认知加工是 A,而任务 1 中包含了 A 和 B(如工作记忆任务中包含了记忆有关的加工编码和知觉加工等)这样就需要找到任务 2,它只包含 B,作为对照。这样把任务 1 减任务 2,就可能得到加工 A。这是建立在不同的加工是独立的、线性可加的这个假设之上。但是在很多情况下,这个假设并不完全成立。

2. 事件相关的设计

成组设计方法的敏感性较高,但是有局限。目前最常采用的方法是事件相关的设计(event-related fMRI),它可以克服这些局限,其工作原理和优点,与事件相关诱发电位(ERP)相同;不同的是在每次任务之后需要更长的休息时间(一般为十几秒)。事件相关的设计具备 3 个优点:① 符合实际生活和一般的心理学实验的范式,不同类型的刺激是混合在一起,其次序是随机的;② 可能依刺激类型/参数和被试的反应对错等,对相关事件的 fMR 信号进行分类与分析;③ 从 fMRI 信号的时间曲线,可以获得时间信息,从而可能把一个任务中的不同成分在时间上进行分离(Formisano, 2003)。

如Stroop任务中,采用事件相关的fMRI就可能把有冲突和犯错误的事件(trials)单独地提取出来,进行分析。运用这种方法,发现精神分裂症病人在执行Stroop任务中,前扣带回(ACC)在这两种事件中的反应比对照组低下;与此对应的是,病人与对照组不同,缺少在这两种事件后的明显的行为调节。MacDonald, Carter(2000)使用改良的Stroop任务(每次持续25 sec)研究了行为调节中的两个认知成分——控制和监视。与常规Stroop任务不同,新方法是在每次任务开始的确定任务阶段(1.5 sec),呈现"颜色命名"或"字命名"的指令。被试要根据指令进行任务控制的准备。结果显示:在这个起始阶段,左侧背外侧前额叶(dlPFC)在颜色命名的激活强度高于字命名(图18.27左);而在之后的命名阶段(1.5 sec),ACC在(颜色命名中的)冲突事件中激活强度高于非冲突事件(图18.27)。这样利用事件相关实验中提供的时间信息,就分离出与控制和监视这两个成分相对应的脑区,分别为dlPFC和ACC。

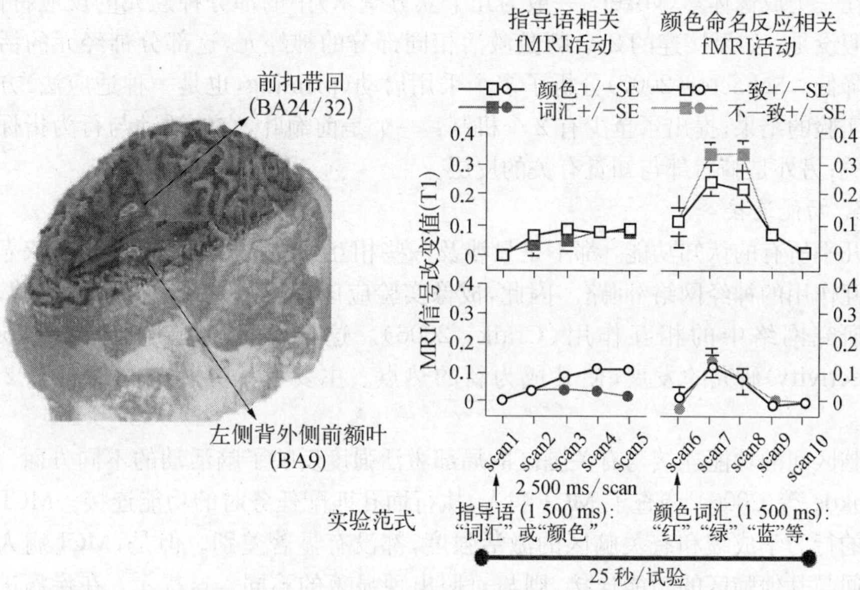

图18.27　Stroop任务两阶段中的前扣带回和背外侧前额叶的活动
(MacDonald等, 2000)　黑色表示橘红色;灰色表示绿色

快速fMRI。在事件相关fMRI实验中,每次任务之后需要十几秒的休息时间,这是因为fMRI测量的是血液/血氧的变化,其动力学反应要慢得多。这样实

验效率低，因为在有限的扫描时间内任务的次数/样本较少，统计的力度(power)就小了。为了克服此缺点，发展了新的快速 fMRI(rapid fMRI)方法，其中的 ISI 可以短到几秒，但是必须是随机的，而不是固定的，并且采用反卷积(deconvolution)等 GLM 方法进行分析，如 Serences(2004)。

3. 参数法

减法原则的基本假设是不同的加工成分是独立的、线性可加的。但是这个假设在多数情况下，并不成立，因此设置理想的对照条件，是十分困难的。参数法是克服此弱点的一种好方法而被广泛地采用。参数设计中，改变认知加工的一个参数，如记忆的保持时间或负载(load)等。在工作记忆的基础和医学研究实验中最常用的 n - back 任务(Cohen, 1997; Courtney, 1997; Owen, 2005)和改变注意负载的多目标跟踪任务(Kanwisher, 2001)都是参数法。

4. 适应法

适应是知觉领域中相当普遍的现象，如第 16 章中介绍何生的实验。基于这种现象的适应法成像实验，最近使用得越来越多(Krekelberg, 2006)。这方法可以研究在一个成像体素(voxel, 一般为几十立方毫米)中的部分神经元的反应特性，它的假设是：如果接连的 2 个刺激激活相同部分的神经元，这部分神经元的活动则会降低。Schacter(2007)分析了多个采用启动(priming，也是一种适应法)方法成像实验的结果，提出了至少有 2 个机制：一个是前额叶，它的活动与行为指标密切相关；另外是脑后部与知觉有关的皮层。

5. 功能连接

几乎所有的认知功能，都不是只涉及一些相互独立的脑区活动，而是依靠有着相互作用的神经网络/回路。因此，成像实验应该从只关注几个区域的活动，转变为研究网络中的相互作用(Craik, 2006)。这推动了功能连接(functional connectivity)研究的发展，使其成为新的热点。主要有任务相关和静息态 2 种方法。

脑区间的功能连接与有关脑区的局部激活强度反映了脑活动的不同方面。例如 Bokde 等(2006) 调查了 MCI 病人，执行面孔匹配任务时的功能连接。MCI 与对照的行为学成绩和有关脑区的激活强度，都没有显著差别。但是，MCI 病人的梭状回与其他脑区的功能连接，则与对照出现显著的不同。这提示：在疾病进程中，功能连接的变异可能出现在脑区活动的改变之前。功能连接可以作为检测 MCI 病人脑功能改变的一个有效标记。

(1) 静息态功能连接。其实在无特定任务时，脑区之间也有相互的作用和联系，这可以用静息态 fMRI 来研究。采用此方法，病人无需完成任何任务，只要处于短时间的静息态(resting),这对AD,MCI等病人的实验特别适用。蒋田仔发现早期AD的海马与视皮层的功能连接减弱(Wang, 2006)。

(2) 有效连接。功能连接只是2个脑区活动之间的单纯的时间相关,它没有反映脑区活动之间固有的因果关系和方向。有效连接(efficient connectivity)分析则可以提供这些重要信息(Penny, Friston, 2004)。

6. 行为学指标的意义

虽然成像方法比一般行为学方法要敏感,但是在成像实验中测量行为学指标是很重要的,因为行为学指标在分析和解释成像结果中很有意义(Formisano, 2003)。例如,工作记忆中注意转移的fMRI实验结果显示:左侧背外前额叶、扣带回以及内侧枕叶皮层与注意转移有关。不过,其中只有左侧背外前额叶激活信号峰值出现的时间与被试行为学测试中记录到的反应时间显著相关。这提示左侧背外前额叶可能起了关键的作用(Li ZH, Zhang DR 等,2004)。

7. 考虑血液动力学的设计

绝大多数fMRI都是间接测量神经活动——即测量与局部脑区神经活动相关的,血液动力学信号——BOLD信号,而不是神经活动的本身。BOLD信号是与2个因素(神经活动和血管及血液动力学性质 haemodynamic)及其相互作用有关。老化、疾病、脑萎缩和药物,都可能改变血管及血液动力学性质。因此,如果在A任务中,发现老年人的脑区活动,比年轻人有明显的改变,这有2种可能性:① 与A任务相关的神经活动的改变(这是研究者最关心的问题);② 血液动力学的改变——一种广泛的效应。为了区分这2种可能性,一个好方法是2×2实验设计,特别检查被试组(老年人/对照)与任务(A/B)的交互作用,而不是只看某一任务的组间主效应。Mitchell的实验采用2种任务A(只记物体或位置)和B(物体及其位置的整合)。海马激活显示:年轻人任务B高于A,但是老年人则相反,是B低于A。这个交互作用是老化引起的,与此整合相关的海马功能的减退,提供了有说服力的证据(D. Esposito, 2003)。

18.3.4 动物实验、高磁场fMRI技术与分子影像

1. 动物实验

由于伦理学的原因,很多实验是不能用人作为被试的,因此动物(特别是猴子)实验是必需的。Logothetis的猴子实验,回答了很多重要的科学问题。例如,fMRI信号不是神经活动的直接测量,因此fMRI信号与神经电活动的关系是非常重要的。采用专用的电生理和fMRI同时记录的技术。(Nikos K. Logothetis1 & Brian A. Wandell, 2004)

2. 高场强 fMRI 与分子影像

提高磁场强度可以提高 fMRI 的空间分辨率、时间分辨率和信噪比。现在先进的 3T 高磁场强度的 MRI 已经很普遍了,而 7 - 9T 的超高磁场强度的系统也不断增加。

胡小平(1997)采用新的 fMRI 快速成像技术,在单个被试就可以稳定地测量到 fMRI 信号的早期快速反应成分。Raichle(1998)认为：测量这种早期的、空间上更准确的成分,可能有希望进一步提高 fMRI 的空间和时间分辨率(可能达到毫秒级)。Goodyear & Menon(2001)观测了神经功能柱(毫米级)的活动(Human ocular dominance columns)。而敏感性和信噪比的提高,可能使真正的单次事件(single-trial)fMRI 的分析结果有了意义,这是 fMRI 实验中的突破。

在此基础上,利用新标记方法的分子影像(molecular imaging)技术可以在活体揭示分子水平的活动,如 Genove(2005)用 11.7 T 的 MR,显示了与基因相关的成像。

18.3.5 脑电、脑磁和穿颅磁刺激(TMS)

1. 脑电与脑磁

(1) 高时间分辨率

脑电和脑磁的主要优点是,它们都具有高时间分辨率(msec 级)。对有些外部刺激,人们可以在几十到几百 msec 内,正确地识别和做出反应。从接受刺激到反应之间,尽管时间很短,却有多个子认知成分及相应的脑内加工。脑电/磁具有的高时间分辨率,则可能在时间域分离出这些子成分和加工过程(Luck, 2000)。例如：采用听觉脑干诱发电位就可以检测出刺激后 10 msec 内的 7 个不同的波,它们的主要起源是不同的。如波 1 起源于听神经颅外段;波 2 起源于听神经颅内段及耳蜗核;波 3 与内侧上橄榄核或耳蜗核有关;波 4 和波 5 与外侧丘系的神经核团有关。这充分体现了脑电时间分辨率高的优点。

在前面已介绍了空间和特征引导的注意,这两种不同引导方式对注意的时间过程有影响吗? Hillyard(1998) 利用 ERP 发现：空间位置引导的注意可以早在刺激出现后 80 ms 左右,就对外纹状皮层的电活动(P1 波 80 — 130 ms) 进行调制;但对更早期的 C1 波(50 — 90 ms,位于纹状皮层)则无影响(图 18.28);而非空间特征(如颜色)引导的注意调制作用发生在 100 — 150 ms 之后的 PD130 波(100 — 140 ms)和 SN 波(160 — 250 位于 FFA)。不过,在另外的实验任务中 Hopf (2004)却发现对方位特征(relevant-orientation distractors, RODs)的注意作用(开始于 140msec 的 N1 波)比对空间注意的作用(开始于 170 msec 的 N2pc 波)要早。在分析了其他一些实验结果之后，Hopf 等(2005)认为：注意选择的时间次序是灵活的，具体的次序取决于特定的任务，而脑电脑磁则可以揭示这几十 msec 的时间差。

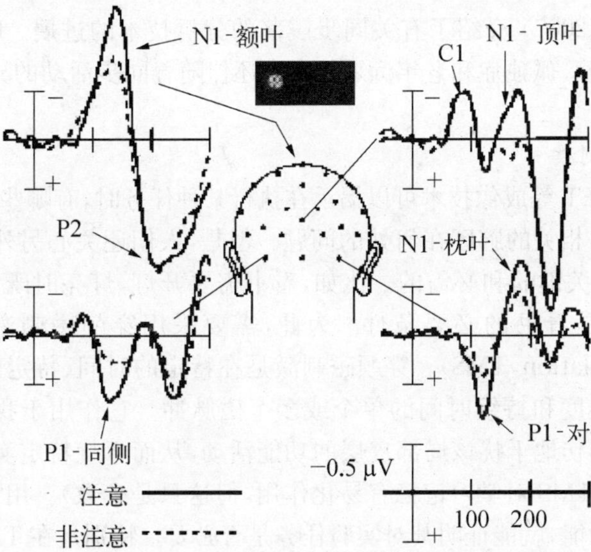

图 18.28　空间和特征引导方式对注意时间过程的影响
(Hillyard，1998)

(2) 源定位分析

除了提供时间信息，通过源定位分析，脑电/磁还可以提供一定的空间信息，即这些脑电/脑磁活动的起源。常用的定位方法有偶极子(dipole)(Friston，2008)，和电流密度(current density reconstructions)，如 Hopf(2004)等。不过脑电/磁的空间分辨率却比较低，定位结果不理想。脑磁比脑电好一些，在 5 mm 左右(Lounasmaa，1995)。利用 MRI 或 fMRI 提供的较高的空间信息或约束(constrain)，则可以获得更好的时间-空间图像(Liu，1998)。

(3) 频率分析和同步活动

几乎所有的认知功能，包括比较简单的知觉，都涉及大范围神经网络的活动。大量不同神经元的协调工作是十分重要的，其机制可能是时间同步(synchrony，Single，1999)。通过对脑电/脑磁波的频率分析也可以揭示这些不同频率($\gamma = 30 — 80$ Hz，$\beta = 15 — 30$ Hz，$\alpha = 8 — 12$ Hz，$\theta = 4 — 8$ Hz)的活动(Uhlhaas & Single，2006)。实验发现：同步振荡的频率与发生此同步活动的脑内距离有关，一般是频率越高，则距离越短。如视觉加工与局部的高频 γ 活动有关，而长距离的额叶-顶叶的相互作用则与低频 θ 波有关(von Stein，2000)。

同步震荡有诱发(evoked)和引发(induced)2 种。诱发震荡的潜伏期是固定的，而引发的则是可变化的，因此要用不同的分析方法(Tallon & Brudry，1999)。Le Van Quyen(2007) 介绍了有关同步震荡的分析技术的进展。临床研究发现：精神分裂症、癫痫、孤独症和老年痴呆等疾病还伴随着同步活动的异常(Uhlhaas & Singer，2006)。

2. 穿颅磁刺激

fMRI 和 PET 等成像技术可以揭示在执行某种任务时，有哪些脑区被激活，即回答了与此任务相关的脑区在何处的问题。但是，人们还关心另外一个重要的问题：哪些脑区是关键的和必需的。比如，看书需要开灯，灯亮时既发光又发热，显然光与热不都是看书的必要条件。为此，需要采用穿颅磁刺激(Transcranial Magnetic Stimulation，TMS)。穿颅磁刺激是在特定的时间、特定的头皮位置上，施加具有一定强度和持续时间的单个或多个磁脉冲。它作用于我们感兴趣的皮层，暂时地、无损伤地干扰该局部皮层的功能活动，从而干扰特定实验任务的完成(也有实验表明 TMS 对学习记忆有易化作用，但这只是少数)。用 TMS 选择性地干扰某皮层的功能，就能证明其对实验任务是否必要。特别是在 TMS 的同时进行 fMRI 或 PET 等功能成像，这更是深入研究脑-行为的因果关系的好方法(Sack，2006)。此外，重复 TMS 引起的脑的变化，可能持续比刺激时间更长久，因此人们在探索 rTMS 对抑郁症、中风等疾病的潜在的康复医疗作用(Ridding & Rothwell，2007)。

脑损伤的研究依然重要，TMS 可以回答脑区是否必要的这一问题。然而，TMS 也有局限：① 一般只是刺激皮层表面，不能作用于脑的深部；② 所引起的行为变化是轻微的。因此，以选择性脑损伤性病人为被试的研究仍然是很有意义的(Rorden & Karnath，2004)。

参考文献

[1] Craik. Brain-behavior relations across the lifespan: a commentary [J]. Neuroscience & Biobehavioral Reviews，2006，30：885－892.

[2] Esposito D，et al. Alterations in the bold FMRI signal with ageing and disease：a challenge for neuroimaging[J]. Nat. Rev. N-Sci.，2003，11：863－872.

[3] Formisano E，Goebel R. Tracking cognitive processes with functional MRI mental chronometry[J]. Current opinion in neurobiology，2003，13：174－181.

[4] Glatt, et al. Association analysis of candidate genes for neuropsychiatric disease: the perpetual campaign[J]. Trends in Genetics. 2002, 18: 307 - 312.

[5] Honey G, Bullmore E. Human pharmacological MRI [J]. Trends Pharmacological Sci., 2004, 25: 366 - 374.

[6] Hopf J M, et al. The temporal flexibility of attentional selection in the visual cortex [J]. Current opinion in neurobiology, 2005, 15: 183 - 187.

[7] Krekelberg B, et al. Adaptation: from single cells to BOLD signals[J]. Trends in Neurosciences, Krekelb erg. Trends in N-Sci., 2006, 29: 25 - 256.

[8] Ridding M C, Rothwell J C. Perspectives opinion-is there a future for therapeutic use of transcranial magnetic stimulation[J]. Rothwell. Nature reviews neuroscience, 2007, 8: 559 - 567. Uhlhaas, single Neuron, 2006, 52: 155 - 68.

[9] Uhlhaas P J, Singler W. Neural synchrony in brain disorders: relevance for cognitive dysfunctions and pathophysiology [J]. Neuron, 2006, 52: 155 - 168.

[10] Nikos K Logothetisl. Brian a wandell. Interpreting the BOLD signal [J]. An Rev Physiology, 2004, 66: 735 - 769.

（张达人）

[4] Ohara, et al. Association analysis of candidate genes for neuropsychiatric disease: the perpetual campaign[J]. Trends in Genetics, 2002, 18: 307-312.
[5] Honey G, Bullmore E. Human pharmacological MRI[J]. Trends Pharmacological Sci, 2004, 25: 366-374.
[6] Hopf J M, et al. The temporal flexibility of attentional selection in the visual cortex[J]. Current opinion in neurobiology, 2005, 15: 183-187.
[7] Krekelberg B, et al. Adaptation: from single cells to BOLD signals[J]. Trends in Neurosciences, 2006, 29: 250-256.
[8] Ridding M C, Rothwell J C. Is there a future for therapeutic use of transcranial magnetic stimulation?[J]. Nature reviews neuroscience, 2007, 8: 559-567.
[9] Uhlhaas P J, Singer W. Neural synchrony in brain disorders: relevance for cognitive dysfunctions and pathophysiology[J]. Neuron, 2006, 52: 155-168.
[10] Nikos K Logothetis, Brian A Wandell. Interpreting the BOLD signal[J]. Annu Rev Physiology, 2004, 66: 735-769.

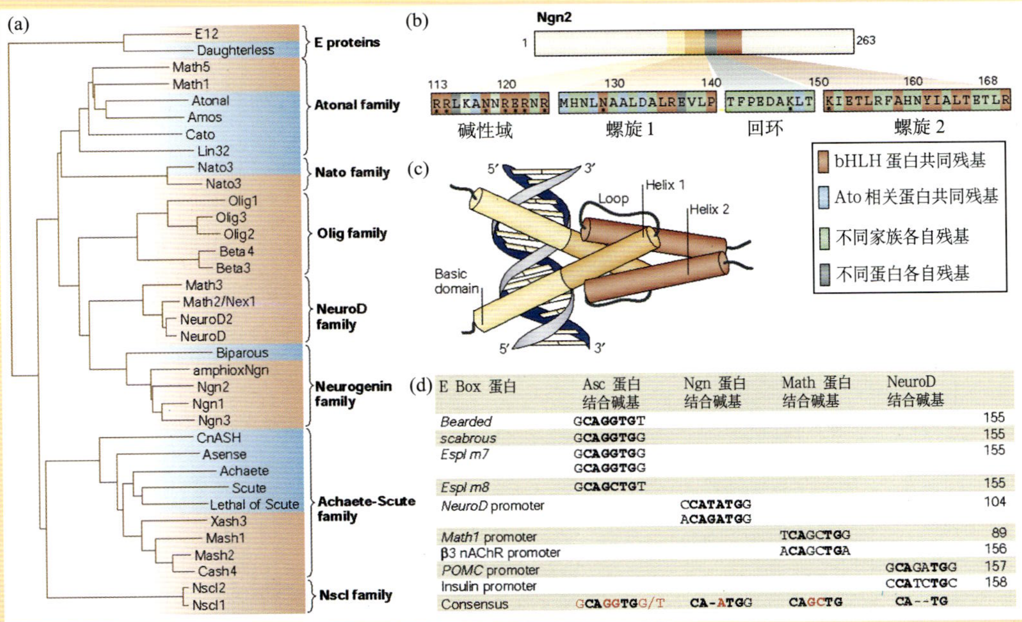

图8.13 原神经蛋白的结构与特性 （Bertrand N 等，2002）

(a) 原神经蛋白家族的分类；(b) 原神经蛋白的保守结构域；(c) 原神经蛋白的结构；(d) 原神经蛋白与DNA结合的E box碱基序列。蓝色：无脊椎动物的原神经蛋白；红色：脊椎动物的原神经蛋白。

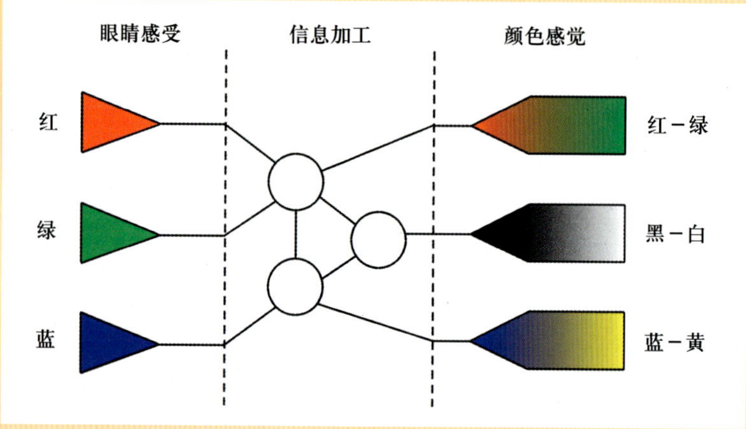

图9.19　颜色视觉机制示意图

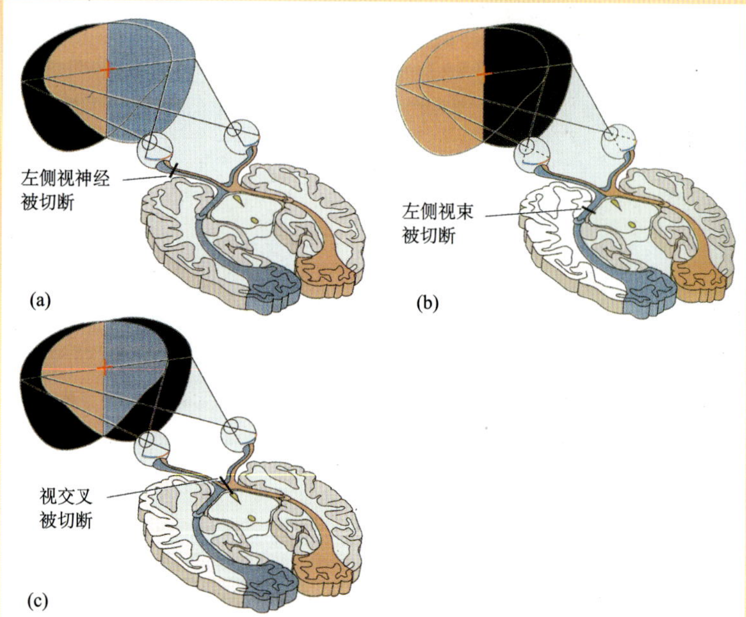

图9.47　由离视网膜投射损伤引起的视野丧失　(Mark F Bear 等，2004)

(a) 如果左侧视神经被切断，左眼的视觉功能将全部丧失，而右眼仍能看见左侧视野的一部分；(b) 如果左侧视束被切断，两只眼睛右侧视野的视觉完全丧失；(c) 如果视交叉沿中部分开，就只有视神经的交叉纤维受损，那么两只眼睛的周边视觉丧失。

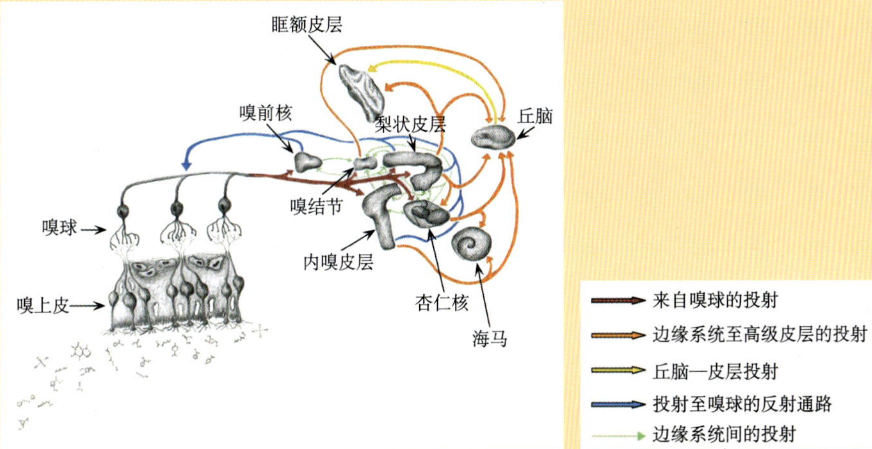

图11.6　嗅皮层的投射连接（Elanot Z C & Obel S N，2005）

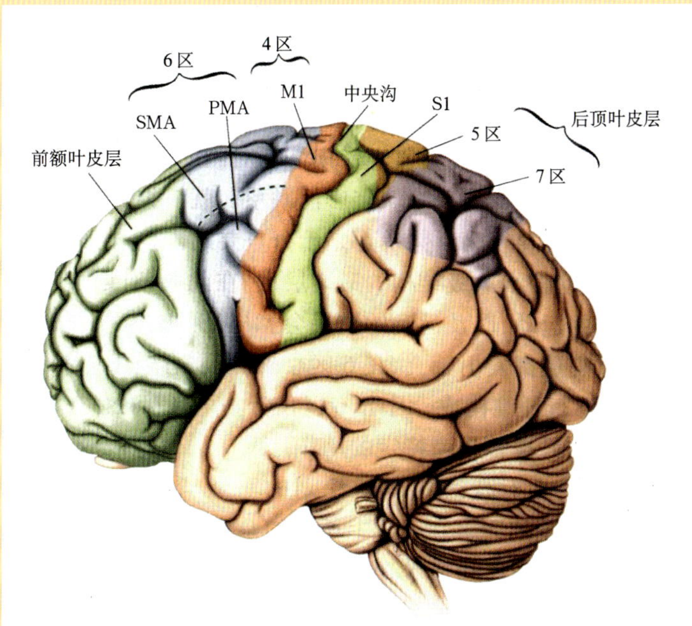

图12.11　与随意运动的计划和指令相关的皮层区（Mark F Bear等，2002）

4区和6区构成运动皮层

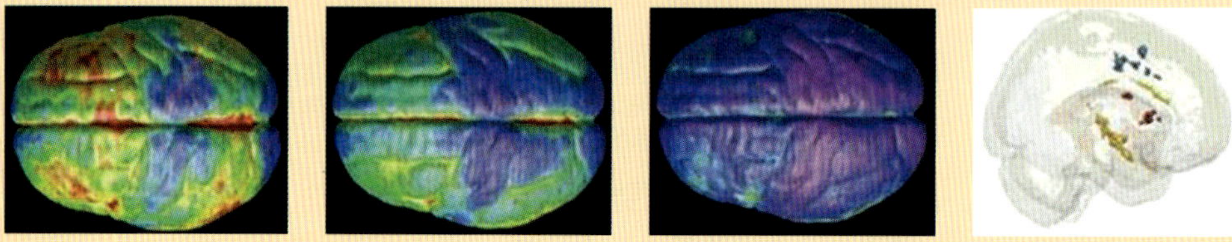

(a) (b)

图14.10　脑的成熟

(a) 不同的颜色表示不同的发展阶段，紫色为成熟的部分（如20岁脑的枕叶和顶叶部分。从左至右，5岁、12岁、20岁，额叶在每个图的左侧，枕叶在右侧。）(Beckman，2004)；

(b) 大一新生在6个月后扣带回（right mid-cingulate蓝色，inferior anterior cingulate gyrus黄）和其他脑区（caudate head红，posterior insula and claustral areas橘黄）的白质明显增加（Bennett & Baird，2006）。

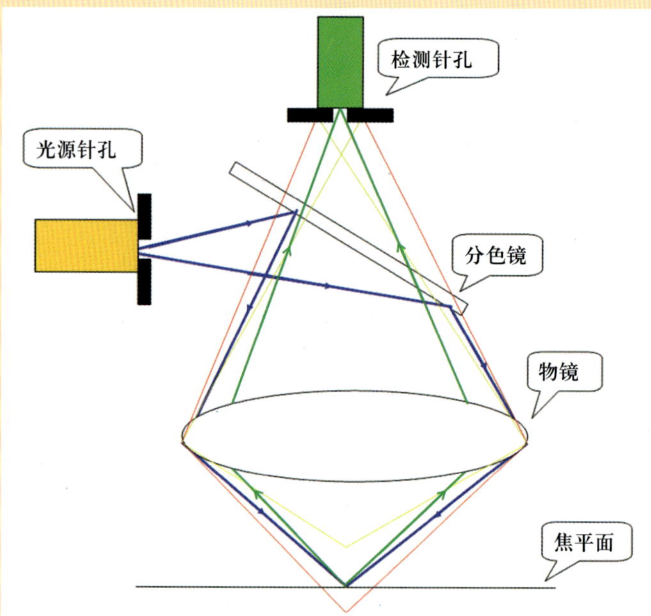

图18.25　共聚焦探测的组件光路图